U0112424

Estándar Internacional Chino-Español
Nomenclatura Básica de Medicina China
中医基本名词术语中西对照国际标准

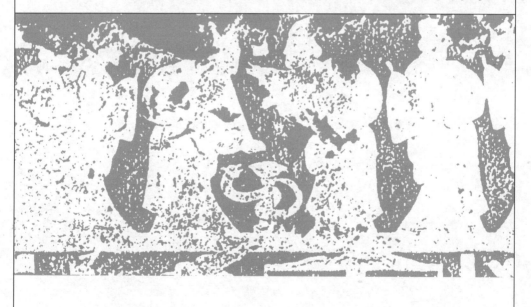

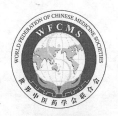

World Federation of Chinese Medicine Societies

世界中医药学会联合会

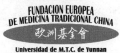

Universidad de M.T.C. de Yunnan
Colegio Oficial de Médicos de Tarragona
Universidad de M.T.C. de Beijing
Escuela Superior de M.T.C.

Fundación Europea de Medicina Tradicional China

欧洲中医基金会

Estándar Internacional Chino-Español
Nomenclatura Básica de Medicina China

中医基本名词术语
中西对照国际标准

Editor Jefe: Li Zhen-ji
总编　李振吉

Editor ejecutivo jefe español: Ramón María Calduch
西文执行主编　拉蒙·马利亚·卡尔度克

Editor ejecutivo subjefe español: Chung Ching
西文执行副主编　钟清

Editor ejecutivo jefe chino: Wang Kui, He Xing-dong
中文执行主编　王奎　贺兴东

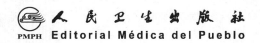

PMPH　**Editorial Médica del Pueblo**

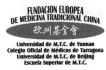

人民卫生出版社
PMPH Editorial Médica del Pueblo

Página web: http://www.pmph.com

**FUNDACION EUROPEA
DE MEDICINA TRADICIONAL CHINA**
欧洲基金會

Universidad de M.T.C. de Yunnan
Colegio Oficial de Médicos de Tarragona
Universidad de M.T.C. de Beijing
Escuela Superior de M.T.C.

Página web: http://www.mtc.es

Título del libro: Estándar Internacional Chino-Español, Nomenclatura
Básica de Medicina China
中医基本名词术语中西对照国际标准

Dirección de contacto: 19, Pan Jia Yuan Nan Li, Chaoyang, Pekín 100021, R. P. China,
Teléfono/Fax: 86 10 59787338, Correo electrónico: pmph@pmph.com

---

Descarga de responsabilidad

Este libro se publica exclusivamente con fines educativos y de referencia. En vista de la
posibilidad de error humano o de cambios en la ciencia médica, ni el autor, redactor, editor, ni
ninguna otra persona que haya estado involucrada en la preparación o publicación de este trabajo
pueden garantizar que la información contenida en él sea exacta o completa en toda su extensión.
Las técnicas de tratamiento y terapias medicinales presentadas en este libro se ofrecen únicamente
como referencia. El editor no asume responsabilidad alguna en caso de que los lectores deseen
probar cualquiera de las técnicas o de las terapias medicinales contenidas en este libro.

Es responsabilidad de los lectores comprender y cumplir con las leyes y normativas locales
referentes a la práctica de estas técnicas y métodos. Los autores, redactores y editores quedan
exentos de toda responsabilidad, pérdida, lesión o daño que se puedan derivar, tanto si es de
forma directa como indirecta, del uso y aplicación de cualquier contenido de este libro.

Primera edición: 2011
ISBN: 978-7-117-14719-4/R · 14720

Datos de la catalogación:
La ficha catalográfica de este libro está disponible en:
CIP-Database China.

Editor del proyecto: Claudia Skopalik, Lara Deasy,
Liu Shui
Editor del Texto: Xu Qian-qian, Antonio Merchant
Diseño del libro y cubierta: Li Xi
Tipografía: Li Qiu-zhai

Impreso en la R. P. China

ISBN 978-7-117-14719-4

9 787117 147194 >

ÍNDICE
目 录

COMITÉ DE DIRECCIÓN 指导委员会 IX

COMITÉ DE REVISIÓN Y APROBACIÓN 审定委员会 XI

COMITÉ DE EDICIÓN 编辑委员会 XIII

INSTITUCIONES COLABORADORAS 合作单位 XVII

PRÓLOGO 序 XXI

AGRADECIMIENTOS 致谢 XXVII

INTRODUCCIÓN 简介 XXIX

TEXTO PRINCIPAL 正文

01 Especialidades en medicina china 学科、专业人员 ················· 1

02 Yin-yang y cinco procesos/elementos 阴阳五行 ················· 7

03 Órganos Zang-fu 脏象 ················· 16

04 Anatomía 形体官窍 ················· 35

05 Qi, sangre, fluidos y espíritu 气血津液精神 ················· 48

06 Meridianos y colaterales 经络 ················· 53

07 Causas de las enfermedades 病因 ················· 61

08 Fisiopatología de las enfermedades 病机 ················· 70

09 Métodos de diagnóstico 诊法 ················· 116

10 Diferenciación de síndromes; identificación de patrones 辨证 ········· 155

11 Principios y métodos terapéuticos 治法治则 ················· 197

12 Materia médica china 中药 ················· 263

    Materia médica para liberar la superficie 解表药 ················· 268

    Materia médica para eliminar calor 清热药 ················· 271

    Materia médica purgante 泻下药 ················· 279

    Materia médica para expulsar el viento-humedad 祛风湿药 ········· 280

    Materia médica para transformar la humedad 化湿药 ············· 284

    Materia médica para evacuar el agua y eliminar la humedad
      利水渗湿药 ················· 285

    Materia médica para calentar el interior 温里药 ················· 289

    Materia médica reguladora del qi 理气药 ················· 290

    Medicinas eupépticas 消食药 ················· 293

Materia médica hemostática 止血药 ·········· 294

Materia médica para vigorizar la sangre y disolver la estasis
活血化瘀药 ·········· 297

Materia médica para transformar el Tan 化痰药 ·········· 301

Materia médica antitusiva y antidisneica 止咳平喘药 ·········· 304

Materia médica tranquilizante 安神药 ·········· 305

Materia médica para tranquilizar al hígado y extinguir el viento
平肝熄风药 ·········· 307

Materia médica para abrir los orificios 开窍药 ·········· 308

Materia médica tonificante 补虚药 ·········· 309

Materia médica astringente 收涩药 ·········· 316

Materia médica emética 涌吐药 ·········· 318

Materia médica de aplicación externa y medicinales misceláneos
外用药及其他 ·········· 319

13 Prescripciones 方剂 ·········· 322

Prescripciones para liberar el exterior 解表剂 ·········· 329

Prescripciones para eliminar calor 清热剂 ·········· 333

Prescripciones para depurar el calor estival 清暑剂 ·········· 342

Prescripciones purgantes 泻下剂 ·········· 343

Prescripciones que armonizan 和解剂 ·········· 346

Prescripciones para calentar el interior 温里剂 ·········· 348

Prescripciones tonificantes 补益剂 ·········· 351

Prescripciones astringentes 收涩剂 ·········· 362

Prescripciones tranquilizantes 安神剂 ·········· 364

Prescripciones para abrir los orificios / resucitadoras 开窍剂 ·········· 365

Prescripciones para regular el qi 理气剂 ·········· 366

Prescripciones reguladoras de la sangre 理血剂 ·········· 371

Prescripciones para curar el viento 治风剂 ·········· 375

Prescripciones para aliviar la sequedad 治燥剂 ·········· 379

Prescripciones dispersantes de la humedad 祛湿剂 ·········· 380

Prescripciones para expulsar el Tan 祛痰剂 ·········· 385

Prescripción eupéptica 消食剂 ·········· 389

Prescripciones misceláneas 其他方剂 ·········· 390

14 Enfermedades de medicina interna 内科病 ·········· 392

15 Enfermedades que afectan el exterior 外科病 ·········· 416

16 Enfermedades ginecológicas 妇科病 ⋯⋯⋯⋯⋯⋯⋯⋯⋯⋯⋯⋯ 427

17 Enfermedades pediátricas 儿科病 ⋯⋯⋯⋯⋯⋯⋯⋯⋯⋯⋯⋯⋯ 441

18 Enfermedades en oftalmología y otorrinolaringología

    眼、耳鼻喉科病⋯⋯⋯⋯⋯⋯⋯⋯⋯⋯⋯⋯⋯⋯⋯⋯⋯⋯⋯⋯⋯ 452

    Enfermedades en oftalmología 眼科病 ⋯⋯⋯⋯⋯⋯⋯⋯⋯⋯ 452

    Enfermedades en otorrinolaringología 耳鼻喉科病 ⋯⋯⋯⋯⋯⋯ 462

19 Enfermedades en ortopedia y traumatología 骨伤科病 ⋯⋯⋯⋯ 470

20 Acupuntura y moxibustión 针灸⋯⋯⋯⋯⋯⋯⋯⋯⋯⋯⋯⋯⋯⋯ 484

    Nomenclatura de los catorce meridianos 十四经名称 ⋯⋯⋯ 484

    Localización de los puntos extra 经外穴标定位名称 ⋯⋯⋯⋯⋯ 485

    Puntos de los meridianos 经穴名称 ⋯⋯⋯⋯⋯⋯⋯⋯⋯⋯⋯ 486

    Puntos extra 经外奇穴⋯⋯⋯⋯⋯⋯⋯⋯⋯⋯⋯⋯⋯⋯⋯⋯⋯ 508

    Líneas de craneopuntura 头针穴线 ⋯⋯⋯⋯⋯⋯⋯⋯⋯⋯⋯ 511

    Anatomía auricular 耳廓分区 ⋯⋯⋯⋯⋯⋯⋯⋯⋯⋯⋯⋯⋯ 513

    Puntos auriculares 耳穴名称 ⋯⋯⋯⋯⋯⋯⋯⋯⋯⋯⋯⋯⋯⋯ 514

21 Higiene y rehabilitación, cinco movimientos y seis qi

    养生健康,五运六气 ⋯⋯⋯⋯⋯⋯⋯⋯⋯⋯⋯⋯⋯⋯⋯⋯⋯⋯ 522

APÉNDICE 附录

Apéndice 1. Literatura famosa de Medicina Tradicional China-título, autor,

    año de publicación (en orden alfabético según título en pinyin)

    附录 1. 中医典籍 – 书名、作者、成书年代（按书名拼音顺序排列）⋯⋯⋯ 527

Apéndice 2. Indicaciones de la acupuntura, Organización Mundial

    de la Salud, Diciembre 1979

    附录 2. 一九七九年世界卫生组织推荐针灸治疗的病症 ⋯⋯⋯⋯⋯⋯⋯ 544

Apéndice 3. Indicaciones de acupuntura y moxibustión

    (Documento del suplemento de la conferencia consultiva

    de la OMS en Milán, 1996)

    附录 3. 世界卫生组织针灸顾问会议文件附录"针灸适应证"

    （米兰，1996） ⋯⋯⋯⋯⋯⋯⋯⋯⋯⋯⋯⋯⋯⋯⋯⋯⋯⋯⋯⋯⋯ 546

Apéndice 4. Breve cronología de la historia china

    附录 4. 中国历史朝代简表 ⋯⋯⋯⋯⋯⋯⋯⋯⋯⋯⋯⋯⋯⋯⋯⋯⋯ 548

Apéndice 5. Los troncos celestes y las ramas terrestres

    附录 5. 天干地支 ⋯⋯⋯⋯⋯⋯⋯⋯⋯⋯⋯⋯⋯⋯⋯⋯⋯⋯⋯⋯ 550

Apéndice 6. Los veinticuatro términos solares

附录 6. 二十四节气 ·· 551

Apéndice 7. Instituciones miembros de la Federación Mundial de
Sociedades de Medicina China

附录 7. 世界中医药学会联合会会员单位 ······················· 552

REFERENCIAS 参考资料 ··· 567

ÍNDICE (CON CÓDIGO NUMÉRICO) 索引（所示号码为序码号）

Índice de términos según orden de pinyin 汉语词条拼音索引 ··············· 577
Índice de las materias médicas en pinyin 中药拼音索引 ····················· 633
Índice de las prescripciones en pinyin 方剂拼音索引 ························· 641
Índice de puntos acupunturales en pinyin 穴位拼音索引 ······················ 649
Índice de nombres farmacéuticos en latín 拉丁药名索引 ····················· 665
Índice alfabético español 西班牙文索引 ···································· 674

COMITÉ DE DIRECCIÓN DEL ESTÁNDAR INTERNACIONAL CHINO-ESPAÑOL DE NOMENCLATURA BÁSICA DE MEDICINA CHINA DE WFCMS

世界中医药学会联合会中医基本名词术语中西对照国际标准指导委员会

Directores 主任

Wang Guo-qiang 王国强

Liu Yan-hua 刘燕华

Subdirectores 副主任

Yu Wen-ming 于文明

Shi Bao-quan 石保权

Miembros del Comité 委员

Su Gang-qiang 苏钢强

Sang Bin-sheng 桑滨生

Wang Xiao-pin 王笑频

Wu Zhen-dou 吴振斗

Zhu Hai-dong 朱海东

COMITÉ DE REVISIÓN Y APROBACIÓN DEL ESTÁNDAR INTERNACIONAL CHINO-ESPAÑOL DE NOMENCLATURA BÁSICA DE MEDICINA CHINA DE WFCMS

(Según orden alfabético de nombres de los expertos)

世界中医药学会联合会中医基本名词术语中西对照国际标准审定委员会

（按专家姓名西文字母顺序排列）

Directores 主任

Dong Zhi-lin	董志林	Holanda	荷兰
Lin Zi-chiang	林子强	Australia	澳大利亚
Mei Wan-fang	梅万方	Reino Unido	英国
Pedro Choy	蔡宝德	Portugal	葡萄牙
She Jing	佘 靖	China	中国
Zhang Bo-li	张伯礼	China	中国
Jiang Zai-zeng	姜再增	China	中国

Subdirectores 副主任

Bernadette Ward	渥 德	Irlanda	爱尔兰
Chung Ching	钟 清	Argentina	阿根廷
Feng Li	冯 立	Nueva Zelanda	新西兰
Han Jing-yan	韩晶岩	Japón	日本
Huang Li-xin	黄立新	Estados Unidos de América	美国
Hui Jun-shen	沈惠军	Reino Unido	英国
Liow Tuch-soon	廖德顺	Malasia	马来西亚
Lin Yao-hua	林钥华	Singapur	新加坡
Liu Zhi-jing	刘织京	Australia	澳大利亚
Shan Ben Shengsi	山本胜司	Japón	日本

Vitalijus Naumavicius	维他列斯	Lituania	立陶宛
Wang Yi-tao	王一涛	Macao China	中国澳门
Wu Ji-dong	吴继东	Reino Unido	英国
Xie Mu-chang	谢木昌	Singapur	新加坡
Zhu Mian-sheng	朱勉生	Francia	法国
Huang Jian-yin	黄建银	China	中国
Xu Chun-bo	徐春波	China	中国

Miembros del Comité 委员

Chen Bi-zhong	陈弼钟	Holanda	荷兰
Chen Jian-ying	陈坚鹰	Japón	日本
Chen Si-yang	辰巳洋	Japón	日本
Ding Jia-hua	丁家骅	Malasia	马来西亚
Feng Shang-zhu	冯上柱	Macao China	中国澳门
Huang San-de	黄三德	Taiwan China	中国台湾
Lam Yat-cho	林日初	Macao China	中国澳门
Selena Liao Chunhua	廖春华	Malasia	马来西亚
Steven K.H.Aung	王超群	Canadá	加拿大
Wang Yu-yan	王语燕	Estados Unidos de América	美国
Wen Gui-rong	温桂荣	Hong Kong China	中国香港
Xu Zhi-feng	徐志峰	Nueva Zelanda	纽西兰

COMITÉ DE EDICIÓN DEL ESTÁNDAR INTERNACIONAL CHINO-ESPAÑOL DE NOMENCLATURA BÁSICA DE MEDICINA CHINA DE WFCMS

(Según orden alfabético de los países y regiones)

世界中医药学会联合会中医基本名词术语中西对照国际标准编辑委员会

（按国家地区西文字母顺序排列）

Directores 主任

Manuel Moreno (España 西班牙)

Manuel Rodríguez (España 西班牙)

Miembros del Comité 委员

- **República Federal de Alemania** 德意志联邦共和国
  Li Fu
  Liu Jin 刘进
  Wang Jian-ping 王建平
  Zhang Yi
- **República de Argentina** 阿根廷共和国
  Augusto Alcalde
  Cecilia Yankelevich Cáceres
  Chung Ching 钟清
  Chung Ting-wen 钟鼎文
  Chung Shun-mei 钟顺美
  Fabio Gabriel Budris
  Marcelo Eduardo Kozusnik
  Wu His-chi 吴锡琪
  Wu Ta-en 吴达恩
  Ye Yong-qing 叶永青

- **Commonwealth de Australia** 澳大利亚联邦
  Xue Changli 薛长利
- **República Federal de Brasil** 巴西联邦共和国
  Ephraim Ferreira Medeiros
  Mario Freire da Silva Junior
  Reginaldo Filho
  Sandra Regina Leao Dalla Torre
  Shu Tian-li
- **Canadá** 加拿大
  Cheng Zao
- **República de Chile** 智利共和国
  Alain Marchant
  Luis Pedreros
  Peng Fendou 彭奋斗
- **República Popular China** 中华人民共和国
  Cai Guang-xian 蔡光先

Este Comité de Edición se compone de un total de 138 expertos, procedentes de 31 países y regiones.

编委会专家共 138 位，来自 31 个国家和地区。

INSTITUCIONES COLABORADORAS
合作单位

- **República de Argentina** 阿根廷共和国
Asociación Argentina de Medicina China
Instituto Latinoamericano de Medicinas Integrativas y Complementarias
Escuela Argentina de Medicina Tradicional China
Federación Argentina de Medicina China Tradicional y Asociación de Acupuntura China en Argentina

- **Commonwealth de Australia** 澳大利亚联邦
Facultad de Medicina China del Real Instituto de Tecnología de Melbourne

- **República Federal de Brasil** 巴西联邦共和国
Shangrila Terapias Alternativas
Escuela Brasileña de Medicina China

- **Canadá** 加拿大
Canadian Association of Acupuncture and Traditional Chinese Medicine

- **República de Chile** 智利共和国
Escuela Internacional de Medicina y Cultura Oriental
Escuela Latinoamericana de Medicina Tradicional China

- **República Popular de China** 中华人民共和国
China Association of Chinese Medicine
Universidad de Medicina China de Beijing 北京中医药大学
Universidad de Medicina China de Shanghai 上海中医药大学
Universidad de Medicina China de Guangzhou 广州中医药大学
Universidad de Medicina China de Tianjin 天津中医药大学
Universidad de Medicina China de Hunan 湖南中医药大学
Universidad de Medicina China de Yunnan 云南中医学院

● **República de Cuba** 古巴共和国
Hospital de Rehabilitación Julio Diez de la Habana; Facultad de Medicina
Enrique Cabreras del ISCMCH Cuba
Universidad Médica Holguín

● **Reino de España** 西班牙王国
Fundación Europea de MTC
Escuela Superior de MTC
Clínica Guang An Men
El Pulso de la Vida-JTCM edición española
Practitioner´s Register
Centro de Acupuntura y Manopuntura Coreana
Clínica Guang Ji
Asociación Hispano-Americana de Acupuntura
Sociedad de Acupuntores de Cataluña

● **República de Francia** 法兰西共和国
Jadecampus

● **Reino de los Países Bajos** 荷兰王国
PEFOTS

● **Hong Kong, Región de Administración Especial, República Popular China**
中华人民共和国香港特别行政区
Institute of Chinese Medicine, Jinhui University of Hong Kong

● **República de Irlanda** 爱尔兰共和国
Acupuncture Foundation of Ireland

● **República de Italia** 意大利共和国
Federazione Italiana delle Società di Agopuntura (FISA)
Instituto Paracelso; Asociación de Acupuntura y Medicina China de Italia
Associazione Medici Agopuntori Bolognesi (AMAB)

● **Estados Unidos Mexicanos** 墨西哥合众国

Aster Médica

Federación de Asociaciones de Acupuntura de México

Universidad Estatal del Valle de Ecatepec

● **República del Perú** 秘鲁共和国

Asociación Chino-Peruana de Medicinas Tradicionales

● **República de Portugal** 葡萄牙共和国

Asociación Portuguesa de Acupuntura y Disciplinas Afinas (APA-DA)

● **Reino Unido de Gran Bretaña e Irlanda del Norte** 大不列颠及北爱尔兰联合王国

The Association of Traditional Chinese Medicine UK

● **República de Sudáfrica** 南非共和国

Asociación de Medicina China

● **Reino de Tailandia** 泰王国

Instituto de Medicina Tradicional China de Bangkok

Asociación de Medicina China de Tailandia

● **Estados Unidos de América** 美利坚合众国

Sindicato Americano de Medicina China

American Association of TCM

Asociación Americana de Tuina y Técnicas Manuales Mundiales

Centro Educativo a Distancia de USA

PRÓLOGO

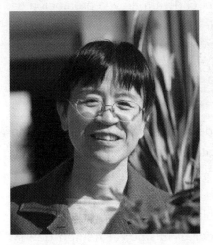

La medicina china es un tesoro de la cultura china y una maravilla que destaca entre las medicinas de todo el mundo. En la actualidad, el cambio conceptual sobre la salud, los cambios del modelo médico, los cambios del espectro de la enfermedad, la exploración de reforma del sistema nacional de salud y otras cuestiones planteadas, han proporcionado oportunidades y espacio para la promoción y el desarrollo de la medicina china, la cual se está utilizando por un número creciente de países y poblaciones de todo el mundo.

Según estadísticas incompletas en el año 2010, más de 140 países y regiones de todo el mundo cuentan con instituciones y consultas de medicina china, y más de un tercio de la población mundial reciben tratamientos de esta medicina. En España ocurre lo mismo que en el resto del mundo, donde la divulgación e influencia de medicina china va en constante aumento. Actualmente, existen alrededor de 15 000 profesionales que ejercen la acupuntura y medicina china, más de 12 000 consultas y clínicas de acupuntura y medicina china; una treintena de escuelas que imparten diferentes niveles de enseñanza con aproximadamente 4000 estudiantes, además de doce Universidades que organizan formación a corto plazo o conferencias de medicina china; en algunos hospitales se realizan investigaciones clínicas como el tratamiento del dolor basado en la acupuntura. Numerosos ciudadanos reciben tratamientos de acupuntura y medicina china. En tal situación, el intercambio de información, las actividades terapéuticas, capacitación del profesional, gestión de la investigación, y mercado, etc., requieren con urgencia una normalización y regulación, para garantizar su desarrollo de manera ordenada y sana, por tanto, la necesidad de construir y reforzar la estandarización internacional de medicina china es cada vez mayor.

Con el fin de promover la difusión y aplicación de la medicina china en el mundo, la Federación Mundial de Medicina China (WFCMS), desde su fundación, se ha dedicado a la construcción de normas internacionales de medicina china, organizando la investigación, el desarrollo y la promoción de una serie de estándares internacionales, tales como《*International Standard Chinese-English Basic Nomenclature of Chinese Medicine*》,《*Estándar educativo mundial del Grado en Medicina China*》, etc., los cuales han sido recibidos positivamente a nivel mundial.

Para satisfacer la necesidad de difundir y desarrollar la medicina china en más países, en marzo de 2008 WFCMS invitó al Dr. Ramon María Calduch de la Fundación Europea de MTC de España, para que dirigiera el trabajo de establecer el《*Estándar Internacional Chino-Español Nomenclatura Básica de Medicina China*》. El 24 de octubre de ese mismo año, ambas partes firmaron el acuerdo de colaboración para establecer el mismo, al tiempo que se invitaron a expertos de diferentes países para formar el Comité de Edición, que elaboró el《*Estándar Internacional Chino-Español Nomenclatura Básica de Medicina China* (borrador)》. Se celebraron tres reuniones internacionales para revisar dicho borrador. Más de 120 expertos y 40 instituciones de medicina china de 31 países (regiones) de todo el mundo participaron en dicha labor. Tras más de dos años de esfuerzos de todos los expertos del Comité de Edición, el《*Estándar Internacional Chino-Español Nomenclatura Básica de Medicina China*》fue aprobado por unanimidad en la 5ª Sesión de la 2ª Junta de WFCMS celebrada el día 8 de mayo de 2010. Este Estándar se publicará oficialmente en el año 2011 y su uso será recomendado a todas las instituciones miembros de WFCMS. Este es un nuevo fruto de la construcción de normas internacionales de medicina china llevada a cabo por WFCMS. Quiero expresar mi más sincero agradecimiento al Dr. Ramon María Calduch, Dr. Zhong Qing y a todos los expertos del Comité de Edición, por su excelente trabajo organizativo, espíritu de sacrificio, perseverancia para superar las dificultades, y su admirable rigurosidad académica.

Este《*Estándar Internacional Chino-Español Nomenclatura Básica de Medicina China*》se ha basado en el《*International Standard Chinese-English Basic Nomenclature of Chinese Medicine*》publicado por WFCMS en 2008.

Mantiene el mismo estilo y estructura, reflejando las particularidades de su uso en los países y regiones de habla española. Cuenta con un total de 6260 términos en 21 capítulos. Se ha respetado el sistema académico de medicina china, alcanzado el consenso sobre la terminología básica de la misma, normalizando y estandarizando así el equivalente español de dicha terminología básica. Este es el primer 《 *Estándar Internacional Chino-Español Nomenclatura Básica de Medicina China* 》, que tiene un valor científico, académico y práctico. Su disponibilidad impulsará el proyecto de normalización internacional de Medicina China.

El idioma español es la lengua oficial de España y 18 países de Latinoamérica. Es uno de los seis idiomas oficiales de la ONU. Es la tercera lengua más usada en Internet (7,8% del total). El uso del idioma español es indiscutiblemente amplio. Confío en que la utilización del 《 *Estándar Internacional Chino-Español Nomenclatura Básica de Medicina China* 》 normalizará la traducción de la terminología de medicina china al idioma español, garantizará la precisión de la formación académica y la aplicación terapéutica de medicina china en los países y regiones de habla española, y será sumamente significativo para la divulgación de medicina china a nivel mundial.

Con motivo de la entrega de este 《 *Estándar Internacional Chino-Español Nomenclatura Básica de Medicina China* 》, a instancia del Dr. Ramon María Calduch, he redactado este prólogo.

SHE Jing
World Federation of Chinese Medicine Societies
Presidenta
Marzo 2011

序

中医药学是中华民族优秀文化中的瑰宝,是世界医学之林中的一支奇葩。当前,随着健康观念的变化,医学模式的转变,疾病谱的变化,各国医疗卫生体制改革的探索等问题的提出,都为中医药的推广和发展提供了机遇和空间,中医药在世界上受到越来越多的国家和民众的关注和应用。

据不完全统计 2010 年全世界拥有中医药学机构与疗法的国家和地区达 140 多个,接受中医药治疗的人数占世界总人口的三分之一以上。在西班牙也和世界各地一样,中医药传播和影响不断扩大。目前从事中医针灸人员约 15 000 人,开设了 12 000 余家中医针灸诊所;兴办不同水平的中医针灸学校 30 多家,在校学习的人数达 4000 名,还有 12 所大学举办中医药的短期培训或讲座;一些医院开展了针灸治疗痛证的临床研究,不少民众接受了针灸、中医服务。在这样的形势下,中医药信息交流、医疗活动、人才培养、科研管理、市场贸易等都急需标准规范,以保障其健康有序发展,加强中医药国际标准化建设的需求日益高涨。

为了推进中医药在世界上的传播与应用,世界中医药学会联合会从成立后,一直致力于中医药国际组织标准的建设,并组织研究、制定、推广了一批国际组织标准,如《中医基本名词术语中英对照国际标准》、《世界中医学本科(CMD 前)教育标准》等,在世界上得到积极反响。

为了满足更多国家传播发展中医药的需求,世界中联于 2008 年 3 月邀请西班牙欧洲中医基金会拉蒙·马利亚·卡尔度克先生主持研究制定《中医基本名词术语中西对照国际标准》的工作。同年 10 月 24 日双方签署了制定《中医基本名词术语中西对照国际标准》的合作协议,同时邀请各国专家组成编委会,研究制定了《中医基本名词术语中西对照国际标准(草案)》,先后召开了三次国际会议,对草案进行修订。期间有 31 个国家(地区)的 120 多位专家,40 个中医药团体参加了该标准的研究和修订工作。经编委会全体专家两年多的努力,《中医基本名词术语中西对照国际标准》于 2010 年 5 月 8 日在世界中联二届五次理事会获全票通过,得到批准。本标准将于 2011 年内正式出版,向世界中联各团体会员推荐使用。这是世界中联中医药国际标准化建设的新成果。在此谨向拉蒙·马利亚·卡尔度克先生、钟清先生及编委会的全体专家致以诚挚的谢意,对你们卓越的组织工作,甘于奉献的精神,克服困难的毅力,严谨的学风深感敬佩。

　　《中医基本名词术语中西对照国际标准》是在 2008 年世界中联发布的《中医基本名词术语中英对照国际标准》的基础上，本着在体例结构保持与中英版一致，同时反映西班牙语国家和地区的使用特点这两个基本原则完成的，共 21 章 6260 个词条。它是在尊重中医学术体系的前提下，达成对中医基本名词术语的共识，使得中医基本名词术语的西班牙语对照词标准化和规范化。这是世界上第一部《中医基本名词术语中 - 西对照国际标准》，它具有科学价值、学术价值、实用价值，它的面世是对中医药国际标准化建设的推进。

　　西班牙语是西班牙和拉丁美洲 18 个国家的官方语言，是联合国 6 个官方语言之一，是互联网第三使用语言，占总数的 7.8%。西班牙语的应用很广泛。相信《中医基本名词术语中西对照国际标准》的推广应用，将对规范中医药常用名词术语的西班牙语翻译，保证在西班牙语国家和地区学习传承中医药学术，推广运用中医药技术的准确性，促进中医药广泛国际传播具有重大意义。

　　值此《中医基本名词术语中西对照国际标准》付梓之际，应拉蒙·马利亚·卡尔度克先生之约，是为序。

世界中医药学会联合会主席　佘靖

2011 年 3 月

AGRADECIMIENTOS
致　谢

El trabajo de elaboración y edición del 《*Estándar Internacional Chino-Español Nomenclatura Básica de Medicina China*》(ISN chino-español) ha sido llevado a cabo con la participación y soporte de expertos de muchos países, tomando como referencia publicaciones e investigaciones especializadas del sector. Desde al año 2008, se han celebrado ocho reuniones internacionales en España, Beijing, Xian y Macao (R.P.China), en las que los expertos de diferentes países debatieron y revisaron diligentemente el *Estándar*. La Federación Mundial de Sociedades de Medicina China (WFCMS) aprovecha esta ocasión para expresar su más sincero agradecimiento.

中医基本名词术语中西对照国际标准（中西 ISN）的研究与修订工作是在多国专家参与支持下完成的，参考了各国学者在该领域的专著和研究；自 2008 年以来在西班牙和中国北京、西安、澳门举行了 8 次国际会议，各国专家对该标准进行了反复的讨论和认真的修订，世界中医药学会联合会在此一并致以真挚的感谢。

Del mismo modo, agradecemos el apoyo y la ayuda que han ofrecido, a lo largo de la elaboración de este *Estándar*, todas las instituciones miembros de WFCMS (201 instituciones procedentes de 58 países y regiones), Administración Estatal de Medicina China de R.P. China, y el Comité Administrativo de la Normalización Estatal de China.

我们对世界中医药学会联合会各国会员单位（58 个国家、地区的 201 个会员单位），中国国家中医药管理局、中国国家标准化管理委员会对本标准研究工作的支持与帮助表示衷心的感谢。

World Federation of Chinese Medicine Societies

Abril 2011

世界中医药学会联合会 2011 年 4 月

INTRODUCCIÓN
简　介

1. Origen de los términos en chino

El *Estándar internacional chino-español, nomenclatura básica de medicina china (ISN CN-ESP)* de la Federación Mundial de Sociedades de Medicina China (WFCMS) incluye 6260 términos. Los términos en chino provienen principalmente de *Términos comunes en Medicina Tradicional China*, que fue elaborado por la Administración Estatal de Medicina Tradicional China (AEMTC) y el *Departamento de Educación Superior* del *Ministerio de Educación* de la República Popular China. Su editor en jefe en el 2001 fue Li Zhenji de *China Press of Traditional Chinese Medicine and Pharmacy* y promulgada por el *China Committe for Approval of Terminology in Science and Technology*, publicado por *Press of Science* en el 2004, así como del *State Standard of PR China Basic Theory Nomenclature of TCM GB/T 20348-2006*, que fue elaborado por AEMTC y la Administración de Estandarización de China y promulgada en mayo 26 del 2006.

1. 中文词条筛选

世界中医药学会联合会《中医基本名词术语中西对照国际标准》(ISN CN-ESP)包括 6260 个词条。其中文词条主要来源于中华人民共和国国家中医药管理局和教育部高等教育司组织编写的《中医药常用名词术语词典》(李振吉主编中国中医药出版社 2001 年版);中国科学技术名词审定委员会公布的《中医药学名词》(科学出版社 2004 年版);并参考了经国家中医药管理局和中国国家标准化管理委员会批准立项而编制,于 2006 年 5 月 26 日发布的《中华人民共和国国家标准中医基础理论术语》(GB/T20348-2006)。

2. Participación de la Fundación Europea de Medicina Tradicional China (Fundación Europea de MTC) en el *Estándar internacional chino-español, nomenclatura básica de medicina china* (*ISN CN-ESP*)

2. 欧洲中医基金会参与主编《中医基本名词术语中西对照国际标准》

En la reunión que se realizó en Jiang Yin, en marzo del 2008, el consejo de miembros de diferentes países apoyó el proyecto de realizar el ISN CN-ESP, y aprovechó esta oportunidad para agradecérselos.

2008 年 3 月江阴会议上, 各国代表对 ISN CN-ESP 项目提出宝贵意见和建议, 借此机会对与会代表表示感谢。

Uno de los factores que determina la aceptación de una ciencia por la comunidad científica, es la existencia de una terminología establecida que pueda ser utilizada por los profesionales del sector involucrado. La existencia de una terminología también implica que haya antecedentes de una estructura del cuerpo de conocimiento de dicha ciencia. El establecer una terminología aceptada garantizará la precisión de una sola voz en la comunicación profesional. En consecuencia el *Estándar internacional chino-español, nomenclatura básica de medicina china* será de gran importancia para los practicantes de la medicina china en los países hispanoparlantes con más de 400 millones de personas, siendo el español la tercera lengua más importante después del chino y el inglés.

某学科现有的术语体系可否被各个领域的专家使用, 是判定该学科是否科学的主要原因之一。构建该科学知识主体结构之前, 应先建立术语体系。认可度高的术语体系可确保专业交流的同一声音。因此, 对于讲西班牙语国家的中医从业人员而言, ISN CN-ESP 将至关重要, 因为, 全球共有 4 亿多西班牙语使用者, 且西班牙语是继汉语、英语之后的第三大语言。

Este proyecto es de suma relevancia ya que estandariza la traducción de los términos utilizados en medicina china del chino al español. Una vez publicada, esta terminología será adoptada en todos los libros y textos de medicina china que se publiquen en español.

该项目将中医术语汉西翻译标准化。标准出版后, 该术语体系将用于所有西班牙语版中医书籍及文章。

En el año 2003, la *Federación Mundial de Sociedades de Medicina China*

(WFCMS) comenzó un proyecto ambicioso: estandarizar la medicina china por todo el mundo. Este proceso nació por una necesidad global de unificar y nivelar internacionalmente el conocimiento de todos los que practican y trabajan en la medicina china.

2003 年，世界中医药学会联合会（世界中联）积极着手进行中医术语国际标准研究，其目的旨在全球世界范围内，统一、规范中医领域所有从业人员及从事相关工作者的知识体系。

La WFCMS fue la institución que compiló el *International Standard Chinese-English Basic Nomenclature of Chinese Medicine* (*ISN CN-EN*).

Esta terminología es el resultado del consenso de más de 200 expertos en medicina china de 68 países.

世界中联已编制完成《中医基本名词术语中英对照国际标准》。

该术语标准由来自世界 68 个国家的 200 名专家共同参与完成。

Cronología 年份

Octubre 2006	INVITACIÓN DE WFCMS A LA FUNDACIÓN
2006 年 10 月	世界中联邀请欧洲中医基金会

Este proceso inició el 31 de octubre de 2006 cuando la WFCMS le propuso al vicepresidente de la Fundación Europea de MTC, Dr. Ramon M. Calduch, la participación de la Fundación en un proyecto de magnitud internacional. Este consistía en realizar la nomenclatura estándar de medicina china en español. La nomenclatura se publicaría en chino, español, inglés, francés y portugués. WFCMS presentó una solicitud para incluir este proyecto en el 11º Plan de Ciencia y Tecnología sobre Medicina China.

2006 年 10 月 31 日，世界中联向欧洲中医基金会副主席——拉蒙先生提议，邀请基金会参与一项国际项目合作，即，中医术语的西班牙语国际标准。该术语将出版发行中文版、西班牙文版、英文版、法文版及葡萄牙文版。世界中联提出申请，将该计划纳入中医“十一五”科技发展计划。

Noviembre 2006	CARTA DE CONFIRMACIÓN
2006 年 11 月	确认函

La respuesta de la Fundación fue inmediata. El nueve de noviembre se envió la carta oficial de participación en el proyecto.

欧洲中医基金会立即予以回复。11 月 9 月,基金会发出官方接受函。

El compromiso adquirido por la Fundación fue con la finalidad de tomar parte en la elaboración de la herramienta básica para los estudiantes de medicina china y profesionales. La Fundación se comprometió a utilizar todos los medios disponibles para llevar a término este proyecto y cooperar con WFCMS.

欧洲中医基金会与世界中联达成合作意向,旨在为学习中医的学生和教授中医的老师研制基本的教学工具。基金会承诺,将充分利用现有的资源与世界中联积极合作,成功完成该项目。

Marzo 2007	INVITACIÓN DE WFCMS A LA FUNDACIÓN
2007 年 3 月	世界中联邀请欧洲中医基金会

En marzo, el Dr. Ramon M. Calduch fue invitado a formar parte del Comité Editorial de la versión en inglés: International Standard Chinese-English Basic Nomenclature of Chinese Medicine (ISN CN-EN).

2007 年 3 月,拉蒙先生应邀参加英文版——《中医基本名词术语中英对照国际标准》编委会。

El 26 de marzo, la Fundación fue invitada a aparecer como institución colaboradora en la publicación del ISN CN-EN.

3 月 26 日,欧洲中医基金会应邀以团体名义参与《中医基本名词术语中英对照国际标准》研制。

Abril 2007	ACEPTACIÓN
2007 年 4 月	接受邀请

El 10 de abril, la Fundación envió la carta de confirmación en el que aceptaba ser parte del proyecto.

4 月 10 日,欧洲中医基金会发出确认函,参与该项目研制。

El 28 de abril se celebró en Guang Zhou la cuarta sesión del Primer Consejo de WFCMS para aprobar el ISN CN-EN. Después de un debate y los votos, el ISN fue aprobado por el comité de WFCMS y se recomendó como el estándar internacional para 174 sociedades en 55 países. La publicación del ISN fue el primer paso para la estandarización de la terminología de medicina china.

4 月 28 日,在广州召开的第四届世界中联一届四次理事会上,讨论《中医基本名词术语中英对照国际标准》。经世界中联与会委员讨论及投票表决后,《中医基本名词术语中英对照国际标准》获得通过,并作为国际标准向 55 个国家的 174 个会员组织推荐使用。《中医基本名词术语中英对照国际标准》的出版是中医术语标准化过程中的第一个里程碑。

Enero 2008	PUBLICACIÓN DEL ISN CN-EN
2008 年 1 月	《中医基本名词术语中英对照国际标准》出版

People's Medical Publishing House (PMPH) publicó la versión chino-inglés de la International Standard Basic Nomenclature of Chinese Medicine (ISN CN-EN).

　　人民卫生出版社出版发行《中医基本名词术语中英对照国际标准》。

Marzo 2008	INVITACIÓN DE WFCMS A LA FUNDACIÓN
2008 年 3 月	世界中联邀请欧洲中医基金会

En marzo del 2008, WFCMS comunicó a las instituciones a cargo de las versiones en francés, portugués y español, que era el momento de comenzar a escribir las versiones ISN CN-FR, ISN CN-PT, ISN CN-ESP, para ser aprobadas por el comité de WFCMS.

　　2008 年 3 月,世界中联与负责编制法文版、葡萄牙文版、西班牙文版的机构会谈,确定开始启动各语种版本编制工作,并将经世界中联委员会讨论通过。

El 20 de marzo, el vicepresidente de la Fundación recibió una invitación para organizar el Comité de Trabajo del ISN CN-ESP y la Fundación fue invitada como institución colaboradora en la elaboración del ISN CN-ESP.

　　3 月 20 日,基金会副主席拉蒙先生收到邀请函,希望其组织成立 ISN CN-ESP 编委会,而基金会应邀作为 ISN CN-ESP 的合作机构。

Abril 2008	ACEPTACIÓN
2008 年 4 月	接受邀请

La Fundación y el Dr. Calduch aceptaron las invitaciones mencionadas.

　　欧洲中医基金会及拉蒙先生接受上述邀请。

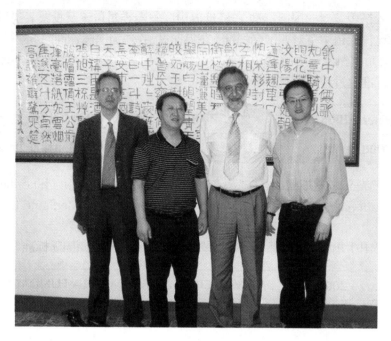

Federico Marmori y Dr. Ramon M. Calduch (Fundación Europea de MTC) y Dr. Hu Guochen (presidente y director de Editorial Médica del Pueblo, PMPH) y Sr. Charlie Zheng (Director de Comercio Internacional de PMPH).

费德里克先生、拉蒙先生（欧洲中医基金会）、胡国臣先生（人民卫生出版社社长兼总编辑）及郑俏游先生（人民卫生出版社国际贸易部）。

La Fundación cuenta con personal y consultores expertos, que son los más capacitados de habla hispana en medicina china, para coordinar la traducción y llegar a un consenso sobre la edición en español.

欧洲中医基金会通晓中医西班牙语的基金会个人及专家顾问，负责对翻译进行审校统稿，确保西班牙文对应词同一性。

Además, la Fundación negoció un acuerdo de publicación con PMPH para la publicación del ISN CN-ESP, así como la traducción y publicación de una colección de varios títulos sobre medicina china en lengua española de esta editorial.

另外，基金会与人民卫生出版社签订了 ISN CN-ESP 出版协议，及该出版社中医药相关各种刊物的西班牙文翻译及出版合作协议。

Julio 2008	INVITACIÓN DE WFCMS A LA FUNDACIÓN
2008 年 7 月	世界中联邀请欧洲中医基金会

El 16 de Julio el Dr. Calduch fue invitado a coordinar el proyecto de ISN CN-ESP, y también fue propuesto como vicepresidente del Comité de Traducción Especializada.

7 月 16 日,拉蒙先生应邀协调 ISN CN-ESP 项目进展,并被提名为专业翻译委员会的副主席。

El 28 de Julio el Dr. Calduch fue nombrado vicepresidente del Comité de Traducción Especializada de WFCMS.

7 月 28 日,拉蒙先生被任命为世界中联专业翻译委员会的副主席。

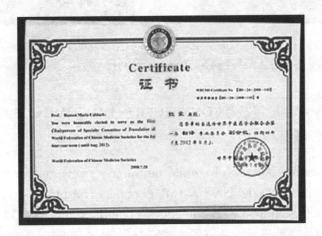

Certificado del nombramiento del Dr. Calduch como vicepresidente del Comité de Traducción Especializada de WFCMS.

拉蒙先生作为世界中联专业翻译委员会的副主席的任命书。

Octubre 2008	ACEPTACIÓN
2008 年 10 月	接受邀请

El 24 de octubre se firmó un acuerdo de colaboración para desarrollar el proyecto de ISN CN-ESP.

10 月 24 日双方签署合约,启动 ISN CN-ESP 项目。

La Fundación comenzó a coordinar el proyecto de ISN CN-ESP.

欧洲中医基金会开始启动 ISN CN-ESP 项目。

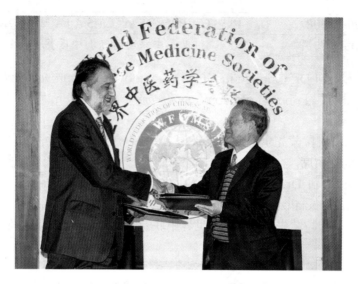

Dr. LI Zhenji y Dr. Ramon M. Calduch intercambiando el acuerdo firmado.
李振吉先生与拉蒙先生互换签订的国际合作协议。

Noviembre 2008	CONSTITUCIÓN DEL COMITÉ DE TRABAJO
2008 年 11 月	编委会组成

El 7 de noviembre se creó el comité de trabajo en Barcelona (España) para desarrollar el proyecto del ISN CN-ESP. El comité constituido nombró director al Dr. Ramón M. Calduch y coordinadora a la Prof. Mireia Masip.

11 月 7 日，在西班牙巴塞罗那成立编委会，开展 ISN CN-ESP 项目。成立的编委会上提名拉蒙先生为主席，米雷娅为协调员。

Este comité incluyó a expertos chinos en lengua china, profesionales de la medicina china bilingües (chino-español), expertos en traducción e interpretación con experiencia en terminología de medicina tradicional china y otros consultores sobre traducción e interpretación.

该编委会组成人员如下：通晓中文的中国专家，精通双语的中医教授（汉语 - 西班牙语），具有丰富的中医术语翻译及口译经验的专家及其他翻译及口译专家。

Enero 2009	**ENTREGA DE LA PRIMERA VERSION DE LA METODOLOGIA PARA LA TRADUCCION DEL "ISN CN-ESP"**
2009 年 1 月	提交 ISN CN-ESP 翻译方法初稿

En enero del 2009 la Fundación entregó la primera versión de la Metodología de la Traducción del ISN CN-ESP a WFCMS. El 9 de febrero WFCMS felicitó a la Fundación por su excelente trabajo en la metodología. El 13 de febrero WFCMS comunicó a la fundación sugerencias para mejorar la metodología. El 20 de febrero WFCMS le comunicó a la Fundación que la nueva versión de la metodología había sido bien recibida. El 13 de marzo WFCMS comunicó a la Fundación algunas dudas sobre la metodología. El 20 de marzo la Fundación envió a WFCMS la respuesta a todas las dudas con la metodología corregida.

2009 年 1 月,欧洲中医基金会向世界中联提交 ISN CN-ESP 的翻译方法初稿。2 月 9 日,世界中联对基金会制定的出色翻译方法表示祝贺。2 月 13 日,世界中联向基金会提出修改意见。2 月 20 日,世界中联与基金会切商新的翻译方法。3 月 13 日,世界中联与基金会讨论了翻译方法上的一些疑问。3 月 20 日,基金会修改翻译方法后,向世界中联致函,解答了所有问题。

Abril 2009	**APROBACIÓN DE LA METODOLOGIA DEL ISN CN-ESP**
2009 年 4 月	ISN CN-ESP 翻译方法获得通过

En abril, la versión definitiva de la **Metodología de Traducción del ISN CN-ESP** fue entregada y posteriormente aprobada.

4 月,提交 ISN CN-ESP 翻译方法终稿,随后获得通过。

Mayo 2009	**CONFERENCIA DEL DR. CALDUCH SOBRE LA SITUACIÓN DEL ISN CN-ESP**
2009 年 5 月	拉蒙先生介绍 ISN CN-ESP 研制情况

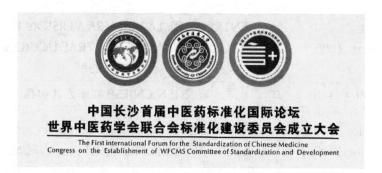

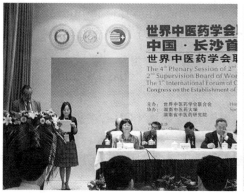
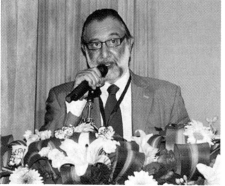

Dr. Calduch dando una conferencia sobre el avance del trabajo con el ISN CN-ESP.
拉蒙先生介绍 ISN CN-ESP 提前完成的工作。

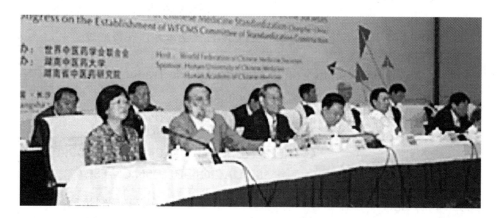

Dr. Calduch, vicepresidente de la Fundación junto a Sra. She Jing, presidenta de WFCMS, y
Sr. Li Daning, vicedirector general de la Administración Estatal de MTC, entre otros.
欧洲中医基金会副主席 - 拉蒙先生、世界中联主席 - 佘靖女士、中国国家中医药管理局 - 李大
宁副局长及其他与会人员。

Entre el 15 y 18 de mayo, la ciudad china de Changsha fue la anfitriona de la cuarta sesión plenaria de la segunda reunión del comité de WFCMS. Además se celebró el primer fórum internacional para la estandarización de la medicina china y el congreso para establecer el comité de estandarización y desarrollo de WFCMS.

　　5 月 15 至 18 日，在长沙召开世界中联委员会第二届第四次理事会。同时，举办了首届中医标准化国际论坛及世界中联标准化与发展委员会成立大会。

El congreso fue organizado por WFCMS y asistieron más de 100 de delegados de 24 países. El Dr. Calduch, vicepresidente de la Fundación, participó en la ceremonia de inauguración del congreso con Sra. She Jing, presidenta de WFCMS, y Sr. Li Daning, vicedirector general de la Administración Estatal de MTC, entre otros.

　　该会议由世界中联组织，来自 24 个国家的 100 多名代表参与。欧洲中医基金会副主席 - 拉蒙先生、世界中联主席佘靖女士、中国国家中医药管理局李大宁副局长等参加了大会开幕式。

Dr. Calduch presentó una conferencia sobre los trabajos realizados sobre el ISN CN-ESP. En la conferencia explicó el trabajo hecho hasta ese momento y programó su finalización para la primera mitad del 2011.

　　拉蒙先生介绍了 ISN CN-ESP 的情况，期间，他说明截至目前的工作状况，并提出至 2011 年上半年拟完成的工作设想。

También se llevaron a cabo reuniones de trabajo con Dr. Wang Kui, director del departamento de traducción de WFCMS, Dr. Michel Angles y Dr. Zhu Miansheng, directores de la versión francesa del ISN y Dr. Zhong Qing de Argentina, quién tendrá un papel activo en la participación del ISN CN-ESP.

　　并与世界中联的王奎主任，《中医基本名词术语中法对照国际标准》主编朱勉生教授及安鸽乐博士，阿根廷的钟清教授召开会议，其中钟清教授积极参与《中医基本名词术语中法对照国际标准》研制工作。

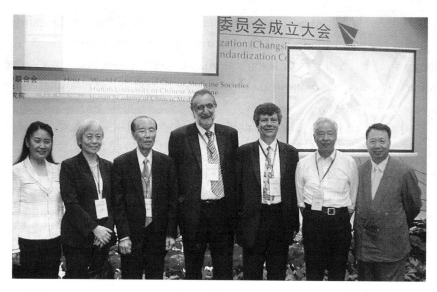

Delegados del ISN CN-ESP e ISN CN-FR.
ISN CN-ESP 及《中医基本名词术语中法对照国际标准》编委会代表。

Junio 2009	INVITACIÓN A LAS INSTITUCIONES MAS PRESTIGIOSAS Y A LOS MEJORES EXPERTOS EN MEDICINA CHINA
2009 年 6 月	邀请中医领域著名机构及知名专家

La Fundación invitó a las instituciones más prestigiadas y a los mejores expertos en medicina china para participar en la elaboración del ISN CN-ESP.

基金会邀请中医领域著名的机构及知名专家参与, 共同研制 ISN CN-ESP。

Septiembre 2009	REUNIÓN CON EL COMITÉ DE TRABAJO DEL ISN CN-ESP
2009 年 9 月	ISN CN-ESP 编委会会议

Para la revisión del material realizado, se organizó la primera reunión de todos los miembros del Comité de trabajo del ISN CN-ESP, dirigidos por la Comisión Académica de la Fundación. En esta reunión se establecieron directrices para mejorar el proceso de la elaboración del ISN CN-ESP.

　　基金会学术委员会组织 ISN CN-ESP 编委会所有编委召开第一次编委会，修订完成的词条。此次会议上，制定了纲领，以完善 ISN CN-ESP 研制程序。

Esta reunión se realizó el 4 y 5 de septiembre en Amposta, en las oficinas centrales de la Fundación. Algunos miembros del comité de trabajo forman parte del Consejo Editorial del Pulso de la Vida (versión en español del Journal of TCM) y otros son docentes de medicina china, acupuntura, fitoterapia y tuina de más de 800 alumnos.

　　此次会议于 9 月 4-5 日在基金会总部安波斯塔召开。部分编委会成员来自生命脉诊编委员会（西班牙文版《中医杂志》），其他来自拥有 800 多名学员的中医，针灸，理疗及推拿教学工作者。

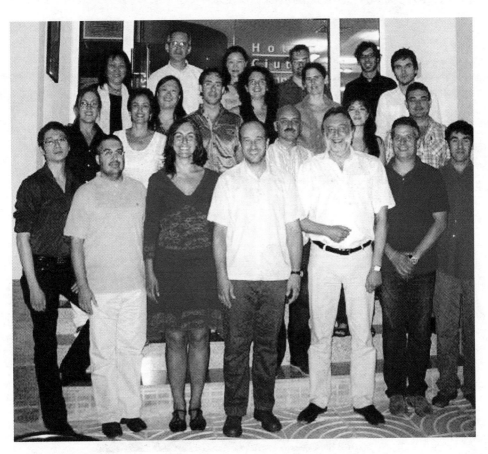

Comité de Trabajo del ISN CN-ESP
ISN CN-ESP 编委会

Noviembre 2009	AMPLIACIÓN DEL COMITÉ DE TRABAJO DEL ISN CN-ESP
2009 年 10 月	ISN CN-ESP 编委会成员增加

Además del comité de trabajo de la Fundación, se contrataron dos expertos adicionales. El Prof. Manuel Rodríguez y el Dr. Manuel Moreno que poseen un alto nivel en chino y terminología clásica. Con esta decisión se elevó la calidad del trabajo a un nivel máximo.

除基金会的编委会成员外,与另外两位精通中文及经典中医术语的西班牙语专家签署合作协议, Manuel Rodríguez 教授及 Manuel Moreno 博士。希望通过此合作,实现 ISN CN-ESP 的最高质量及水平。

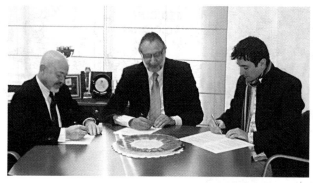

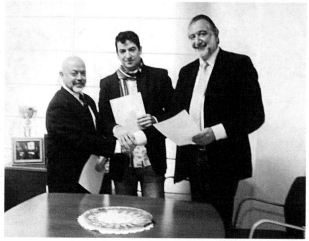

Firma del acuerdo entre el Prof. Manuel Rodríguez, Dr. Calduch y Dr. Manuel Moreno.
与 Manuel Rodríguez 教授及 Manuel Moreno 博士签署合作协议。

Diciembre 2009	PRIMERAS CATEGORÍAS ENTREGADAS
2009 年 12 月	提交的第一部分词条

La Fundación entregó las primeras categorías que corresponden a:

欧洲中医基金会提交的第一部分词条,如下:

01: Sujetos y profesionales

02: Yin-Yang y Cinco Elementos/Fases

03: Manifestaciones Viscerales

04: Cuerpo y Orificios

05: Qi, Sangre, Fluidos y Espíritu

06: Meridianos/Canales y Colaterales

07: Causa de las Enfermedades

08: Mecanismo de las Enfermedades

    01:学科名称

    02:阴阳五行

    03:脏象

    04:形体官窍

    05:气血津液精神

    06:经络

    07:病因

    08:病机

El hecho de que el español posee un léxico muy rico, justifica la discusión de los términos desde el punto de vista semántico en ambas lenguas para poder obtener un resultado riguroso. También se prestó atención a no perder la riqueza de la lengua y significados originales. El comité de trabajo se inclinó por la exclusión de términos modernos innecesarios que están presentes en otras lenguas. El objetivo fue llevar el significado original al español para que los significados correspondan en ambas lenguas.

实际上,西班牙语词汇非常丰富,为使表达准确、严谨,应反复讨论术语双语语义。同时,应注意不能失去术语原义及中文丰富的内涵。编委会认为,不采用其他语言中多余的现代语。而应保证西班牙文对应词符合术语中文原义,且双语内涵相一致。

En este punto, el proceso de elaboración estaba muy avanzado y se respetó en español la terminología original de la medicina china.

为此,最早提前完成该部分编写工作,西班牙文对应词遵循中医术语原义。

Enero 2010	REUNIONES DE TRABAJO DE LA FUNDACIÓN EN BEIJING
2010 年 1 月	基金会在北京召开编委会会议

Los gerentes de la Fundación viajaron a Beijing del 27 al 30 de enero para encontrarse con los delegados del departamento de traducción de WFCMS para revisar el progreso en el ISN CN-ESP, y establecer los aspectos formales para discutir y aprobar el ISN con los colaboradores expertos y la asamblea de WFCMS.

2010 年 1 月 27 日至 30 日，基金会领导与世界中联翻译部代表会谈，回顾 ISN CN-ESP 进展情况，讨论确立形式上的一些问题，拟在世界中联大会上与编委会专家讨论并通过。

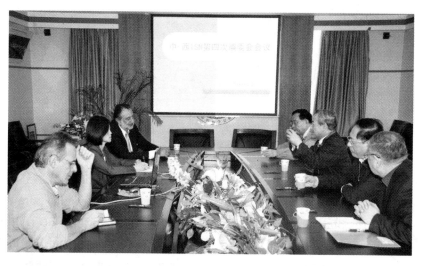

En la reunión discutiendo el trabajo realizado con el ISN CN-ESP.
专家们正在会上讨论 ISN CN-ESP 工作事宜。

Febrero 2010	INVITACIÓN A LAS INSTITUCIONES Y EXPERTOS MÁS PRESTIGIOSOS EN MEDICINA CHINA
2010 年 2 月	邀请中医领域著名机构及知名专家

Para garantizar la participación de expertos en terminología de medicina china, la Fundación convocó a las instituciones más prestigiosas y a los mejores expertos de medicina china para participar en la elaboración del ISN CN-ESP.

　　为确保专家广泛参与中医术语研制工作,基金会组织邀请中医领域知名的学术机构及优秀专家学者共同编写 ISN CN-ESP。

Abril 2010	**ENTREGA DE LAS ÚLTIMAS CATEGORÍAS**
2010 年 4 月	提交最后一部分词条

De enero a abril del 2010, la Fundación entregó las siguientes categorías a WFCMS:

　　自 2010 年 4 月 1 日起,基金会向世界中联提交以下分类词条:

09: Métodos diagnósticos

10: Diferenciación de síndromes

11: Principios y métodos terapéuticos

12: Materia médica china

13: Fórmulas

14: Enfermedades de medicina interna

15: Enfermedades de medicina externa

16: Enfermedades ginecológicas

17: Enfermedades pediátricas

18: Enfermedades en oftalmología y otorrinolaringología

19: Traumatología y ortopedia

20: Acupuntura y moxibustión

21: Preservación de la salud y rehabilitación, cinco circuitos y seis qi

　　09:诊法

　　10:辨证

　　11:治则治法

　　12:中药

　　13:方剂

　　14:内科病

　　15:外科病

　　16:妇科病

　　17:儿科病

　　18:眼、耳鼻喉科病

　　19:骨伤科病

20：针灸

21：养生康复、五运六气

Finalmente la Fundación armonizó las diferentes opiniones de diversos expertos de múltiples países para llegar al consenso en el ISN CN-ESP.

在最后听取各国多位专家的不同意见后,基金会再次修订《中医基本名词术语中西对照国际标准》,确保对应词同一性。

3. Formato de los términos en la nomenclatura

3. 术语词条格式

1) Cada entrada consiste de un código, caracteres chinos, pinyin y su equivalente en español.

　　1）每个词条包括编码、中文、拼音及西班牙文对应词。

Por ejemplo 01-002 中医基础理论 [zhōng yī jī chǔ lǐ lùn] Teoría básica de medicina china.

　　例如 01-002 中医基础理论 [zhōng yī jī chǔ lǐ lùn] Teoría básica de medicina china.

2) División de la traducción en secciones de acuerdo a las divisiones clásicas de la teoría de la medicina china.

　　2）根据中医理论的经典划分,对词条进行归类。

a) Términos relativos a la estructura teórica de la medicina china.

b) Teoría Básica de la medicina china.

　　a）与中医理论构成有关的词条。

　　b）中医基本理论。

1) Yin Yang, Wu Xing, Jing-Qi-Shen-Qi-Xue-Jinye, Zangfu-Órganos extraordinarios（奇恒之腑）, Partes del cuerpo y órganos sentidos（身体构造,形体和官窍）, Jingluo.

2) Causas de la enfermedad（病因）, Mecanismos de la enfermedad（病机）, Diagnóstico（诊断学）, Diferenciación de Síndromes（辨证）, Principios Terapéuticos y de Tratamiento（治则,治法）, Principios para la Prevención de la salud.

　　1）阴阳,五行,精-气-神-气-血-津液,奇恒之腑,形体及五官,经络。

　　2）病因、病机、诊断学、辨证、治则治法、养生法则。

c) Acupuntura y Moxibustión（针灸）

d) Farmacopea y Prescripción de Fórmulas（药物治疗）

e) Especialidades clínicas: Medicina Interna, Medicina Externa, Ginecología y Obstetricia, Pediatría, OTRL, Traumatología y Ortopedia, Otras.

　c）针灸。

　d）药物及方剂处方。

　e）临床各科：内科，外科，妇产科，儿科，耳鼻喉科，皮肤、骨伤科及其他。

4. Principios de traducción de términos de medicina china

4. 中医术语翻译原则

La traducción resultante de los términos del diccionario se realizó <u>directamente</u> desde el idioma chino al español. La Comisión Académica de la Fundación Europea de MTC se encargó de mantener la integridad del texto resultante, por su originalidad y rigor, tanto en su contenido lingüístico como técnico.

　　字典中的术语翻译多数为中文直译为西班牙文。基金会学术委员会负责通过准确、严谨的翻译，保持翻译文本及学术内容的完整性。

La Comisión de Traducción, tutelada por la Comisión Académica de la Fundación Europea de MTC, es la encargada de la elaboración y revisión del texto resultante. Dicha comisión está integrada por un equipo de lingüistas chinos, profesionales de medicina china bilingües (Chino-Español), profesionales de medicina china con experiencia en el área terminológica, así como asesores en traducción e interpretación, tanto de España como de países de habla hispana.

　　由基金会学术委员会指定的编委会，负责翻译文本的最后编译及审校。上述编委会由来自西班牙及西班牙语地区精通翻译及口译的中国语言学家、中医双语专家（汉语 - 西班牙语）及经验丰富的中医术语专家组成。

El texto resultante se apegó al respeto a la originalidad terminológica de la medicina china. Se evitó la inclusión de términos innecesarios o modernos que se incluyen en otras lenguas. Siempre con el objetivo de atenerse al sentido original y buscar el término en español que se adapte al objetivo de crear un estándar terminológico de la medicina china en lengua española. También se tomó en cuenta la diversidad de variantes de la lengua española, especialmente en el continente americano. Por esta razón se incluyó la participación de representantes de países latinoamericanos.

　　翻译文本忠于中医术语原义,避免使用其他语言中多余的或现代语言。始终秉承遵循原意宗旨,筛选西班牙文对应词,以确立中医术语西班牙文翻译标准。同时,也考虑到世界各地西班牙语的差异,尤其是美洲地区西班牙语。因此,来自拉丁美洲国家地区的专家代表参与编委会工作。

Un ejemplo que puede ilustrar los aspectos generales citados anteriormente lo constituye la traducción del término 五心烦热 [wǔ xīn fán rè] (código 09-245):

　　举例说明前面提到的一些问题,如:五心烦热 [wǔ xīn fán rè] (编码 09-245) 的翻译:

- Fánrè: en inglés se traduce por "Heart Vexation" (Wiseman, 1998, p. 273). Su traducción del inglés al español pasaría invariablemente a 'Irritabilidad en el Corazón' y finalmente terminaría por simplificarse a 'Irritabilidad', ya que la expresión literal carece de contexto en nuestra lengua.

　　● Fánrè:英语对应词为"Heart Vexation"(Wiseman, 1998, 第 273 页)。由英文翻译为西班牙文,应为"Irritabilidad en el Corazón (心烦易怒)",简化为"Irritabilidad (易怒)",因为在西班牙语中没有对应的语言表达方式。

- Wǔ xīn: la terminología de la OMS (OMS, 2007, p. 90, 2.3.22) aproxima una traducción extensiva: 'pecho, palmas de las manos y plantas de los pies'. El término chino, literalmente 'Cinco Corazones', implica en su significado una disfunción del Shen por su relación con el Corazón, matiz mencionado deliberadamente en la denominación del término. Otra acepción que propone la misma entrada del término, en el texto de la OMS - concretamente en el apartado de Definición/Descripción - propone la denominación alternativa 'cinco centros' que, aunque más concisa, desestima la implicación del concepto Corazón-Shen mencionado.

　　● Wǔ xīn:世界卫生组织术语(OMS, 2007, 第 90 页, 2.3.22)广义翻译:"pecho, palmas de las manos y plantas de los pies (胸、手心、脚心)"。中文术语字面上"五心",意思是与心有关的"神"的功能异常,术语命名中提到的细微差别。世界卫生组织的另外一种翻译 - 具体在定义 / 描述章节中,提出一个替代名称"cinco centros (五个中心)",虽更简要,但曲解了上面提到的心 - 神含义。

- La definición del término 五心烦热, propuesta por la OMS, se completa con un significado bastante similar a la aportada por Wiseman: "vexing heat in the chest, palms and soles", aclarando en el apartado de Definición/ Descripción "feeling of heat in the palms of hands, soles of feet and in the chest, accompanied by uneasiness or restlessness, also called five center heat".

     ● 世界卫生组织对术语"五心烦热"的定义与 Wiseman 的解释近似："vexing heat in the chest, palms and soles（胸、手心、脚心烦热）"，在定义 / 描述章节表述为"feeling of heat in the palms of hands，soles of feet and in the chest，accompanied by uneasiness or restlessness，also called five center heat（胸、手心、脚心发热的感觉,并伴有心神不安或心神不宁,也称五心烦热）"。

En este ejemplo práctico se observa lo siguiente:

    从这个实际例子中,我们可以看出:

a) Una traducción al español a partir de una nomenclatura en lengua inglesa puede desvirtuar la esencia del término original (en chino) puesto que el significado, invariablemente, disminuye en cada traducción: 烦热 ≠ irritabilidad o irritabilidad en el Corazón.

b) La originalidad del término propio de la medicina china tiene que preservarse: 五心 implica Corazón-Shen.

c) La definición del término tiene que ser lo más concisa posible sin merma de significado.

    a) 按照术语英文译为西班牙文,可能会丢掉术语（中文）原义的精髓,因为每次翻译行为,都会使术语含义发生改变:如:烦热 ≠ irritabilidad o irritabilidad en el Corazón（易怒或心烦易怒）。

    b) 应保持中医术语本身的原义:"五心"指:心 - 神。

    c) 在不删减原义的同时,应尽可能保证术语的简洁性。

Una discusión detallada del término chino 烦热 nos ofrece una visión más amplia: sensación de agitación, disgusto o irritabilidad que se localiza en la región del corazón…

    详细讨论中文术语"烦热",广义上可以理解为:与"心"相关的激动,厌烦或易怒。

'Irritabilidad' sólo responde parcialmente al significado del término chino y es necesario profundizar en la definición original para poder entrever un significado mucho más extenso y con un paralelismo en español: 'desazón'.

    "Irritabilidad" 仅表达了中文"烦热"部分含义,应加深对原义的理解,以了解更广的含义,即西班牙文中对应词"desazón（忧虑、不安）"。

El término 'desazón' incluye las acepciones de 'disgusto, pesadumbre, inquietud interior' que contienen implícitamente cierto grado de 'irritabilidad' pero sin ser la definición predominante. La connotación de 'Calor' tendría que ser introducida en la definición para ajustar su significado al término médico.

Por lo tanto, "Desazón y Calor en los Cinco Corazones," constituye una propuesta de traducción que preserva el significado original y lo 'enraíza' en la lengua española.

术语"desazón"包含多种意思："厌倦、忧虑、内心焦躁"，并暗指某种程度的"易怒"，但这不是其主要意思。为使对应词更符合医学术语的含义，翻译时采用"Calor"。因此，采用对应词"Desazón y Calor en los Cinco Corazones"，是为了提倡翻译应保留术语原义及西班牙语的根基。

5. Nomenclatura terminológica en español

5. 西班牙语术语

Denominación en español de términos que se utilizan en pinyin sin traducción

采用拼音，而非翻译，对术语进行西班牙语命名

En el uso de términos de medicina china en español, tradicionalmente se utilizan términos en formato pinyin (sin tonos) puesto que no existe una traducción precisa que cumple los requisitos mencionados en el apartado 1.3.3.

一般来说，用拼音（无音调）对中医术语进行西班牙命名，因为，没有任何一种精确的翻译，能达到 1.3.3 节提到的要求。

Por ejemplo, los términos 'Yin, Yang, Qi, Shen' se denominan de este modo, así como los nombres de los puntos de acupuntura (junto a la denominación internacional en español). La traducción del término chino deberá ofrecer una explicación suficiente pero deberá constar en primer lugar su acepción en pinyin corrientemente utilizada, por ejemplo:

例如，以该方式翻译术语"阴，阳，气，神"及针灸腧穴名称（与西班牙语国际命名一致）。中医术语的翻译是对原义的充分解释，但同时首先也应包含当前实际使用的拼音含义，例如：

● 02-001　阴　[yīn]　1. Yin. Principio oscuro, receptivo, femenino… en contraposición a Yang o principio claro, expansivo y masculino, entre otras acepciones. 2. Genitales y ano.

● 02-001　阴　[yīn]　1. Yin，指属性黑暗、吸纳、女性……；与之相反，阳，指属性光明、扩张、男性……。2. 生殖器及肛门。

Términos que se traducen pero su traducción pertenece al ámbito terminológico de la medicina china

进行术语翻译时，翻译的对应词应在中医术语表述范围内

En este caso será de utilidad el ejemplo anterior:

● 09-245　五心烦热　[wǔ xīn fán rè]　Desazón y calor en los Cinco Corazones (*). *(palmas de las manos, plantas de los pies y centro del pecho)

举上例说明该问题：

● 09-245　五心烦热　[wǔ xīn fán rè]　Desazón y calor en los Cinco Corazones (*). *（palmas de las manos，plantas de los pies y centro del pecho，手心、脚心及胸中）

En la traducción final mantenemos el término propio de medicina china 'Cinco Corazones', traducido al español, pero la descripción del mismo se ofrece entre paréntesis colocada a pie de la página, señalada con un*.

西班牙文最后对应词采用"Cinco Corazones"，保持了其自身的中医术语含义，但同时在页脚加括号进行描述，并标注＊。

Términos que permiten distintas opciones de traducción

术语可能有几种不同的翻译

En el supuesto de que un término en chino permita distintas opciones de traducción se utilizará el término establecido en los textos de referencia (apartado 1.2):

如中文术语存在不同的几种翻译，根据参考文本中术语确定（1.2 节）。

● 06-001　经络　[jīng luò]　Meridianos y colaterales

● 06-001　经络　[jīng luò]　Meridianos y colaterales

Terminología específica en español

西班牙文中特殊术语

Nombres de órganos, substancias fundamentales…

器官名称，基本物质

Se utilizarán en mayúsculas simples y en singular para diferenciarlos de las acepciones anatómicas, fisiológicas o ambientales:

解剖学、生理学或环境有关术语，以单数形式和大写字母进行区分：

● Zangfu y abreviaturas de sus meridianos correspondientes: Hígado (H), Vesícula Biliar (VB), Corazón (C), Intestino Delgado (ID), Pericardio (PC),

Sanjiao (SJ), Bazo (B), Estómago (E), Pulmón (P), Intestino Grueso (IG), Riñón (R), Vejiga (V); Ren Mai (REN), Du Mai (DU), Chong Mai, Dai Mai, Yinqiao Mai, Yangqiao Mai, Yinwei Mai, Yangwei Mai.

* 脏腑及相应经络缩写:肝(H)、胆(VB)、心(C)、小肠(ID)、心包(PC)、三焦(SJ)、脾(B)、胃(E)、肺(P)、大肠(IG)、肾(R)、膀胱(V)、任脉(REN)、督脉(DU)、冲脉、带脉、阴跷脉、阳跷脉、阴维脉、阳维脉。

* Substancias fundamentales: Sangre, Fluidos Corporales. Por coherencia, también indicaremos en mayúsculas términos no traducidos (2.2.1) o la terminología propia de la medicina china en español (2.2.2): Qi, Jing, Shen, Qi Defensivo...

* 基本物质:血、津液。为使其统一,中医自身体系的术语(2.2.2)或音译的术语(2.2.1),西班牙语对应词首字母大写:Qi, Jing, Shen, Qi Defensivo...

Términos compuestos que se utilicen sin traducir

采用音译的术语

Se utilizarán en pinyin sin tonos, respetando la estructura de palabras. Esta norma se utilizará fundamentalmente a la hora de traducir nombres de materias medicinales, fórmulas y puntos de acupuntura. Por ejemplo:

使用不带音调的拼音,遵循词汇结构。中药、方剂及针灸穴位名称翻译的基本原则,如:

* 12-438 益母草 [yì mǔ cǎo] Herba Leonuri-Yimucao
* 12-438 益母草 [yì mǔ cǎo] Herba Leonuri−Yimucao
* 13-134 葛根汤 [gě gēn tāng] Decocción de Radix Puerariae-Gegen Tang
* 13-134 葛根汤 [gě gēn tāng] Decocción de Radix Puerariae-Gegen Tang

En estos dos ejemplos se observa la integración del término en pinyin sin tonos en la composición de la traducción en español.

从上述两例可以看出,翻译的西班牙语对应词为无音调的拼音。

Nombres de puntos de acupuntura.

针灸穴位名称

La traducción de los nombres de puntos de acupuntura en español se construye a partir de la adaptación al español de la nomenclatura internacional más un guión '-' seguido del nombre del punto en pinyin sin tonos:

针灸穴位名称的西班牙语对应词为:穴位国际术语西班牙语代码 - 无音调的汉语拼音。

◦ 20-029　长强　[cháng qiáng]　Du1-Changqiang

◦ 20-029　长强　[cháng qiáng]　Du1-Changqiang

Tanto en la traducción de meridianos, como la relativa a los puntos acupunturales, se indicará la inicial del meridiano en nomenclatura española adaptada a la internacional (anexo 1).

同样,经络名称及针灸穴位相关术语时采用同样的翻译原则,标志西班牙语经络术语翻译的国际标准化(附件 1)。

Nombres de materias de farmacopea

中药名称

Se seguirá la misma estructura mencionada en el punto anterior:

继续采用上述穴位翻译采用的结构:

◦ 12-438　益母草　[yì mǔ cǎo]　Herba Leonuri-Yimucao

◦ 12-438　益母草　[yì mǔ cǎo]　Herba Leonuri-Yimucao

Nombres de fórmulas de farmacopea

方剂名称

Se seguirá la misma estructura pero con ciertas variaciones:

保持同样结构,但有所变化

En caso que las materias que componen una fórmula no tengan nombre popular en español, se utilizará el nombre farmacéutico latín.

方剂中文名称中包含西班牙文中不常用中药名称时,使用药用拉丁学名称。

◦ 13-134　葛根汤　[gě gēn tāng]　Decocción de Radix Puerariae-Gegen Tang

◦ 13-134　葛根汤　[gě gēn tāng]　Decocción de Radix Puerariae-Gegen Tang

◦ 13-132　桂枝汤　[guì zhī tāng]　Decocción de Ramulus Cinnamomi- Guizhi Tang

◦ 13-132　桂枝汤　[guì zhī tāng]　Decocción de Ramulus Cinnamomi-Guizhi Tang

Nombres de signos, síntomas o patologías

体征、症状或病理名称

El criterio a seguir consiste en la validación de significados, es decir, en la obtención de un término que incluya todas las acepciones del significado original. Por ejemplo:

翻译标准是遵循术语的本意,即,术语对应词应包括术语原本的所有含义,举例如下：

- 头痛　[tóutòng]　y 'Cefalea' tienen un significado idéntico, por lo tanto equivalentes. Por lo tanto, aquellos signos, síntomas o patologías en medicina china que tengan un equivalente en Medicina Occidental serán incluidos en la traducción (detrás de la traducción y entre paréntesis).

  - 头痛　[tóutòng]　和"Cefalea"意思相同，因此为对应词。翻译时，选取的对应词包含中医与西医相对等的一些体征、症状或病理过程（在对应词后括号内）。

- 消渴　[xiāokě]　y 'Diabetes' no son directamente validables puesto que Xiaoke incluye conceptos consuntivos que no sólo incluyen la diabetes. Por lo tanto, una traducción adecuada del término tendría que englobar conceptos como 'enfermedad consuntiva', 'sed consuntiva' o incluso 'síndrome diabetiforme'.

  - 消渴　[xiāokě]　与"Diabetes"并非直接对应，因为，消渴（Xiaoke）内涵远大于西医的糖尿病。因此，消渴（Xiao ke）更合适的对应词应包含"消耗性疾病"、"消耗性口渴"或甚至"糖尿病类综合征"。

- 痹证　[bìzhèng]　y 'Artralgia' no son validables puesto que no incluye el Síndrome Bi Torácico（胸痹）. Una aproximación más adecuada al significado general podría ser 'Síndrome Bi o Síndrome de Detención/Impedimento' (incluye la acepción de 'impedimento', 'obstrucción' e incluso 'parálisis' que sugiere el término original; ver significado de 'parálisis' en el diccionario de la RAE).

  - 痹证　[bìzhèng]　与"Artralgia"不对应，因为后者不包含 Síndrome Bi Torácico（胸痹）的意思。与广义痹证更接近的对应词为"Síndrome Bi 或 Síndrome de Detención/Impedimento"（包括更符合术语原义的'impedimento'，'obstrucción'甚至'parálisis'；见 RAE 字典中关于'parálisis'的解释）。

01 Especialidades en medicina china 学科、专业人员

Código numérico • 编码	Chino 中文	Pinyin 拼音	Español 西班牙语
01–001	中医学	[zhōng yī xué]	Medicina china (Estudio de)
01–002	中医基础理论	[zhōng yī jī chǔ lǐ lùn]	Teoría básica de la medicina china
01–003	中医诊断学	[zhōng yī zhěn duàn xué]	Diagnóstico en medicina china
01–004	中医内科学	[zhōng yī nèi kē xué]	Medicina interna en medicina china
01–005	中医外科学	[zhōng yī wài kē xué]	Medicina externa en medicina china
01–006	中医妇科学	[zhōng yī fù kē xué]	Ginecología en medicina china
01–007	中医儿科学	[zhōng yī ér kē xué]	Pediatría en medicina china
01–008	中医骨伤科学	[zhōng yī gǔ shāng kē xué]	Traumatología (y ortopedia) en medicina china
01–009	正骨	[zhèng gǔ]	Manipulaciones óseas
01–010	中医眼科学	[zhōng yī yǎn kē xué]	Oftalmología en medicina china
01–011	中医耳鼻喉科学	[zhōng yī ěr bí hóu kē xué]	Otorrinolaringología en medicina china

Código numérico ● 编码	Chino ● 中文	Pinyin ● 拼音	Español 西班牙语
01–012	中医皮肤病学	[zhōng yī pí fū bìng xué]	Dermatología en medicina china
01–013	中医肛肠病学	[zhōng yī gāng cháng bìng xué]	Proctología en medicina china
01–014	中医急诊学	[zhōng yī jí zhěn xué]	Urgencias en medicina china
01–015	针灸学	[zhēn jiǔ xué]	Acupuntura y moxibustión (Estudio de)
01–016	经络学	[jīng luò xué]	Meridianos y colaterales (Estudio de)
01–017	腧穴学	[shù xué xué]	Puntos de acupuntura (Estudio de)
01–018	刺法灸法学	[cì fǎ jiǔ fǎ xué]	Técnicas de punción y moxibustión (Estudio de)
01–019	针灸治疗学	[zhēn jiǔ zhì liáo xué]	Tratamientos con acupuntura y moxibustión (Estudio de)
01–020	实验针灸学	[shí yàn zhēn jiǔ xué]	Acupuntura y moxibustión experimental (Estudio de)
01–021	推拿学	[tuī ná xué]	Tuina (Estudio de)
01–022	推拿手法学	[tuī ná shǒu fǎ xué]	Manipulaciones terapéuticas en Tuina (Estudio de)

Código numérico ● 编码	Chino ● 中文	Pinyin ● 拼音	Español 西班牙语
01–023	针刀医学	[zhēn dāo yī xué]	Acutomología (Estudio de); Técnicas de incisión y ablación (Estudio de); Acupotomía
01–024	中医养生学	[zhōng yī yǎng shēng xué]	Higiene en medicina china (Estudio de)
01–025	中医康复学	[zhōng yī kāng fù xué]	Rehabilitación en medicina china (Estudio de)
01–026	中医食疗学	[zhōng yī shí liáo xué]	Dietética en medicina china (Estudio de)
01–027	中医药膳学	[zhōng yī yào shàn xué]	Dietas medicinales en medicina china (Estudio de)
01–028	中医护理学	[zhōng yī hù lǐ xué]	Enfermería en medicina china (Estudio de)
01–029	十三科	[shí sān kē]	Trece ramas médicas
01–030	中药学	[zhōng yào xué]	Materias medicinales chinas (Estudio de)
01–031	本草	[běn cǎo]	Materia médica
01–032	本草学	[běn cǎo xué]	Materia médica (Estudio de)
01–033	方剂学	[fāng jì xué]	Prescripción (Estudio de); Formulación (Estudio de)

Código numérico ● 编码	Chino 中文 ●	Pinyin 拼音 ●	Español 西班牙语
01–034	中草药	[zhōng cǎo yào]	Hierba medicinal en medicina china; Hierba medicinal china
01–035	中成药学	[zhōng chéng yào xué]	Preparados medicinales en medicina china (Estudio de)
01–036	药用植物学	[yào yòng zhí wù xué]	Botánica fitoterapéutica (Estudio de)
01–037	中药化学	[zhōng yào huà xué]	Química en la materia medicinal china (Estudio de)
01–038	中药药理学	[zhōng yào yào lǐ xué]	Farmacología en medicina china (Estudio de)
01–039	中药鉴别学	[zhōng yào jiàn bié xué]	Identificación de materia médica en medicina china (Estudio de)
01–040	中药炮炙学	[zhōng yào páo zhì xué]	Preparación de la materia médica en medicina china (Estudio de)
01–041	中药药剂学	[zhōng yào yào jì xué]	Farmacéutica en medicina china (Estudio de)
01–042	中药制剂分析	[zhōng yào zhì jì fēn xī]	Análisis de la formulación en medicina china
01–043	中医医史学	[zhōng yī yī shǐ xué]	Historia de la medicina china (Estudio de)

Código numérico ● 编码	Chino 中文	●	Pinyin 拼音	●	Español 西班牙语
01–044	中医文献学		[zhōng yī wén xiàn xué]		Bibliografía de la medicina china (Estudio de)
01–045	中医各家学说		[zhōng yī gè jiā xué shuō]		Teorías de las escuelas médicas en medicina china (Estudio de)
01–046	医古文		[yī gǔ wén]		Libros o textos antiguos
01–047	中医医案		[zhōng yī yī àn]		Casos clínicos en medicina china
01–048	黄帝内经		[huáng dì nèi jīng]		Huangdi Neijing; Tratado del Emperador Amarillo; Clásico interno del emperador amarillo
01–049	素问		[sù wèn]		Suwen; Preguntas esenciales; Preguntas sencillas
01–050	灵枢		[líng shū]		Lingshu; Eje milagroso; Bisagra milagrosa; Pivote espiritual
01–051	内经		[nèi jīng]		Neijing; Clásico Interno
01–052	金匮要略		[jīn guì yào lüè]		Sinopsis del cofre dorado
01–053	伤寒论		[shāng hán lùn]		Tratado de enfermedades por *shang han*; Tratado sobre el daño por frío

Código numérico • 编码	Chino 中文 •	Pinyin 拼音 •	Español 西班牙语
01–054	温病学	[wēn bìng xué]	Estudio de las enfermedades febriles
01–055	中西医结合	[zhōng xī yī jié hé]	Integración de la medicina china y la medicina occidental
01–056	中医	[zhōng yī]	Medicina china
01–057	中医师	[zhōng yī shī]	Médico en medicina china
01–058	中药师	[zhōng yào shī]	Farmacéutico en medicina china
01–059	针灸师	[zhēn jiǔ shī]	Acupuntor
01–060	推拿按摩师	[tuī ná àn mó shī]	Masajista en tuina
01–061	中西医结合医师	[zhōng xī yī jié hé yī shī]	Médico de medicina integral (china y occidental)
01–062	中医护士	[zhōng yī hù shì]	Enfermero/a en medicina china
01–063	草药医生	[cǎo yào yī shēng]	Fitoterapeuta; Médico herbalista
01–064	疡医	[yáng yī]	Médico de enfermedades ulcerativas/llagas y úlceras

02　**Yin-yang y cinco procesos/elementos** 阴阳五行

Código numérico ● 编码	Chino 中文 ●	Pinyin 拼音 ●	Español 西班牙语
02–001	阴	[yīn]	Yin
02–002	阳	[yáng]	Yang
02–003	阴阳	[yīn yáng]	Yin yang
02–004	阴阳学说	[yīn yáng xué shuō]	Teoría del yin yang
02–005	阳气	[yáng qì]	Yang qi
02–006	阴气	[yīn qì]	Yin qi
02–007	阴中之阴	[yīn zhōng zhī yīn]	Yin dentro de yin
02–008	阴中之阳	[yīn zhōng zhī yáng]	Yang dentro de yin
02–009	阳中之阴	[yáng zhōng zhī yīn]	Yin dentro de yang
02–010	阳中之阳	[yáng zhōng zhī yáng]	Yang dentro de yang
02–011	阴阳交感	[yīn yáng jiāo gǎn]	Receptividad entre yin yang
02–012	阴阳对立	[yīn yáng duì lì]	Oposición entre yin yang

Código numérico • 编码	Chino • 中文	Pinyin • 拼音	Español 西班牙语
02–013	阴阳互根	[yīn yáng hù gēn]	Mutuo arraigo entre yin yang
02–014	阳生于阴	[yáng shēng yú yīn]	Yang se genera desde yin
02–015	阴生于阳	[yīn shēng yú yáng]	Yin se genera desde yang
02–016	孤阳不生,独阴不长	[gū yáng bù shēng, dú yīn bù zhǎng]	Yang huérfano no da vida, yin solitario no crece
02–017	阴阳消长	[yīn yáng xiāo zhǎng]	Yin yang crecen y menguan; Crecimiento y decrecimiento del yin yang
02–018	阳生阴长	[yáng shēng yīn zhǎng]	Cuando yang se genera, yin crece
02–019	阳杀阴藏	[yáng shā yīn cáng]	Cuando yang se contrae, yin se almacena
02–020	阴阳转化	[yīn yáng zhuǎn huà]	Conversión entre yin yang
02–021	阴阳平衡	[yīn yáng píng héng]	Yin yang equilibrados; Equilibrio dinámico entre yin yang
02–022	阴阳调和	[yīn yang tiáo hé]	Armonía entre yin yang

Código numérico ● 编码	Chino ● 中文	Pinyin ● 拼音	Español 西班牙语
02-023	阴阳自和	[yīn yáng zì hé]	Yin yang se reajustan
02-024	重阴必阳,重阳必阴	[chóng yīn bì yáng, chóng yáng bì yīn]	El yin extremo se transforma en yang y el yang extremo se transforma en yin
02-025	阴静阳躁	[yīn jìng yáng zào]	Yin es tranquilidad, yang agitación
02-026	阳道实,阴道虚	[yáng dào shí, yīn dào xū]	La constancia de yang es plenitud, la constancia de yin insuficiencia
02-027	生之本本于阴阳	[shēng zhī běn běn yú yīn yáng]	La base de la vida radica en el yin yang
02-028	阳化气,阴成形	[yáng huà qì, yīn chéng xíng]	Con el yang el qi se transforma, y el yin le da forma
02-029	阴阳之要,阳密乃固	[yīn yáng zhī yào, yáng mì nǎi gù]	La clave del yin y yang está en la solidez del yang
02-030	阴平阳秘,精神乃治	[yīn píng yáng mì, jīng shén nǎi zhì]	Si el yin está nivelado y el yang compactado, las esencias espirituales (jingshen) estarán ordenadas
02-031	阳胜则阴病	[yáng shèng zé yīn bìng]	Cuando yang predomina el yin enferma
02-032	阴胜则阳病	[yīn shèng zé yáng bìng]	Cuando yin predomina, yang enferma

Código numérico ● 编码	Chino ● 中文	Pinyin ● 拼音	Español ● 西班牙语
02–033	阴阳离决,精气乃绝	[yīn yáng lí jué, jīng qì nǎi jué]	Cuando yin y yang se disgregan, el qi de las esencias se agota
02–034	阳气者若天与日	[yáng qì zhě ruò tiān yú rì]	El yang qi es como el cielo y el sol
02–035	太阳	[tài yáng]	Taiyang
02–036	阳为气阴为味	[yáng wéi qì yīn wéi wèi]	Yang es aroma, yin sabor
02–037	辛甘发散为阳	[xīn gān fā sàn wéi yáng]	Todo aquello acre y dulce que emite y disipa es yang
02–038	酸苦涌泄为阴	[suān kǔ yǒng xiè wéi yīn]	Todo aquello ácido y amargo que brota y drena es yin
02–039	淡味渗泄为阳	[dàn wèi shèn xiè wéi yáng]	Todo aquello de sabor suave que se filtra y purga es yang
02–040	五行	[wǔ xíng]	Cinco procesos; Cinco fases; Cinco movimientos; Cinco elementos
02–041	木	[mù]	Madera
02–042	火	[huǒ]	Fuego
02–043	土	[tǔ]	Tierra
02–044	金	[jīn]	Metal

Código numérico • 编码	Chino 中文 •	Pinyin 拼音 •	Español 西班牙语
02–045	水	[shuǐ]	Agua
02–046	五行学说	[wǔ xíng xué shuō]	Teoría de los cinco procesos
02–047	别异比类	[bié yì bǐ lèi]	Diferenciar y catalogar
02–048	五行相生	[wǔ xíng xiāng shēng]	Los cinco procesos se generan entre sí
02–049	木生火	[mù shēng huǒ]	Madera genera Fuego
02–050	火生土	[huǒ shēng tǔ]	Fuego genera Tierra
02–051	土生金	[tǔ shēng jīn]	Tierra genera Metal
02–052	金生水	[jīn shēng shuǐ]	Metal genera Agua
02–053	水生木	[shuǐ shēng mù]	Agua genera Madera
02–054	生化	[shēng huà]	Generación y transformación
02–055	五行相克	[wǔ xíng xiāng kè]	Los cinco procesos se someten los unos a los otros; Subyugación mutua de los cinco procesos
02–056	木克土	[mù kè tǔ]	La Madera somete la Tierra
02–057	火克金	[huǒ kè jīn]	El Fuego somete el Metal
02–058	土克水	[tǔ kè shuǐ]	La Tierra somete el Agua

Código numérico ● 编码	Chino ● 中文	Pinyin ● 拼音	Español ● 西班牙语
02–059	金克木	[jīn kè mù]	El Metal somete la Madera
02–060	水克火	[shuǐ kè huǒ]	El Agua somete el Fuego
02–061	五行相乘	[wǔ xíng xiāng chèng]	Los cinco procesos se aprovechan los unos de los otros
02–062	制化	[zhì huà]	Control y generación
02–063	五行相侮	[wǎ xíng xiāng wǔ]	Los cinco procesos se insultan entre sí; Los cinco procesos se insubordinan entre sí
02–064	木侮金	[mù wǔ jīn]	La Madera insulta al Metal
02–065	火侮水	[huǒ wǔ shuǐ]	El Fuego insulta al Agua
02–066	土侮木	[tǔ wǔ mù]	La Tierra insulta a la Madera
02–067	金侮火	[jīn wǔ huǒ]	El Metal insulta al Fuego
02–068	水侮土	[shuǐ wǔ tǔ]	El Agua insulta a la Tierra
02–069	亢害承制	[kàng hài chéng zhì]	Sublevación perjudicial y sostenimiento inhibitorio
02–070	所胜	[suǒ shèng]	Ser vencido por
02–071	所不胜	[suǒ bú shèng]	Ser invicto por; Es victorioso ante

Código numérico ● 编码	Chino ● 中文	Pinyin ● 拼音	Español 西班牙语
02–072	木为金之所胜	[mù wéi jīn zhī suǒ shèng]	La Madera es vencida por el Metal
02–073	火为水之所胜	[huǒ wéi shuǐ zhī suǒ shèng]	El Fuego es vencido por el Agua
02–074	土为木之所胜	[tǔ wéi mù zhī suǒ shèng]	La Tierra es vencida por la Madera
02–075	金为火之所胜	[jīn wéi huǒ zhī suǒ shèng]	El Metal es vencido por el Fuego
02–076	水为土之所胜	[shuǐ wéi tǔ zhī suǒ shèng]	El Agua es vencida por la Tierra
02–077	木为土之所不胜	[mù wéi tǔ zhī suǒ bú shèng]	La Madera es invicta por la Tierra
02–078	火为金之所不胜	[huǒ wéi jīn zhī suǒ bú shèng]	El Fuego es invicto por el Metal
02–079	土为水之所不胜	[tǔ wéi shuǐ zhī suǒ bú shèng]	La Tierra es invicta por el Agua
02–080	金为木之所不胜	[jīn wéi mù zhī suǒ bú shèng]	El Metal es invicto por la Madera
02–081	水为火之所不胜	[shuǐ wéi huǒ zhī suǒ bú shèng]	El Agua es invicta por el Fuego
02–082	悲胜怒	[bēi shèng nù]	La pena vence la ira

Código numérico ● 编码	Chino ● 中文	Pinyin ● 拼音	Español 西班牙语
02–083	木曰曲直	[mù yuē qǔ zhí]	Madera se doblega y se endereza
02–084	木喜条达	[mù xǐ tiáo dá]	La Madera tiende a proliferar y extenderse; La madera se regocija al ramificarse y crecer libremente
02–085	火	[huǒ]	Fuego
02–086	火曰炎上	[huǒ yuē yán shàng]	El fuego flamea hacia arriba; El fuego flamea y asciende
02–087	土爱稼穑	[tǔ yuán jià sè]	Tierra conlleva la siembra y la cosecha
02–088	土生万物	[tǔ shēng wàn wù]	La Tierra genera todas las cosas
02–089	金曰从革	[jīn yuē cóng gé]	Metal es el agente del cambio
02–090	金气肃杀	[jīn qì sù shā]	El qi del Metal purifica y desciende
02–091	水曰润下	[shuǐ yuē rùn xià]	Agua humecta hacia abajo; Agua humedece y desciende
02–092	母气	[mǔ qì]	Qi materno; Qi de la madre

Código numérico • 编码	Chino 中文	Pinyin 拼音	Español 西班牙语
02–093	子气	[zǐ qì]	1) Qi filial; Qi del hijo; 2) Edema de piernas en la embarazada
02–094	五时	[wǔ shí]	Cinco estaciones
02–095	五志	[wǔ zhì]	Cinco emociones
02–096	五声	[wǔ shēng]	Cinco sonidos
02–097	五味	[wǔ wèi]	Cinco sabores
02–098	五音	[wǔ yīn]	Cinco notas
02–099	五宫	[wǔ gōng]	1) Cinco palacios; Cinco arcas; 2) Cinco orientaciones
02–100	整体观念	[zhěng tǐ guān niàn]	Concepto holístico
02–101	人与天地相参	[rén yǔ tiān dì xiāng cān]	El hombre participa con el Cielo y la Tierra
02–102	天人相应	[tiān rén xiāng yìng]	El cielo y el hombre resuenan entre sí
02–103	辨证论治	[biàn zhèng lùn zhì]	Diferenciar el síndrome y discutir el tratamiento

03 **Órganos Zang-fu** 脏象

Código numérico • 编码	Chino • 中文	Pinyin • 拼音	Español 西班牙语
03–001	脏腑	[zàng fǔ]	Sistemas funcionales; Sistemas zang-fu; Órganos zang-fu
03–002	脏	[zàng]	Vísceras; Sistemas zang; Órganos zang
03–003	腑	[fǔ]	Entrañas; Sistemas fu; Órganos fu
03–004	脏象	[zàng xiàng]	Imágenes de las Vísceras
03–005	脏真	[zàng zhēn]	Qi Verdadero de las Vísceras; Qi Verdadero de los zang
03–006	五脏	[wǔ zàng]	Cinco Vísceras; Cinco sistemas zang; Cinco órganos zang
03–007	五脏应四时	[wǔ zàng yìng sì shí]	Correspondencias de las cinco Vísceras con las cuatro estaciones
03–008	四时五脏阴阳	[sì shí wǔ zàng yīn yáng]	Yin yang de las cuatro estaciones y las cinco Vísceras
03–009	五脏所恶	[wǔ zàng suǒ wù]	Aversiones de las cinco Vísceras

Código numérico ● 编码	Chino ● 中文	Pinyin ● 拼音	Español 西班牙语
03-010	五华	[wǔ huá]	Cinco esplendores; Cinco apariencias externas
03-011	五脏化液	[wǔ zàng huà yè]	Transformación de fluidos por las cinco Vísceras
03-012	五脏所藏	[wǔ zàng suǒ cáng]	Sustancias atesoradas en las cinco Vísceras; Sustancias almacenadas en las cinco Vísceras
03-013	心	[xīn]	Corazón; Corazón-mente
03-014	心包络	[xīn bāo luò]	Luo del Pericardio
03-015	心孔	[xīn kǒng]	Orificios del Corazón; Conexiones del Corazón con el exterior
03-016	心气	[xīn qì]	Qi de Corazón
03-017	心血	[xīn xuè]	Sangre de Corazón
03-018	心阳	[xīn yáng]	Yang de Corazón
03-019	心阴	[xīn yīn]	Yin de Corazón
03-020	心主身之血脉	[xīn zhǔ shēn zhī xuè mài]	El Corazón rige el espíritu y los vasos sanguíneos
03-021	心主血脉	[xīn zhǔ xuè mài]	El Corazón rige los vasos sanguíneos

Código numérico • 编码	Chino • 中文	Pinyin • 拼音	Español 西班牙语
03–022	心藏神	[xīn cáng shén]	El Corazón atesora el espíritu; El Corazón guarda el espíritu
03–023	神明	[shén míng]	Claridad del espíritu; Claridad mental
03–024	心主言	[xīn zhǔ yán]	El Corazón rige el habla
03–025	心者生之本	[xīn zhě shēng zhī běn]	El Corazón es el fundamento de la vida
03–026	心常有余	[xīn cháng yǒu yú]	El Corazón con frecuencia está en demasía; El Corazón tiende a la demasía
03–027	心恶热	[xīn wù rè]	El Corazón teme el calor
03–028	心为阳中之太阳	[xīn wéi yáng zhōng zhī tài yáng]	El Corazón representa al taiyang dentro de yang
03–029	肺	[fèi]	Pulmón
03–030	五脏之长	[wǔ zàng zhī zhǎng]	El veterano de las cinco Vísceras
03–031	呼吸之门	[hū xī zhī mén]	Puerta de la respiración; Pasaje de la respiración
03–032	肺藏于右	[fèi cáng yú yòu]	El Pulmón se atesora en la derecha

Código numérico ● 编码	Chino ● 中文	Pinyin ● 拼音	Español 西班牙语
03–033	肺气	[fèi qì]	Qi de Pulmón
03–034	肺阴	[fèi yīn]	Yin de Pulmón
03–035	肺阳	[fèi yáng]	Yang de Pulmón
03–036	肺主宣发	[fèi zhǔ xuān fā]	El Pulmón rige la difusión y emisión; Función del Pulmón de difundir y emitir
03–037	肺主肃降	[fèi zhǔ sù jiàng]	El Pulmón rige la purificación y el descenso; Función del Pulmón de purificar y descender
03–038	肺主气	[fèi zhǔ qì]	El Pulmón rige el qi; Función del Pulmón de regir el qi
03–039	肺司呼吸	[fèi sī hū xī]	El Pulmón está a cargo de la respiración
03–040	肺为气之主	[fèi wéi qì zhī zhǔ]	El Pulmón es el regente del qi; Función del Pulmón de regir el qi
03–041	肺者气之本	[fèi zhě qì zhī běn]	El Pulmón es el fundamento del qi
03–042	肺藏气	[fèi cáng qì]	El Pulmón atesora el qi; El Pulmón guarda el qi

Código numérico • 编码	Chino • 中文	Pinyin • 拼音	Español 西班牙语
03–043	天气通于肺	[tiān qì tōng yú fèi]	El qi del cielo se comunica a través del Pulmón; El qi celeste se comunica con el Pulmón
03–044	通调水道	[tōng tiáo shuǐ dào]	Comunicación y regulación de las vías del agua
03–045	肺朝百脉	[fèi cháo bǎi mài]	El Pulmón se conecta a todos los vasos
03–046	百脉一宗	[bǎi mài yī zōng]	Todos los vasos tienen el mismo origen
03–047	肺主治节	[fèi zhǔ zhì jié]	El Pulmón rige el orden y la regulación
03–048	肺主通调水道	[fèi zhǔ tōng tiáo shuǐ dào]	El Pulmón rige la regulación de los pasos del agua; El Pulmón gobierna la regulación de las vías de los líquidos
03–049	肺主行水	[fèi zhǔ xíng shuǐ]	El Pulmón rige la circulación del agua / los líquidos
03–050	肺为水之上源	[fèi wéi shuǐ zhī shàng yuán]	El Pulmón es la fuente superior del agua / los líquidos
03–051	肺主身之皮毛	[fèi zhǔ shēn zhī pí máo]	En el cuerpo el Pulmón rige la piel y el vello

Código numérico ● 编码	Chino 中文	Pinyin 拼音	Español 西班牙语
03–052	肺合皮毛	[fèi hé pí máo]	El Pulmón se relaciona con la piel y el vello
03–053	肺主皮毛	[fèi zhǔ pí máo]	El Pulmón rige la piel y el vello
03–054	肺生皮毛	[fèi shēng pí máo]	El Pulmón genera la piel y el vello
03–055	肺为娇脏	[fèi wéi jiāo zàng]	El Pulmón es una Víscera delicada
03–056	肺恶寒	[fèi wù hán]	El Pulmón teme el frío
03–057	肺常不足	[fèi cháng bù zú]	El Pulmón con frecuencia está en insuficiencia; El Pulmón tiende a la insuficiencia
03–058	肺为阳中之太阴	[fèi wéi yáng zhōng zhī tài yīn]	El Pulmón representa al yang dentro de taiyin
03–059	脾	[pí]	Bazo
03–060	仓廪之本	[cāng lǐn zhī běn]	Raíz del granero; Base de la nutrición
03–061	脾为至阴	[pí wéi zhì yīn]	Bazo representa el yin máximo / supremo
03–062	脾气	[pí qì]	Qi de Bazo
03–063	脾阴	[pí yīn]	Yin de Bazo

Código numérico • 编码	Chino 中文 •	Pinyin 拼音 •	Español 西班牙语
03–064	脾阳	[pí yáng]	Yang de Bazo
03–065	脾主运化	[pí zhǔ yùn huà]	Bazo rige transporte y transformación
03–066	脾为后天之本	[pí wéi hòu tiān zhī běn]	Bazo es la base del Cielo posterior; Bazo es el fundamento de lo adquirido
03–067	脾主后天	[pí zhǔ hòu tiān]	Bazo rige el Cielo posterior; Bazo rige los fundamentos adquiridos
03–068	脾胃为气血生化之源	[pí wèi wéi qì xuè shēng huà zhī yuán]	Bazo y Estómago son la fuente de generación y transformación de qi y sangre
03–069	脾为胃行其津液	[pí wéi wèi xíng qí jīn yè]	El Bazo mueve los fluidos del Estómago
03–070	脾主升清	[pí zhǔ shēng qīng]	El Bazo rige el ascenso de lo puro
03–071	脾统血	[pí tǒng xuè]	El Bazo gobierna la sangre
03–072	脾主四肢	[pí zhǔ sì zhī]	El Bazo rige los cuatro miembros
03–073	脾藏肉	[pí cáng ròu]	El Bazo mantiene la carne (masa muscular)

Código numérico ● 编码	Chino ● 中文	Pinyin ● 拼音	Español 西班牙语
03–074	脾主肌肉	[pí zhǔ jī ròu]	El Bazo rige los músculos
03–075	脾主身之肌肉	[pí zhǔ shēn zhī jī ròu]	El Bazo rige los músculos del cuerpo
03–076	脾藏营,营舍意	[pí cáng yíng, yíng shě yì]	El Bazo almacena la reconstrucción, la reconstrucción hospeda la ideación
03–077	脾旺不受邪	[pí wàng bù shòu xié]	Si el Bazo es poderoso no admite lo perverso
03–078	脾不主时	[pí bù zhǔ shí]	El Bazo no rige en una estación concreta
03–079	脾恶湿	[pí wù shī]	El Bazo teme la humedad
03–080	脾常不足	[pí cháng bù zú]	El Bazo está con frecuencia en insuficiencia
03–081	胃气	[wèi qì]	Qi de Estómago
03–082	肝	[gān]	Hígado
03–083	风木之脏	[fēng mù zhī zàng]	Víscera del viento y de la Madera
03–084	肝生于左	[gān shēng yú zuǒ]	El Hígado nace en la izquierda
03–085	肝气	[gān qì]	Qi de Hígado

Código numérico ● 编码	Chino 中文 ●	Pinyin 拼音 ●	Español 西班牙语
03–086	肝血	[gān xuè]	Sangre de Hígado
03–087	肝阴	[gān yīn]	Yin de Hígado
03–088	肝阳	[gān yáng]	Yang de Hígado
03–089	肝主疏泄	[gān zhǔ shū xiè]	El Hígado rige la fluidez y el drenaje; El Hígado es responsable de que flujos y evacuación transcurran libremente
03–090	肝主升发	[gān zhǔ shēng fā]	El Hígado rige el ascenso y la expansión
03–091	肝藏血	[gān cáng xuè]	El Hígado atesora la sangre; El Hígado guarda la sangre
03–092	肝主血海	[gān zhǔ xuè hǎi]	El Hígado rige el mar de la sangre
03–093	女子以肝为先天	[nǚ zǐ yǐ gān wéi xiān tiān]	El Hígado representa el Cielo anterior de la mujer; El Hígado representa el fundamento congénito de la mujer
03–094	肝主身之筋膜	[gān zhǔ shēn zhi jīn mó]	El Hígado rige los tendones y ligamentos del cuerpo
03–095	肝主谋虑	[gān zhǔ móu lǜ]	El Hígado rige la planificación y la estrategia

Código numérico ● 编码	Chino 中文 ●	Pinyin 拼音 ●	Español 西班牙语
03-096	肝体阴而用阳	[gān tǐ yīn ér yòng yáng]	La materialidad del Hígado es yin, su función es yang
03-097	肝为刚脏	[gān wéi gāng zàng]	Hígado es una Víscera inflexible
03-098	肝常有余	[gān cháng yǒu yú]	El Hígado está con frecuencia en demasía; El Hígado tiende con frecuencia a la demasía
03-099	肝者罢极之本	[gān zhě bà jí zhī běn]	El Hígado es la base del aguante; El Hígado es la base de la resistencia a la fatiga
03-100	肝恶风	[gān wù fēng]	El Hígado teme el viento
03-101	肝为阳中之少阳	[gān wéi yáng zhōng zhī shào yáng]	Hígado representa al yang dentro de shaoyang
03-102	肾	[shèn]	Riñón
03-103	命门	[mìng mén]	Mingmen; Puerta de la vida; 2) Punto DU 4
03-104	精室	[jīng shì]	1) Sala del semen; 2) Mingmen
03-105	水火之脏	[shuǐ huǒ zhī zàng]	Víscera del fuego y del agua

Código numérico • 编码	Chino 中文 •	Pinyin 拼音 •	Español 西班牙语
03–106	肾精	[shèn jīng]	Esencias del Riñón
03–107	肾气	[shèn qì]	Qi de Riñón
03–108	肾阴	[shèn yīn]	Yin de Riñón
03–109	肾阳	[shèn yáng]	Yang de Riñón
03–110	命门之火	[ming mén zhī huǒ]	Fuego de Mingmen; Fuego de la Puerta de la vida
03–111	肾间动气	[shèn jiān dòng qì]	Qi impulsor entre los riñones
03–112	肾藏精	[shèn cáng jīng]	El Riñón atesora las esencias; El Riñón guarda las esencias
03–113	天癸	[tiān guǐ]	Capacidad reproductiva; Agua celestial
03–114	肾主生殖	[shèn zhǔ shēng zhí]	El Riñón rige la reproducción
03–115	肾为先天之本	[shèn wéi xiān tiān zhī běn]	El Riñón es la base del Cielo anterior; El Riñón es el fundamento de lo congénito
03–116	肾主先天	[shèn zhǔ xiān tiān]	El Riñón rige el Cielo anterior; El Riñón rige lo congénito

Código numérico ● 编码	Chino ● 中文	Pinyin ● 拼音	Español 西班牙语
03-117	肾者封藏之本	[shèn zhě fēng cáng zhī běn]	El Riñón es la base de cerrar y atesorar; El Riñón es la base de la contención y del atesoramiento
03-118	变蒸	[biàn zhēng]	Fiebres de crecimiento; Fiebres intermitentes infantiles
03-119	妊娠	[rèn shēn]	Gestación
03-120	胎孕	[tāi yùn]	Gestación
03-121	产育	[chǎn yù]	Parto
03-122	分娩	[fēn miǎn]	Parto
03-123	肾主水液	[shèn zhǔ shuǐ yè]	El Riñón rige los líquidos
03-124	肾者主水	[shèn zhě zhǔ shuǐ]	El Riñón rige las aguas
03-125	肾者水脏主津液	[shèn zhě shuǐ zàng zhǔ jīn yè]	El Riñón es la Víscera de las aguas y rige los líquidos
03-126	肾主纳气	[shèn zhǔ nà qì]	El Riñón rige la captación del qi
03-127	肾为气之根	[shèn wéi qì zhī gēn]	El Riñón es la raíz del qi

Código numérico • 编码	Chino 中文 •	Pinyin 拼音 •	Español 西班牙语
03–128	肾藏志	[shèn cáng zhì]	El Riñón atesora la memoria (zhi); El Riñón atesora la voluntad (zhi); El Riñón guarda la intención (zhi)
03–129	肾主身之骨髓	[shèn zhǔ shēn zhī gǔ suǐ]	El Riñón rige las médulas óseas
03–130	肾恶燥	[shèn wù zào]	El Riñón teme la sequedad
03–131	肾为阴中之少阴	[shèn wéi yīn zhōng zhī shào yīn]	El Riñón representa el yin dentro de shaoyin
03–132	六腑	[liù fǔ]	Seis fu; Seis Entrañas
03–133	六腑以通为用	[liù fǔ yǐ tōng wéi yòng]	La función de las seis Entrañas es comunicar
03–134	胆	[dǎn]	Vesícula Biliar
03–135	胆气	[dǎn qì]	Qi de la Vesícula Biliar
03–136	胃	[wèi]	Estómago
03–137	胃口	[wèi kǒu]	Apetito
03–138	胃阳	[wèi yáng]	Yang de Estómago
03–139	胃阴	[wèi yīn]	Yin de Estómago
03–140	胃津	[wèi jīn]	Fluidos del Estómago

Código numérico 编码	Chino 中文	Pinyin 拼音	Español 西班牙语
03-141	胃主受纳	[wèi zhǔ shòu nà]	El Estómago rige la absorción
03-142	胃主腐熟	[wèi zhǔ fǔ shú]	El Estómago rige la fermentación y cocción
03-143	阳明者五脏六腑之海	[yáng míng zhě wǔ zàng liù fǔ zhī hǎi]	El yangming es el mar de las cinco Vísceras y las seis Entrañas
03-144	胃者水谷之海	[wèi zhě shuǐ gǔ zhī hǎi]	El Estómago es el mar del agua y los alimentos
03-145	胃主降浊	[wèi zhǔ jiàng zhuó]	El Estómago rige el descenso de lo turbio
03-146	胃气主降	[wèi qì zhǔ jiàng]	El qi de Estómago rige el descenso
03-147	小肠	[xiǎo cháng]	Intestino Delgado
03-148	回肠	[huí cháng]	Íleon
03-149	泌别清浊	[mì bié qīng zhuó]	Secreta y separa lo claro de lo turbio
03-150	大肠	[dà cháng]	Intestino Grueso
03-151	传道之官	[chuán dào zhī guān]	Responsable de la transmisión
03-152	传化之府	[chuán huà zhī fǔ]	Depositaria de transferencia y transformación

Código numérico ● 编码	Chino ● 中文	Pinyin ● 拼音	Español 西班牙语
03–153	膀胱	[páng guāng]	Vejiga
03–154	膀胱气化	[páng guāng qì huà]	Transformaciones del qi de Vejiga
03–155	三焦	[sān jiāo]	Sanjiao
03–156	上焦	[shàng jiāo]	Jiao superior
03–157	中焦	[zhōng jiāo]	Jiao medio
03–158	下焦	[xià jiāo]	Jiao inferior
03–159	上焦主纳	[shàng jiāo zhǔ nà]	Jiao superior rige la absorción
03–160	中焦主化	[zhōng jiāo zhǔ huà]	Jiao medio rige la transformación
03–161	下焦主出	[xià jiāo zhǔ chū]	Jiao inferior rige la salida
03–162	上焦如雾	[shàng jiāo rú wù]	Jiao superior es como niebla espesa
03–163	中焦如沤	[zhōng jiáo rù òu]	Jiao medio es como un macerador
03–164	下焦如渎	[xià jiāo rú dú]	Jiao inferior es como un desaguadero
03–165	奇恒之腑	[qí héng zhī fǔ]	Órganos anexos
03–166	脑	[nǎo]	Cerebro

Código numérico ● 编码	Chino 中文 ●	Pinyin 拼音 ●	Español 西班牙语
03–167	泥丸	[ní wán]	Cerebro; Asiento del dantian superior
03–168	脑髓	[nǎo suǐ]	Cerebro; Médula cerebral
03–169	脑户	[nǎo hù]	Cerebelo
03–170	囟	[xìn]	Fontanela
03–171	囟门	[xìn mén]	Fontanela
03–172	发际	[fà jì]	Borde del cuero cabelludo; Línea de nacimiento del pelo
03–173	头者精明之府	[tóu zhě jīng míng zhī fǔ]	La cabeza es la mansión principal de las esencias brillantes
03–174	元神之府	[yuán shén zhī fǔ]	Mansión del espíritu original; Mansión del shen original
03–175	骨	[gǔ]	Hueso
03–176	脉	[mài]	1) Vaso; 2) Pulso
03–177	脉者血之府	[mài zhě xuè zhī fǔ]	Los vasos son la mansión de la sangre; Los vasos albergan la sangre
03–178	胆主决断	[dǎn zhǔ jué duàn]	La Vesícula Biliar gobierna la toma de decisión

Código numérico • 编码	Chino 中文 •	Pinyin 拼音 •	Español 西班牙语
03–179	女子胞	[nǔ zǐ bāo]	Útero
03–180	胞	[bāo]	1) Útero; 2) Placenta
03–181	胞宫	[bāo gōng]	1) Útero; 2) Aparato reproductor femenino
03–182	子宫	[zǐ gōng]	1) Útero; 2) Palacio del hijo
03–183	子脏	[zǐ zàng]	1) Útero; 2) Depósito del hijo
03–184	子处	[zǐ chù]	1) Útero; 2) Emplazamiento de hijo
03–185	子门	[zǐ mén]	Cérvix
03–186	胞门	[bāo mén]	1) Orificio vaginal; 2) Vulva; Labios menores
03–187	阴道	[yīn dào]	Vagina
03–188	产门	[chǎn mén]	Orificio vaginal; Puerta del parto
03–189	月经	[yuè jīng]	1) Menstruación; 2) Ciclo menstrual
03–190	月信	[yuè xìn]	Menstruación
03–191	月事	[yuè shì]	Menstruación

Código numérico 编码	Chino 中文	Pinyin 拼音	Español 西班牙语
03-192	月水	[yuè shuǐ]	Menstruo; Flujo menstrual
03-193	暗经	[àn jīng]	Menstruación oscura
03-194	胎衣	[tāi yī]	Placenta
03-195	胞衣	[bāo yī]	Placenta
03-196	人胞	[rén bāo]	Placenta
03-197	临产	[lín chǎn]	Parto; Ponerse de parto
03-198	临盆	[lín pén]	Paritorio
03-199	脏腑相合	[zàng fǔ xiāng hé]	Emparejamiento de Vísceras y Entrañas; Relación entre Vísceras y Entrañas
03-200	心合小肠	[xīn hé xiǎo cháng]	El Corazón se empareja con Intestino Delgado
03-201	肺合大肠	[fèi hé dà cháng]	El Pulmón se empareja con Intestino Grueso
03-202	脾合胃	[pí hé wèi]	El Bazo se empareja con Estómago
03-203	肝合胆	[gān hé dǎn]	El Hígado se empareja con Vesícula Biliar
03-204	肝与胆相表里	[gān yǔ dǎn xiāng biǎo lǐ]	Relación interior-exterior entre Hígado y Vesícula Biliar

Código numérico ● 编码	Chino ● 中文	Pinyin ● 拼音	Español ● 西班牙语
03–205	肾合膀胱	[shèn hé páng guāng]	El Riñón se empareja con Vejiga
03–206	腑输精于脏	[fǔ shū jīng yú zàng]	Las Entrañas llevan la esencia a las Vísceras
03–207	脏行气于腑	[zàng xíng qì yú fǔ]	Las Vísceras mueven el qi hasta las Entrañas
03–208	腑气行于脏	[fǔ qì xíng yú zàng]	Las Entrañas llevan qi a las Vísceras
03–209	心肾相交	[xīn shèn xiāng jiāo]	Interacción entre Corazón y Riñón
03–210	水火既济	[shuǐ huǒ jì jì]	Interacción de Agua y Fuego
03–211	肝肾同源	[gān shèn tóng yuán]	Hígado y Riñón tienen la misma fuente
03–212	乙癸同源	[yǐ guǐ tóng yuán]	Hígado y Riñón tienen la misma fuente
03–213	肺肾同源	[fèi shèn tóng yuán]	Pulmón y Riñón tienen la misma fuente
03–214	肺肾相生	[fèi shèn xiāng shēng]	Pulmón y Riñón se generan mutuamente
03–215	五脏相关	[wǔ zàng xiāng guān]	Interrelación entre las cinco Entrañas

04   Anatomía 形体官窍

Código numérico ● 编码	Chino ● 中文	Pinyin ● 拼音	Español 西班牙语
04–001	五体	[wǔ tǐ]	Cinco cuerpos; Cinco constituyentes del cuerpo
04–002	形	[xíng]	Físico; Aspecto físico
04–003	皮毛	[pí máo]	Piel y vello
04–004	腠理	[còu lǐ]	Intersticios y fascias
04–005	玄府	[xuán fǔ]	Poro
04–006	气门	[qì mén]	1) Poro; 2) Puerta del qi; 3) Punto H 14
04–007	肌	[jī]	Músculo; Tejidos blandos (excluyendo órganos)
04–008	胂	[shēn]	1) Músculo prominente; 2) Grupo muscular
04–009	筋	[jīn]	1) Tendón; 2) Ligamento
04–010	宗筋	[zōng jīn]	1) Tendón ancestral; 2) Pene
04–011	骨节	[gǔ jié]	Articulación
04–012	骨度	[gǔ dù]	Medida ósea
04–013	骸	[hái]	1) Tibia; 2) Esqueleto
04–014	百骸	[bǎi hái]	Esqueleto

Código numérico ● 编码	Chino 中文 ●	Pinyin 拼音 ●	Español 西班牙语
04–015	百节	[bǎi jié]	Conjunto de articulaciones
04–016	骨者髓之府	[gǔ zhě suǐ zhī fǔ]	Los huesos son la mansión de las médulas
04–017	楗	[jiàn]	Fémur
04–018	完骨	[wán gǔ]	Proceso mastoideo; Apófisis mastoidea del temporal
04–019	枕骨	[zhěn gǔ]	Hueso occipital; Occipucio
04–020	头颅骨	[tóu lú gǔ]	Cráneo
04–021	眉棱骨	[méi léng gǔ]	Arco superciliar; Borde supraorbital
04–022	板	[bǎn]	Planta
04–023	辅骨	[fǔ gǔ]	1) Fibula y radio 2) Cóndilos de la rodilla
04–024	高骨	[gāo gǔ]	1) Hueso prominente; 2) Apófisis estiloides del radio
04–025	楗骨	[jiàn gǔ]	Fémur
04–026	交骨	[jiāo gǔ]	1) Sínfisis púbica; 2) Articulación sacrococcígea
04–027	颈骨	[jǐng gǔ]	Vértebra cervical
04–028	髁骨	[kē gǔ]	Hueso de la cadera

Código numérico 编码	Chino 中文	Pinyin 拼音	Español 西班牙语
04-029	髋	[kuān]	Cadera
04-030	上横骨	[shàng héng gǔ]	Manubrio del esternón
04-031	尾闾	[wěi lǚ]	Cóccix
04-032	腰骨	[yāo gǔ]	Vértebra lumbar
04-033	手骨	[shǒu gǔ]	Hueso de la mano
04-034	合骨	[hé gǔ]	Maléolo interno
04-035	脉管	[mài guǎn]	Vaso
04-036	脉膜	[mài mó]	Membrana del vaso
04-037	膜原	[mó yuán]	Membrana/espacio entre interior y exterior del cuerpo
04-038	膜	[mó]	Membrana
04-039	背者胸中之府	[bèi zhě xiōng zhōng zhī fǔ]	La espalda es la mansión pectoral; La espalda alberga los órganos del tórax
04-040	腰者肾之府	[yāo zhě shèn zhī fǔ]	La cintura es la mansión del Riñón; La cintura aloja al Riñón
04-041	膝者筋之府	[xī zhě jīn zhī fǔ]	La rodilla es la mansión de los tendones

Código numérico ● 编码	Chino ● 中文	Pinyin ● 拼音	Español ● 西班牙语
04–042	膏肓	[gāo huāng]	Gaohuang; Espacio intercardiodiafragmático
04–043	膈	[gé]	Diafragma
04–044	脊	[jǐ]	Columna vertebral
04–045	腹	[fù]	Abdomen
04–046	四极	[sì jí]	Cuatro extremidades
04–047	四关	[sì guān]	Cuatro articulaciones; Conjunto de codos y rodillas
04–048	跖	[zhí]	Metatarso
04–049	清窍	[qīng qiào]	Orificios puros; Conjunto de órganos sensoriales superiores: ojos, oídos, narinas y boca
04–050	七冲门	[qī chōng mén]	Siete puertas impetuosas; Siete puertas del sistema digestivo: labios, dientes, epiglotis, cardias, píloro, válvula ileocecal, ano
04–051	苗窍	[miáo qiào]	Orificios sensoriales; Conjunto de nariz, boca, lengua (labios) y oídos
04–052	五官	[wǔ guān]	Cinco órganos de los sentidos

Código numérico ● 编码	Chino ● 中文	Pinyin ● 拼音	Español 西班牙语
04–053	五阅	[wǔ yuè]	Observación de los cinco órganos de los sentidos
04–054	口形六态	[kǒu xíng liù tài]	Seis aspectos de la apariencia bucal
04–055	七窍	[qī qiào]	Siete orificios; Conjunto de ojos, oídos, narinas y boca
04–056	九窍	[jiǔ qiào]	Nueve orificios; Conjunto de los siete orificios superiores más los dos excretores (ano y uretra) inferiores; Todos los orificios del cuerpo
04–057	目	[mù]	Ojo
04–058	精明	[jīng míng]	Esencias claras; Esencias puras; Punto V 1
04–059	目系	[mù xì]	Conectores del ojo (con el cerebro)
04–060	眼系	[yǎn xì]	Conectores del ojo (con el cerebro)
04–061	目本	[mù běn]	Base del ojo
04–062	五轮	[wǔ lún]	Cinco órbitas; Cinco ruedas
04–063	肉轮	[ròu lún]	Órbita de carne; Órbita de músculo; Rueda de carne; Rueda de músculo; Párpados, superior e inferior

Código numérico ● 编码	Chino ● 中文	Pinyin ● 拼音	Español ● 西班牙语
04–064	血轮	[xuè lún]	Órbita de sangre; Rueda de sangre; Ángulos oculares, externo e interno
04–065	气轮	[qì lún]	Órbita de qi; Rueda de qi; Esclerótica
04–066	风轮	[fēng lún]	Órbita de viento; Rueda de viento; Iris
04–067	水轮	[shuǐ lún]	Órbita de agua; Rueda de agua; Pupila
04–068	五轮八廓	[wǔ lún bā kuò]	Cinco órbitas y ocho zonas; Cinco ruedas y ocho regiones (extraoculares)
04–069	眦	[zì]	Ángulo del ojo; Canto del ojo
04–070	四眦	[sì zì]	Cuatro cantos
04–071	目内眦	[mù nèi zì]	Canto interno del ojo
04–072	大眦	[dà zì]	Gran canto; Canto interno del ojo
04–073	目外眦	[mù wài zì]	Canto externo del ojo
04–074	小眦	[xiǎo zì]	Pequeño canto; Canto externo del ojo
04–075	锐眦	[ruì zì]	Canto externo

Código numérico • 编码	Chino 中文	Pinyin 拼音	Español 西班牙语
04–076	目锐眦	[mù ruì zì]	Canto externo del ojo
04–077	目窠	[mù kē]	Nido del ojo; Órbita ocular; Órbita y párpados
04–078	眼睑	[yǎn jiǎn]	Párpado
04–079	目胞	[mù bāo]	Párpado
04–080	胞睑	[bāo jiǎn]	Párpado
04–081	目裹	[mù guǒ]	Párpado
04–082	目缝	[mù fèng]	Fisura palpebral
04–083	眼弦	[yǎn xián]	Arco palpebral; Borde del párpado
04–084	睑弦	[jiǎn xián]	Arco palpebral; Borde del párpado
04–085	睫毛	[jié máo]	Pestaña
04–086	泪泉	[lèi quán]	Glándula lacrimal
04–087	泪窍	[lèi qiào]	Orificio lacrimal
04–088	泪堂	[lèi táng]	Sala lacrimal
04–089	泪点	[lèi diǎn]	Punto lacrimal
04–090	泪	[lèi]	Lágrima
04–091	白睛	[bái jīng]	Esclerótica

Código numérico • 编码	Chino • 中文	Pinyin • 拼音	Español 西班牙语
04–092	白眼	[bái yǎn]	Esclerótica
04–093	白仁	[bái rén]	Esclerótica
04–094	白珠外膜	[bái zhū wài mó]	Conjuntiva bulbar
04–095	白睛外膜	[bái jīng wài mó]	Conjuntiva bulbar
04–096	黑睛	[hēi jīng]	Negro del ojo; Pupila; Córnea, iris y humor acuoso
04–097	黑眼	[hēi yǎn]	Negro del ojo; Pupila; Córnea, iris y humor acuoso
04–098	乌珠	[wū zhū]	Negro del ojo; Pupila; Córnea, iris y humor acuoso
04–099	青睛	[qīng jīng]	Negro del ojo; Pupila; Córnea, iris y humor acuoso
04–100	瞳神	[tóng shén]	Pupila
04–101	瞳子	[tóng zǐ]	Pupila
04–102	瞳人	[tóng rén]	Pupila
04–103	瞳仁	[tóng rén]	Pupila
04–104	黄仁	[huáng rén]	Iris
04–105	眼帘	[yǎn lián]	Iris

Código numérico • 编码	Chino 中文	Pinyin 拼音	Español 西班牙语
04–106	虹彩	[hóng cǎi]	Iris
04–107	神水	[shén shuǐ]	1) Humor acuoso; 2) Lágrima
04–108	黄精	[huáng jīng]	1) Cristalino; 2) Rhizoma Polygonati
04–109	晶珠	[jīng zhū]	Globo ocular
04–110	精珠	[jīng zhū]	Cristalino; Globo ocular
04–111	神膏	[shén gāo]	Humor vítreo
04–112	护精水	[hù jīng shuǐ]	Humor vítreo
04–113	视衣	[shì yī]	Retina
04–114	目珠	[mù zhū]	Globo ocular
04–115	睛珠	[jīng zhū]	Globo ocular
04–116	眼带	[yǎn dài]	Músculo ocular (sing. y pl.); Músculo orbital (sing. y pl.)
04–117	睛带	[jīng dài]	Músculo ocular (sing. y pl.); Músculo orbital (sing. y pl.)
04–118	目眶	[mù kuàng]	Órbita
04–119	目眶骨	[mù kuàng gǔ]	Huesos de la órbita
04–120	目上网	[mù shàng wǎng]	Confluencia supraocular

Código numérico • 编码	Chino 中文	•	Pinyin 拼音	•	Español 西班牙语
04–121	目纲		[mù gāng]		Párpado
04–122	目上纲		[mù shàng gāng]		Red supraocular
04–123	目下网		[mù xià wǎng]		Red infraocular
04–124	目下纲		[mù xià gāng]		Red infraocular
04–125	眼屎		[yǎn shǐ]		Legaña
04–126	眼粪		[yǎn fèn]		Legaña
04–127	眵		[chī]		Legaña
04–128	舌		[shé]		Lengua
04–129	口		[kǒu]		Boca
04–130	喉嗌		[hóu yì]		Laringe
04–131	咽嗌		[yān yì]		Faringe
04–132	唇		[chún]		Labio, labios
04–133	唇口		[chún kǒu]		Labios y boca
04–134	正门		[zhèng mén]		Puerta recta; Labios
04–135	齿		[chǐ]		Dientes
04–136	龈		[yín]		Encía, encías
04–137	真牙		[zhēn yá]		Muela del juicio

Código numérico • 编码	Chino 中文 •	Pinyin 拼音 •	Español 西班牙语
04–138	曲牙	[qǔ yá]	1) Ángulo mandibular; 2) Punto E 6
04–139	智齿	[zhì chǐ]	Muela del juicio
04–140	龆龀	[tiáo chèn]	Dentición permanente
04–141	喉核	[hóu hé]	Amígdala, amígdalas
04–142	喉关	[hóu guān]	Puerta de la faringe
04–143	颃颡	[háng sǎng]	Nasofaringe
04–144	喉底	[hóu dǐ]	Pared posterior de la laringe
04–145	蒂丁	[dì dīng]	Úvula
04–146	喉主天气,咽主地气	[hóu zhǔ tiān qì, yān zhǔ dì qì]	La laringe rige el qi del Cielo, la faringe el qi de la Tierra
04–147	面王	[miàn wáng]	Punta de la nariz
04–148	明堂	[míng táng]	1) Entrecejo; 2) Punto DU 23 (nombre alternativo)
04–149	鼻准	[bí zhǔn]	Punta de la nariz
04–150	准头	[zhǔn tóu]	Punta de la nariz
04–151	山根	[shān gēn]	1) Raíz de la nariz; 2) Puente nasal

Código numérico • 编码	Chino 中文 •	Pinyin 拼音 •	Español 西班牙语
04–152	王宫	[wáng gōng]	1) Raíz de la nariz; 2) Puente nasal
04–153	下极	[xià jí]	1) Raíz de la nariz; 2) Puente nasal
04–154	頞	[è]	1) Raíz de la nariz; 2) Puente nasal
04–155	畜门	[chù mén]	Fosa nasal
04–156	耳	[ěr]	Oreja
04–157	耳廓	[ěr kuò]	Pabellón auricular
04–158	前阴	[qián yīn]	Genitales externos
04–159	阳事	[yáng shì]	Genitales externos masculinos
04–160	精窍	[jīng qiào]	Meato urinario masculino
04–161	睾	[gǎo]	Testículo, testículos
04–162	阴户	[yīn hù]	Orificio vaginal
04–163	阴门	[yīn mén]	1) Labios vaginales; 2) Orificio vaginal
04–164	玉门	[yù mén]	Puerta del jade; Orificio vaginal de mujer virgen

Código numérico ● 编码.	Chino 中文	●	Pinyin 拼音	●	Español 西班牙语
04–165	龙门		[lóng mén]		Puerta del dragón; Orificio vaginal de nulípara o no virgen
04–166	后阴		[hòu yīn]		Ano

05 Qi, sangre, fluidos y espíritu 气血津液精神

Código numérico ● 编码	Chino ● 中文	Pinyin ● 拼音	Español 西班牙语
05–001	三宝	[sān bǎo]	Tres tesoros
05–002	精气学说	[jīng qì xué shuō]	Teoría de las esencias; Teoría del qi esencial
05–003	气	[qì]	Qi; Vapores; aliento; vitalidad; temperamento; Funcionalidad
05–004	气化	[qì huà]	Transformación del qi
05–005	气机	[qì jī]	Mecanismos del qi
05–006	升降出入	[shēng jiàng chū rù]	Ascenso, descenso, salida y entrada
05–007	升降出入无器不有	[shēng jiàng chū rù wú qì bù yǒu]	Todas las cosas poseen ascenso, descenso, salida y entrada
05–008	正气	[zhèng qì]	Qi Recto; Qi Correcto
05–009	气分	[qì fēn]	1) Capa del qi; 2) Aspecto del qi
05–010	原气	[yuán qì]	Qi de Fuente
05–011	元气	[yuán qì]	Qi Original; Qi Primordial; Qi Primigenio
05–012	宗气	[zōng qì]	Qi Ancestral; Qi Pectoral

Código numérico • 编码	Chino 中文	•	Pinyin 拼音	•	Español 西班牙语
05–013	中气		[zhōng qì]		Qi Central; Funciones digestivas
05–014	卫气		[wèi qì]		Qi Defensivo
05–015	卫分		[wèi fèn]		Capa defensiva; Aspecto defensivo
05–016	营气		[yíng qì]		Qi Nutritivo; Qi Reconstructivo
05–017	营卫		[yíng wèi]		Nutrición y defensa
05–018	清者为营, 浊者为卫		[qīng zhě wéi yíng, zhuó zhě wéi wèi]		Lo claro es nutrición, lo turbio es protección
05–019	营在脉中, 卫在脉外		[yíng zài mài zhōng, wèi zài mài wài]		La nutrición está en el interior de los vasos, la defensa en su exterior
05–020	合阴		[hé yīn]		Medianoche
05–021	卫出于下焦		[wèi chū yú xià jiāo]		La defensa sale desde el jiao inferior
05–022	营出于中焦		[yíng chū yú zhōng jiāo]		La nutrición sale desde el jiao medio
05–023	经络之气		[jīng luò zhī qì]		Qi de los jingluo
05–024	脏腑之气		[zàng fǔ zhī qì]		Qi de los zang-fu

Código numérico ● 编码	Chino ● 中文	Pinyin ● 拼音	Español ● 西班牙语
05–025	气主煦之	[qì zhǔ xù zhī]	El qi rige el recalentamiento
05–026	表实	[biǎo shí]	Plenitud superficial; Plenitud en la superficie
05–027	血	[xuè]	Sangre
05–028	营血	[yíng xuè]	Sangre nutritiva; Capacidad nutritiva de la sangre
05–029	血分	[xuè fèn]	Capa sanguínea
05–030	营分	[yíng fèn]	Capa nutricia; Capa reconstructiva
05–031	血主濡之	[xuè zhǔ rú zhī]	La sangre rige la humectación y la nutrición
05–032	津液	[jīn yè]	Jinye; Fluidos corporales (líquidos y humores)
05–033	带下	[dài xià]	1) Leucorrea; 2) Leucorragias
05–034	津	[jīn]	1) Líquidos; 2) Saliva
05–035	津气	[jīn qì]	Qi de los líquidos
05–036	五液	[wǔ yè]	Cinco humores
05–037	液	[yè]	Humores
05–038	精	[jīng]	Esencias
05–039	精气	[jīng qì]	Qi Esencial

Código numérico ● 编码	Chino 中文 ●	Pinyin 拼音 ●	Español 西班牙语
05–040	精者身之本	[jīng zhě shēn zhī běn]	Las esencias son la base del cuerpo; Las esencias son la base de la constitución física
05–041	先天之精	[xiān tiān zhī jīng]	Esencia del cielo anterior; Esencias innatas; Esencias congénitas
05–042	后天之精	[hòu tiān zhī jīng]	Esencia del cielo posterior; Esencias adquiridas
05–043	神	[shén]	1) Espíritu; 2) Vitalidad; 3) Actividad mental
05–044	五神	[wǔ shén]	Cinco espíritus
05–045	神机气立	[shén jī qì lì]	Actividades mentales y configuración del qi
05–046	随神往来者谓之魂	[suí shén wǎng lái zhě wèi zhī hún]	Lo que viene y va siguiendo al espíritu se le llama alma viajera
05–047	并精而出入者谓之魄	[bìng jīng ér chū rù zhě wèi zhī pò]	Lo que entra y sale conjuntamente con las esencias se le llama alma terrenal
05–048	心有所忆谓之意	[xīn yǒu suǒ yì wèi zhī yì]	Lo que recuerda el Corazón/mente es la idea
05–049	意之所存谓之志	[yì zhī suǒ cún wèi zhī zhì]	Lo que mantiene la idea es la voluntad

Código numérico • 编码	Chino 中文 •	Pinyin 拼音 •	Español 西班牙语
05–050	因志而存变谓之思	[yīn zhì ér cún biàn wèi zhī sī]	Los cambios que la memoria guarda son el pensamiento
05–051	因思而远慕谓之虑	[yīn sī ér yuǎn mù wèi zhī lù]	Lo que se medita tendida y largamente se llama análisis
05–052	因虑而处物谓之智	[yīn lù ér chǔ wù wèi zhī zhì]	Lo que el análisis establece sobre las cosas se llama sabiduría
05–053	气为血帅	[qì wéi xuè shuài]	El qi es el comandante de la sangre
05–054	血为气母	[xuè wéi qì mǔ]	La sangre es la madre del qi
05–055	毛脉合精	[máo mài hé jīng]	Los vasos capilares reúnen la esencia
05–056	气行则水行	[qì xíng zé shuǐ xíng]	Cuando el qi se mueve, el agua se mueve
05–057	津血同源	[jīn xuè tóng yuán]	Los líquidos y la sangre tienen una fuente común
05–058	精血同源	[jīng xuè tóng yuán]	Las esencias y la sangre tienen una fuente común

06   **Meridianos y colaterales** 经络

Código numérico ● 编码	Chino 中文 ●	Pinyin 拼音 ●	Español 西班牙语
06–001	经络	[jīng luò]	Jingluo; Meridianos y colaterales
06–002	经络学说	[jīng luò xué shuō]	Teoría de los jingluo
06–003	经络现象	[jīng luò xiàn xiàng]	Fenómeno jingluo
06–004	经脉	[jīng mài]	Vasos; Jingmai
06–005	六合	[liù hé]	1) Seis uniones de los meridianos; 2) Seis direcciones
06–006	经气	[jīng qì]	Qi de los meridianos
06–007	经络证治	[jīng luò zhèng zhì]	Diferenciación y tratamiento de los síndromes de los meridianos
06–008	十四经	[shí sì jīng]	Catorce meridianos
06–009	循经感传	[xún jīng gǎn chuán]	Transmisión de la sensación a lo largo de los meridianos
06–010	循经性感觉异常	[xún jīng xìng gǎn jué yì cháng]	Sensación anormal a lo largo de los meridianos
06–011	穴	[xué]	Punto acupuntural

Código numérico • 编码	Chino 中文 •	Pinyin 拼音 •	Español 西班牙语
06–012	穴位	[xué wèi]	Localización del punto acupuntural
06–013	腧穴	[shū xué]	Punto acupuntural
06–014	五输穴	[wǔ shū xué]	Cinco puntos shu; Cinco puntos transporte
06–015	井穴	[jǐng xué]	Punto jing; Punto pozo
06–016	荥穴	[xíng xué]	Punto ying; Punto manantial
06–017	输穴	[shū xué]	Punto shu; Punto arroyo
06–018	经穴	[jīng xué]	1) Punto de los meridanos; 2) Punto jing; Punto río
06–019	合穴	[hé xué]	Punto he; Punto mar; Punto desembocadura
06–020	十六郄穴	[shí liù xì xué]	Dieciséis puntos xi; Dieciséis puntos hendidura
06–021	郄穴	[xì xué]	Puntos xi; Puntos hendidura
06–022	六腑下合穴	[liù fǔ xià hé xué]	Puntos he inferiores; Puntos mar inferiores de las seis Entrañas
06–023	十五络穴	[shí wǔ luò xué]	Quince puntos luo; Quince puntos colaterales

Código numérico ● 编码	Chino ● 中文	Pinyin ● 拼音	Español 西班牙语
06–024	十三鬼穴	[shí sān guǐ xué]	Trece puntos fantasmas; Trece cuevas de las larvas
06–025	十四经穴	[shí sì jīng xué]	Puntos de los catorce meridianos
06–026	背俞穴	[bèi shū xué]	Puntos shu dorsales; Puntos transporte dorsales
06–027	俞穴	[shū xué]	Puntos shu; Puntos de transporte
06–028	十二原	[shí èr yuán]	Doce puntos yuan; Doce puntos fuente
06–029	八脉交会穴	[bā mài jiāo huì xué]	Puntos de cruce de los ocho vasos extraordinarios
06–030	下合穴	[xià hé xué]	Punto he mar inferior; Puntos convergentes inferiores
06–031	络穴	[luò xué]	Punto luo; Punto enlace
06–032	原穴	[yuán xué]	Punto yuan; Punto fuente
06–033	特定穴	[tè dìng xué]	Puntos específicos
06–034	募穴	[mù xué]	Punto mu ventral; Puntos alarma
06–035	腹募穴	[fù mù xué]	Punto mu ventral del abdomen; Puntos alarma abdominales

Código numérico • 编码	Chino 中文 •	Pinyin 拼音 •	Español 西班牙语
06–036	八会穴	[bā huì xué]	Ocho puntos de reunión
06–037	交会穴	[jiāo huì xué]	Puntos de cruce
06–038	阿是穴	[ā shì xué]	Puntos ashi; Puntos dolorosos
06–039	以痛为输	[yǐ tòng wéi shū]	Tomar el punto doloroso como punto de transporte
06–040	经外奇穴	[jīng wài qí xué]	Puntos extra fuera de los meridianos; Puntos extraordinarios fuera de los meridianos
06–041	奇穴	[qí xué]	Puntos extras; Puntos extraordinarios
06–042	不定穴	[bù dìng xué]	Puntos no fijos
06–043	天应穴	[tiān yìng xué]	Puntos que resuenan con el cielo; Puntos ashi
06–044	耳穴	[ěr xué]	Puntos auriculares
06–045	根结	[gēn jié]	Puntos de inicio y final de un meridiano
06–046	气街	[qì jiē]	1) Calles del qi; Avenidas del qi; 2) Punto E 30
06–047	四海	[sì hǎi]	Cuatro mares

Código numérico 编码	Chino 中文	Pinyin 拼音	Español 西班牙语
06–048	十二经脉	[shí èr jīng mài]	Doce meridianos
06–049	正经	[zhèng jīng]	Meridianos regulares
06–050	手三阳经	[shǒu sān yáng jīng]	Tres meridianos yang del brazo
06–051	手三阴经	[shǒu sān yīn jīng]	Tres meridianos yin del brazo
06–052	足三阳经	[zú sān yáng jīng]	Tres meridianos yang de la pierna
06–053	足三阴经	[zú sān yīn jīng]	Tres meridianos yin de la pierna
06–054	手太阴肺经	[shǒu tài yīn fèi jīng]	Meridiano del Pulmón taiyin del brazo
06–055	手阳明大肠经	[shǒu yáng míng dà cháng jīng]	Meridiano de Intestino Grueso yangming del brazo
06–056	足阳明胃经	[zú yáng míng wèi jīng]	Meridiano del Estómago yangming de la pierna
06–057	足太阴脾经	[zú tài yīn pí jīng]	Meridiano del Bazo taiyin de la pierna
06–058	手少阴心经	[shǒu shào yīn xīn jīng]	Meridiano del Corazón shaoyin del brazo
06–059	手太阳小肠经	[shǒu tài yáng xiǎo cháng jīng]	Meridiano del Intestino Delgado taiyang del brazo

Código numérico ● 编码	Chino ● 中文	Pinyin ● 拼音	Español 西班牙语
06–060	足太阳膀胱经	[zú tài yáng páng guāng jīng]	Meridiano de la Vejiga taiyang de la pierna
06–061	足少阴肾经	[zú shào yīn shèn jīng]	Meridiano del Riñón shaoyin de la pierna
06–062	手厥阴心包经	[shǒu jué yīn xīn bāo jīng]	Meridiano del Pericardio jueyin del brazo
06–063	手少阳三焦经	[shǒu shào yáng sān jiāo jīng]	Meridiano del Sanjiao shaoyang del brazo
06–064	足少阳胆经	[zú shào yáng dǎn jīng]	Meridiano de la Vesícula Biliar shaoyang de la pierna
06–065	足厥阴肝经	[zú jué yīn gān jīng]	Meridiano del Hígado jueyin de la pierna
06–066	奇经八脉	[qí jīng bā mài]	Los ocho meridianos extraordinarios; Los ocho meridianos extra
06–067	奇经	[qí jīng]	Meridianos extraordinarios; Meridianos extra
06–068	督脉	[dū mài]	Du mai; Vaso gobernador
06–069	任脉	[rén mài]	Ren mai; Vaso concepción
06–070	冲脉	[chōng mài]	Chong mai; Vaso impetuoso; Vaso penetrante
06–071	血室	[xuè shì]	1) Habitación de la sangre; 2) Útero; 3) Hígado

Código numérico ● 编码	Chino 中文 ●	Pinyin 拼音 ●	Español 西班牙语
06-072	冲脉者经脉之海	[chōng mài zhě jīng mài zhī hǎi]	El chong mai es el mar de los jingmai
06-073	带脉	[dài mài]	Dai mai; Vaso cinturón
06-074	阴跷脉	[yīn qiáo mài]	Yinqiao mai
06-075	阳跷脉	[yáng qiáo mài]	Yangqiao mai
06-076	阴维脉	[yīn wéi mài]	Yinwei mai
06-077	阳维脉	[yáng wéi mài]	Yangwei mai
06-078	十二经别	[shí èr jīng bié]	Doce meridianos divergentes
06-079	经别	[jīng bié]	Meridianos divergentes
06-080	十二经筋	[shí èr jīng jīn]	Doce meridianos tendinosos; Doce meridianos musculotendinosos
06-081	经筋	[jīng jīn]	Meridianos tendinosos; Meridianos musculotendinosos
06-082	十二皮部	[shí èr pí bù]	Doce secciones dérmicas
06-083	皮部	[pí bù]	Secciones dérmicas
06-084	十五络脉	[shí wǔ luò mài]	Quince meridianos colaterales
06-085	孙络	[sūn luò]	Colaterales nietos; Colaterales pequeños; Colaterales menudos

Código numérico ● 编码	Chino 中文 ●	Pinyin 拼音 ●	Español 西班牙语
06–086	络脉	[luò mài]	Meridianos colaterales; Venas superficiales
06–087	浮络	[fú luò]	Colaterales flotantes; Venas visibles en la superficie

07 Causas de las enfermedades 病因

Código numérico ● 编码	Chino ● 中文	Pinyin ● 拼音	Español 西班牙语
07–001	体质	[tǐ zhì]	Constitución; Complexión
07–002	阳人	[yáng rén]	Persona yang
07–003	阴人	[yīn rén]	Persona yin
07–004	胎禀	[tāi bǐng]	Dotación fetal
07–005	稚阴稚阳	[zhì yīn zhì yáng]	Yin inmaduro y yang inmaduro
07–006	湿家	[shī jiā]	Paciente propenso a padecer de humedad
07–007	盛人	[shèng rén]	Persona robusta; Persona gruesa
07–008	失精家	[shī jīng jiā]	Propenso a tener pérdidas seminales
07–009	黄家	[huáng jiā]	Propenso a la tez amarillenta
07–010	酒客	[jiǔ kè]	Alcohólico
07–011	酒癖	[jiǔ pǐ]	1) Adicción al alcohol; 2) Masas abdominales debido a la ingesta de alcohol
07–012	五态	[wǔ tài]	Cinco constituciones

Código numérico ● 编码	Chino ● 中文	Pinyin ● 拼音	Español ● 西班牙语
07–013	辨证求因	[biàn zhèng qiú yīn]	Al diferenciar los síndromes se busca la causa
07–014	病因	[bìng yīn]	Causa de la enfermedad
07–015	邪气	[xié qì]	Qi Patógeno; Qi Perverso; Factor patógeno
07–016	病因学说	[bìng yīn xué shuō]	Etiología
07–017	三因学说	[sān yīn xué shuō]	Teoría sobre las tres etiologías
07–018	不内外因	[bù nèi wài yīn]	Causas ni internas ni externas
07–019	正邪	[zhèng xié]	Recto y patógeno; Correcto y patógeno
07–020	大邪	[dà xié]	1) Gran patógeno; 2) Viento patógeno
07–021	小邪	[xiǎo xié]	1) Pequeño patógeno; 2) Frío patógeno
07–022	阳邪	[yáng xié]	1) Patógeno yang; 2) Patógeno atacando meridianos yang
07–023	阴邪	[yīn xié]	1) Patógeno yin; 2) Patógeno atacando meridianos yin

Código numérico • 编码		Chino • 中文		Pinyin • 拼音		Español 西班牙语
07–024		实邪		[shí xié]		1) Patógeno en exceso; 2) Patógeno procedente del proceso hijo
07–025		微邪		[wēi xié]		Patógeno débil
07–026		五邪		[wǔ xié]		Cinco patógenos
07–027		虚邪		[xū xié]		1) Patógeno en insuficiencia; 2) Patógeno procedente del proceso madre
07–028		虚邪贼风		[xū xié zéi fēng]		Patógeno en insuficiencia y vientos ladrones
07–029		贼邪		[zéi xié]		Ladrón patógeno; Clima anormal
07–030		表邪		[biǎo xié]		Patógeno en la superficie
07–031		恶气		[è qì]		Qi Maligno
07–032		三因		[sān yīn]		Tres etiologías
07–033		外感		[wài gǎn]		Afección externa
07–034		六淫		[liù yín]		Seis excesos
07–035		合邪		[hé xié]		Patógenos combinados
07–036		客邪		[kè xié]		Patógeno intruso
07–037		风		[fēng]		Viento

Código numérico • 编码	Chino 中文 •	Pinyin 拼音 •	Español 西班牙语
07-038	外风	[wài fēng]	Viento externo
07-039	风气	[fēng qì]	Qi del viento
07-040	客气邪风	[kè qì xié fēng]	Qi intruso de viento patógeno
07-041	寒	[hán]	Frío
07-042	外寒	[wài hán]	Frío externo
07-043	寒毒	[hán dú]	Frío tóxico
07-044	风寒	[fēng hán]	Viento frío
07-045	暑必兼湿	[shǔ bì jiān shī]	La canícula viene necesariamente acompañada de Humedad
07-046	暑易入心	[shǔ yì rù xīn]	La canícula penetra fácilmente en el Corazón
07-047	暑中阴邪	[shǔ zhòng yīn xié]	Canícula yin
07-048	暑中阳邪	[shǔ zhòng yáng xié]	Canícula yang
07-049	外湿	[wài shī]	Humedad externa
07-050	湿毒	[shī dú]	Humedad tóxica
07-051	水毒	[shuǐ dú]	Agua tóxica

Código numérico 编码	Chino 中文	Pinyin 拼音	Español 西班牙语
07–052	湿浊	[shī zhuó]	Humedad turbia
07–053	浊邪	[zhuó xié]	Perversidad turbia
07–054	湿热	[shī rè]	Calor húmedo; Humedad calor
07–055	寒湿	[hán shī]	Humedad fría; Frío humedad
07–056	风湿	[fēng shī]	Viento humedad
07–057	外燥	[wài zào]	Sequedad externa
07–058	燥毒	[zào dú]	Sequedad tóxica
07–059	风燥	[fēng zào]	Viento seco; Viento sequedad
07–060	火邪	[huǒ xié]	Fuego patógeno
07–061	热毒	[rè dú]	Calor tóxico
07–062	疫疠	[yì lì]	Pestilencia; Peste
07–063	疠	[lì]	1) Pestilencia; Peste; 2) Lepra
07–064	疠气	[lì qì]	Qi pestilente
07–065	疫毒	[yì dú]	Toxina epidémica
07–066	疟邪	[nüè xié]	Patógeno de la malaria
07–067	伏气	[fú qì]	Qi latente
07–068	时毒	[shí dú]	Toxicidades estacionales

Código numérico • 编码	Chino 中文 •	Pinyin 拼音 •	Español 西班牙语
07–069	时邪	[shí xié]	Patógeno estacional
07–070	时行戾气	[shí xíng lì qì]	Patógeno epidémico estacional
07–071	时行之气	[shí xíng zhī qì]	1) Qi epidémico estacional; 2) Enfermedades epidémicas estacionales
07–072	伏邪	[fú xié]	Patógeno latente
07–073	秽浊	[huì zhuó]	Turbidez sucia
07–074	麻毒	[má dú]	Toxina del sarampión
07–075	瘴毒	[zhāng dú]	Toxina miasmática
07–076	内伤	[nèi shāng]	Lesiones internas
07–077	五劳	[wǔ láo]	Cinco extenuaciones
07–078	七伤	[qī shāng]	Siete lesiones
07–079	七情	[qī qíng]	1) Siete sentimientos; 2) Siete compatibilidades medicinales
07–080	五志过极	[wǔ zhì guò jí]	Exceso entre las cinco emociones
07–081	五志化火	[wǔ zhì huà huǒ]	Las cinco emociones se transforman en calor

Código numérico ● 编码	Chino 中文 ●	Pinyin 拼音 ●	Español 西班牙语
07–082	恐伤肾	[kǒng shāng shèn]	El miedo daña al Riñón
07–083	忧伤肺	[yōu shāng fèi]	La preocupación daña al Pulmón
07–084	思伤脾	[sī shāng pí]	El pensamiento daña al Bazo
07–085	喜伤心	[xǐ shāng xīn]	El exceso de alegría daña al Corazón
07–086	怒伤肝	[nù shāng gān]	La cólera daña al Hígado
07–087	忿怒伤肝	[fèn nù shāng gān]	La ira daña al Hígado
07–088	暴怒伤阴,暴喜伤阳	[bào nù shāng yīn, bào xǐ shāng yáng]	La cólera repentina daña a yin, la alegría repentina daña a yang
07–089	喜怒伤气,寒暑伤形	[xǐ nù shāng qì, hán shǔ shāng xíng]	El exceso de alegría y la cólera dañan al qi, el frío y la canícula dañan a la forma (cuerpo)
07–090	喜怒不节则伤脏	[xǐ nù bù jié zé shāng zàng]	Cuando la alegría y la cólera son irregulares dañan a las arcas
07–091	思胜恐	[sī shèng kǒng]	El pensamiento vence al miedo

Código numérico • 编码	Chino 中文 •	Pinyin 拼音 •	Español 西班牙语
07–092	喜胜忧	[xǐ shèng yōu]	La alegría vence a la preocupación
07–093	怒胜思	[nù shèng sī]	La cólera vence la reflexión excesiva
07–094	恐胜喜	[kǒng shèng xǐ]	El miedo vence a la alegría
07–095	谷饪	[gǔ rèn]	Dieta
07–096	五味偏嗜	[wǔ wèi piān shì]	Preferencia por uno de los cinco sabores
07–097	阴之五宫伤在五味	[yīn zhī wǔ gōng shāng zài wǔ wèi]	Los cinco palacios yin son dañados por los cinco sabores
07–098	饮食自倍肠胃乃伤	[yǐn shí zì bèi cháng wèi nǎi shāng]	Cuando uno dobla la cantidad de alimentos, se dañan el estómago y los intestinos
07–099	阴胜则阳病	[yīn shèng zé yáng bìng]	Cuando yin vence yang enferma
07–100	阳胜则阴病	[yáng shèng zé yīn bìng]	Cuando yang predomina, yin enferma
07–101	劳倦	[láo juàn]	Cansancio exhaustivo
07–102	直接暴力	[zhí jiē bào lì]	Aplicación directa de la fuerza; Fuerza violenta directa

Código numérico • 编码	Chino • 中文	Pinyin • 拼音	Español 西班牙语
07–103	间接暴力	[jiàn jiē bào lì]	Aplicación indirecta de la fuerza; Fuerza violenta e indirecta
07–104	痰	[tán]	Tan; Flema; Esputo; Mucosidad
07–105	风痰	[fēng tán]	Viento Tan; Viento flema
07–106	饮	[yǐn]	1) Líquidos retenidos; 2) Bebida; 3) Decocción
07–107	痰湿	[tán shī]	Humedad con Tan; Flema humedad
07–108	瘀血	[yū xuè]	Estasis sanguínea; Estancamiento sanguíneo
07–109	胎毒	[tāi dú]	Toxina fetal

08 Fisiopatología de las enfermedades 病机

Código numérico • 编码	Chino • 中文	Pinyin • 拼音	Español 西班牙语
08–001	病机	[bìng jī]	Patomecanismo; Mecanismo de la enfermedad
08–002	病势	[bìng shì]	Tendencia patológica; Dinámica de la enfermedad
08–003	病位	[bìng wèi]	Localización de la enfermedad; Foco patológico
08–004	病性	[bìng xìng]	Naturaleza de la enfermedad
08–005	病机学说	[bìng jī xué shuō]	Teoría sobre el patomecanismo
08–006	正邪相争	[zhèng xié xiāng zhēng]	Qi Recto y Qi Patógeno luchan entre sí
08–007	正邪分争	[zhèng xié fēn zhēng]	Qi Recto y Qi Patógeno luchan entre sí
08–008	两虚相得,乃客其形	[liǎng xū xiāng dé, nǎi kè qí xíng]	Afección externa por doble insuficiencia
08–009	邪气盛则实,精气夺则虚	[xié qì shèng zé shí, jīng qì duó zé xū]	Cuando el Qi Patógeno exubera hay exceso, cuando hay carencia de qi de las esencias hay insuficiencia

Código numérico • 编码	Chino • 中文	Pinyin • 拼音	Español 西班牙语
08–010	邪之所凑，其气必虚	[xié zhǐ suǒ còu, qí qì bì xū]	Si hay invasión de lo patógeno, indica que el qi está forzosamente en insuficiencia
08–011	邪正消长	[xié zhèng xiāo zhǎng]	El Qi Patógeno y el Qi Recto crecen y menguan
08–012	主客交浑	[zhǔ kè jiāo hún]	Anfitrión y huésped se confunden
08–013	主客交	[zhǔ kè jiāo]	Anfitrión y huésped se intercambian
08–014	主客浑受	[zhǔ kè hún shòu]	Anfitrión y huésped se confunden
08–015	天受	[tiān shòu]	Infección a través del aire o del agua
08–016	传染	[chuán rǎn]	Contagio; Infección
08–017	病发于阳	[bìng fā yú yáng]	La enfermedad se desarrolla en yang
08–018	病发于阴	[bìng fā yú yīn]	La enfermedad se desarrolla en yin
08–019	上受	[shàng shòu]	Recepción superior
08–020	温邪上受，首先犯肺	[wēn xié shàng shòu, shǒu xiān fàn fèi]	La calidez perversa se contrae en lo alto y asalta primeramente el Pulmón

Código numérico • 编码	Chino • 中文	Pinyin • 拼音	Español 西班牙语
08–021	伏热在里	[fú rè zài lǐ]	El calor latente está en el interior
08–022	冬伤于寒,春必温病	[dōng shāng yú hán, chūn bì wēn bìng]	Cuando en invierno, uno es dañado por el frío, en primavera [se producirán] necesariamente enfermedades cálidas
08–023	伏邪自发	[fú xié zì fā]	Desarrollo espontáneo del patógeno latente
08–024	猝发	[cù fā]	Desarrollo repentino
08–025	晚发	[wǎn fā]	Manifestación tardía
08–026	徐发	[xú fā]	Desarrollo lento
08–027	邪害空窍	[xié hài kōng qiào]	El patógeno perjudica los orificios vacuos
08–028	劳复	[láo fù]	Extenuación reincidente; Recaída
08–029	女劳复	[nǚ láo fù]	Extenuación reincidente en la mujer
08–030	虚	[xū]	Insuficiencia; Vacío
08–031	实	[shí]	Exceso; Plenitud; Plétora
08–032	虚实	[xū shí]	Insuficiencia y exceso

Código numérico • 编码	Chino 中文 •	Pinyin 拼音 •	Español 西班牙语
08-033	胃家	[wèi jiā]	Esfera funcional del Estómago; Sistema gastrointestinal
08-034	五虚	[wǔ xū]	Cinco insuficiencias
08-035	虚实夹杂	[xū shí jiā zá]	Insuficiencia y exceso se entremezclan
08-036	实中夹虚	[shí zhōng jiā xū]	Insuficiencia dentro de exceso
08-037	虚实真假	[xū shí zhēn jiǎ]	Manifestaciones verdaderas o falsas de insuficiencia y exceso
08-038	真虚假实	[zhēn xū jiǎ shí]	Insuficiencia real con exceso falso
08-039	真实假虚	[zhēn shí jiǎ xū]	Exceso verdadero con insuficiencia falsa
08-040	至虚有盛候	[zhì xū yǒu shèng hòu]	En insuficiencia extrema hay indicios de exuberancia
08-041	大实有羸状	[dà shí yǒu léi zhuàng]	En gran exceso se dan apariencias victoriosas
08-042	表虚	[biǎo xū]	Insuficiencia en la superficie

Código numérico • 编码	Chino 中文 •	Pinyin 拼音 •	Español 西班牙语
08–043	表气不固	[biǎo qì bù gù]	Incoherencia del Qi Superficial; Qi Superficial carece de firmeza
08–044	表实	[biǎo shí]	Exceso en la superficie
08–045	里虚	[lǐ xū]	Insuficiencia en el interior
08–046	里实	[lǐ shí]	Exceso en el interior
08–047	表虚里实	[biǎo xū lǐ shí]	Insuficiencia en la superficie, exceso en el interior
08–048	表实里虚	[biǎo shí lǐ xū]	Exceso en la superficie, insuficiencia en el interior
08–049	表里俱虚	[biǎo lǐ jù xū]	Superficie e interior, ambos están en insuficiencia; Doble insuficiencia de superficie e interior
08–050	表里俱实	[biǎo lǐ jù shí]	Exceso interno y externo
08–051	内外俱虚	[nèi wài jù xū]	Insuficiencia interna y externa
08–052	内外俱实	[nèi wài jù shí]	Interior y exterior, ambos en exceso; Doble exceso de exterior e interior
08–053	上盛下虚	[shàng shèng xià xū]	Exuberancia arriba, insuficiencia abajo

Código numérico ● 编码	Chino ● 中文	Pinyin ● 拼音	Español 西班牙语
08–054	上虚下实	[shàng xū xià shí]	Insuficiencia arriba, exceso abajo
08–055	下厥上冒	[xià jué shàng mào]	Mareo arriba debido a inversión del qi abajo
08–056	上厥下竭	[shàng jué xià jié]	Síncope arriba por agotamiento abajo
08–057	阴陷于下	[yīn xiàn yú xià]	Yin se derrumba hacia abajo
08–058	阳乏于上	[yáng fá yú shàng]	Carencia de yang en lo alto
08–059	阴阳乖戾	[yīn yáng guāi lì]	Desequilibrio entre yin y yang
08–060	阴阳失调	[yīn yáng shī tiáo]	Desacuerdo entre yin y yang
08–061	阴阳胜复	[yīn yáng shèng fù]	Predominancia alternante del yin y del yang
08–062	阴下竭,阳上厥	[yīn xià jié, yáng shàng jué]	Yin se agota abajo, yang se invierte hacia arriba
08–063	阴阳否隔	[yīn yáng pǐ gé]	Obstrucción entre yin y yang
08–064	阴阳交	[yīn yáng jiāo]	Cruce entre yin y yang
08–065	阴阳偏盛	[yīn yáng piān shèng]	Tendencia a la exuberancia de yin o de yang

Código numérico • 编码	Chino • 中文	Pinyin • 拼音	Español 西班牙语
08–066	阳盛	[yáng shèng]	Exuberancia de yang
08–067	阳盛则热	[yáng shèng zé rè]	Cuando yang exubera hay calor
08–068	阳常有余,阴常不足	[yáng cháng yǒu yú, yīn cháng bù zú]	Yang está frecuentemente en demasía, yin en insuficiencia
08–069	阴盛	[yīn shèng]	Exuberancia de yin
08–070	实寒	[shí hán]	Exceso de frío
08–071	阴盛生内寒	[yīn shèng shēng nèi hán]	Cuando yin exubera genera frío en el interior
08–072	阴阳偏衰	[yīn yáng piān shuāi]	Tendencia al debilitamiento de yin o de yang
08–073	阳虚	[yáng xū]	Insuficiencia de yang
08–074	阳虚则寒	[yáng xū zé hán]	Cuando yang está en insuficiencia hay frío
08–075	阴虚	[yīn xū]	Insuficiencia de yin
08–076	阴虚则热	[yīn xū zé rè]	El yin en insuficiencia conlleva al calor
08–077	阴虚阳亢	[yīn xū yáng kàng]	Cuando el yin está en insuficiencia, el yang se subleva

Código numérico ● 编码	Chino 中文 ●	Pinyin 拼音 ●	Español 西班牙语
08-078	阴虚内热	[yīn xū nèi rè]	Insuficiencia de yin y calor interno
08-079	阴虚火旺	[yīn xū huǒ wàng]	Insuficiencia de yin y fuego poderoso
08-080	虚火上炎	[xū huǒ shàng yán]	El fuego en insuficiencia flamea hacia arriba
08-081	阴虚生内热	[yīn xū shēng nèi rè]	La insuficiencia de yin genera calor interno
08-082	孤阳上出	[gū yáng shàng chū]	Yang huérfano sale por arriba
08-083	阴亏于前	[yīn kuī yú qián]	Yin mengua por delante
08-084	阴阳两虚	[yīn yáng liǎng xū]	Doble insuficiencia de yin y yang
08-085	阴阳俱虚	[yīn yáng jù xū]	Yin yang , ambos en insuficiencia
08-086	阴损及阳	[yīn sǔn jí yáng]	Cuando yin disminuye afecta a yang
08-087	阳损及阴	[yáng sǔn jí yīn]	Cuando yang disminuye afecta a yin
08-088	阴盛阳衰	[yīn shèng yáng shuāi]	Cuando yin exubera yang se debilita
08-089	阳虚阴盛	[yáng xū yīn shèng]	Cuando yang está en insuficiencia yin exubera

Código numérico ● 编码	Chino ● 中文	Pinyin ● 拼音	Español 西班牙语
08–090	阳盛阴衰	[yáng shèng yīn shuāi]	Cuando yang exubera yin se debilita
08–091	阳盛伤阴	[yáng shèng shāng yīn]	Cuando yang exubera daña a yin
08–092	寒热格拒	[hán rè gé jù]	Frío y calor se repelen
08–093	格阳	[gé yáng]	Repulsión de yang
08–094	阴盛格阳	[yīn shèng gé yáng]	Cuando yin exubera repele a yang
08–095	真热假寒	[zhēn rè jiǎ hán]	Calor real con frío falso
08–096	热微厥微	[rè wēi jué wēi]	A calor tenue, más frío tenue
08–097	热深厥深	[rè shēn jué shēn]	A calor profundo, mayor frío profundo
08–098	戴阳证	[dài yáng zhèng]	Síndrome de yang flotante
08–099	阴极似阳	[yīn jí sì yáng]	Cuando yin se extralimita se parece a yang
08–100	格阴	[gé yīn]	Repulsión de yin
08–101	阳盛格阴	[yáng shèng gé yīn]	Cuando yang exubera repele a yin
08–102	真寒假热	[zhēn hán jiǎ rè]	Frío real con calor falso

Código numérico • 编码	Chino 中文	Pinyin 拼音	Español 西班牙语
08–103	阳证似阴	[yáng zhèng sì yīn]	Los síndromes yang se parecen a los yin
08–104	内闭外脱	[nèi bì wài tuō]	Cierre interno con deserción externa
08–105	阳亡阴竭	[yáng wáng yīn jié]	Cuando yang se escapa yin se consume
08–106	阴阳气并竭	[yīn yáng qì bìng jié]	Consumo simultáneo de qi, yin y yang
08–107	阴竭阳脱	[yīn jié yáng tuō]	Cuando yin se agota yang deserta
08–108	阴阳互不相抱	[yīn yáng hù bù xiāng bào]	Desequilibrio entre yin y yang
08–109	五脱	[wǔ tuō]	Cinco deserciones; Cinco colapsos
08–110	亡阳	[wáng yáng]	Colapso de yang
08–111	伤阳	[shāng yáng]	Dañar a yang
08–112	脱阳	[tuō yáng]	Deserción de yang; Yang deserta
08–113	阳脱	[yáng tuō]	Yang deserta
08–114	亡阴	[wáng yīn]	Colapso del yin
08–115	伤阴	[shāng yīn]	Dañar al yin

Código numérico • 编码	Chino 中文 •	Pinyin 拼音 •	Español 西班牙语
08–116	脱阴	[tuō yīn]	Deserción del yin
08–117	寒热错杂	[hán rè cuò zá]	Cuadro complejo de frío y calor
08–118	表热	[biǎo rè]	Calor en la superficie; Calor externo
08–119	表寒	[biǎo hán]	Frío en la superficie; Frío externo
08–120	里热	[lǐ rè]	Calor en el interior; Calor interno
08–121	里寒	[lǐ hán]	Frío en el interior; Frío interno
08–122	表热里寒	[biǎo rè lǐ hán]	Calor en la superficie, frío en el interior; Calor en el exterior con frío en el interior
08–123	表寒里热	[biǎo hán lǐ rè]	Frío en la superficie con calor en el interior; Frío en el exterior con calor en el interior
08–124	表里俱热	[biǎo lǐ jù rè]	Calor en la superficie y en el interior; Calor en exterior e interior

Código numérico • 编码	Chino 中文	Pinyin 拼音	Español 西班牙语
08-125	表里俱寒	[biǎo lǐ jù hán]	Frío en la superficie y en el interior; Frío en exterior e interior
08-126	外寒里饮	[wài hán lǐ yǐn]	Frío externo con retenciones internas de líquidos
08-127	寒包火	[hán bāo huǒ]	El frío envuelve al fuego
08-128	上寒下热	[shàng hán xià rè]	Frío arriba y calor abajo
08-129	上热下寒	[shàng rè xià hán]	Calor arriba y frío abajo
08-130	五夺	[wǔ duó]	Cinco agotamientos
08-131	气血失调	[qì xuè shī tiáo]	Desequilibrio entre qi y sangre
08-132	百病生于气	[bǎi bìng shēng yú qì]	Todas las enfermedades se generan desde el qi
08-133	气虚	[qì xū]	Insuficiencia de qi
08-134	气虚中满	[qì xū zhōng mǎn]	Insuficiencia de qi y repleción del centro; Plenitud abdominal por insuficiencia de qi
08-135	气虚则寒	[qì xū zé hán]	Cuando el qi está en insuficiencia hay frío

Código numérico ● 编码	Chino 中文 ●	Pinyin 拼音 ●	Español 西班牙语
08–136	气虚不摄	[qì xū bù shè]	Cuando el qi está en insuficiencia no contiene
08–137	气脱	[qì tuō]	El qi deserta
08–138	脱气	[tuō qì]	Deserción de qi
08–139	劳则气耗	[láo zé qì hào]	La extenuación lleva a la consunción del qi
08–140	卫气虚则不用	[wèi qì xū zé bù yòng]	Cuando el Qi Defensivo está en insuficiencia hay flacidez
08–141	荣气虚则不仁	[róng qì xū zé bù rén]	Cuando el Qi Reconstructivo está en insuficiencia hay entumecimiento
08–142	元真脱泄	[yuán zhēn tuō xiè]	Pérdida del Qi Primordial
08–143	气滞	[qì zhì]	Estancamiento de qi
08–144	气机郁滞	[qì jī yù zhì]	Depresión y estancamiento del mecanismo del qi
08–145	气郁	[qì yù]	Qi Reprimido, Qi Deprimido, Qi Comprimido
08–146	气郁化火	[qì yù huà huǒ]	La represión del qi se transforma en fuego

Código numérico ● 编码	Chino 中文 ●	Pinyin 拼音 ●	Español 西班牙语
08–147	气分寒	[qì fèn hán]	Frío en la capa del qi
08–148	气分热	[qì fèn rè]	Calor en la capa del qi
08–149	气机不利	[qì jī bù lì]	Inhibición de los mecanismos del qi
08–150	气化无权	[qì huà wú quán]	Incumplimiento de la transformación del qi
08–151	气机失调	[qì jī shī tiáo]	Desequilibrio del mecanismo del qi
08–152	气化不利	[qì huà bù lì]	Inhibición de la transformación del qi
08–153	气逆	[qì nì]	Inversión del qi
08–154	气上	[qì shàng]	Ascenso del qi
08–155	气闭	[qì bì]	Cierre del qi
08–156	气陷	[qì xiàn]	Derrumbamiento del qi
08–157	中气下陷	[zhōng qì xià xiàn]	El Qi Central se derrumba hacia abajo
08–158	喜则气缓	[xǐ zé qì huǎn]	Con la alegría el qi se relaja
08–159	怒则气上	[nù zé qì shàng]	Con la cólera el qi sube
08–160	思则气结	[sī zé qì jié]	Con la reflexión el qi se anuda

Código numérico • 编码	Chino 中文 •	Pinyin 拼音 •	Español 西班牙语
08-161	悲则气消	[bēi zé qì xiāo]	Con la pena el qi se consume
08-162	恐则气下	[kǒng zé qì xià]	Con el miedo el qi cae
08-163	惊则气乱	[jīng zé qì luàn]	Con el susto el qi se desordena
08-164	血虚	[xuè xū]	Insuficiencia de sangre
08-165	血瘀	[xuè yū]	Estasis de sangre
08-166	血寒	[xuè hán]	Frío en sangre
08-167	血寒证	[xuè hán zhèng]	Frío en sangre
08-168	血热证	[xuè rè zhèng]	Calor en sangre
08-169	血脱	[xuè tuō]	Deserción de sangre
08-170	血逆	[xuè nì]	Inversión de sangre
08-171	阴络伤则血内溢	[yīn luò shāng zé xuè nèi yì]	Cuando los colaterales yin se dañan, la sangre se derrama internamente
08-172	阳络伤则血外溢	[yáng luò shāng zé xuè wài yì]	Cuando los colaterales yang se dañan, la sangre se derrama exteriormente
08-173	伤津	[shāng jīn]	Dañar los líquidos
08-174	津脱	[jīn tuō]	Deserción de líquidos

Código numérico ● 编码	Chino 中文 ●	Pinyin 拼音 ●	Español 西班牙语
08–175	脱液	[tuō yè]	Deserción de humores
08–176	液脱	[yè tuō]	Los humores desertan
08–177	亡津液	[wáng jīn yè]	Colapso de líquidos y humores
08–178	阳虚水泛	[yáng xū shuǐ fàn]	Edema por insuficiencia de yang
08–179	气滞血瘀	[qì zhì xuè yū]	Retención de qi y estasis sanguínea
08–180	气虚血瘀	[qì xū xuè yū]	Insuficiencia de qi y estasis sanguínea
08–181	气不摄血	[qì bù shè xuè]	El qi no contiene la sangre
08–182	气脱血脱	[qì tuō xuè tuō]	Cuando el qi deserta la sangre deserta
08–183	气随血脱	[qì suí xuè tuō]	El qi deserta con la sangre
08–184	血随气逆	[xuè suí qì nì]	La sangre se invierte con el qi
08–185	水不化气	[shuǐ bù huà qì]	El agua no se transforma en qi
08–186	气不化水	[qì bù huà shuǐ]	El qi no se transforma en agua
08–187	津枯血燥	[jīn kū xuè zào]	Los líquidos se agotan y la sangre se seca

Código numérico • 编码	Chino 中文 •	Pinyin 拼音 •	Español 西班牙语
08-188	津枯邪滞	[jīn kū xié zhì]	Los líquidos se agotan y lo patógeno se retiene
08-189	津亏血瘀	[jīn kuī xuè yū]	Los líquidos menguan y la sangre se estanca
08-190	气随液脱	[qì suí yè tuō]	El qi deserta con los líquidos
08-191	气阴两虚	[qì yīn liǎng xū]	Doble insuficiencia de qi y yin
08-192	水停气阻	[shuǐ tíng qì zǔ]	El agua se detiene y el qi se obstruye
08-193	内风	[nèi fēng]	Viento interno
08-194	血燥生风	[xuè zào shēng fēng]	La sequedad de sangre genera viento
08-195	热极生风	[rè jí shēng fēng]	El calor extremo genera viento
08-196	血虚生风	[xuè xū shēng fēng]	La insuficiencia de sangre genera viento
08-197	阴虚风动	[yīn xū fēng dòng]	El viento se agita por insuficiencia de yin
08-198	风胜则动	[fēng shèng zé dòng]	Cuando predomina el viento hay agitación
08-199	风气内动	[fēng qì nèi dòng]	El viento que se agita en el interior

Código numérico • 编码	Chino 中文	Pinyin 拼音	Español 西班牙语
08-200	内寒	[nèi hán]	Frío interno
08-201	寒则气收	[hán zé qì shōu]	El frío conlleva a la retracción del qi
08-202	寒胜则浮	[hán shèng zé fú]	Edema por predominio de frío
08-203	内湿	[nèi shī]	Humedad interna
08-204	湿火	[shī huǒ]	Fuego húmedo; Humedad fuego
08-205	湿胜阳微	[shī shèng yáng wēi]	Cuando predomina la humedad el yang se atenúa
08-206	湿伤脾阳	[shī shāng pí yáng]	La humedad daña al yang de Bazo
08-207	湿伤脾阴	[shī shāng pí yīn]	La humedad daña al yin de Bazo
08-208	湿胜则濡泻	[shī shèng zé rú xiè]	Cuando predomina la humedad hay deposiciones acuosas
08-209	寒湿发黄	[hán shī fā huáng]	Ictericia por frío-humedad
08-210	湿热发黄	[shī rè fā huáng]	Ictericia por calor-humedad
08-211	内燥	[nèi zào]	Sequedad interna

Código numérico ● 编码	Chino ● 中文	Pinyin ● 拼音	Español 西班牙语
08–212	燥结	[zào jié]	Anudaciones secas; Heces caprinas secas
08–213	燥热	[zào rè]	Calor-sequedad; Calor seco
08–214	燥化阳明	[zào huà yáng míng]	La sequedad se transforma en yangming
08–215	燥气伤肺	[zào qì shāng fèi]	El qi seco daña el Pulmón
08–216	燥自上伤	[zào zì shàng shāng]	La sequedad daña desde lo alto
08–217	燥胜则干	[zào shèng zé gān]	Cuando predomina la sequedad hay desecación
08–218	燥干清窍	[zào gān qīng qiào]	La sequedad deseca los orificios puros; La sequedad deseca los orificios claros
08–219	热结	[rè jié]	Calor anudado
08–220	热郁	[rè yù]	Calor reprimido
08–221	热闭	[rè bì]	Calor encerrado
08–222	热遏	[rè è]	Calor atascado
08–223	火郁	[huǒ yù]	Fuego reprimido
08–224	郁火	[yù huǒ]	Fuego reprimido; Reprimir el fuego

Código numérico • 编码	Chino 中文 •	Pinyin 拼音 •	Español 西班牙语
08–225	火逆	[huǒ nì]	Inversión del fuego
08–226	火毒	[huǒ dú]	Fuego tóxico
08–227	内毒	[nèi dú]	Toxicidad interna
08–228	炅则气泄	[jiǒng zé qì xiè]	Con el fuego intenso el qi se fuga
08–229	热胜则肿	[rè shèng zé zhǒng]	Cuando predomina el calor hay hinchazón
08–230	热伤筋脉	[rè shāng jīn mài]	El calor daña a los tendones (músculos)
08–231	风雨则伤上	[fēng yǔ zé shāng shàng]	El viento y la lluvia dañan lo alto
08–232	清湿则伤下	[qīng shī zé shāng xià]	Frío y humedad dañan lo bajo
08–233	风中血脉	[fēng zhōng xuè mài]	El viento golpea los vasos sanguíneos
08–234	两阳相劫	[liǎng yáng xiāng jié]	Los dos yang consumen los líquidos
08–235	风寒束表	[fēng hán shù biǎo]	El viento y el frío amarran la superficie
08–236	风湿相搏	[fēng shī xiāng bó]	La humedad y el viento se disputan entre sí

Código numérico • 编码	Chino 中文 •	Pinyin • 拼音	Español 西班牙语
08–237	寒凝气滞	[hán níng qì zhì]	Cuando el frío congela el qi se retiene
08–238	重寒伤肺	[chóng hán shāng fèi]	El frío intenso daña al Pulmón
08–239	心气不固	[xīn qì bù gù]	Inconsistencia del qi de Corazón
08–240	心气不足	[xīn qì bù zú]	Insuficiencia de qi de Corazón
08–241	心气不宁	[xīn qì bù níng]	Intranquilidad de qi de Corazón
08–242	心气不收	[xīn qì bù shōu]	Incontractibilidad de qi de Corazón
08–243	心阴不足	[xīn yīn bù zú]	Insuficiencia de yin de Corazón
08–244	心阳不足	[xīn yáng bù zú]	Insuficiencia de yang de Corazón
08–245	心血不足	[xīn xuè bù zú]	Insuficiencia de qi y sangre
08–246	心气盛	[xīn qì shèng]	Exuberancia de qi y sangre
08–247	心火亢盛	[xīn huǒ kàng shèng]	Exuberancia de fuego de Corazón
08–248	心火内焚	[xīn huǒ nèi fén]	Abrasamiento interno por fuego de Corazón

Código numérico • 编码	Chino 中文	Pinyin 拼音	Español 西班牙语
08–249	心火内炽	[xīn huǒ nèi chì]	Abrasamiento interno por fuego de Corazón
08–250	心火上炎	[xīn huǒ shàng yán]	El fuego de Corazón flamea hacia arriba
08–251	心主惊	[xīn zhǔ jīng]	El Corazón rige el susto
08–252	神不守舍	[shén bù shǒu shè]	El espíritu no mantiene su residencia
08–253	热伤神明	[rè shāng shén míng]	El calor daña la claridad del espíritu
08–254	心血瘀阻	[xīn xuè yū zǔ]	La sangre de Corazón se estanca y se obstruye
08–255	如水伤心	[rú shuǐ shāng xīn]	Como el agua daña el Corazón
08–256	神明被蒙	[shén míng bèi méng]	Confusión de la mente
08–257	神机受迫	[shén jī shòu pò]	Opresión de la actividad vital
08–258	廉泉受阻	[lián quán shòu zǔ]	Obstrucción de la saliva
08–259	痰火扰心	[tán huǒ rǎo xīn]	El fuego con Tan molesta al Corazón

Código numérico ● 编码	Chino ● 中文	Pinyin ● 拼音	Español 西班牙语
08–260	痰蒙心包	[tán méng xīn bāo]	El Tan nubla el Pericardio
08–261	肺虚	[fèi xū]	Insuficiencia de Pulmón
08–262	肺气虚	[fèi qì xū]	Insuficiencia de qi de Pulmón
08–263	肺阴虚	[fèi yīn xū]	Insuficiencia de yin de Pulmón
08–264	肺实	[fèi shí]	Pulmón en exceso
08–265	肺气实	[fèi qì shí]	Exceso de qi de Pulmón
08–266	肺热	[fèi rè]	Calor de Pulmón
08–267	肺火	[fèi huǒ]	Fuego de Pulmón
08–268	肺实热	[fèi shí rè]	Calor por exceso en Pulmón
08–269	火热迫肺	[huǒ rè pò fèi]	Fuego y calor hostigan al Pulmón
08–270	肺寒	[fèi hán]	Frío en Pulmón; Frío de Pulmón
08–271	风寒束肺	[fēng hán shù fèi]	El viento frío amarra al Pulmón
08–272	肺气不宣	[fèi qì bù xuān]	El qi del Pulmón no difunde

Código numérico 编码	Chino 中文	Pinyin 拼音	Español 西班牙语
08–273	肺气不利	[fèi qì bù lì]	Inhibición del qi de Pulmón
08–274	肺气上逆	[fèi qì shàng nì]	El qi de Pulmón asciende en inversión
08–275	肺失清肃	[fèi shī qīng sù]	El Pulmón falla en refrescar y purificar
08–276	肺津不布	[fèi jīn bù bù]	Los líquidos del Pulmón no se distribuyen
08–277	肺络损伤	[fèi luò sǔn shāng]	Los colaterales del Pulmón están dañados
08–278	痰浊阻肺	[tán zhuó zǔ fèi]	La flema turbia obstruye el Pulmón
08–279	肺为贮痰之器	[fèi wéi zhù tán zhī qì]	El Pulmón es el receptáculo del Tan
08–280	金破不鸣	[jīn pò bù míng]	Cuando el Metal se quiebra no suena
08–281	金实不鸣	[jīn shí bù míng]	Cuando el Metal está en exceso no suena
08–282	玄府不通	[xuán fǔ bù tōng]	Incomunicación de los poros
08–283	脾虚	[pí xū]	Insuficiencia de Bazo
08–284	脾气虚	[pí qì xū]	Insuficiencia de qi de Bazo

Código numérico ● 编码	Chino 中文 ●	Pinyin 拼音 ●	Español 西班牙语
08–285	脾气下陷	[pí qì xià xiàn]	Derrumbamiento de qi de Bazo
08–286	脾气不升	[pí qì bù shēng]	El qi de Bazo no asciende
08–287	脾阴虚	[pí yīn xū]	Insuficiencia de yin de Bazo
08–288	脾阳虚	[pí yáng xū]	Insuficiencia de yang de Bazo
08–289	脾虚寒	[pí xū hán]	Insuficiencia y frío de Bazo
08–290	脾虚生风	[pí xū shēng fēng]	La insuficiencia de Bazo genera Viento
08–291	脾虚湿困	[pí xū shī kùn]	Obstrucción de humedad por insuficiencia de Bazo
08–292	脾不统血	[pí bù tǒng xuè]	El Bazo no controla la sangre
08–293	脾实	[pí shí]	Exceso de Bazo
08–294	脾气实	[pí qì shí]	Exceso de qi de Bazo
08–295	脾实热	[pí shí rè]	Calor por exceso en Bazo
08–296	脾寒	[pí hán]	Frío en Bazo
08–297	脾热	[pí rè]	Calor en Bazo
08–298	带脉失约	[dài mài shī yuē]	El dai mai pierde la regulación de los meridianos

Código numérico 编码	Chino 中文	Pinyin 拼音	Español 西班牙语
08-299	脾气不舒	[pí qì bù shū]	El qi de Bazo está restringido
08-300	脾失健运	[pí shī jiàn yùn]	El Bazo falla en el transporte
08-301	寒湿困脾	[hán shī kùn pí]	El frío húmedo estorba el qi
08-302	脾为生痰之源	[pí wéi shēng tán zhī yuán]	El Bazo es la fuente de producción de Tan
08-303	肝虚	[gān xū]	Insuficiencia de Hígado
08-304	肝阳虚	[gān yáng xū]	Insuficiencia de yang de Hígado
08-305	肝虚寒	[gān xū hán]	Insuficiencia y frío de Hígado
08-306	肝阴虚	[gān yīn xū]	Insuficiencia de yin de Hígado
08-307	肝气虚	[gān qì xū]	Insuficiencia de qi de Hígado
08-308	肝血虚	[gān xuè xū]	Insuficiencia de sangre de Hígado
08-309	肝阳偏旺	[gān yáng piān wàng]	Hiperactividad del yang de Hígado
08-310	肝阳上亢	[gān yáng shàng kàng]	Sublevación del yang de Hígado
08-311	肝阳化火	[gān yáng huà huǒ]	El yang de Hígado se transforma en calor

Código numérico • 编码	Chino 中文	Pinyin 拼音	Español 西班牙语
08–312	肝气盛	[gān qì shèng]	Exuberancia del qi de Hígado
08–313	肝气实	[gān qì shí]	Exceso del qi de Hígado
08–314	肝郁	[gān yù]	Constricción del qi de Hígado
08–315	肝气郁结	[gān qì yù jié]	Represión y anudación del qi de Hígado
08–316	肝气不舒	[gān qì bù shū]	Restricción del qi de Hígado
08–317	肝气不和	[gān qì bù hé]	Desarmonía del qi de Hígado
08–318	肝失条达	[gān shī tiáo dá]	El Hígado falla en propagarse y ramificarse
08–319	肝火	[gān huǒ]	Fuego de Hígado
08–320	肝火上炎	[gān huǒ shàng yán]	El fuego de Hígado flamea hacia arriba
08–321	肝热	[gān rè]	Calor en Hígado
08–322	肝实热	[gān shí rè]	Calor de Hígado en exceso
08–323	肝经实热	[gān jīng shí rè]	Calor por exceso en el meridiano de Hígado
08–324	木郁化火	[mù yù huà huǒ]	La madera reprimida se transforma en fuego

Código numérico • 编码	Chino 中文 •	Pinyin 拼音 •	Español 西班牙语
08–325	肝经湿热	[gān jīng shī rè]	Calor húmedo en el meridiano de Hígado
08–326	肝主风	[gān zhǔ fēng]	El Hígado rige el viento
08–327	肝风	[gān fēng]	Viento de Hígado
08–328	肝风内动	[gān fēng nèi dòng]	El viento de Hígado agita el interior
08–329	肝阳化风	[gān yáng huà fēng]	El yang de Hígado se transforma en viento
08–330	风火内旋	[fēng huǒ nèi xuán]	El viento y el fuego se arremolinan en el interior
08–331	热盛动风	[rè shèng dòng fēng]	El calor exuberante agita el viento
08–332	木郁化风	[mù yù huà fēng]	Madera reprimida se transforma en viento
08–333	肝气逆	[gān qì nì]	Inversión del qi de Hígado
08–334	肝寒	[gān hán]	Frío en Hígado
08–335	肝中寒	[gān zhōng hán]	El Hígado es golpeado por el frío
08–336	肾虚	[shèn xū]	Insuficiencia de Riñón
08–337	肾气虚	[shèn qì xū]	Insuficiencia de Qi de Riñón

Código numérico • 编码	Chino 中文 •	Pinyin 拼音 •	Español 西班牙语
08–338	肾不纳气	[shèn bù nà qì]	El Riñón no atrae el qi
08–339	肾气不固	[shèn qì bù gù]	Incontinencia del qi de Riñón; Inconsistencia del qi de Riñón
08–340	肾阳虚	[shèn yáng xū]	Insuficiencia del yang de Riñón
08–341	肾虚水泛	[shèn xū shuǐ fàn]	Edema por insuficiencia de Riñón
08–342	肾阴虚	[shèn yǐn xū]	Insuficiencia del yin de Riñón
08–343	肾火偏亢	[shèn huǒ piān kàng]	El fuego de Riñón tiende a sublevarse
08–344	热灼肾阴	[rè zhuó shèn yīn]	El calor abrasa el yin de Riñón
08–345	相火妄动	[xiàng huǒ wàng dòng]	Agitación frenética del fuego ministerial
08–346	肾精不足	[shèn jīng bù zú]	Insuficiencia de las esencias del Riñón
08–347	精脱	[jīng tuō]	Deserción de las esencias
08–348	肾实	[shèn shí]	Exceso del Riñón
08–349	肾气实	[shèn qì shí]	Exceso del qi de Riñón

Código numérico 编码	Chino 中文	Pinyin 拼音	Español 西班牙语
08–350	肾气盛	[shèn qì shèng]	Exuberancia del qi de Riñón
08–351	肾热	[shèn rè]	Calor en Riñón
08–352	督脉阳气不足	[dū mài yáng qì bù zú]	Insuficiencia del yang qi en el du mai
08–353	胆热	[dǎn rè]	Calor en Vesícula Biliar
08–354	胆寒	[dǎn hán]	Frío en Vesícula Biliar
08–355	胆虚气怯	[dǎn xū qì qiè]	Insuficiencia de Vesícula Biliar y timidez del qi
08–356	胆气不足	[dǎn qì bù zú]	Insuficiencia del qi de Vesícula Biliar
08–357	胆实热	[dǎn shí rè]	Exceso de calor en Vesícula Biliar
08–358	胃虚	[wèi xū]	Insuficiencia de Estómago
08–359	胃实	[wèi shí]	Exceso de Estómago
08–360	胃热	[wèi rè]	Calor en Estómago
08–361	胃寒	[wèi hán]	Frío en Estómago
08–362	胃气上逆	[wèi qì shàng nì]	Rebelión del qi de Estómago; Ascenso a contracorriente del qi de Estómago

Código numérico ● 编码	Chino 中文 ●	Pinyin 拼音 ●	Español 西班牙语
08–363	胃气不降	[wèi qì bù jiàng]	El qi de Estómago no desciende
08–364	胃气虚	[wèi qì xū]	Insuficiencia del qi de Estómago
08–365	胃阳虚	[wèi yáng xū]	Insuficiencia del yang de Estómago
08–366	胃阴虚	[wèi yīn xū]	Insuficiencia de yin de Estómago
08–367	胃热消谷	[wèi rè xiāo gǔ]	El calor de Estómago consume los granos
08–368	胃火上升	[wèi huǒ shàng shēng]	Ascenso del fuego de Estómago
08–369	胃火炽盛	[wèi huǒ chì shèng]	Exuberancia de fuego de Estómago
08–370	胃不和	[wèi bù hé]	Desarmonía del qi de Estómago
08–371	胃不和则卧不安	[wèi bù hé zé wò bù ān]	Cuando el Estómago no está armonizado el sueño no se apacigua
08–372	胃纳呆滞	[wèi nà dāi zhì]	Torpeza y retención en la absorción del Estómago
08–373	小肠虚寒	[xiǎo cháng xū hán]	Frío e insuficiencia en Intestino Delgado

Código numérico ● 编码	Chino 中文	Pinyin 拼音	Español 西班牙语
08-374	小肠实热	[xiǎo cháng shí rè]	Exceso de Calor en Intestino Delgado
08-375	大肠虚	[dà cháng xū]	Insuficiencia en Intestino Grueso
08-376	大肠虚寒	[dà cháng xū hán]	Frío e insuficiencia en Intestino Grueso
08-377	大肠液亏	[dà cháng yè kuī]	Consunción de líquidos en Intestino Grueso
08-378	大肠实	[dà cháng shí]	Exceso en el Intestino Grueso
08-379	大肠热	[dà cháng rè]	Calor en Intestino Grueso
08-380	大肠热结	[dà cháng rè jié]	Calor anudado en el Intestino Grueso
08-381	大肠实热	[dà cháng shí rè]	Calor por exceso en el Intestino Grueso
08-382	大肠湿热	[dà cháng shī rè]	Calor humedad en el Intestino Grueso
08-383	大肠寒结	[dà cháng hán jié]	Frío anudado en el Intestino Grueso
08-384	热迫大肠	[rè pò dà cháng]	El calor hostiga al Intestino Grueso
08-385	膀胱虚寒	[páng guāng xū hán]	Insuficiencia y frío en Vejiga

Código numérico ● 编码	Chino ● 中文	Pinyin ● 拼音	Español 西班牙语
08–386	膀胱湿热	[páng guāng shī rè]	Calor humedad en Vejiga
08–387	热结膀胱	[rè jié páng guāng]	Calor anudado en Vejiga
08–388	上燥则咳	[shàng zào zé ké]	Sequedad en lo alto provoca tos
08–389	中燥则渴	[zhōng zào zé kě]	Sequedad en el centro provoca sed
08–390	下燥则结	[xià zào zé jié]	Sequedad en lo bajo provoca estreñimiento
08–391	三焦虚寒	[sān jiāo xū hán]	Insuficiencia y frío en Sanjiao
08–392	邪留三焦	[xié liú sān jiāo]	Lo patógeno se aloja en Sanjiao
08–393	寒入血室	[hán rù xuè shì]	El frío penetra en el Útero
08–394	热伏冲任	[rè fú chōng rèn]	El calor se esconde en chong mai y ren mai
08–395	脑髓受伤	[nǎo suǐ shòu shāng]	Lesión del cerebro y de la médula
08–396	心肺气虚	[xīn fèi qì xū]	Insuficiencia de qi de Corazón y Pulmón
08–397	心脾两虚	[xīn pí liǎng xū]	Doble insuficiencia de Corazón y Bazo

Código numérico 编码	Chino 中文	Pinyin 拼音	Español 西班牙语
08–398	心肝血虚	[xīn gān xuè xū]	Insuficiencia de sangre de Corazón e Hígado
08–399	心肝火旺	[xīn gān huǒ wàng]	Fuego vigoroso en Corazón e Hígado
08–400	心肾不交	[xīn shèn bù jiāo]	El Corazón y el Riñón no interactúan
08–401	水气凌心	[shuǐ qì líng xīn]	El qi acuoso ataca el Corazón
08–402	凌心射肺	[líng xīn shè fèi]	Atacando al Corazón y disparando al Pulmón
08–403	冲心乘肺	[chōng xīn shéng fèi]	Arremetiendo contra el Corazón y aprovechándose del Pulmón
08–404	心虚胆怯	[xīn xū dǎn qiè]	Insuficiencia de Corazón y timidez de Vesícula Biliar
08–405	心胃火燔	[xīn wèi huǒ fán]	Fuego tórrido en Corazón y en Estómago
08–406	心移热于小肠	[xīn yí rè yú xiǎo cháng]	El Corazón transmite el calor al Intestino Delgado
08–407	肺脾两虚	[fèi pí liǎng xū]	Doble insuficiencia de Pulmón y de Bazo
08–408	脾肺两虚	[pí fèi liǎng xū]	Doble insuficiencia de Bazo y de Pulmón

Código numérico • 编码	Chino 中文	•	Pinyin 拼音	•	Español 西班牙语
08–409	肺脾气虚		[fèi pí qì xū]		Insuficiencia de qi de Pulmón y de Bazo
08–410	肺肾阴虚		[fèi shèn yīn xū]		Insuficiencia de yin de Pulmón y de Riñón
08–411	肺肾气虚		[fèi shèn qì xū]		Insuficiencia de qi de Pulmón y de Riñón
08–412	脾胃虚弱		[pí wèi xū ruò]		Insuficiencia de qi de Bazo y de Estómago
08–413	脾胃阴虚		[pí wèi yīn xū]		Insuficiencia de yin de Bazo y de Estómago
08–414	脾胃虚寒		[pí wèi xū hán]		Insuficiencia y frío de Bazo y de Estómago
08–415	脾胃俱实		[pí wèi jù shí]		Bazo y Estómago ambos en exceso
08–416	脾胃湿热		[pí wèi shī rè]		Calor humedad en Bazo y en Estómago
08–417	脾肾阳虚		[pí shèn yáng xū]		Insuficiencia de yang de Bazo y de Riñón
08–418	土不制水		[tǔ bù zhì shuǐ]		Tierra no controla Agua
08–419	土燥水竭		[tǔ zào shuǐ jié]		Sequedad de la Tierra por agotamiento del Agua
08–420	肝肾亏损		[gān shèn kuī sǔn]		Depleción de Hígado y Riñón

Código numérico • 编码	Chino 中文	Pinyin 拼音	Español 西班牙语
08–421	肝肾阴虚	[gān shèn yīn xū]	Insuficiencia de yin de Hígado y de Riñón
08–422	肝火犯肺	[gān huǒ fàn fèi]	El fuego de Hígado invade al Pulmón
08–423	木火刑金	[mù huǒ xíng jīn]	El fuego de Madera castiga al Metal
08–424	火旺刑金	[huǒ wàng xíng jīn]	Fuego castiga a Metal
08–425	水火未济	[shuǐ huǒ wèi jǐ]	Agua y Fuego no se han asistido
08–426	水不涵木	[shuǐ bù hán mù]	El Agua no nutre a la Madera
08–427	水亏火旺	[shuǐ kuī huǒ wàng]	Insuficiencia de Agua y exuberancia de Fuego
08–428	火盛刑金	[huǒ shèng xíng jīn]	El Fuego exubera y castiga al Metal
08–429	火不生土	[huǒ bù shēng tǔ]	El Fuego no genera Tierra
08–430	肝气犯脾	[gān qì fàn pí]	El qi de Hígado invade el Bazo
08–431	肝气犯胃	[gān qì fàn wèi]	El qi de Hígado invade el Estómago

Código numérico • 编码	Chino • 中文	Pinyin • 拼音	Español 西班牙语
08–432	土壅木郁	[tǔ yōng mù yù]	Obstrucción de la Tierra y represión de Madera
08–433	肝郁脾虚	[gān yù pí xū]	Constricción de Hígado e insuficiencia de Bazo
08–434	肝胆俱实	[gān dǎn jù shí]	Hígado y Vesícula Biliar ambos en exceso
08–435	肝胆湿热	[gān dǎn shī rè]	Calor humedad en Hígado y Vesícula Biliar
08–436	冲任损伤	[chōng rèn sǔn shāng]	Lesión de los vasos chong y ren
08–437	母病及子	[mǔ bìng jí zǐ]	La madre enferma afecta al hijo
08–438	子盗母气	[zǐ dào mǔ qì]	El hijo roba el qi de la madre
08–439	子病及母	[zǐ bìng jí mǔ]	El hijo enfermo afecta a la madre
08–440	五藏六腑皆令人咳	[wǔ zàng liù fǔ jiē lìng rén ké]	Todas las cinco Vísceras y las seis Entrañas producen tos en las personas
08–441	营阴郁滞	[yíng yīn yù zhì]	Represión y retención de la reconstrucción yin
08–442	卫气不和	[wèi qì bù hé]	Desarmonía del Qi Defensivo

Código numérico • 编码	Chino • 中文	Pinyin • 拼音	Español 西班牙语
08–443	营卫不和	[yíng wèi bù hé]	Desarmonía entre Qi Nutritivo y Qi Defensivo
08–444	卫弱营强	[wèi ruò yíng qiáng]	Debilidad de la defensa y fortaleza de la nutrición
08–445	阳浮而阴弱	[yáng fú ér yīn ruò]	El yang flota y el yin está débil
08–446	胃家实	[wèi jiā shí]	Exceso en el Estómago y en los Intestinos
08–447	卫阳被遏	[wèi yáng bèi è]	Obstaculización de la defensa yang
08–448	卫气郁阻	[wèi qì yù zǔ]	Represión y obstrucción del Qi Defensivo
08–449	暑入阳明	[shǔ rù yáng míng]	La canícula penetra en el yangming
08–450	心营过耗	[xīn yíng guò hào]	El Qi Nutritivo del Corazón está demasiado consumido
08–451	热闭心包	[rè bì xīn bāo]	El calor atasca el Pericardio
08–452	热入心包	[rè rù xīn bāo]	El calor penetra en el Pericardio
08–453	营阴耗损	[yíng yīn hào sǔn]	Consunción del ying yin

Código numérico ● 编码	Chino ● 中文	Pinyin ● 拼音	Español 西班牙语
08–454	血分瘀热	[xuè fèn yū rè]	Estancamiento de calor en la capa sanguínea
08–455	热入血分	[rè rù xuè fèn]	El calor penetra en la capa sanguínea
08–456	血分热毒	[xuè fèn rè dú]	Calor tóxico en la capa sanguínea
08–457	燥热伤肺	[zào rè shāng fèi]	El calor seco daña al Pulmón
08–458	湿遏热伏	[shī è rè fú]	Calor latente por obstrucción de humedad
08–459	湿化太阴	{shī huà tài yīn]	La humedad se transforma en taiyin
08–460	热结下焦	[rè jié xià jiāo]	El calor se anuda al jiao inferior
08–461	湿热下注	[shī rè xià zhù]	Calor humedad se vierten hacia abajo
08–462	下焦湿热	[xià jiāo shī rè]	Calor humedad en el jiao inferior
08–463	传变	[chuán biàn]	Transmisión y variación
08–464	传化	[chuán huà]	Transmisión y transformación
08–465	从化	[cóng huà]	Transformación según constitución

Código numérico 编码	Chino 中文	Pinyin 拼音	Español 西班牙语
08-466	顺传	[shùn chuán]	Transmisión secuencial
08-467	逆传	[nì chuán]	Transmisión invertida
08-468	逆传心包	[nì chuán xīn bāo]	Se transmite inversamente al Pericardio
08-469	表里同病	[biǎo lǐ tóng bìng]	Misma enfermedad en superficie que en interior
08-470	两感	[liǎng gǎn]	Doble afección
08-471	阳病入阴	[yáng bìng rù yīn]	La enfermedad yang penetra en yin
08-472	阴病出阳	[yīn bìng chū yáng]	La enfermedad yin sale al yang
08-473	表邪内陷	[biǎo xié nèi xiàn]	Lo patógeno de la superficie se derrumba hacia el interior
08-474	表邪入里	[biǎo xié rù lǐ]	Lo patógeno de la superficie penetra en el interior
08-475	热邪传里	[rè xié chuán lǐ]	El calor patógeno se transmite al interior
08-476	里病出表	[lǐ bìng chū biǎo]	La enfermedad interna sale a la superficie
08-477	上损及下	[shàng sǔn jí xià]	La afección superior afecta a lo inferior

Código numérico ● 编码	Chino 中文 ●	Pinyin 拼音 ●	Español 西班牙语
08–478	下损及上	[xià sǔn jí shàng]	La afección inferior afecta a lo superior
08–479	横	[héng]	1) Transversal; 2) Contra-restricción
08–480	纵	[zòng]	Restricción excesiva
08–481	脏腑传变	[zàng fǔ chuán biàn]	Transmisión y variación entre las cinco Vísceras y las seis Entrañas
08–482	本经自病	[běn jīng zì bìng]	Padecimiento propio del meridiano
08–483	直中	[zhí zhòng]	Ataque directo
08–484	循经传	[xún jīng chuán]	Transmisión secuencial por los meridianos
08–485	越经传	[yuè jīng chuán]	Transmisión por meridianos alternos
08–486	再经	[zài jīng]	Transmisión al meridiano siguiente
08–487	过经	[guò jīng]	Paso de un meridiano a otro
08–488	经尽	[jīng jìn]	Meridiano final de la transmisión
08–489	不传	[bù chuán]	No hay transmisión

Código numérico ● 编码	Chino 中文 ●	Pinyin 拼音 ●	Español 西班牙语
08-490	合病	[hé bìng]	Enfermedades combinadas
08-491	并病	[bìng bìng]	Enfermedades simultáneas
08-492	太阳阳明并病	[tài yáng yáng míng bìng bìng]	Simultaneidad de la enfermedad del taiyang y del yangming
08-493	太阳少阳并病	[tài yáng shào yáng bìng bìng]	Simultaneidad de la enfermedad del taiyang y del yangming
08-494	三阳合病	[sān yáng hé bìng]	Enfermedades combinadas de los tres yang
08-495	二阳并病	[èr yáng bìng bìng]	Simultaneidad de la enfermedad en los dos yang
08-496	欲解时	[yù jiě shí]	Tiempo de recuperación
08-497	卫气同病	[wèi qì tóng bìng]	Enfermedad común de la defensa y del qi
08-498	气血两燔	[qì xuè liǎng fán]	Doble abrasamiento del qi y de la sangre
08-499	气营两燔	[qì yíng liǎng fán]	Doble abrasamiento del qi y del Qi Nutritivo
08-500	卫营同病	[wèi yíng tóng bìng]	El Qi Defensivo y el Qi Nutritivo sufren la misma enfermedad

Código numérico • 编码	Chino 中文 •	Pinyin 拼音 •	Español 西班牙语
08-501	寒化	[hán huà]	Transformación a frío
08-502	热化	[rè huà]	Transformación a calor
08-503	寒极生热,热极生寒	[hán jí shēng rè, rè jí shēng hán]	El frío extremo genera calor, el calor extremo genera frío
08-504	晬时	[zuì shí]	1) Un día completo; 2) Primer año de vida
08-505	由虚转实	[yóu xū zhuǎn shí]	Conversión del frío en exceso
08-506	由实转虚	[yóu shí zhuǎn xū]	Conversión del exceso en insuficiencia
08-507	实则阳明,虚则太阴	[shí zé yáng míng, xū zé tài yīn]	El exceso es del yangming, la insuficiencia del taiyin
08-508	病机十九条	[bìng jī shí jiǔ tiáo]	Los diecinueve artículos sobre el mecanismo patológico
08-509	诸胀腹大,皆属于热	[zhū zhàng fù dà, jiē shǔ yú rè]	Al calor se le atribuyen las distensiones en las que el abdomen se agranda
08-510	诸气膹郁,皆属于肺	[zhū qì fèn yù, jiē shǔ yú fèi]	Se le atribuyen al Pulmón las represiones y compresiones del qi

Código numérico 编码	Chino 中文	Pinyin 拼音	Español 西班牙语
08-511	诸湿肿满,皆属于脾	[zhū shī zhǒng mǎn, jiē shǔ yú pí]	Se le atribuyen al Bazo todo tipo de humedad, hichazón y llenura
08-512	诸寒收引,皆属于肾	[zhū hán shōu yǐn, jiē shǔ yú shèn]	Se le atribuyen al Riñón todas las contracciones por frío
08-513	诸痛痒疮,皆属于心	[zhū tòng yǎng chuāng, jiē shǔ yú xīn]	Se le atribuyen al Corazón todos los dolores, los picores, y las úlceras
08-514	诸痿喘呕,皆属于上	[zhū wěi chuǎn ǒu, jiē shǔ yú shàng]	Se le atribuyen a lo alto todas las atrofias, los resuellos y los vómitos
08-515	诸厥固泄,皆属于下	[zhū jué gù xiè, jiē shǔ yú xià]	Se le atribuyen a lo bajo todos los fríos terminales, el estreñimiento y las diarreas
08-516	诸热瞀瘛,皆属于火	[zhū rè mào chì, jiē shǔ yú huǒ]	Se le atribuyen al fuego todas las alteraciones de la conciencia y las convulsiones
08-517	诸风掉眩,皆属于肝	[zhū fēng diào xuán, jiē shǔ yú gān]	Se le atribuyen al Hígado todos los vientos, las sacudidas y los mareos
08-518	诸逆冲上,皆属于火	[zhū nì chōng shàng, jiē shǔ yú huǒ]	Se le atribuyen al fuego todas las inversiones impetuosas ascendentes

Código numérico ● 编码	Chino 中文 ●	Pinyin 拼音 ●	Español 西班牙语
08-519	诸呕吐酸,暴注下迫,皆属于热	[zhū ǒu tù suān, bào zhù xià pò, jiē shǔ yú rè]	Se el atribuyen al fuego todas regurgitaciones ácidas, las diarreas y las evacuaciones urgentes
08-520	诸躁狂越,皆属于火	[zhū zào kuáng yuè, jiē shǔ yú huǒ]	Se le atribuyen al fuego todas las agitaciones y manías
08-521	诸暴强直,皆属于风	[zhū bào qiáng zhí, jiē shǔ yú fēng]	Se le atribuyen al Hígado todos espasmos violentos y rigideces musculares
08-522	诸禁鼓栗,如丧神守,皆属于火	[zhū jìn gǔ lì, rú sàng shén shǒu, jiē shǔ yú huǒ]	Se le atribuyen al fuego todos los trismos con escalofríos y delirio
08-523	诸病有声,鼓之如鼓,皆属于热	[zhū bìng yǒu shēng, gǔ zhī rú gǔ, jiē shǔ yú rè]	Se le atribuyen al calor todas las enfermedades con distensión abdominal y borborigmos
08-524	诸病胕肿,疼酸惊骇,皆属于火	[zhū bìng fū zhǒng, téng suān jīng hài, jiē shǔ yú huǒ]	Se le atribuyen al fuego todas las enfermedades con hinchazón y dolor del empeine, y las tensiones mentales
08-525	诸转反戾,水液混浊,皆属于热	[zhū zhuǎn fǎn lì, shuǐ yè hún zhuó, jiē shǔ yú rè]	Se le atribuyen al calor los espasmos, los opistótonos y la orina turbia

Código numérico ● 编码	Chino 中文 ●	Pinyin 拼音 ●	Español 西班牙语
08-526	诸病水液, 澄澈清冷, 皆属于寒	[zhū bìng shuǐ yè, chéng chè qīng lěng, jiē shǔ yú hán]	Se le atribuyen al frío todas las enfermedades con descargas claras, acuosas y frías
08-527	诸痉项强, 皆属于湿	[zhū jìng xiàng qiáng, jiē shǔ yú shī]	Se le atribuyen a la humedad todos los espasmos y rigideces de la nuca
08-528	诸涩枯涸, 干劲皴揭, 皆属于燥	[zhū sè kū hé, gān jìng cūn jiē, jiē shǔ yú zào]	Se le atribuyen a la sequedad todas las diferentes desecaciones de la piel

09   Métodos de diagnóstico 诊法

Código numérico ● 编码	Chino 中文 ●	Pinyin 拼音 ●	Español 西班牙语
09–001	诊法	[zhěn fǎ]	Método de diagnóstico
09–002	四诊	[sì zhěn]	Cuatro diagnósticos; Cuatro observaciones
09–003	症状	[zhèng zhuàng]	Síntoma
09–004	体征	[tǐ zhēng]	Signo
09–005	司外揣内	[sī wài chuǎi nèi]	Observar el exterior para conocer el interior
09–006	揆度奇恒	[kuí duó qí héng]	Establecer lo anormal y lo normal
09–007	四诊合参	[sì zhěn hé cān]	Análisis de las cuatro observaciones
09–008	平人	[píng rén]	Persona sana
09–009	望诊	[wàng zhěn]	Examen; Inspección
09–010	望神	[wàng shén]	Examen de la vitalidad; Valoración de la vitalidad
09–011	得神	[dé shén]	Presencia de la vitalidad
09–012	少神	[shǎo shén]	Falta de vitalidad
09–013	失神	[shī shén]	Pérdida de vitalidad

Código numérico ● 编码	Chino 中文	●	Pinyin 拼音	●	Español 西班牙语
09–014	假神		[jiǎ shén]		Falsa vitalidad
09–015	神乱		[shén luàn]		Espíritu desordenado
09–016	得神者生		[dé shén zhě shēng]		Vitalidad presente, pronóstico favorable
09–017	失神者死		[shī shén zhě sǐ]		Pérdida de vitalidad, pronóstico desfavorable
09–018	烦躁多言		[fán zào duō yán]		Disforia y logorrea
09–019	神昏		[shén hūn]		Inconsciencia
09–020	卒厥		[cù jué]		Síncope brusco
09–021	神志昏愦		[shén zhì hūn kuì]		Confusión mental
09–022	神识昏愦		[shén shí hūn kuì]		Confusión mental
09–023	昏厥		[hūn jué]		Síncope, desmayo
09–024	瞀乱		[mào luàn]		Confusión mental
09–025	昏蒙		[hūn mēng]		Confusión mental
09–026	昏闷无声		[hūn mèn wú shēng]		Inconsciencia y mutismo
09–027	时明时昧		[shí míng shí mèi]		Oscilación entre consciencia y letargo

Código numérico ● 编码	Chino ● 中文	Pinyin ● 拼音	Español 西班牙语
09–028	望色	[wàng sè]	Inspección de la tez
09–029	面色	[miàn sè]	Tez
09–030	五色	[wǔ sè]	Cinco colores (de la tez)
09–031	气由脏发，色随气华	[qì yóu zàng fā, sè suí qì huá]	La complexión revela los cambios del qi de las cinco Vísceras
09–032	常色	[cháng sè]	Tez normal
09–033	主色	[zhǔ sè]	Tez del individuo
09–034	客色	[kè sè]	Tez cambiada
09–035	病色	[bìng sè]	Tez enfermiza
09–036	善色	[shàn sè]	Tez favorable
09–037	恶色	[è sè]	Tez desfavorable
09–038	五色主病	[wǔ sè zhǔ bìng]	Enfermedades mostradas por los cinco colores
09–039	萎黄	[wěi huáng]	Amarillo superficial
09–040	黄疸	[huáng dǎn]	Ictericia
09–041	面色黧黑	[miàn sè lí hēi]	Tez negruzca
09–042	真脏色	[zhēn zàng sè]	Color real de la Víscera
09–043	病色相克	[bìng sè xiāng kè]	Restricción entre la enfermedad y la tez

Código numérico • 编码	Chino 中文	Pinyin 拼音	Español 西班牙语
09-044	形气相得	[xíng qì xiāng dé]	Coherencia entre el físico y el qi
09-045	形气相失	[xíng qì xiāng shī]	Incoherencia entre el físico y el qi
09-046	形胜气	[xíng shèng qì]	La forma predomina sobre el qi
09-047	气胜形	[qì shèng xíng]	El qi predomina sobre la forma
09-048	大骨枯槁	[dà gǔ kū gǎo]	Caquexia con degradación ósea; Osteocaquexia
09-049	大肉陷下	[dà ròu xiàn xià]	Demacración con carnes colgantes
09-050	身体尪羸	[shēn tǐ wāng léi]	Cuerpo tabético con artrocele
09-051	破䐃脱肉	[pò jǔn tuō ròu]	Degradación y atrofia muscular
09-052	不得偃卧	[bù dé yǎn wò]	Acatisia
09-053	咳逆倚息	[ké nì yǐ xī]	Tos y disnea en posición reclinada
09-054	半身不遂	[bàn shēn bù suí]	Hemiplejía
09-055	痉厥	[jìng jué]	Síncope convulsivo

Código numérico ● 编码	Chino ● 中文	Pinyin ● 拼音	Español 西班牙语
09–056	即重不胜	[jí zhòng bú shèng]	Pesadez y disminución de la movilidad de los miembros
09–057	软瘫	[ruǎn tān]	Parálisis fláccida
09–058	身瞤动	[shēn shùn dòng]	Fasciculaciones/Mioclonía; Movimientos musculares involuntarios
09–059	筋惕肉瞤	[jīn tì ròu shùn]	Fasciculaciones/Mioclonía
09–060	目赤	[mù chì]	Conjuntivitis
09–061	抱轮红赤	[bào lún hóng chì]	Hiperemia ciliar
09–062	白睛红赤	[bái jīng hóng chì]	Hiperemia de la conjuntiva ocular
09–063	目飞血	[mù fēi xuè]	Hiperemia de la conjuntiva bulbar
09–064	白睛混赤	[bái jīng hùn chì]	Hiperemia turbia de la conjuntiva ocular
09–065	目窠上微肿	[mù kē shàng wēi zhǒng]	Edema palpebral leve
09–066	胞肿	[bāo zhǒng]	Edema palpebral
09–067	目肿胀	[mù zhǒng zhàng]	Edema y distensión ocular; Oftalmia

Código numérico ● 编码	Chino 中文 ●	Pinyin 拼音 ●	Español 西班牙语
09-068	枕秃	[zhěn tū]	Alopecia de almohada
09-069	审苗窍	[shěn miáo qiào]	Inspección de los órganos sensoriales
09-070	鼻衄	[bí nǜ]	Epistaxis
09-071	喎僻	[wāi pì]	Desviación de ojos y boca
09-072	自啮	[zì niè]	Morderse la lengua
09-073	齿衄	[chǐ nǜ]	Gingivorragia
09-074	肩息	[jiān xī]	Respiración alzando los hombros
09-075	抽搐	[chōu chù]	Convulsión
09-076	瘛疭	[chì zòng]	Convulsión
09-077	搐搦	[chù nuò]	Convulsión
09-078	四肢拘急	[sì zhī jū jí]	Espasmo de los miembros
09-079	四肢微急	[sì zhī wēi jí]	Espasmo leve de los miembros
09-080	转筋	[zhuàn jīn]	Calambre; Espasmo
09-081	手足蠕动	[shǒu zú rú dòng]	Agitación de brazos y piernas
09-082	颤震	[chàn zhèn]	Temblor

Código numérico 编码	Chino 中文	Pinyin 拼音	Español 西班牙语
09–083	循衣摸床	[xún yī mō chuáng]	Movimiento incesante de los dedos de las manos
09–084	捻衣摸床	[niǎn yī mō chuáng]	Movimiento incesante de los dedos de las manos
09–085	望恶露	[wàng è lù]	Inspección de los loquios
09–086	望月经	[wàng yuè jīng]	Examen de la menstruación
09–087	毛悴色夭	[máo cuì sè yāo]	Pelo seco y tez desvitalizada
09–088	水肿	[shuǐ zhǒng]	Edema
09–089	肌肤甲错	[jī fū jiǎ cuò]	Piel descamada
09–090	斑疹	[bān zhěn]	Máculas y pápulas
09–091	斑	[bān]	Mácula
09–092	疹	[zhěn]	Sarpullido; Erupción
09–093	阳斑	[yáng bān]	Mácula yang
09–094	阴斑	[yǐn bān]	Mácula yin
09–095	紫斑	[zǐ bān]	Púrpura
09–096	丘疹	[qiū zhěn]	Pápula
09–097	风团	[fēng tuán]	Roncha
09–098	痘	[dòu]	Erupción
09–099	息肉	[xī ròu]	Pólipo

Código numérico ● 编码	Chino 中文 ●	Pinyin 拼音 ●	Español 西班牙语
09–100	溃疡	[kuì yáng]	Úlcera
09–101	漏	[lòu]	Fístula
09–102	痰核	[tán hé]	Nódulo subcutáneo; Nódulo de Tan
09–103	结核	[jié hé]	Nódulo subcutáneo
09–104	咯血	[kǎ xiě]	Hemoptisis
09–105	咳血	[ké xiě]	Hemoptisis
09–106	吐血	[tù xiě]	Hematemesis
09–107	唾血	[tuò xuè]	Hematemesis
09–108	便血	[biàn xiě]	Hematoquezia
09–109	远血	[yuǎn xuè]	Hemorragia distal
09–110	近血	[jìn xuè]	Hemorragia proximal
09–111	圊血	[qīng xuè]	Hematoquezia
09–112	尿血	[niào xiě]	Hematuria
09–113	望指纹	[wàng zhǐ wén]	Inspección de vénula digital
09–114	指纹诊法	[zhǐ wén zhěn fǎ]	Examen de vénula digital
09–115	三关	[sān guān]	Tres pasos
09–116	命关	[mìng guān]	Paso de vida

Código numérico ● 编码	Chino 中文 ●	Pinyin 拼音 ●	Español 西班牙语
09–117	气关	[qì guān]	Paso de Qi
09–118	风关	[fēng guān]	Paso de viento
09–119	透关射甲	[tòu guān shè jiǎ]	Paso por los portales hacia la uña
09–120	虎口三关	[hǔ kǒu sān guān]	Tres portales del índice
09–121	舌诊	[shé zhěn]	Diagnóstico por la lengua
09–122	正常舌象	[zhèng cháng shé xiàng]	Aspecto normal de la lengua
09–123	舌象	[shé xiàng]	Aspecto de la lengua
09–124	舌神	[shé shén]	Vitalidad de la lengua
09–125	舌色	[shé sè]	Color de la lengua
09–126	淡红舌	[dàn hóng shé]	Lengua rosada (coloración normal de la lengua)
09–127	淡白舌	[dàn bái shé]	Lengua pálida
09–128	红舌	[hóng shé]	Lengua roja
09–129	绛舌	[jiàng shé]	Lengua violácea
09–130	紫舌	[zǐ shé]	Lengua púrpura
09–131	青舌	[qīng shé]	Lengua azul-verdosa

Código numérico ● 编码	Chino 中文 ●	Pinyin 拼音 ●	Español 西班牙语
09–132	舌形	[shé xíng]	Forma de la lengua
09–133	舌质	[shé zhì]	Textura de la lengua
09–134	荣枯老嫩	[róng kū lǎo nèn]	Floreciente, marchita, dura, tierna
09–135	胖大舌	[pàng dà shé]	Lengua gruesa
09–136	齿痕舌	[chǐ hén shé]	Lengua con marcas dentales
09–137	肿胀舌	[zhǒng zhàng shé]	Lengua hinchada
09–138	瘦薄舌	[shòu bó shé]	Lengua fina
09–139	点刺舌	[diǎn cì shé]	Lengua con petequias
09–140	芒刺舌	[máng cì shé]	Lengua espiculada; Lengua espinosa
09–141	裂纹舌	[liè wén shé]	Lengua fisurada; Grietas en la lengua
09–142	舌态	[shé tài]	Movilidad lingual
09–143	痿软舌	[wěi ruǎn shé]	Lengua fláccida
09–144	强硬舌	[qiáng yìng shé]	Lengua rígida
09–145	舌謇	[shé jiǎn]	Lengua rígida
09–146	歪斜舌	[wāi xié shé]	Lengua desviada

Código numérico ● 编码	Chino ● 中文	Pinyin ● 拼音	Español 西班牙语
09–147	颤动舌	[chàn dòng shé]	Lengua temblorosa
09–148	吐弄舌	[tǔ nòng shé]	Lengua saliente y oscilante; Sacar y mover la lengua
09–149	吐舌	[tǔ shé]	Lengua saliente
09–150	弄舌	[nòng shé]	Lengua oscilante
09–151	短缩舌	[duǎn suō shé]	Lengua acortada
09–152	舌卷囊缩	[shé juǎn náng suō]	Lengua enrollada y testículos retraídos
09–153	绊舌	[bàn shé]	Anquiloglosia
09–154	舌纵	[shé zòng]	Lengua retraída
09–155	麻痹舌	[má bì shé]	Lengua paralizada; Glosoplejía
09–156	舌下络脉	[shé xià luò mài]	Vena sublingual
09–157	舌苔	[shé tāi]	Saburra
09–158	苔质	[tāi zhì]	Textura de la saburra
09–159	厚苔	[hòu tāi]	Saburra gruesa
09–160	薄苔	[bó tāi]	Saburra fina
09–161	润苔	[rùn tāi]	Saburra húmeda
09–162	燥苔	[zào tāi]	Saburra seca

Código numérico • 编码	Chino 中文	Pinyin 拼音	Español 西班牙语
09–163	糙苔	[cāo tāi]	Saburra áspera
09–164	燥裂苔	[zào liè tāi]	Saburra seca y agrietada
09–165	瓣晕苔	[bàn yūn tāi]	Saburra en pétalos
09–166	滑苔	[huá tāi]	Saburra resbaladiza
09–167	腻苔	[nì tāi]	Saburra grasienta
09–168	腐苔	[fǔ tāi]	Saburra putrefacta
09–169	粘腻苔	[nián nì tāi]	Saburra grasienta y pegajosa
09–170	剥苔	[bō tāi]	Saburra pelada
09–171	类剥苔	[lèi bō tāi]	Saburra exfoliada
09–172	地图舌	[dì tú shé]	Saburra geográfica; Lengua geográfica
09–173	镜面舌	[jìng miàn shé]	Lengua de espejo
09–174	偏全	[piān quán]	Saburra cubriendo toda o parte de la lengua
09–175	无根苔	[wú gēn tāi]	Saburra sin raíz
09–176	有根苔	[yǒu gēn tāi]	Saburra con raíz
09–177	消长化退	[xiāo zhǎng huà tuì]	Cambios de la saburra en la parte cubierta

Código numérico • 编码	Chino 中文 •	Pinyin 拼音 •	Español 西班牙语
09–178	苔色	[tāi sè]	Color de la saburra
09–179	白苔	[bái tāi]	Saburra blanca
09–180	白砂苔	[bái shā tāi]	Saburra blanca y arenosa
09–181	黄苔	[huáng tāi]	Saburra amarilla
09–182	灰苔	[huī tāi]	Saburra gris
09–183	黑苔	[hēi tāi]	Saburra negra
09–184	绿苔	[lǜ tāi]	Saburra verde
09–185	霉酱苔	[méi jiàng tāi]	Saburra podrida y enmohecida
09–186	染苔	[rǎn tāi]	Saburra teñida
09–187	药苔	[yào tāi]	Saburra medicamentosa; Saburra teñida por medicamentos
09–188	闻诊	[wén zhěn]	Oír y oler (Diagnóstico)
09–189	语声低微	[yǔ shēng dī wēi]	Voz débil y baja
09–190	语声重浊	[yǔ shēng zhòng zhuó]	Voz profunda y ronca
09–191	声嘎	[shēng gā]	Ronquera
09–192	失音	[shī yīn]	Pérdida de la voz; Afonía

Código numérico 编码	Chino 中文	Pinyin 拼音	Español 西班牙语
09–193	鼻鼾	[bí hān]	Ronquido, roncar
09–194	谵语	[zhān yǔ]	Habla delirante
09–195	谵妄	[zhān wàng]	Delirio
09–196	郑声	[zhèng shēng]	Murmullo; Murmullo inconsciente
09–197	重言	[chóng yán]	Tartamudeo
09–198	独语	[dú yǔ]	Soliloquio
09–199	错语	[cuò yǔ]	Parafasia
09–200	呓语	[yì yǔ]	Habla en sueños
09–201	梦呓	[mèng yì]	Habla en sueños
09–202	狂言	[kuáng yán]	Habla maníaca
09–203	语言謇涩	[yǔ yán jiǎn sè]	Disfasia
09–204	喘	[chuǎn]	Disnea
09–205	吸促	[xī cù]	Respiración acelerada
09–206	吸远	[xī yuǎn]	Respiración profunda y dificultosa; Disnea
09–207	短气	[duǎn qì]	Respiración corta
09–208	少气	[shǎo qì]	Escasez de qi

Código numérico • 编码	Chino 中文 •	Pinyin • 拼音	Español 西班牙语
09–209	上气	[shàng qì]	1) Ascenso del qi; 2) Qi superior
09–210	咳逆上气	[ké nì shàng qì]	Tos por ascenso de qi; Tos y disnea
09–211	咳嗽	[ké sòu]	Tos
09–212	干咳	[gān ké]	Tos seca
09–213	咳如犬吠	[ké rú quǎn fèi]	Tos en ladrido
09–214	五更咳	[wǔ gēng ké]	Tos antes de las cinco; Tos antes de amanecer
09–215	呕吐	[ǒu tù]	Vomitar; Emesis
09–216	干呕	[gān ǒu]	Náuseas
09–217	暮食朝吐	[mù shí zhāo tǔ]	Vomitar en la mañana lo ingerido en la tarde
09–218	朝食暮吐	[zhāo shí mù tǔ]	Vomitar en la tarde lo ingerido en la mañana
09–219	食已则吐	[shí yǐ zé tǔ]	Vómito postprandial
09–220	哕	[yuě]	Hipo
09–221	嗳气	[ài qì]	Eructo, eructar
09–222	噫气	[yī qì]	Eructo, eructar
09–223	太息	[tài xī]	Suspiro, suspirar

Código numérico 编码	Chino 中文	Pinyin 拼音	Español 西班牙语
09-224	口气	[kǒu qì]	Olor bucal
09-225	口臭	[kǒu chòu]	Halitosis
09-226	口香	[kǒu xiāng]	Buen sabor de boca
09-227	病室尸臭	[bìng shì shī chòu]	Olor a cadáver en la sala de hospital
09-228	矢气	[shǐ qì]	Ventosidad; Flatulencia
09-229	转矢气	[zhuǎn shǐ qì]	Ventosear
09-230	问诊	[wèn zhěn]	Preguntar, inquirir
09-231	十问	[shí wèn]	Diez cuestiones
09-232	恶寒发热	[wù hán fā rè]	Aversión al frío con fiebre
09-233	恶寒	[wù hán]	Aversión al frío
09-234	发热	[fā rè]	Fiebre
09-235	恶风	[wù fēng]	Aversión al viento
09-236	但寒不热	[dàn hán bù rè]	Escalofríos sin fiebre
09-237	畏寒	[wèi hán]	Temor al frío
09-238	但热不寒	[dàn rè bù hán]	Fiebre sin (sensación de) frío; Fiebre sin escalofríos
09-239	恶热	[wù rè]	Aversión al calor

Código numérico • 编码	Chino 中文 •	Pinyin 拼音 •	Español 西班牙语
09–240	壮热	[zhuàng rè]	Fiebre elevada
09–241	潮热	[cháo rè]	Fiebre intermitente; Oleadas de fiebre
09–242	日晡潮热	[rì bū cháo rè]	Fiebre héctica; Fiebre intermitente vespertina
09–243	午后潮热	[wǔ hòu cháo rè]	Fiebre intermitente por la tarde
09–244	身热不扬	[shēn rè bù yáng]	Fiebre oculta
09–245	五心烦热	[wǔ xīn fán rè]	Agobio en los cinco corazones; Agobio en pecho, palmas y plantas
09–246	骨蒸	[gǔ zhēng]	Fiebre ósea
09–247	骨蒸发热	[gǔ zhēng fā rè]	Fiebre ósea con fiebre perceptible
09–248	身热夜甚	[shēn rè yè shèn]	Fiebre agravada por la noche
09–249	夜热早凉	[yè rè zǎo liáng]	Fiebre nocturna que cede al amanecer
09–250	微热	[wēi rè]	Fiebre leve; Febrícula
09–251	寒热往来	[hán rè wǎng lái]	Fiebre y frío alternados; Alternancia de fiebre y escalofríos

Código numérico ● 编码	Chino ● 中文	Pinyin ● 拼音	Español 西班牙语
09–252	往来寒热	[wǎng lái hán rè]	Fiebre y frío alternados; Alternancia de fiebre y escalofríos
09–253	寒热如疟	[hán rè rú nüè]	Escalofríos y fiebre como de malaria
09–254	寒热起伏	[hán rè qǐ fú]	Alternancia de fiebre y escalofríos
09–255	寒战	[hán zhàn]	Escalofríos; piel de gallina
09–256	问汗	[wèn hàn]	Preguntar sobre el sudor
09–257	有汗	[yǒu hàn]	Diaforesis (Transpirar, transpiración)
09–258	无汗	[wú hàn]	Anhidrosis (Ausencia de sudoración)
09–259	自汗	[zì hàn]	Transpiración espontánea; Perspiración
09–260	盗汗	[dào hàn]	Diaforesis nocturna
09–261	大汗	[dà hàn]	Hiperhidrosis; Sudoración profusa
09–262	大汗淋漓	[dà hàn lín lí]	Sudoración profusa en goteo
09–263	多汗	[duō hàn]	Transpiración profusa, abundante

Código numérico ● 编码	Chino ● 中文	Pinyin ● 拼音	Español ● 西班牙语
09–264	产后多汗	[chǎn hòu duō hàn]	Sudoración profusa posparto
09–265	漏汗	[lòu hàn]	Transpiración goteante
09–266	阳虚漏汗	[yáng xū lòu hàn]	Transpiración goteante por insuficiencia de yang
09–267	绝汗	[jué hàn]	Transpiración agónica
09–268	脱汗	[tuō hàn]	Transpiración en colapso
09–269	油汗	[yóu hàn]	Sudor oleoso
09–270	汗出如油	[hàn chū rú yóu]	Transpiración con sudor oleoso
09–271	冷汗	[lěng hàn]	Sudor frío
09–272	战汗	[zhàn hàn]	Transpiración con escalofríos
09–273	头汗	[tóu hàn]	Cabeza sudorosa
09–274	半身汗出	[bàn shēn hàn chū]	Transpiración hemilateral
09–275	半身无汗	[bàn shēn wú hàn]	Anhidrosis en medio cuerpo
09–276	心汗	[xīn hàn]	Transpiración precordial
09–277	腋汗	[yè hàn]	Transpiración axilar

Código numérico 编码	Chino 中文	Pinyin 拼音	Español 西班牙语
09–278	手足心汗	[shǒu zú xīn hàn]	Sudor en pecho, palmas y plantas
09–279	手足汗	[shǒu zú hàn]	Sudor en palmas y plantas
09–280	阴汗	[yīn hàn]	1) Transpiración en zona genital; 2) Sudor frío
09–281	红汗	[hóng hàn]	1) Hematohidrosis; 2) Epistaxis
09–282	头痛	[tóu tòng]	Cefalea
09–283	头项强痛	[tóu xiàng jiàng tòng]	Cefalea y rigidez cervical
09–284	胸痛	[xiōng tòng]	Dolor torácico; Dolor precordial
09–285	虚里疼痛	[xū lǐ téng tòng]	Dolor por debilidad interior; Dolor precordial
09–286	心悬痛	[xīn xuán tòng]	Dolor precordial irradiando hacia arriba
09–287	胁痛里急	[xié tòng lǐ jí]	Dolor costal agudo
09–288	胃脘痛	[wèi wǎn tòng]	Epigastralgia; Dolor epigástrico
09–289	胃痛	[wèi tòng]	Gastralgia
09–290	心中结痛	[xīn zhōng jié tòng]	Epigastralgia severa

Código numérico • 编码	Chino • 中文	Pinyin • 拼音	Español 西班牙语
09–291	腹痛	[fù tòng]	Abdominalgia
09–292	腰痛	[yāo tòng]	Lumbalgia; Dolor en la cintura
09–293	足跟痛	[zú gēn tòng]	Talalgia
09–294	阴器痛	[yīn qì tòng]	Dolor en los genitales
09–295	乳房疼痛	[rǔ fáng téng tòng]	Mastalgia
09–296	胀痛	[zhàng tòng]	Dolor con sensación de distensión
09–297	闷痛	[mèn tòng]	Dolor opresivo
09–298	刺痛	[cì tòng]	Dolor agudo
09–299	窜痛	[cuàn tòng]	Dolor migratorio
09–300	痛无定处	[tòng wú dìng chù]	Dolor sin localización fija; Dolor migratorio
09–301	游走痛	[yóu zǒu tòng]	Dolor migratorio
09–302	固定痛	[gù dìng tòng]	Dolor en lugar fijo
09–303	冷痛	[lěng tòng]	Dolor frío
09–304	灼痛	[zhuó tòng]	Dolor urente
09–305	剧痛	[jù tòng]	Dolor agudo

Código numérico • 编码	Chino 中文 •	Pinyin 拼音 •	Español 西班牙语
09–306	绞痛	[jiǎo tòng]	Dolor cólico
09–307	隐痛	[yǐn tòng]	Dolor sordo
09–308	重痛	[zhòng tòng]	Dolor pesado
09–309	掣痛	[chè tòng]	Dolor desgarrador
09–310	空痛	[kōng tòng]	Dolor vacío
09–311	酸痛	[suān tòng]	Agujetas
09–312	持续痛	[chí xù tòng]	Dolor persistente
09–313	头中鸣响	[tóu zhōng míng xiǎng]	Campanilleo en la cabeza; Zumbido en la cabeza
09–314	头重	[tóu zhòng]	Pesadez de cabeza
09–315	头重脚轻	[tóu zhòng jiǎo qīng]	Cabeza pesada y pies ligeros
09–316	鼻塞	[bí sāi]	Congestión nasal
09–317	鼻不闻香臭	[bí bù wén xiāng chòu]	Anosmia
09–318	胸中窒	[xiōng zhōng zhì]	Congestión torácica
09–319	痞满	[pǐ mǎn]	Congestión y repleción
09–320	痞	[pǐ]	1) Congestión; 2) Masa (patológica)

Código numérico ● 编码	Chino 中文 ●	Pinyin 拼音 ●	Español 西班牙语
09–321	胸胁苦满	[xiōng xié kǔ mǎn]	Repleción y agobio en pecho e hipocondrios
09–322	心悸	[xīn jì]	Palpitación
09–323	惊悸	[jīng jì]	Palpitación por el susto
09–324	心慌	[xīn huāng]	Atropellamiento
09–325	心中澹澹大动	[xīn zhōng dàn dàn dà dòng]	Palpitación severa
09–326	心中懊憹	[xīn zhōng ào náo]	Sensación de agobio
09–327	心愦愦	[xīn kuì kuì]	Corazón vibrante; Fibrilación
09–328	心烦喜呕	[xīn fán xǐ ǒu]	Agobio y vómito
09–329	脘痞	[wǎn pǐ]	Repleción gástrica
09–330	心下支结	[xīn xià zhī jié]	Sensación de obstrucción epigástrica
09–331	心下逆满	[xīn xià nì mǎn]	Repleción gástrica y reflujo esofágico
09–332	心下急	[xīn xià jí]	Incomodidad epigástrica
09–333	气上撞心	[qì shàng zhuàng xīn]	Qi asciende apresuradamente hacia el Corazón

Código numérico 编码	Chino 中文	Pinyin 拼音	Español 西班牙语
09–334	气上冲胸	[qì shàng chōng xiōng]	Qi asciende arrebatadamente hacia el pecho
09–335	心下痞	[xīn xià pǐ]	Congestión epigástrica
09–336	嘈杂	[cáo zá]	Incomodidad epigástrica
09–337	脐下悸动	[qí xià jì dòng]	Pulsación hipogástrica; Pulsación bajo el ombligo
09–338	少腹急结	[shào fù jí jié]	Espasmos hipogástricos
09–339	少腹如扇	[shào fù rú shàn]	Sensación de frío en el hipogastrio
09–340	身重	[shēn zhòng]	Pesadez corporal
09–341	身痒	[shēn yǎng]	Prurito generalizado
09–342	肌肤不仁	[jī fū bù rén]	Sensación de adormecimiento cutáneo y subcutáneo
09–343	肌肤麻木	[jī fū má mù]	Sensación de adormecimiento cutáneo y subcutáneo
09–344	阴痒	[yīn yǎng]	Prurito vulvar
09–345	神疲	[shén pí]	Fatiga mental
09–346	乏力	[fá lì]	Fuerza disminuida

Código numérico ● 编码	Chino 中文 ●	Pinyin 拼音 ●	Español 西班牙语
09–347	恶心	[ě xīn]	Náusea
09–348	腰软	[yāo ruǎn]	Debilidad lumbar
09–349	项背拘急	[xiàng bèi jū jí]	Espasmo de nuca y espalda
09–350	耳鸣	[ěr míng]	Tinnitus; Acúfenos
09–351	耳聋	[ěr lóng]	Sordera
09–352	重听	[zhòng tīng]	Hipoacusia
09–353	目痒	[mù yǎng]	Prurito ocular
09–354	畏光	[wèi guāng]	Fotofobia
09–355	羞明	[xiū míng]	Fotofobia
09–356	羞明畏日	[xiū míng wèi rì]	Fotofobia
09–357	目痛	[mù tòng]	Oftalmalgia; Oftalmodinia
09–358	目眩	[mù xuàn]	Visión borrosa
09–359	冒	[mào]	1) Vértigo; 2) Palpitación; 3) Trance
09–360	冒眩	[mào xuàn]	Vértigo
09–361	视歧	[shì qí]	Diplopia
09–362	视物模糊	[shì wù mó hu]	Visión borrosa
09–363	目昏	[mù hūn]	Visión borrosa

Código numérico ● 编码	Chino ● 中文	Pinyin ● 拼音	Español 西班牙语
09–364	昏瞀	[hūn mào]	1) Visión borrosa; 2) Disforia
09–365	目涩	[mù sè]	Xeroftalmia; Sequedad ocular
09–366	目昧	[mù mèi]	Visión borrosa
09–367	睛不和	[jīng bù hé]	1) Mirada mortecina; 2) Movimiento ocular desordenado
09–368	嗜睡	[shì shuì]	Somnolencia
09–369	但欲寐	[dàn yù mèi]	Somnolencia
09–370	多梦	[duō mèng]	Ensueños múltiples
09–371	梦游	[mèng yóu]	Sonambulismo
09–372	口渴	[kǒu kě]	Sed
09–373	渴不欲饮	[kě bù yù yǐn]	Sed sin deseo de beber
09–374	但欲漱水不欲咽	[dàn yù shù shuǐ bù yù yàn]	Tomar agua en la boca sin deseo de tragarla
09–375	不欲食	[bù yù shí]	Inapetencia; anorexia
09–376	默默不欲饮食	[mò mò bù yù yǐn shí]	Desgana de hablar y comer
09–377	纳呆	[nà dāi]	Anorexia

Código numérico ● 编码	Chino 中文 ●	Pinyin 拼音 ●	Español 西班牙语
09–378	纳谷不香	[nà gǔ bù xiāng]	Falta de placer por la comida
09–379	消谷善饥	[xiāo gǔ shàn jī]	Digestión rápida y hambre inmediata
09–380	饥不欲食	[jī bù yù shí]	Hambre sin apetito
09–381	吞食梗塞	[tūn shí gěng sè]	Bloqueo al tragar
09–382	口味	[kǒu wèi]	Gusto
09–383	口淡	[kǒu dàn]	Ageusia
09–384	口苦	[kǒu kǔ]	Gusto amargo (en la boca)
09–385	口甜	[kǒu tián]	Gusto dulce (en la boca)
09–386	口酸	[kǒu suān]	Gusto ácido (en la boca)
09–387	吞酸	[tūn suān]	Deglución ácida
09–388	吐酸	[tù suān]	Regurgitación ácida
09–389	口咸	[kǒu xián]	Gusto salado (en la boca)
09–390	口粘腻	[kǒu nián nì]	Boca pastosa
09–391	口麻	[kǒu má]	Boca adormecida; Boca con parestesias
09–392	口不仁	[kǒu bù rén]	Boca adormecida
09–393	口中和	[kǒu zhōng hé]	Gusto normal

Código numérico ● 编码	Chino ● 中文	Pinyin ● 拼音	Español 西班牙语
09–394	舌麻	[shé má]	Lengua adormecida; Lengua con parestesias
09–395	便秘	[biàn mì]	Estreñimiento
09–396	大便干燥	[dà biàn gān zào]	Heces secas
09–397	大便硬结	[dà biàn yìng jié]	Heces duras
09–398	便如羊屎	[biàn rú yáng shǐ]	Heces caprinas
09–399	热结旁流	[rè jié páng liú]	Calor anudado con heces fluidas
09–400	便溏	[biàn táng]	Heces sueltas
09–401	鹜溏	[wù táng]	Diarrea con heces como los patos
09–402	水泻	[shuǐ xiè]	Diarrea acuosa
09–403	泻下如注	[xiè xià rú zhù]	Diarrea explosiva
09–404	自利清水	[zì lì qīng shuǐ]	Diarrea con heces acuosas; Diarrea líquida
09–405	下利清谷	[xià lì qīng gǔ]	Diarrea con restos de alimentos
09–406	完谷不化	[wán gǔ bù huà]	Restos de alimentos en las heces (lientería)

Código numérico ● 编码	Chino ● 中文	Pinyin ● 拼音	Español 西班牙语
09–407	溏结不调	[táng jié bù tiáo]	Heces sueltas y secas alternadas
09–408	便脓血	[biàn nóng xuè]	Hematoquezia purulenta
09–409	肠垢	[cháng gòu]	Heces pútridas
09–410	里急	[lǐ jí]	Abdominalgia
09–411	里急后重	[lǐ jí hòu zhòng]	Tenesmo
09–412	泻下不爽	[xiè xià bù shuǎng]	Diarrea con sensación de defecación incompleta
09–413	大便滑脱	[dà biàn huá tuō]	Incontinencia fecal
09–414	小便黄赤	[xiǎo biàn huáng chì]	Orina colérica; Orina amarillo-rojiza
09–415	小便频数	[xiǎo biàn pín shuò]	Polaquiuria
09–416	淋秘	[lín mì]	Disuria por estranguria
09–417	小便涩痛	[xiǎo biàn sè tòng]	Disuria dolorosa
09–418	小便浑浊	[xiǎo biàn hún zhuó]	Orina turbia
09–419	尿浊	[niào zhuó]	Orina turbia
09–420	小便淋漓	[xiǎo biàn lín lí]	Micción goteante

Código numérico ● 编码	Chino 中文 ●	Pinyin 拼音 ●	Español 西班牙语
09–421	小便失禁	[xiǎo biàn shī jìn]	Incontinencia urinaria
09–422	不得前后	[bù dé qián hòu]	1) Disuria y estreñimiento; 2) Incontinencia urinaria y fecal
09–423	白物	[bái wù]	Leucorrea
09–424	血精	[xuè jīng]	Hematospermia
09–425	精冷	[jīng lěng]	Esperma frío
09–426	梦交	[mèng jiāo]	Sueños (de relaciones) sexuales
09–427	夺血	[duó xuè]	1) Hemorragia masiva; 2) Deshidratación de la sangre
09–428	失血	[shī xuè]	Hemorragia
09–429	蓄血	[xù xuè]	Acumulación de sangre
09–430	衄血	[nù xuè]	Epistaxis
09–431	切诊	[qiē zhěn]	Diagnóstico por palpación
09–432	脉诊	[mài zhěn]	Diagnóstico por el pulso
09–433	脉象	[mài xiàng]	Aspecto del pulso
09–434	二十四脉	[èr shí sì mài]	Veinticuatro pulsos

Código numérico ● 编码	Chino 中文 ●	Pinyin 拼音 ●	Español 西班牙语
09–435	二十八脉	[ér shí bā mài]	Veintiocho pulsos
09–436	三十脉	[sān shí mài]	Treinta pulsos
09–437	平脉	[píng mài]	Pulso equilibrado; Pulso normal
09–438	脉气	[mài qì]	Qi del vaso
09–439	脉静	[mài jìng]	Pulso calmado
09–440	胃神根	[wèi shén gēn]	Raíz y vitalidad del Estómago
09–441	脉应四时	[mài yìng sì shí]	Concordancia del pulso con las cuatro estaciones
09–442	脉逆四时	[mài nì sì shí]	Discordancia del pulso con las cuatro estaciones
09–443	脉以胃气为本	[mài yǐ wèi qì wéi běn]	El qi de Estómago es la base del pulso
09–444	脉无胃气	[mài wú wèi qì]	Pulso sin qi de Estómago
09–445	脉象主病	[mài xiàng zhǔ bìng]	Enfermedades reveladas por aspectos del pulso
09–446	五决	[wǔ jué]	Cinco valoraciones
09–447	六变	[liù biàn]	Seis cambios
09–448	五脉	[wǔ mài]	Cinco pulsos

Código numérico ● 编码	Chino ● 中文	Pinyin ● 拼音	Español 西班牙语
09–449	六脉	[liù mài]	Seis pulsos
09–450	六阴脉	[liù yīn mài]	1) Seis pulsos yin; 2) Seis vasos yin
09–451	六阳脉	[liù yáng mài]	1) Seis pulsos yang; 2) Seis vasos yang
09–452	病脉	[bìng mài]	Pulsos enfermizos
09–453	脉暴出	[mài bào chū]	Pulsación emergente en el pulso
09–454	参伍	[cān wǔ]	Análisis
09–455	参伍不调	[cān wǔ bù tiáo]	Pulso irregular; Pulso arrítmico
09–456	色脉合参	[sè mài hé cān]	Análisis de pulso y tez
09–457	脉症合参	[mài zhèng hé cān]	Análisis de pulso y síntomas
09–458	阴绝	[yīn jué]	Agotamiento de yin; Colapso de yin
09–459	阳绝	[yáng jué]	Agotamiento de yang; Colapso de yang
09–460	舍脉从症	[shě mài cóng zhèng]	Priorizar los síntomas sobre el pulso
09–461	舍症从脉	[shě zhèng cóng mài]	Priorizar el pulso sobre los síntomas

Código numérico ● 编码	Chino ● 中文	Pinyin ● 拼音	Español ● 西班牙语
09–462	寸口诊法	[cùn kǒu zhěn fǎ]	Método de toma de pulsos radiales
09–463	寸口	[cùn kǒu]	Apertura de la muñeca; Pulso radial
09–464	气口	[qì kǒu]	Apertura del qi; Pulso radial
09–465	寸关尺	[cùn guān chǐ]	1) Cun, guan, chi; Tres posiciones del pulso radial; Pulso distal, medio y proximal; 2) Muñeca, barrera, brazo
09–466	三部九候	[sān bù jiǔ hòu]	Tres posiciones y nueve mediciones (del pulso)
09–467	九候	[jiǔ hòu]	Nueve mediciones (del pulso)
09–468	人迎	[rén yíng]	1) Lugar de toma del pulso carotídeo; 2) Pulso cun en la mano izquierda; 3) Punto E 9
09–469	趺阳脉	[fū yáng mài]	Pulso tibial anterior
09–470	反关脉	[fǎn guān mài]	Pulso en el dorso de la muñeca
09–471	斜飞脉	[xié fēi mài]	Pulso oblicuo
09–472	指法	[zhǐ fǎ]	Técnica digital

Código numérico● 编码	Chino 中文	Pinyin 拼音	Español 西班牙语
09–473	指目	[zhǐ mù]	Percibir (el pulso) con los dedos
09–474	布指	[bù zhǐ]	Colocación de los dedos
09–475	举按寻	[jǔ àn xún]	Tocar, apretar y buscar
09–476	推寻	[tuī xún]	Buscar el pulso
09–477	单按	[dān àn]	Tomar el pulso con un dedo
09–478	总按	[zǒng àn]	Tomar el pulso con tres dedos
09–479	五十动	[wǔ shí dòng]	Cincuenta latidos
09–480	正常脉象	[zhèng cháng mài xiàng]	Pulso normal y correcto
09–481	夏应中矩	[xià yīng zhōng jǔ]	Pulso lleno de acuerdo al verano
09–482	春应中规	[chūn yīng zhōng guī]	Pulso suave de acuerdo con la primavera
09–483	冬应中权	[dōng yīng zhōng quán]	Pulso profundo de acuerdo con el invierno
09–484	秋应中衡	[qiū yīng zhōng héng]	Pulso nivelado de acuerdo con el otoño
09–485	脉舍神	[mài shě shén]	Vaso almacenando el espíritu

Código numérico ● 编码	Chino ● 中文	Pinyin ● 拼音	Español ● 西班牙语
09–486	浮脉	[fú mài]	Pulso flotante; Pulso superficial
09–487	散脉	[sàn mài]	Pulso disperso
09–488	芤脉	[kōu mài]	Pulso de cebolleta; Pulso hueco
09–489	沉脉	[chén mài]	Pulso sumergido; Pulso profundo
09–490	伏脉	[fú mài]	Pulso escondido
09–491	牢脉	[láo mài]	Pulso confinado
09–492	迟脉	[chí mài]	Pulso lento
09–493	缓脉	[huǎn mài]	Pulso moderado
09–494	数脉	[shuò mài]	Pulso rápido
09–495	疾脉	[jí mài]	Pulso acelerado
09–496	洪脉	[hóng mài]	Pulso rebosante
09–497	细脉	[xì mài]	Pulso filiforme
09–498	长脉	[cháng mài]	Pulso largo
09–499	短脉	[duǎn mài]	Pulso corto
09–500	虚脉	[xū mài]	Pulso débil
09–501	弱脉	[ruò mài]	Pulso flojo; Pulso sin fuerza

Código numérico • 编码	Chino 中文	Pinyin 拼音	Español 西班牙语
09–502	微脉	[wēi mài]	Pulso imperceptible
09–503	实脉	[shí mài]	Pulso lleno
09–504	滑脉	[huá mài]	Pulso resbaladizo
09–505	动脉	[dòng mài]	1) Pulso agitado; 2) Pulsación del vaso
09–506	涩脉	[sè mài]	Pulso rugoso
09–507	弦脉	[xián mài]	Pulso de cuerda
09–508	紧脉	[jǐn mài]	Pulso tenso
09–509	革脉	[gé mài]	Pulso de tambor; Pulso timpánico
09–510	濡脉	[rú mài]	Pulso filiforme, débil y flotante; Pulso de hilo flotando
09–511	歇止脉	[xiē zhǐ mài]	Pulso intermitente
09–512	结脉	[jié mài]	Pulso anudado; Pulso intermitente con intervalos irregulares
09–513	代脉	[dài mài]	Pulso descompensado; Pulso intermitente con intervalos regulares
09–514	促脉	[cù mài]	Pulso apresurado; Pulso rápido e irregular

Código numérico ● 编码	Chino ● 中文	Pinyin ● 拼音	Español 西班牙语
09–515	脉脱	[mài tuō]	Pulso ausente
09–516	阳微阴弦	[yáng wēi yīn xián]	Pulso imperceptible en yang y de cuerda en yin
09–517	纵	[zòng]	Pulso de restricción
09–518	横	[héng]	1) Pulso de restricción inversa; 2) Restricción inversa
09–519	怪脉	[guài mài]	Pulso extraño
09–520	十怪脉	[shí guài mài]	Diez pulsos extraños
09–521	七怪脉	[qī guài mài]	Siete pulsos extraños
09–522	真脏脉	[zhēn zàng mài]	Pulso real de las Vísceras
09–523	离经脉	[lí jīng mài]	Pulso de velocidad anormal
09–524	麻促脉	[má cù mài]	Pulso irregular y rápido
09–525	转豆脉	[zhuǎn dòu mài]	Pulso de guisantes rodando
09–526	偃刀脉	[yǎn dāo mài]	Pulso de filo de cuchillo
09–527	弹石脉	[tán shí mài]	Pulso de chispa de pedernal
09–528	解索脉	[jiě suǒ mài]	Pulso de cuerda que se deshace
09–529	屋漏脉	[wū lòu mài]	Pulso de techo goteante

Código numérico • 编码	Chino 中文	Pinyin 拼音	Español 西班牙语
09-530	虾游脉	[xiā yóu mài]	Pulso de salto de gamba
09-531	鱼翔脉	[yú xiáng mài]	Pulso de gamba nadando
09-532	釜沸脉	[fǔ fèi mài]	Pulso de burbujas aflorando
09-533	雀啄脉	[què zhuó mài]	Pulso de picoteo de gorrión
09-534	六脉垂绝	[liù mài chuí jué]	Pulsos débiles en seis posiciones
09-535	诊尺肤	[zhěn chǐ fū]	Palpación de la piel del antebrazo
09-536	诊虚里	[zhěn xū lǐ]	Palpación del ápex cardiaco
09-537	手足心热	[shǒu zú xīn rè]	Calor en palmas, plantas y zona precordial
09-538	手背热	[shǒu bèi rè]	Calor en el dorso de la mano
09-539	手足厥冷	[shǒu zú jué lěng]	Manos y pies fríos por inversión
09-540	手足逆冷	[shǒu zú nì lěng]	Manos y pies fríos por inversión
09-541	四肢逆冷	[sì zhī nì lěng]	Frío en las cuatro extremidades por inversión
09-542	四逆	[sì nì]	Cuatro inversiones

Código numérico • 编码	Chino 中文 •	Pinyin 拼音 •	Español 西班牙语
09–543	厥逆	[jué nì]	1) Colapso por inversión; 2) Frío en las extremidades por inversión; 3) Dolor severo en tórax y abdomen; 4) Cefalea crónica
09–544	厥逆无脉	[jué nì wú mài]	Frío en las extremidades por inversión y pulso imperceptible
09–545	腧穴压痛点	[shù xué yā tòng diǎn]	Punto acupuntural doloroso a la presión
09–546	经络腧穴按诊	[jīng luò shù xué àn zhěn]	Palpación de puntos de acupuntura
09–547	腹诊	[fù zhěn]	Diagnóstico por el abdomen

10 Diferenciación de síndromes; identificación de patrones 辨证

Código numérico • 编码	Chino • 中文	Pinyin • 拼音	Español 西班牙语
10–001	证	[zhèng]	Síndrome; Cuadro
10–002	证候	[zhèng hòu]	Síndrome e indicios
10–003	证型	[zhèng xíng]	Tipo de síndrome
10–004	顺证	[shùn zhèng]	Síndrome favorable
10–005	逆证	[nì zhèng]	Síndrome adverso; Síndrome desfavorable
10–006	经络辨证	[jīng luò biàn zhèng]	Diferenciación de síndromes según los meridianos y colaterales
10–007	循经性疼痛	[xún jīng xìng téng tòng]	Dolor en el recorrido del meridiano
10–008	八纲辨证	[bā gāng biàn zhèng]	Diferenciación de síndromes según los ocho principios
10–009	二纲六变	[èr gāng liù biàn]	Dos principios y seis variaciones
10–010	八纲	[bā gāng]	Ocho principios
10–011	表里辨证	[biǎo lǐ biàn zhèng]	Diferenciación según la superficie o el interior
10–012	表证	[biǎo zhèng]	Síndrome superficial

Código numérico • 编码	Chino 中文 •	Pinyin 拼音 •	Español 西班牙语
10–013	表寒证	[biǎo hán zhèng]	Síndrome de frío en la superficie
10–014	表热证	[biǎo rè zhèng]	Síndrome de calor en la superficie
10–015	表虚证	[biǎo xū zhèng]	Síndrome de insuficiencia en la superficie
10–016	表实证	[biǎo shí zhèng]	Síndrome de exceso en la superficie
10–017	风寒表实证	[fēng hán biǎo shí zhèng]	Síndrome de viento y frío en la superficie pletórica
10–018	风寒表虚证	[fēng hán biǎo xū zhèng]	Síndrome de viento frío en la superficie en insuficiencia
10–019	风热犯表证	[fēng rè fàn biǎo zhèng]	Síndrome de invasión de la superficie por viento y calor
10–020	暑湿袭表证	[shǔ shī xí biǎo zhèng]	Síndrome de ataque de la superficie por humedad canicular
10–021	风湿袭表证	[fēng shī xí biǎo zhèng]	Síndrome de ataque de la superficie por el viento y la humedad
10–022	里证	[lǐ zhèng]	Síndrome interno

Código numérico • 编码	Chino 中文	Pinyin 拼音	Español 西班牙语
10–023	里寒证	[lǐ hán zhèng]	Síndrome de frío interno
10–024	里热证	[lǐ rè zhèng]	Síndrome de calor interno
10–025	里虚证	[lǐ xū zhèng]	Síndrome de insuficiencia interna
10–026	里实证	[lǐ shí zhèng]	Síndrome de exceso interno
10–027	半表半里证	[bàn biǎo bàn lǐ zhèng]	Síndrome medio superficial medio interior
10–028	表实里虚证	[biǎo shí lǐ xū zhèng]	Síndrome de exceso en la superficie y insuficiencia en el interior
10–029	表虚里实证	[biǎo xū lǐ shí zhèng]	Síndrome de insuficiencia en la superficie y exceso en el interior
10–030	表寒里热证	[biǎo hán lǐ rè zhèng]	Síndrome de frío en la superficie y calor en el interior
10–031	表热里寒证	[biǎo rè lǐ hán zhèng]	Síndrome de calor en la superficie y frío en el interior
10–032	表里俱虚证	[biǎo lǐ jù xū zhèng]	Síndrome de doble insuficiencia en superficie e interior
10–033	表里俱实证	[biǎo lǐ jù shí zhèng]	Síndrome de doble exceso en superficie e interior

Código numérico • 编码	Chino • 中文	Pinyin • 拼音	Español 西班牙语
10–034	表里俱寒证	[biǎo lǐ jù hán zhèng]	Síndrome de doble frío en superficie y en interior
10–035	表里俱热证	[biǎo lǐ jù rè zhèng]	Síndrome de doble calor en superficie e interior
10–036	寒热辨证	[hán rè biàn zhèng]	Diferenciación del síndrome según el calor y el frío
10–037	寒证	[hán zhèng]	Síndrome de frío
10–038	热证	[rè zhèng]	Síndrome de calor
10–039	真寒假热证	[zhēn hán jiǎ rè zhèng]	Síndrome de frío verdadero y calor falso
10–040	真热假寒证	[zhēn rè jiǎ hán zhèng]	Síndrome de calor verdadero y frío falso
10–041	上寒下热证	[shàng hán xià rè zhèng]	Síndrome de frío abajo y calor arriba
10–042	上热下寒证	[shàng rè xià hán zhèng]	Síndrome de calor arriba y frío abajo
10–043	寒格	[hán gé]	Repulsión por frío
10–044	寒胜热	[hán shèng rè]	Frío dominando al calor
10–045	虚实辨证	[xū shí biàn zhèng]	Diferenciación de los síndromes según la insuficiencia o el exceso

Código numérico ● 编码	Chino 中文 ●	Pinyin 拼音 ●	Español 西班牙语
10–046	虚证	[xū zhèng]	Síndrome de insuficiencia
10–047	实证	[shí zhèng]	Síndrome de exceso
10–048	真虚假实证	[zhēn xū jiǎ shí zhèng]	Síndrome de insuficiencia verdadera y exceso falso
10–049	真实假虚证	[zhēn shí jiǎ xū zhèng]	Síndrome de exceso verdadero e insuficiencia falsa
10–050	精气亏虚证	[jing qì kuī xū zhèng]	Síndrome de insuficiencia de las esencias
10–051	阴阳辨证	[yīn yáng biàn zhèng]	Diferenciación del síndrome según el yin y el yang
10–052	阴证	[yīn zhèng]	Síndrome yin
10–053	阳证	[yáng zhèng]	Síndrome yang
10–054	阳虚证	[yáng xū zhèng]	Síndrome de insuficiencia de yang
10–055	阳虚气滞证	[yáng xū qì zhì zhèng]	Síndrome de retención de qi por insuficiencia de yang
10–056	阳虚湿阻证	[yáng xū shī zǔ zhèng]	Síndrome de obstrucción de humedad por insuficiencia de yang
10–057	阳虚水泛证	[yáng xū shuǐ fàn zhèng]	Síndrome de retención de líquidos por insuficiencia de yang

Código numérico • 编码	Chino • 中文	Pinyin • 拼音	Español 西班牙语
10–058	阳虚痰凝证	[yáng xū tán níng zhèng]	Síndrome de condensación de Tan por insuficiencia de yang
10–059	阳虚寒凝证	[yáng xū hán níng zhèng]	Síndrome de frío helante por insuficiencia de yang
10–060	阳虚外感证	[yáng xū wài gǎn zhèng]	Síndrome de afección externa por insuficiencia de yang
10–061	阴虚证	[yīn xū zhèng]	Síndrome de insuficiencia de yin
10–062	阴虚阳亢证	[yīn xū yáng kàng zhèng]	Síndrome de sublevación de yang por insuficiencia de yin
10–063	阴虚火旺证	[yīn xū huǒ wàng zhèng]	Síndrome de yang poderoso por insuficiencia de yin
10–064	阴虚内热证	[yīn xū nèi rè zhèng]	Síndrome de calor interno por insuficiencia de yin
10–065	阴虚动血证	[yīn xū dòng xuè zhèng]	Síndrome de agitación sanguínea por insuficiencia de yin
10–066	阴虚津亏证	[yīn xū jīn kuī zhèng]	Síndrome de disminución de líquidos por insuficiencia de yin

Código numérico ● 编码	Chino 中文 ●	Pinyin 拼音 ●	Español 西班牙语
10–067	阴虚外感证	[yīn xū wài gǎn zhèng]	Síndrome de afección externa por insuficiencia de yin
10–068	阴虚湿热证	[yīn xū shī rè zhèng]	Síndrome de calor humedad con insuficiencia de yin
10–069	阴虚鼻窍失濡证	[yīn xū bí qiào shī rú zhèng]	Síndrome de pérdida de lubricación de los orificios nasales por insuficiencia de yin
10–070	阴虚水停证	[yīn xū shuǐ tíng zhèng]	Síndrome de detención de líquidos por insuficiencia de yin
10–071	阴虚血瘀证	[yīn xū xuè yū zhèng]	Síndrome de estasis sanguínea por insuficiencia de yin
10–072	阴血亏虚证	[yīn xuè kuī xū zhèng]	Síndrome de insuficiencia y disminución de la sangre yin
10–073	阴阳两虚证	[yīn yáng liǎng xū zhèng]	Síndrome de doble insuficiencia de yin y de yang
10–074	亡阴证	[wáng yīn zhèng]	Síndrome de colapso de yin
10–075	亡阳证	[wáng yáng zhèng]	Síndrome de colapso de yang

Código numérico • 编码	Chino • 中文	Pinyin • 拼音	Español • 西班牙语
10–076	阴盛格阳证	[yīn shèng gé yáng zhèng]	Síndrome de repulsión de yang por exuberancia de yin
10–077	阴损及阳证	[yīn sǔn jí yáng zhèng]	Síndrome de reducción de yin que afecta a yang
10–078	阳损及阴证	[yáng sǔn jí yīn zhèng]	Síndrome de reducción de yang que afecta a yin
10–079	阴竭阳脱证	[yīn jié yáng tuō zhèng]	Síndrome de agotamiento de yin con deserción de yang
10–080	证候相兼	[zhèng hòu xiāng jiān]	Concurrencia del síndrome
10–081	外寒里热证	[wài hán lǐ rè zhèng]	Síndrome de frío en la superficie y calor en el interior
10–082	证候错杂	[zhèng hòu cuò zá]	Solapamiento de síndromes e indicios
10–083	证候真假	[zhèng hòu zhēn jiǎ]	Veracidad y falsedad de síndromes e indicios
10–084	病因辨证	[bìng yīn biàn zhèng]	Identificación de síndromes según la etiología
10–085	外风证	[wài fēng zhèng]	Síndrome de viento externo

Código numérico • 编码	Chino 中文 •	Pinyin 拼音 •	Español 西班牙语
10–086	中风后遗症	[zhòng fēng hòu yí zhèng]	Secuelas del ataque de viento (síntomas); Secuelas de la apoplejía (síntomas)
10–087	风中经络证	[fēng zhòng jīng luò zhèng]	Síndrome de golpe de viento a los jingluo
10–088	风胜行痹证	[fēng shèng xíng bì zhèng]	Síndrome bi migratorio por predominio de viento; Altralgia migratoria por predominio de viento
10–089	风寒袭喉证	[fēng hán xí hóu zhèng]	Síndrome de viento frío invadiendo a la garganta
10–090	风寒犯鼻证	[fēng hán fàn bí zhèng]	Síndrome de viento frío invadiendo a la nariz
10–091	风寒犯头证	[fēng hán fàn tóu zhèng]	Síndrome de viento frío invadiendo a la cabeza
10–092	风寒袭络证	[fēng hán xí luò zhèng]	Síndrome de viento frío invadiendo a los colaterales
10–093	风热侵喉证	[fēng rè qīn hóu zhèng]	Síndrome de viento calor atacando a la garganta
10–094	风热犯鼻证	[fēng rè fàn bí zhèng]	Síndrome de viento calor atacando a la nariz
10–095	风热犯耳证	[fēng rè fàn ěr zhèng]	Síndrome de viento calor atacando al oído

Código numérico ● 编码	Chino ● 中文	Pinyin ● 拼音	Español ● 西班牙语
10–096	风热犯头证	[fēng rè fàn tóu zhèng]	Síndrome de viento calor atacando a la cabeza
10–097	风火攻目证	[fēng huǒ gōng mù zhèng]	Síndrome de viento fuego atacando a la vista
10–098	风湿凌目证	[fēng shī líng mù zhèng]	Síndrome de viento humedad atacando a la vista
10–099	风湿犯头证	[fēng shī fàn tóu zhèng]	Síndrome de viento humedad atacando a la cabeza
10–100	头风	[tóu fēng]	Viento en la cabeza
10–101	实寒证	[shí hán zhèng]	Síndrome de exceso de frío
10–102	中寒证	[zhòng hán zhèng]	Síndrome de frío en el centro
10–103	寒胜痛痹证	[hán shèng tòng bì zhèng]	Síndrome bi doloroso por predominio de frío
10–104	寒凝血瘀证	[hán níng xuè yū zhèng]	Síndrome de estasis sanguínea por frío congelante
10–105	暑证	[shǔ zhèng]	Síndrome canicular
10–106	暑闭气机证	[shǔ bì qì jī zhèng]	Síndrome canicular restringiendo los mecanismos del qi
10–107	暑热动风证	[shǔ rè dòng fēng zhèng]	Síndrome de calor agitando al viento

Código numérico • 编码	Chino 中文	Pinyin 拼音	Español 西班牙语
10–108	暑热证	[shǔ rè zhèng]	Síndrome de calor canicular
10–109	暑湿证	[shǔ shī zhèng]	Síndrome de humedad canicular
10–110	暑兼寒湿证	[shǔ jiān hán shī zhèng]	Síndrome de frío humedad acompañado de canícula
10–111	暑湿困阻中焦证	[shǔ shī kùn zǔ zhōng jiāo zhèng]	Síndrome de canícula húmeda obstruyendo el jiao medio
10–112	暑伤津气证	[shǔ shāng jīn qì zhèng]	Síndrome canicular dañando al qi de los líquidos
10–113	湿证	[shī zhèng]	Síndrome de humedad
10–114	湿胜着痹证	[shī shèng zhuó bì zhèng]	Síndrome bi con predominio de humedad y pesadez; Artralgia pesante por predominio de humedad
10–115	寒湿内阻证	[hán shī nèi zǔ zhèng]	Síndrome de frío humedad obstruyendo el interior
10–116	寒湿发黄证	[hán shī fā huáng zhèng]	Ictericia por frío humedad (Síndrome)
10–117	湿热蒸舌证	[shī rè zhēng shé zhèng]	Síndrome de calor humedad vaporeando a la lengua

Código numérico • 编码	Chino 中文 •	Pinyin 拼音 •	Español 西班牙语
10–118	湿热蒸口证	[shī rè zhēng kǒu zhèng]	Síndrome de calor humedad vaporeando a la boca
10–119	湿热犯耳证	[shī rè fàn ěr zhèng]	Síndrome de calor humedad invadiendo el oído
10–120	湿热发黄证	[shī rè fā huáng zhèng]	Síndrome de ictericia por calor humedad
10–121	外燥证	[wài zào zhèng]	Síndrome de sequedad en el exterior
10–122	内燥证	[nèi zào zhèng]	Síndrome de sequedad interna
10–123	火热证	[huǒ rè zhèng]	Síndrome de calor fuego
10–124	实热证	[shí rè zhèng]	Síndrome de calor en exceso
10–125	热邪阻痹证	[rè xié zǔ bì zhèng]	Síndrome bi por obstrucción de calor patógeno; Artralgia por obstrucción de calor patógeno
10–126	风热疫毒证	[fēng rè yì dú zhèng]	Síndrome de calor viento y toxina epidémica
10–127	毒证	[dú zhèng]	Síndrome por toxina
10–128	风毒证	[fēng dú zhèng]	Síndrome de viento tóxico
10–129	火毒证	[huǒ dú zhèng]	Síndrome de fuego tóxico

Código numérico • 编码	Chino 中文 •	Pinyin 拼音 •	Español 西班牙语
10-130	阴毒证	[yīn dú zhèng]	Síndrome de toxina yin
10-131	毒火攻唇证	[dú huǒ gōng chún zhèng]	Síndrome de fuego tóxico atacando a los labios
10-132	热毒攻舌证	[rè dú gōng shé zhèng]	Síndrome de calor tóxico atacando a la lengua
10-133	热毒攻喉证	[rè dú gōng hóu zhèng]	Síndrome de calor tóxico atacando a la garganta
10-134	瘟毒下注证	[wēn dú xià zhù zhèng]	Síndrome de toxina pestilente vertiéndose hacia abajo
10-135	湿热毒蕴证	[shī rè dú yùn zhèng]	Síndrome de acumulación de calor humedad y toxinas
10-136	风火热毒证	[fēng huǒ rè dú zhèng]	Síndrome de toxinas viento fuego y calor
10-137	五善	[wǔ shàn]	Cinco signos favorables
10-138	七恶	[qī è]	Siete signos (temibles)
10-139	走黄	[zǒu huáng]	Amarilleo
10-140	内陷	[nèi xiàn]	Invasión hacia el interior
10-141	虚陷	[xū xiàn]	Penetración interna por insuficiencia; La insuficiencia invade el interior

Código numérico • 编码	Chino • 中文	Pinyin • 拼音	Español 西班牙语
10–142	火陷	[huǒ xiàn]	Invasión interna del fuego; El fuego invade el interior
10–143	干陷	[gān xiàn]	Invasión interna de la sequedad; La sequedad invade el interior
10–144	火毒内陷证	[huǒ dú nèi xiàn zhèng]	Síndrome de fuego tóxico penetrando hacia el interior
10–145	蛇毒内攻证	[shé dú nèi gōng zhèng]	Síndrome de veneno de serpiente atacando el interior
10–146	脓证	[nóng zhèng]	Síndrome purulento
10–147	食积证	[shí jī zhèng]	Síndrome de acumulación alimentaria
10–148	虫积证	[chóng jī zhèng]	Síndrome de acumulación de parásitos
10–149	虫积化疳证	[chóng jī huà gān zhèng]	Síndrome de malnutrición por acumulación de parásitos
10–150	石阻证	[shí zǔ zhèng]	Síndrome de obstrucción por piedras
10–151	外伤目络证	[wài shāng mù luò zhèng]	Síndrome de lesión externa de los colaterales oculares
10–152	伤损筋骨证	[shāng sǔn jīn gǔ zhèng]	Síndrome de lesión de tendones y huesos

Código numérico ● 编码	Chino ● 中文	Pinyin ● 拼音	Español 西班牙语
10–153	气血辨证	[qì xuè biàn zhèng]	Diferenciación de síndromes según el qi y la sangre
10–154	气血两虚证	[qì xuè liǎng xū zhèng]	Síndrome de doble insuficiencia de qi y de sangre
10–155	内闭外脱证	[nèi bì wài tuō zhèng]	Síndrome de deserción externa por encierro interno
10–156	气虚证	[qì xū zhèng]	Síndrome de insuficiencia de qi
10–157	气陷证	[qì xiàn zhèng]	Síndrome de derrumbamiento del qi
10–158	气脱证	[qì tuō zhèng]	Síndrome de deserción del qi
10–159	气虚血瘀证	[qì xū xuè yū zhèng]	Síndrome de estasis sanguínea por insuficiencia de qi
10–160	气阴亏虚证	[qì yīn kuī xū zhèng]	Síndrome de insuficiencia de qi y de yin
10–161	气虚外感证	[qì xū wài gǎn zhèng]	Síndrome de afección externa por insuficiencia del qi
10–162	气虚水停证	[qì xū shuǐ tíng zhèng]	Síndrome de detención del agua por insuficiencia del qi

Código numérico 编码	Chino 中文	Pinyin 拼音	Español 西班牙语
10–163	气虚湿阻证	[qì xū shī zǔ zhèng]	Síndrome de obstrucción de humedad por insuficiencia de qi
10–164	气虚发热证	[qì xū fā rè zhèng]	Síndrome febricular por insuficiencia de qi
10–165	气虚鼻窍失充证	[qì xū bí qiào shī chōng zhèng]	Síndrome de pérdida del olfato por insuficiencia de qi
10–166	气虚耳窍失充证	[qì xū ěr qiào shī chōng zhèng]	Síndrome de pérdida auditiva por insuficiencia de qi
10–167	气不摄血证	[qì bù shè xuè zhèng]	Síndrome de falta de cohesión de la sangre por el qi
10–168	气随血脱证	[qì suí xuè tuō zhèng]	Síndrome de deserción del qi por la sangre
10–169	气滞证	[qì zhì zhèng]	Síndrome de retención del qi
10–170	气闭证	[qì bì zhèng]	Síndrome de encierro del qi; Síndrome de restricción del qi
10–171	气逆证	[qì nì zhèng]	Síndrome de qi invertido
10–172	气滞血瘀证	[qì zhì xuè yū zhèng]	Síndrome de estasis de sangre por retención de qi
10–173	气滞痰凝咽喉证	[qì zhì tán níng yān hóu zhèng]	Síndrome de congestión de Tan en la garganta por retención del qi

Código numérico • 编码	Chino 中文	•	Pinyin 拼音	•	Español 西班牙语
10–174	血虚证		[xuè xū zhèng]		Síndrome de insuficiencia de sangre
10–175	血虚风燥证		[xuè xū fēng zào zhèng]		Síndrome de viento sequedad e insuficiencia de sangre
10–176	血虚寒凝证		[xuè xū hán níng zhèng]		Síndrome de congelación por frío e insuficiencia de sangre
10–177	血虚挟瘀证		[xuè xū xié yū zhèng]		Síndrome de insuficiencia de sangre acompañado de estasis
10–178	血脱证		[xuè tuō zhèng]		Síndrome de deserción sanguínea
10–179	血瘀证		[xuè yū zhèng]		Síndrome de estasis sanguínea
10–180	血瘀舌下证		[xuè yū shé xià zhèng]		Síndrome de estasis sanguínea sublingual
10–181	瘀血犯头证		[yū xuè fàn tóu zhèng]		Síndrome de estasis sanguínea invadiendo a la cabeza
10–182	血瘀风燥证		[xuè yū fēng zào zhèng]		Síndrome de estasis sanguínea y viento sequedad
10–183	血瘀水停证		[xuè yū shuǐ tíng zhèng]		Síndrome de estasis sanguínea y detención de las aguas

Código numérico 编码	Chino 中文	Pinyin 拼音	Español 西班牙语
10–184	外伤瘀滞证	[wài shāng yū zhì zhèng]	Síndrome de estasis y retención por traumatismo
10–185	血热证	[xuè rè zhèng]	Síndrome de calor en sangre
10–186	血寒证	[xuè hán zhèng]	Síndrome de frío en sangre
10–187	津液辨证	[jīn yè biàn zhèng]	Diferenciación de síndromes según los líquidos orgánicos
10–188	津伤证	[jīn shāng zhèng]	Síndrome de lesión de los líquidos
10–189	津气亏虚证	[jīn qì kuī xū zhèng]	Síndrome de insuficiencia del qi y de los líquidos
10–190	气滞水停证	[qì zhì shuǐ tíng zhèng]	Síndrome de detención de las aguas por retención del qi
10–191	液脱证	[yè tuō zhèng]	Síndrome de deserción de los humores
10–192	痰证	[tán zhèng]	Síndrome de Tan
10–193	湿痰证	[shī tán zhèng]	Síndrome de Tan humedad
10–194	脓痰证	[nóng tán zhèng]	Síndrome de Tan purulento
10–195	瘀痰证	[yū tán zhèng]	Síndrome de congestión de Tan
10–196	燥痰证	[zào tán zhèng]	Síndrome de Tan sequedad

Código numérico • 编码	Chino 中文	Pinyin 拼音	Español 西班牙语
10-197	热痰证	[rè tán zhèng]	Síndrome de Tan calor
10-198	寒痰证	[hán tán zhèng]	Síndrome de Tan frío
10-199	风痰证	[fēng tán zhèng]	Síndrome de Tan viento
10-200	痰湿犯耳证	[tán shī fàn ěr zhèng]	Síndrome de humedad Tan invadiendo el oído
10-201	痰浊犯头证	[tán zhuó fàn tóu zhèng]	Síndrome de Tan turbio invadiendo la cabeza
10-202	痰核留结证	[tán hé liú jié zhèng]	Síndrome de alojamiento y anudación de nódulos de Tan
10-203	痰热动风证	[tán rè dòng fēng zhèng]	Síndrome de agitación de viento por Tan calor
10-204	痰热内闭证	[tán rè nèi bì zhèng]	Síndrome de cierre interno por Tan calor
10-205	痰热内扰证	[tán rè nèi rǎo zhèng]	Síndrome de Tan calor acosando al interior
10-206	痰气互结证	[tán qì hù jié zhèng]	Síndrome de Tan y de Qi anudándose entre sí
10-207	饮证	[yǐn zhèng]	Síndrome de fluxión
10-208	留饮	[liú yǐn]	Retención de fluxiones; Retención de yin (Tan yin)
10-209	微饮	[wēi yǐn]	Fluxiones leves

Código numérico • 编码	Chino • 中文	Pinyin • 拼音	Español 西班牙语
10–210	水停证	[shuǐ tíng zhèng]	Síndrome de detención de las aguas
10–211	津液亏虚证	[jīn yè kuī xū zhèng]	Síndrome de insuficiencia de los líquidos
10–212	脏腑辨证	[zàng fǔ biàn zhèng]	Diferenciación de síndromes según las Vísceras y las Entrañas
10–213	心病辨证	[xīn bìng biàn zhèng]	Diferenciación de síndromes en las enfermedades del Corazón
10–214	心阴虚证	[xīn yīn xū zhèng]	Síndrome de insuficiencia de yin de Corazón
10–215	心阳虚证	[xīn yáng xū zhèng]	Síndrome de insuficiencia de yang de Corazón
10–216	心阳虚脱证	[xīn yáng xū tuō zhèng]	Síndrome de deserción por insuficiencia de yang de Corazón
10–217	心气虚证	[xīn qì xū zhèng]	Síndrome de insuficiencia de qi de Corazón
10–218	心血虚证	[xīn xuè xū zhèng]	Síndrome de insuficiencia de sangre de Corazón
10–219	心气血两虚证	[xīn qì xuè liǎng xū zhèng]	Síndrome de doble insuficiencia de qi y de sangre de Corazón

Código numérico ● 编码	Chino 中文 ●	Pinyin 拼音 ●	Español 西班牙语
10–220	心火亢盛证	[xīn huǒ kàng shèng zhèng]	Síndrome de sublevación y exuberancia de fuego de Corazón
10–221	心火上炎证	[xīn huǒ shàng yán zhèng]	Síndrome de flameo ascendente de fuego de Corazón
10–222	心脉痹阻证	[xīn mài bì zǔ zhèng]	Síndrome de obstrucción dolorosa de los vasos del Corazón
10–223	热扰心神证	[rè rǎo xīn shén zhèng]	Síndrome de acoso al Corazón y al espíritu por el fuego
10–224	痰蒙心神证	[tán méng xīn shén zhèng]	Síndrome de encubrimiento del Corazón y del espíritu por Tan
10–225	痰火扰神证	[tán huǒ rǎo shén zhèng]	Síndrome de fuego humedad acosando al espíritu
10–226	瘀阻脑络证	[yū zǔ nǎo luò zhèng]	Síndrome de estasis obstruyendo los colaterales del cerebro
10–227	气闭神厥证	[qì bì shén jué zhèng]	Síndrome de colapso del espíritu por encierro del qi
10–228	饮停心包证	[yǐn tíng xīn bāo zhèng]	Síndrome de detención de fluxiones en el Pericardio

Código numérico • 编码	Chino • 中文	Pinyin • 拼音	Español 西班牙语
10–229	血轮虚热证	[xuè lún xū rè zhèng]	Síndrome de calor por insuficiencia en la órbita de la sangre
10–230	血轮实热证	[xuè lún shí rè zhèng]	Síndrome de calor por exceso en la órbita de la sangre
10–231	心移热小肠证	[xīn yí rè xiǎo cháng zhèng]	Síndrome de calor desplazado por el Corazón hacia el Intestino Delgado
10–232	类中风	[lèi zhòng fēng]	Ataque apoplectiforme
10–233	肺病辨证	[fèi bìng biàn zhèng]	Diferenciación de síndromes en la enfermedad pulmonar
10–234	肺气虚证	[fèi qì xū zhèng]	Síndrome de insuficiencia de qi de Pulmón
10–235	卫表不固证	[wèi biǎo bù gù zhèng]	Síndrome de inseguridad de la defensa en superficie
10–236	肺阴虚证	[fèi yīn xū zhèng]	Síndrome de insuficiencia de yin de Pulmón
10–237	阴虚咽喉失濡证	[yīn xū yān hóu shī rú zhèng]	Síndrome de falta de lubricación de la garganta por insuficiencia de yin
10–238	肺阳虚证	[fèi yáng xū zhèng]	Síndrome de insuficiencia de yang de Pulmón

Código numérico•编码	Chino 中文 •	Pinyin 拼音 •	Español 西班牙语
10–239	肺风痰喘	[fèi fēng tán chuǎn]	Viento Tan en Pulmón con disnea
10–240	肺热炽盛证	[fèi rè chì shèng zhèng]	Síndrome de fuego abrasante y exuberante en Pulmón
10–241	风寒犯肺证	[fēng hán fàn fèi zhèng]	Síndrome de viento frío atacando al Pulmón
10–242	风热犯肺证	[fēng rè fàn fèi zhèng]	Síndrome de viento calor atacando al Pulmón
10–243	寒痰阻肺证	[hán tán zǔ fèi zhèng]	Síndrome de Tan frío obstruyendo al Pulmón
10–244	燥邪犯肺证	[zào xié fàn fèi zhèng]	Síndrome de sequedad perversa atacando al Pulmón
10–245	痰热壅肺证	[tán rè yōng fèi zhèng]	Síndrome de Tan calor obstruyendo al Pulmón
10–246	饮停胸胁证	[yǐn tíng xiōng xié zhèng]	Síndrome de fluxiones detenidas en pecho y costillas
10–247	风水相搏证	[fēng shuǐ xiāng bó zhèng]	Síndrome de viento y agua luchando entre sí
10–248	暑伤肺络证	[shǔ shāng fèi luò zhèng]	Síndrome de canícula dañando a los colaterales del Pulmón
10–249	热毒闭肺证	[rè dú bì fèi zhèng]	Síndrome de calor tóxico encerrando al Pulmón

Código numérico • 编码	Chino 中文 •	Pinyin 拼音 •	Español 西班牙语
10–250	肺燥肠闭证	[fèi zào cháng bì zhèng]	Síndrome de sequedad en Pulmón y obstrucción intestinal (estreñimiento)
10–251	气轮阴虚证	[qì lún yīn xū zhèng]	Síndrome de insuficiencia de yin en la órbita del qi
10–252	气轮风热证	[qì lún fēng rè zhèng]	Síndrome de viento calor en la órbita del qi
10–253	气轮湿热证	[qì lún shī rè zhèng]	Síndrome de calor humedad en la órbita del qi
10–254	气轮血瘀证	[qì lún xuè yū zhèng]	Síndrome de estasis sanguínea en la órbita del qi
10–255	脾病辨证	[pí bìng biàn zhèng]	Diferenciación de síndromes en las enfermedades del Bazo
10–256	胃肠病辨证	[wèi cháng bìng biàn zhèng]	Diferenciación de síndromes en las enfermedades del Estómago y los Intestinos
10–257	脾气虚证	[pí qì xū zhèng]	Síndrome de insuficiencia del qi de Bazo
10–258	脾气不固证	[pí qì bù gù zhèng]	Síndrome de falta de cohesión del qi de Bazo
10–259	脾虚气陷证	[pí xū qì xiàn zhèng]	Síndrome de derrumbamiento del qi por debilidad de Bazo

Código numérico 编码	Chino 中文	Pinyin 拼音	Español 西班牙语
10–260	清阳不升证	[qīng yáng bù shēng zhèng]	Síndrome de yang puro que no asciende
10–261	脾虚动风证	[pí xū dòng fēng zhèng]	Síndrome de agitación de viento por debilidad de Bazo
10–262	脾虚水泛证	[pí xū shuǐ fàn zhèng]	Síndrome de edema por debilidad de Bazo
10–263	脾阳虚证	[pí yáng xū zhèng]	Síndrome de insuficiencia de yang de Bazo
10–264	湿热蕴脾证	[shī rè yùn pí zhèng]	Síndrome de calor humedad acumulados en el Bazo
10–265	寒湿困脾证	[hán shī kùn pí zhèng]	Síndrome de constricción del Bazo por frío humedad
10–266	脾不统血证	[pí bù tǒng xuè zhèng]	Síndrome de Bazo que no contiene la sangre
10–267	胃气虚证	[wèi qì xū zhèng]	Síndrome de insuficiencia de qi de Estómago
10–268	胃阴虚证	[wèi yīn xū zhèng]	Síndrome de insuficiencia de yin de Estómago
10–269	胃阳虚证	[wèi yáng xū zhèng]	Síndrome de insuficiencia de yang de Estómago

Código numérico • 编码	Chino • 中文	Pinyin • 拼音	Español 西班牙语
10–270	胃热炽盛证	[wèi rè chì shèng zhèng]	Síndrome de calor abrasante y exuberante en Estómago
10–271	胃火燔龈证	[wèi huǒ fán yín zhèng]	Síndrome de abrasamiento de las encías por calor en Estómago
10–272	湿热蒸齿证	[shī rè zhēng chǐ zhèng]	Síndrome de calor humedad vaporeando a los dientes
10–273	瘀阻胃络证	[yū zǔ wèi luò zhèng]	Síndrome de estasis obstruyendo los colaterales del Estómago
10–274	脾胃不和证	[pí wèi bù hé zhèng]	Síndrome de desarmonía entre Bazo y Estómago
10–275	脾胃阴虚证	[pí wèi yīn xū zhèng]	Síndrome de insuficiencia de yin de Bazo y Estómago
10–276	虫积肠道证	[chóng jī cháng dào zhèng]	Síndrome de acumulación de parásitos en las vías intestinales
10–277	肠热腑实证	[cháng rè fǔ shí zhèng]	Síndrome de calor intestinal y exceso en las Entrañas
10–278	肠道湿热证	[cháng dào shī rè zhèng]	Síndrome de calor humedad en las vías intestinales
10–279	血虚肠燥证	[xuè xū cháng zào zhèng]	Síndrome de sequedad intestinal por insuficiencia de sangre

Código numérico ● 编码	Chino 中文 ●	Pinyin 拼音 ●	Español 西班牙语
10–280	肠燥津亏证	[cháng zào jīn kuī zhèng]	Síndrome de sequedad intestinal y disminución de los líquidos
10–281	饮留胃肠证	[yǐn liú wèi cháng zhèng]	Síndrome de retención de fluxiones en Estómago e Intestinos
10–282	胃肠气滞证	[wèi cháng qì zhì zhèng]	Síndrome de retención del qi en Estómago e Intestinos
10–283	寒滞胃肠证	[hán zhì wèi cháng zhèng]	Síndrome de retención de frío en Estómago e Intestinos
10–284	肉轮气虚证	[ròu lún qì xū zhèng]	Síndrome de insuficiencia de qi en la órbita de la carne (del músculo)
10–285	肉轮血虚证	[ròu lún xuè xū zhèng]	Síndrome de insuficiencia de sangre en la órbita de la carne (del músculo)
10–286	肉轮血瘀证	[ròu lún xuè yū zhèng]	Síndrome de estasis sanguínea en la órbita de la carne (del músculo)
10–287	肉轮风热证	[ròu lún fēng rè zhèng]	Síndrome de viento calor en la órbita de la carne (del músculo)
10–288	肉轮湿热证	[ròu lún shī rè zhèng]	Síndrome de calor humedad en la órbita de la carne (del músculo)

Código numérico ● 编码	Chino ● 中文	Pinyin ● 拼音	Español ● 西班牙语
10–289	肝胆病辨证	[gān dǎn bìng biàn zhèng]	Diferenciación de síndromes en las enfermedades del Hígado y de la Vesícula Biliar
10–290	肝阴虚证	[gān yīn xū zhèng]	Síndrome de insuficiencia de yin de Hígado
10–291	肝阳上亢证	[gān yáng shàng kàng zhèng]	Síndrome de sublevación de yang de Hígado
10–292	肝阳化风证	[gān yáng huà fēng zhèng]	Síndrome de transformación en viento por yang de Hígado
10–293	肝风内动证	[gān fēng nèi dòng zhèng]	Síndrome de agitación interna de viento de Hígado
10–294	内风证	[nèi fēng zhèng]	Síndrome de viento interno
10–295	风证	[fēng zhèng]	Síndrome de viento
10–296	肝阳虚证	[gān yáng xū zhèng]	Síndrome de insuficiencia de yang de Hígado
10–297	肝血虚证	[gān xuè xū zhèng]	Síndrome de insuficiencia de sangre de Hígado
10–298	血虚生风证	[xuè xū shēng fēng zhèng]	Síndrome de generación de viento por insuficiencia sanguínea
10–299	热极动风证	[rè jí dòng fēng zhèng]	Síndrome de agitación de viento por calor extremo

Código numérico ● 编码	Chino ● 中文	Pinyin ● 拼音	Español 西班牙语
10–300	肝郁化火证	[gān yù huà huǒ zhèng]	Síndrome de transformación en fuego de la constricción del Hígado
10–301	肝火上炎证	[gān huǒ shàng yán zhèng]	Síndrome de fuego de Hígado flameando hacia arriba
10–302	肝火炽盛证	[gān huǒ chì shèng zhèng]	Síndrome de abrasamiento y exuberancia de fuego de Hígado
10–303	肝火犯头证	[gān huǒ fàn tóu zhèng]	Síndrome de fuego de Hígado invadiendo la cabeza
10–304	肝火燔耳证	[gān huǒ fán ěr zhèng]	Síndrome de fuego de Hígado abrasando el oído
10–305	肝郁气滞证	[gān yù qì zhì zhèng]	Síndrome de constricción de Hígado y retención del qi
10–306	肝郁血瘀证	[gān yù xuè yū zhèng]	Síndrome de constricción del Hígado y estasis sanguínea
10–307	肝经湿热证	[gān jīng shī rè zhèng]	Síndrome de calor humedad en el meridiano del Hígado
10–308	寒滞肝脉证	[hán zhì gān mài zhèng]	Síndrome de retención de frío en los vasos del Hígado

Código numérico • 编码	Chino • 中文	Pinyin • 拼音	Español 西班牙语
10–309	胆郁痰扰证	[dǎn yù tán rǎo zhèng]	Síndrome de represión de la Vesícula Biliar y acoso de Tan
10–310	虫扰胆腑证	[chóng rǎo dǎn fǔ zhèng]	Síndrome de gusanos acosando las dependencias de la Vesícula Biliar
10–311	肝胆湿热证	[gān dǎn shī rè zhèng]	Síndrome de calor humedad en Hígado y Vesícula Biliar
10–312	风轮阴虚证	[fēng lún yīn xū zhèng]	Síndrome de insuficiencia de yin en la órbita del viento
10–313	风轮风热证	[fēng lún fēng rè zhèng]	Síndrome de viento calor en la órbita del viento
10–314	风轮湿热证	[fēng lún shī rè zhèng]	Síndrome de calor humedad en la órbita del viento
10–315	风轮热毒证	[fēng lún rè dú zhèng]	Síndrome de calor tóxico en la órbita del viento
10–316	肾膀胱病辨证	[shèn páng guāng bìng biàn zhèng]	Diferenciación de síndromes en las enfermedades del Riñón y de la Vejiga
10–317	肾精不足证	[shèn jīng bù zú zhèng]	Síndrome de insuficiencia de esencias del Riñón
10–318	肾气虚证	[shèn qì xū zhèng]	Síndrome de insuficiencia de qi de Riñón

Código numérico ● 编码	Chino ● 中文	Pinyin ● 拼音	Español 西班牙语
10–319	肾气不固证	[shèn qì bù gù zhèng]	Síndrome de incontinencia del qi de Riñón
10–320	肾阳虚证	[shèn yáng xū zhèng]	Síndrome de insuficiencia de yang de Riñón
10–321	肾虚水泛证	[shèn xū shuǐ fàn zhèng]	Síndrome de edema por insuficiencia de Riñón
10–322	肾阴虚证	[shèn yīn xū zhèng]	Síndrome de insuficiencia de yin en Riñón
10–323	肾阴虚火旺证	[shèn yīn xū huǒ wàng zhèng]	Síndrome de fuego poderoso por insuficiencia de yin de Riñón
10–324	肾经寒湿证	[shèn jīng hán shī zhèng]	Síndrome de frío humedad en el meridiano del Riñón
10–325	热入气分	[rè rù qì fèn]	Síndrome de calor penetrando en la capa del qi
10–326	膀胱虚寒证	[páng guāng xū hán zhèng]	Síndrome de frío por insuficiencia en la Vejiga
10–327	膀胱湿热证	[páng guāng shī rè zhèng]	Síndrome de calor humedad en la Vejiga
10–328	冲任不固证	[chōng rèn bù gù zhèng]	Síndrome de incontinencia de chong y ren
10–329	冲任失调证	[chōng rèn shī tiáo zhèng]	Síndrome de desacuerdo entre los vasos chong y ren

Código numérico • 编码	Chino 中文 •	Pinyin 拼音 •	Español 西班牙语
10–330	瘀阻胞宫证	[yū zǔ bāo gōng zhèng]	Síndrome de estasis obstruida en el Útero
10–331	胞宫虚寒证	[bāo gōng xū hán zhèng]	Síndrome de frío por insuficiencia en el Útero
10–332	寒凝胞宫证	[hán níng bāo gōng zhèng]	Síndrome de frío congelando el Útero
10–333	胞宫湿热证	[bāo gōng shī rè zhèng]	Síndrome de calor humedad en el Útero
10–334	胞宫积热证	[bāo gōng jī rè zhèng]	Síndrome de acumulación de calor en el Útero
10–335	湿热阻滞精室证	[shī rè zǔ zhì jīng shì zhèng]	Síndrome de calor humedad retenidos y obstruyendo los testículos
10–336	痰阻精室证	[tán zǔ jīng shì zhèng]	Síndrome de obstrucción de los testículos por Tan
10–337	水轮气虚证	[shuǐ lún qì xū zhèng]	Síndrome de insuficiencia de qi en la órbita del agua
10–338	水轮实热证	[shuǐ lún shí rè zhèng]	Síndrome de calor pletórico en la órbita del agua
10–339	水轮痰火证	[shuǐ lún tán huǒ zhèng]	Síndrome de Tan calor en la órbita del agua
10–340	水轮痰湿证	[shuǐ lún tán shī zhèng]	Síndrome de Tan humedad en la órbita del agua

Código numérico • 编码	Chino 中文	Pinyin 拼音	Español 西班牙语
10-341	水轮阴亏证	[shuǐ lún yīn kuī zhèng]	Síndrome de disminución de yin en la órbita del agua
10-342	水轮气虚血瘀证	[shuǐ lún qì xū xuè yū zhèng]	Síndrome de insuficiencia de qi y estasis sanguínea en la órbita del agua
10-343	水轮血脉痹阻证	[shuǐ lún xuè mài bì zǔ zhèng]	Síndrome de obstrucción de los vasos sanguíneos en la órbita del agua
10-344	水轮络痹精亏证	[shuǐ lún luò bì jīng kuī zhèng]	Síndrome de disminución de las esencias e impedimento de los colaterales en la órbita del agua
10-345	虚火灼龈证	[xū huǒ zhuó yín zhèng]	Síndrome de abrasamiento de las encías por fuego en insuficiencia
10-346	脏腑兼病辨证	[zàng fǔ jiān bìng biàn zhèng]	Diferenciación de síndromes en las enfermedades mixtas de Vísceras y Entrañas
10-347	心肺气虚证	[xīn fèi qì xū zhèng]	Síndrome de insuficiencia de qi de Pulmón y de Corazón
10-348	心脾两虚证	[xīn pí liǎng xū zhèng]	Síndrome de insuficiencia doble de Bazo y de Corazón

Código numérico ● 编码	Chino ● 中文	Pinyin ● 拼音	Español 西班牙语
10–349	心肝血虚证	[xīn gān xuè xū zhèng]	Síndrome de insuficiencia de sangre de Hígado y de Corazón
10–350	心肾阳虚证	[xīn shèn yáng xū zhèng]	Síndrome de insuficiencia de yang de Riñón y de Corazón
10–351	心肾不交证	[xīn shèn bù jiāo zhèng]	Síndrome de desencuentro entre Riñón y Corazón
10–352	肺肾气虚证	[fèi shèn qì xū zhèng]	Síndrome de insuficiencia de qi de Riñón y de Pulmón
10–353	肺肾阴虚证	[fèi shèn yīn xū zhèng]	Síndrome de insuficiencia de yin de Riñón y de Pulmón
10–354	脾肺气虚证	[pí fèi qì xū zhèng]	Síndrome de insuficiencia de qi de Pulmón y de Bazo
10–355	脾肾阳虚证	[pí shèn yáng xū zhèng]	Síndrome de insuficiencia de yang de Riñón y de Bazo
10–356	脾胃阳虚证	[pí wèi yáng xū zhèng]	Síndrome de insuficiencia de yang de Bazo y de Estómago
10–357	肝郁脾虚证	[gān yù pí xū zhèng]	Síndrome de insuficiencia de Bazo y constricción de Hígado

Código numérico ● 编码	Chino 中文 ●	Pinyin 拼音 ●	Español 西班牙语
10–358	肝胃不和证	[gān wèi bù hé zhèng]	Síndrome de desarmonía entre Hígado y Estómago
10–359	肝肾阴虚证	[gān shèn yīn xū zhèng]	Síndrome de insuficiencia de yin de Hígado y Riñón
10–360	水寒射肺证	[shuǐ hán shè fèi zhèng]	Síndrome de agua y frío disparándose al Pulmón
10–361	水气凌心证	[shuǐ qì líng xīn zhèng]	Síndrome de qi y agua atacando al Corazón
10–362	六经辨证	[liù jīng biàn zhèng]	Diferenciación de síndromes según los seis meridianos
10–363	六经病	[liù jīng bìng]	Enfermedad de los seis meridianos
10–364	太阳病证	[tài yáng bìng zhèng]	Enfermedad del taiyang
10–365	阳明病证	[yáng míng bìng zhèng]	Enfermedad del yangming
10–366	少阳病证	[shào yáng bìng zhèng]	Enfermedad del shaoyang
10–367	太阴病证	[tài yīn bìng zhèng]	Enfermedad del taiyin
10–368	少阴病证	[shào yīn bìng zhèng]	Enfermedad del shaoyin

Código numérico • 编码	Chino 中文 •	Pinyin 拼音 •	Español 西班牙语
10–369	厥阴病证	[jué yīn bìng zhèng]	Enfermedad del jueyin
10–370	太阳经证	[tài yáng jīng zhèng]	Síndrome del meridiano del taiyang
10–371	太阳表实证	[tài yáng biǎo shí zhèng]	Síndrome del taiyang de exceso en la superficie
10–372	太阳伤寒证	[tài yáng shāng hán zhèng]	Síndrome de lesión al taiyang por frío
10–373	太阳表虚证	[tài yāng biǎo xū zhèng]	Síndrome de insuficiencia del taiyang en superficie
10–374	太阳中风证	[tài yáng zhòng fēng zhèng]	Síndrome de golpe de viento al taiyang
10–375	太阳腑证	[tài yáng fǔ zhèng]	Síndrome de la Entraña del taiyang
10–376	太阳蓄水证	[tài yáng xù shuǐ zhèng]	Síndrome de retención del agua en el taiyang
10–377	伤寒蓄水证	[shāng hán xù shuǐ zhèng]	Síndrome de retención del agua por lesión por frío
10–378	蓄水证	[xù shuǐ zhèng]	Síndrome de retención de agua
10–379	水逆	[shuǐ nì]	Inversión del agua
10–380	太阳蓄血证	[tài yáng xù xuè zhèng]	Síndrome de retención de sangre en el taiyang

Código numérico 编码	Chino 中文	Pinyin 拼音	Español 西班牙语
10-381	蓄血证	[xù xuè zhèng]	Síndrome de retención de sangre
10-382	大结胸证	[dà jié xiōng zhèng]	Síndrome del gran anudamiento pectoral
10-383	小结胸证	[xiǎo jié xiōng zhèng]	Síndrome del pequeño anudamiento pectoral
10-384	坏病	[huài bìng]	Enfermedad maligna
10-385	变证	[biàn zhèng]	Síndrome variable
10-386	阳明经证	[yáng míng jìng zhèng]	Síndrome del meridiano del yangming
10-387	阳明中风	[yáng míng zhòng fēng]	Golpe de viento al yangming
10-388	阳明中寒	[yáng míng zhòng hán]	Golpe de frío al yangming
10-389	阳明腑证	[yáng mìng fǔ zhèng]	Síndrome de la depositaría del yangming
10-390	阳明病外证	[yáng míng bìng wài zhèng]	Síndrome externo de la enfermedad del yangming
10-391	正阳阳明	[zhèng yáng yáng míng]	Ataque directo al yangming
10-392	太阳阳明	[tài yáng yáng míng]	Del taiyang al yangming

Código numérico • 编码	Chino 中文	Pinyin 拼音	Español 西班牙语
10–393	少阳阳明	[shào yáng yáng míng]	Del shaoyang al yangming
10–394	阳明蓄血证	[yáng míng xù xuè zhèng]	Síndrome de retención de sangre en el yangming
10–395	少阳经证	[shào yáng jīng zhèng]	Síndrome del meridiano del shaoyang
10–396	少阳腑证	[shào yáng fǔ zhèng]	Síndrome de la Entraña del shaoyang
10–397	热入血室证	[rè rù xuè shì zhèng]	Síndrome de calor penetrando en el Útero
10–398	脾约证	[pí yuē zhèng]	Síndrome de inhibición de Bazo
10–399	太阴中风证	[tài yīn zhòng fēng zhèng]	Síndrome de golpe de viento al taiyin
10–400	少阴表寒证	[shào yīn biǎo hán zhèng]	Síndrome del shaoyin con frío en la superficie
10–401	少阴热化证	[shào yīn rè huà zhèng]	Síndrome de transformación en calor en el shaoyin
10–402	少阴寒化证	[shào yīn hán huà zhèng]	Síndrome de transformación en frío en el shaoyin
10–403	少阴三急下证	[shào yīn sān jí xià zhèng]	Síndrome de los tres apresuramientos del shaoyin

Código numérico ● 编码	Chino 中文	Pinyin 拼音	Español 西班牙语
10–404	厥阴寒厥证	[jué yīn hán jué zhèng]	Síndrome de frío terminal en el jueyin
10–405	厥阴热厥证	[jué yīn rè jué zhèng]	Síndrome de calor terminal en el jueyin
10–406	厥阴蛔厥证	[juá yīn huí jué zhèng]	Síndrome de síncope por ascáride en el jueyin
10–407	卫气营血辨证	[wèi qì yíng xuè biàn zhèng]	Diferenciación de síndromes según las cuatro capas; Diferenciación de síndromes según wèi-qì-yíng-xuè
10–408	卫分证	[wèi fèn zhèng]	Síndrome de la capa defensiva
10–409	卫表证	[wèi biǎo zhèng]	Síndrome de la superficie defensiva
10–410	肺卫证	[fèi wèi zhèng]	Síndrome de la defensa del Pulmón
10–411	湿遏卫阳证	[shī è wèi yáng zhèng]	Síndrome de obstrucción de la defensa yang por la humedad
10–412	卫气同病证	[wèi qì tóng bìng zhèng]	Síndrome de enfermedad común en defensa y qi
10–413	气分证	[qì fèn zhèng]	Síndrome de la capa del qi
10–414	气分湿热证	[qì fèn shī rè zhèng]	Síndrome de calor humedad en la capa del qi

Código numérico • 编码	Chino • 中文	Pinyin • 拼音	Español 西班牙语
10–415	气血两燔证	[qì xuè liǎng fán zhèng]	Síndrome de doble abrasamiento del qi y de la sangre
10–416	气营两燔证	[qì yíng liǎng fán zhèng]	Síndrome de doble abrasamiento del qi y de la reconstrucción
10–417	湿热浸淫证	[shī rè jìn yín zhèng]	Síndrome de sumersión de calor humedad
10–418	湿热郁阻气机证	[shī rè yù zǔ qì jī zhèng]	Síndrome de calor humedad reprimiendo los mecanismos del qi
10–419	热重于湿证	[rè zhòng yú shī zhèng]	Síndrome de más calor que humedad
10–420	湿重于热证	[shī zhòng yú rè zhèng]	Síndrome de más humedad que calor
10–421	邪伏膜原证	[xié fú mó yuán zhèng]	Síndrome de patógeno latente en la membrana
10–422	营分证	[yíng fèn zhèng]	Síndrome de la capa de la reconstrucción
10–423	热入营血证	[rè rù yíng xuè zhèng]	Síndrome de calor penetrando en la capa de reconstrucción y de la sangre
10–424	热入心包证	[rè rù xīn bāo zhèng]	Síndrome de calor penetrando el Pericardio

Código numérico • 编码	Chino 中文	Pinyin 拼音	Español 西班牙语
10–425	血分证	[xuè fèn zhèng]	Síndrome de la capa de la sangre
10–426	热盛动血证	[rè shèng dòng xuè zhèng]	Síndrome de agitación de la sangre por exuberancia de calor
10–427	热盛动风证	[rè shèng dòng fēng zhèng]	Síndrome de agitación del viento por exuberancia de calor
10–428	余热未清证	[yú rè wèi qīng zhèng]	Síndrome de calor en demasía que no se ha depurado
10–429	三焦辨证	[sān jiāo biàn zhèng]	Diferenciación de síndromes según sanjiao
10–430	三焦湿热证	[sān jiāo shī rè zhèng]	Síndrome de calor humedad en Sanjiao
10–431	上焦湿热证	[shàng jiāo shī rè zhèng]	Síndrome de calor humedad en el jiao superior
10–432	上焦病证	[shàng jiāo bìng zhèng]	Enfermedades del jiao superior
10–433	毒壅上焦证	[dú yōng shàng jiāo zhèng]	Síndrome de obstrucción del jiao superior por toxinas
10–434	中焦湿热证	[zhōng jiāo shī rè zhèng]	Síndrome de calor humedad en el jiao medio

Código numérico ● 编码	Chino ● 中文	Pinyin ● 拼音	Español 西班牙语
10–435	中焦病证	[zhōng jiāo bìng zhèng]	Enfermedades del jiao medio
10–436	下焦湿热证	[xià jiāo shī rè zhèng]	Síndrome de calor humedad en el jiao inferior
10–437	下焦病证	[xià jiāo bìng zhèng]	Síndrome de la enfermedad del jiao inferior

11 Principios y métodos terapéuticos 治法治则

Código numérico ● 编码	Chino ● 中文	Pinyin ● 拼音	Español 西班牙语
11–001	扶弱	[fú ruò]	Suplementar la debilidad
11–002	抑强	[yì qiáng]	Inhibir el exceso
11–003	产后三禁	[chǎn hòu sān jìn]	Tres contraindicaciones posparto
11–004	夺汗者无血	[duó hàn zhě wú xuè]	La sangría está contraindicada en caso de hiperhidrosis
11–005	夺血者无汗	[duó xuè zhě wú hàn]	La diaforesis está contraindicada en caso de pérdida de sangre
11–006	治未病	[zhì wèi bìng]	Tratar la enfermedad antes de su aparición
11–007	未病先防	[wèi bìng xiān fáng]	Prevención antes de la aparición de la enfermedad
11–008	既病防变	[jì bìng fáng biàn]	Controlar el desarrollo de la enfermedad existente
11–009	治病必求于本	[zhì bìng bì qiú yú běn]	El tratamiento de la enfermedad debe concentrarse en su raíz
11–010	治痿独取阳明	[zhì wěi dú qǔ yáng míng]	Tratar la flaccidez usando solo el yangming

Código numérico • 编码	Chino • 中文	Pinyin • 拼音	Español 西班牙语
11–011	留者攻之	[liú zhě gōng zhī]	Tratar la retención mediante purgación
11–012	虚者补之	[xū zhě bǔ zhī]	Tratar la deficiencia mediante tonificación
11–013	寒者热之	[hán zhě rè zhī]	Tratar el calor con frío
11–014	热者寒之	[rè zhě hán zhī]	Tratar el frío con calor
11–015	微者逆之	[wēi zhě nì zhī]	Tratar un síndrome leve mediante acción contraria
11–016	坚者削之	[jiān zhě xuē zhī]	Suavizar lo duro
11–017	客者除之	[kè zhě chú zhī]	Expulsar el patógeno externo
11–018	盛者泻之	[shèng zhě xiè zhī]	Tratar el exceso mediante purgación
11–019	结者散之	[jié zhě sàn zhī]	Tratar la acumulación patógena mediante disipación
11–020	逆者正治	[nì zhě zhèng zhī]	Acción contraria como tratamiento usual
11–021	燥者濡之	[zào zhě rú zhī]	Tratar la sequedad mediante la humectación
11–022	急者缓之	[jí zhě huǎn zhī]	Tratar el espasmo mediante relajación

Código numérico • 编码	Chino 中文	•	Pinyin 拼音	•	Español 西班牙语
11–023	散者收之		[sàn zhě shōu zhī]		Tratar la dispersión mediante astringencia
11–024	损者温之		[sǔn zhě wēn zhī]		Tratar la incapacidad mediante calor
11–025	逸者行之		[yì zhě xíng zhī]		Tratar el estancamiento mediante movilización
11–026	惊者平之		[jīng zhě píng zhī]		Tratar el susto calmando
11–027	劳者温之		[láo zhě wēn zhī]		Tratar la fatiga atemperando
11–028	热因热用		[rè yīn rè yòng]		Tratar calor con calor
11–029	寒因寒用		[hán yīn hán yòng]		Tratar frío con frío
11–030	通因通用		[tōng yīn tōng yòng]		Tratar la incontinencia mediante drenaje
11–031	塞因塞用		[sāi yīn sāi yòng]		Tratar la obstrucción con tónicos
11–032	从者反治		[cóng zhě fǎn zhì]		Tratamiento contrario
11–033	甚者从之		[shèn zhě cóng zhī]		Tratamiento regular
11–034	先表后里		[xiān biǎo hòu lǐ]		Tratar la superficie antes que el interior

Código numérico • 编码	Chino • 中文	Pinyin • 拼音	Español 西班牙语
11–035	先里后表	[xiān lǐ hòu biǎo]	Tratar el interior antes que la superficie
11–036	甚者独行	[shèn zhě dú xíng]	Tratar un caso severo concentrándose en una sola cosa
11–037	间者并行	[jiān zhě bìng xíng]	Tratar simultáneamente raíz y síntomas en un caso leve
11–038	小大不利治其标	[xiǎo dà bú lì zhì qí biāo]	Tratar los síntomas en caso de dificultades urinaria y fecal
11–039	病为本,工为标	[bìng wéi běn gōng wéi biāo]	Paciente y enfermedad son la raíz, diagnóstico y tratamiento las ramas
11–040	阴中求阳	[yīn zhōng qiú yáng]	Solicitar el yang dentro del yin
11–041	阳中求阴	[yáng zhōng qiú yīn]	Solicitar el yin dentro del yang
11–042	阴病治阳	[yīn bìng zhì yáng]	Tratar enfermedad yin con método yang
11–043	阳病治阴	[yáng bìng zhì yīn]	Tratar enfermedad yang con método yin

Código numérico 编码	Chino 中文	Pinyin 拼音	Español 西班牙语
11-044	诸热之而寒者取之阳	[zhū rè zhī ěr hán zhě qǔ zhī yáng]	Una enfermedad fría donde el frío aumenta tras usar medicinas calientes debe tratarse mediante el yang
11-045	腑病治脏	[fǔ bìng zhì zàng]	Tratar Vísceras en enfermedades de Entrañas
11-046	毋逆天时是谓至治	[wù nì tiān shí shì wèi zhì zhì]	No contrariar nunca las relaciones de estación y tiempo: este es el mejor principio terapéutico
11-047	筋骨并重	[jīn gǔ bìng zhòng]	Énfasis en tendones y huesos
11-048	法随证立	[fǎ suí zhèng lì]	Método terapéutico basado en la diferenciación de síndromes
11-049	以法统方	[yǐ fǎ tǒng fāng]	Prescripción según el método terapéutico
11-050	补母泻子法	[bǔ mǔ xiè zǐ fǎ]	Método de tonificar la madre y dispersar al hijo
11-051	八法	[bā fǎ]	Ocho métodos
11-052	解表法	[jiě biǎo fǎ]	Método de liberación de la superficie
11-053	汗法	[hàn fǎ]	Método diaforético

Código numérico • 编码	Chino • 中文	Pinyin • 拼音	Español 西班牙语
11–054	发汗解表	[fā hàn jiě biǎo]	Liberar la superficie mediante diaforesis
11–055	开鬼门	[kāi guǐ mén]	Abrir los poros sudoríparos
11–056	疏风	[shū fēng]	Disipar el viento
11–057	发之	[fā zhī]	1) Expulsar el patógeno externo; 2) Deshacer el estancamiento
11–058	透表	[tòu biǎo]	Expulsar el patógeno a través de la superficie
11–059	透泄	[tòu xiè]	Expulsar y drenar
11–060	透邪	[tòu xié]	Expulsar lo patógeno
11–061	达邪透表	[dá xié tòu biǎo]	Expulsar el patógeno externo
11–062	透疹	[tòu zhěn]	Promover la erupción
11–063	火劫	[huǒ jié]	Robar el fuego
11–064	解肌	[jiě jī]	Liberar los músculos
11–065	在皮者汗而发之	[zài pí zhě hàn ěr fā zhī]	Diaforesis para tratar síndrome superficial
11–066	因其轻而扬之	[yīn qí qīng ěr yáng zhī]	Disipar para tratar la enfermedad leve
11–067	宣肺	[xuān fèi]	Ventilar el Pulmón

Código numérico • 编码	Chino 中文	Pinyin 拼音	Español 西班牙语
11-068	宣肺止咳	[xuān fèi zhǐ ké]	Ventilar el Pulmón, detener la tos
11-069	宣肺止咳平喘	[xuān fèi zhǐ ké píng chuǎn]	Ventilar el Pulmón, detener tos y disnea
11-070	辛温解表	[xīn wēn jiě biǎo]	Liberar la superficie con sustancias picante-calientes
11-071	解表散寒	[jiě biǎo sàn hán]	Soltar la superficie, dispersar el frío
11-072	调和营卫	[tiáo hé yíng wèi]	Armonizar lo nutricio y defensivo
11-073	辛凉解表	[xīn liáng jiě biǎo]	Soltar la superficie mediante picante-frío
11-074	轻宣肺气	[qīng xuān fèi qì]	Ventilar el Qi del Pulmón con ligereza
11-075	清凉透邪	[qīng liáng tòu xié]	Eliminar lo perverso mediante depuración fría
11-076	泄卫透热	[xiè wèi tòu rè]	Purgar lo defensivo para eliminar calor
11-077	开泄	[kāi xiè]	Abrir y descargar
11-078	辛开苦泄	[xīn kāi kǔ xiè]	Abrir con picante, descargar con amargo
11-079	扶正解表	[fú zhèng jiě biǎo]	Reforzar lo recto, liberar el exterior

Código numérico ● 编码	Chino 中文 ●	Pinyin 拼音 ●	Español 西班牙语
11–080	补肺固卫	[bǔ fèi gù wèi]	Reforzar el Pulmón, consolidar lo defensivo
11–081	益气固表	[yì qì gù biǎo]	Beneficiar el qi, consolidar la superficie
11–082	益阴固表	[yì yīn gù biǎo]	Beneficiar el yin, consolidar la superficie
11–083	散中有收	[sàn zhōng yǒu shōu]	Astringencia dentro de la dispersión
11–084	开中有合	[kāi zhōng yǒu hé]	Armonización dentro de la apertura
11–085	发中有补	[fā zhōng yǒu bǔ]	Refuerzo dentro de la exteriorización
11–086	清热法	[qīng rè fǎ]	Método de eliminar el calor
11–087	清法	[qīng fǎ]	Método de depuración
11–088	苦寒直折	[kǔ hán zhí zhé]	Repulsión directa con amargo y frío
11–089	清气法	[qīng qì fǎ]	Método de depurar el calor del qi
11–090	清气	[qīng qì]	Depurar el qi
11–091	清气分热	[qīng qì fèn rè]	Depurar el calor de la capa qi

Código numérico • 编码	Chino 中文 •	Pinyin 拼音 •	Español 西班牙语
11–092	辛寒清气	[xīn hán qīng qì]	Depurar el qi con picante-frío
11–093	辛寒生津	[xīn hán shēng jīn]	Producir fluidos con picante-frío
11–094	轻清宣气	[qīng qīng xuān qì]	Depurar y dispersar el qi con (materias) ligeras
11–095	苦寒清气	[kǔ hán qīng qì]	Depurar el qi con amargo-frío
11–096	苦寒清热	[kǔ hán qīng rè]	Eliminar el calor con amargo-frío
11–097	苦寒泄热	[kǔ hán xiè rè]	Drenar el calor mediante amargo-frío
11–098	清热保津	[qīng rè bǎo jīn]	Eliminar el calor, preservar los fluidos
11–099	清热生津	[qīng rè shēng jīn]	Eliminar el calor, generar fluidos
11–100	泄热存阴	[xiè rè cún yīn]	Drenar el calor, preservar el yin
11–101	清气凉营	[qīng qì liáng yíng]	Depurar el qi, refrescar lo nutricio
11–102	气营两清	[qì yíng liǎng qīng]	Depurar ambos, el qi y lo nutricio

Código numérico • 编码	Chino 中文	Pinyin 拼音	Español 西班牙语
11–103	清营泄热	[qīng yíng xiè rè]	Depurar lo nutricio, drenar el calor
11–104	清营	[qīng yíng]	Depurar lo nutricio
11–105	清热凉血	[qīng rè liáng xuè]	Eliminar el calor, refrescar la sangre
11–106	清营凉血	[qīng yíng liáng xuè]	Depurar lo nutricio, refrescar la sangre
11–107	清营透疹	[qīng yíng tòu zhěn]	Depurar lo nutricio, promover la recepción
11–108	清营祛瘀	[qīng yíng qū yū]	Depurar lo nutricio, dispersar la estasis
11–109	透营转气	[tòu yíng zhuǎn qì]	Expulsar de lo nutricio transformando el qi
11–110	透热转气	[tòu rè zhuǎn qì]	Eliminar calor transformando el qi
11–111	凉血	[liáng xuè]	Refrescar la sangre
11–112	凉血散血	[liáng xuè sàn xuè]	Refrescar y soltar la sangre
11–113	化斑	[huà bān]	Disolver la equimosis
11–114	清宫	[qīng gōng]	Depurar el palacio
11–115	清心	[qīng xīn]	Depurar el Corazón

Código numérico 编码	Chino 中文	Pinyin 拼音	Español 西班牙语
11–116	清热解毒	[qīng rè jiě dú]	Eliminar el calor y eliminar las toxinas
11–117	排脓解毒	[pái nóng jiě dú]	Expulsar el pus y eliminar el veneno
11–118	解毒	[jiě dú]	Eliminar toxinas
11–119	泻火解毒	[xiè huǒ jiě dú]	Purgar el fuego, eliminar toxinas
11–120	下胎毒法	[xià tāi dú fǎ]	Método de eliminación de la toxina fetal
11–121	清心火	[qīng xīn huǒ]	Depurar el calor de Corazón
11–122	清心泻火	[qīng xīn xiè huǒ]	Depurar el Corazón, drenar el fuego
11–123	清肺火	[qīng fèi huǒ]	Depurar el fuego de Pulmón
11–124	清泄肺热	[qīng xiè fèi rè]	Depurar y drenar el calor de Pulmón
11–125	清热宣肺	[qīng rè xuān fèi]	Eliminar el calor y ventilar el Pulmón
11–126	清胃火	[qīng wèi huǒ]	Depurar el fuego de Estómago
11–127	清胃泻火	[qīng wèi xiè huǒ]	Depurar el Estómago, drenar el fuego

Código numérico • 编码	Chino 中文	Pinyin 拼音	Español 西班牙语
11–128	泄热和胃	[xiè rè hé wèi]	Drenar el calor, armonizar el Estómago
11–129	甘寒益胃	[gān hán yì wèi]	Beneficiar el Estómago con dulce frío
11–130	清肝火	[qīng gān huǒ]	Depurar fuego de Hígado
11–131	清肝泻火	[qīng gān xiè huǒ]	Depurar Hígado, purgar fuego
11–132	清热利胆	[qīng rè lì dǎn]	Eliminar el calor estimulando la Vesícula Biliar
11–133	解郁泄热	[jiě yù xiè rè]	Resolver la depresión, drenando el calor
11–134	清肾火	[qīng shèn huǒ]	Depurar fuego del Riñón
11–135	清相火	[qīng xiàng huǒ]	Depurar el fuego ministerial
11–136	交通心肾	[jiāo tōng xīn shèn]	Conectar Corazón con Riñón
11–137	泻南补北	[xiè nán bǔ běi]	Purgar el Sur, reforzar el Norte
11–138	清肝泻肺	[qīng gān xiè fèi]	Depurar Hígado, purgar Pulmón
11–139	甘寒滋润	[gān hán zī rùn]	Lo dulce-frío nutre y humedece

Código numérico ● 编码	Chino 中文	Pinyin 拼音	Español 西班牙语
11–140	甘寒生津	[gān hán shēng jīn]	Lo dulce y frío genera fluidos
11–141	清暑热	[qīng shǔ rè]	Depurar calor estival
11–142	清热解暑	[qīng rè jiě shǔ]	Eliminar el calor estival
11–143	清化暑湿	[qīng huà shǔ shī]	Depurar y transformar el calor- humedad
11–144	清热化湿	[qīng rè huà shī]	Eliminar el calor y transformar la humedad
11–145	清暑利湿	[qīng shǔ lì shī]	Depurar el calor y eliminar la humedad
11–146	祛暑化湿	[qū shǔ huà shī]	Expulsar el calor y transformar la humedad
11–147	清暑益气	[qīng shǔ yì qì]	Depurar el calor y nutrir el qi
11–148	滋阴清火	[zī yīn qīng huǒ]	Nutrir el yin y depurar el fuego
11–149	养阴清热	[yǎng yīn qīng rè]	Alimentar el yin, eliminar el calor
11–150	滋阴降火	[zī yīn jiàng huǒ]	Alimentar el yin, reducir fuego
11–151	泻下法	[xiè xià fǎ]	Método de purgación
11–152	下法	[xià fǎ]	Método purgativo

Código numérico ● 编码	Chino 中文 ●	Pinyin 拼音 ●	Español 西班牙语
11–153	下之	[xià zhī]	Purgación
11–154	缓下	[huǎn xià]	Laxación
11–155	缓攻	[huǎn gōng]	Purgación suave
11–156	峻下	[jùn xià]	Purgación drástica
11–157	轻下	[qīng xià]	Purgación suave
11–158	急下	[jí xià]	Purgación drástica
11–159	润下	[rùn xià]	Purgación humectante
11–160	攻补兼施治法	[gōng bǔ jiān shī zhì fǎ]	Tratamiento mediante tonificación y eliminación
11–161	导滞通便	[dǎo zhì tōng biàn]	Movilizar las heces mediante purgación
11–162	其下者引而竭之	[qí xià zhě yǐn ěr jié zhī]	Acumulación inferior requiriendo drenaje
11–163	因其重而减之	[yīn qí zhòng ěr jiān zhī]	Acumulación sólida y pesada requiriendo dispersión
11–164	寒下	[hán xià]	Purgación fría
11–165	泻热导滞	[xiè rè dǎo zhì]	Purgar el calor, movilizar el estancamiento
11–166	泻下泄热	[xiè xià xiè rè]	Purgar y drenar el calor hacia abajo

Código numérico ● 编码	Chino ● 中文	Pinyin ● 拼音	Español 西班牙语
11-167	通腑泄热	[tōng fǔ xiè rè]	Movilizar intestinos, drenar el calor
11-168	急下存阴	[jí xià cún yīn]	Purgación urgente guardando el yin
11-169	釜底抽薪	[fǔ dǐ chōu xīn]	Retirar la leña de debajo del caldero
11-170	温下	[wēn xià]	Purgación tibia
11-171	温阳通便	[wēn yáng tōng biàn]	Calentar el yang, movilizar las heces
11-172	温下寒积	[wēn xià hán jī]	Eliminar acumulación fría mediante purgación tibia
11-173	增液润下	[zēng yè rùn xià]	Aumentar los fluidos para hidratar los intestinos
11-174	润肠通便	[rùn cháng tōng biàn]	Hidratar intestinos para movilizar heces
11-175	泻下逐饮	[xiè xià zhú yǐn]	Expulsar fluidos retenidos mediante purgación drástica
11-176	攻下逐水	[gōng xià zhú shuǐ]	Expulsar agua mediante purgación
11-177	攻逐水饮	[gōng zhú shuǐ yǐn]	Expulsar líquidos mediante purgación

Código numérico • 编码	Chino 中文 •	Pinyin 拼音 •	Español 西班牙语
11–178	去宛陈莝	[qù wǎn chén cuò]	Eliminar la amenaza estancada
11–179	攻补兼施	[gōng bǔ jiān shī]	Reforzar lo saludable y eliminar patógenos
11–180	和解法	[hé jiě fǎ]	Método de armonización
11–181	和法	[hé fǎ]	Método de armonización
11–182	祛邪截疟	[qū xié jié nüè]	Eliminar lo patógeno para prevenir la malaria
11–183	和解少阳	[hé jiě shào yáng]	Armonizar el shaoyang
11–184	清泄少阳	[qīng xiè shào yáng]	Depurar y drenar el shaoyang
11–185	开达膜原	[kāi dá mó yuán]	Abrir el espacio pleurodiafragmático
11–186	截疟	[jié nüè]	Prevenir la malaria
11–187	疏肝理脾	[shū gān lǐ pí]	Calmar Hígado, regular Bazo
11–188	苦辛通降	[kǔ xīn tōng jiàng]	Lo amargo y picante moviliza y desciende los estancamientos
11–189	寒热平调	[hán rè píng tiáo]	Combinar equilibradamente frío y calor

Código numérico 编码	Chino 中文	Pinyin 拼音	Español 西班牙语
11-190	辛开苦降	[xīn kāi kǔ jiàng]	Lo picante abre, lo amargo desciende
11-191	和解表里	[hé jiě biǎo lǐ]	Armonizar exterior e interior
11-192	清热解表	[qīng rè jiě biǎo]	Eliminar el calor para liberar la superficie
11-193	温里法	[wēn lǐ fǎ]	Método de calentar el interior
11-194	温里	[wēn lǐ]	Calentar el interior
11-195	温法	[wēn fǎ]	Método de calentamiento
11-196	温阳	[wēn yáng]	Calentar el yang
11-197	温中	[wēn zhōng]	Calentar el centro
11-198	温中祛寒	[wēn zhōng qū hán]	Calentar el centro, eliminar el frío
11-199	温中散寒	[wēn zhōng sàn hán]	Calentar el centro, dispersar el frío
11-200	温里祛寒	[wēn lǐ qū hán]	Calentar el interior, eliminar el frío
11-201	温里散寒	[wēn lǐ sàn hán]	Calentar el interior, dispersar el frío
11-202	温胃散寒	[wēn wèi sàn hán]	Calentar el Estómago, dispersar el frío

Código numérico • 编码	Chino 中文 •	Pinyin 拼音 •	Español 西班牙语
11–203	温补脾胃	[wēn bǔ pí wèi]	Calentar y tonificar Bazo y Estómago
11–204	温运脾阳	[wēn yùn pí yáng]	Calentar y activar el yang de Bazo
11–205	温中燥湿	[wēn zhōng zào shī]	Calentar el centro para secar la humedad
11–206	温中止呕	[wēn zhōng zhǐ ǒu]	Calentar el centro para detener el vómito
11–207	温肺散寒	[wēn fèi sàn hán]	Calentar el Pulmón, dispersar el frío
11–208	回阳	[huí yáng]	Restaurar el yang
11–209	回阳救逆	[huí yáng jiù nì]	Restaurar el yang para rescatar del colapso
11–210	温经散寒	[wēn jīng sàn hán]	Calentar los meridianos para dispersar el frío
11–211	温经行滞	[wēn jīng xíng zhì]	Calentar meridianos para movilizar estancamientos
11–212	温经止痛	[wēn jīng zhǐ tòng]	Calentar meridianos para detener el dolor
11–213	宣痹通阳	[xuān bì tōng yáng]	Dispersar las obstrucciones movilizando el yang
11–214	辛甘化阳	[xīn gān huà yáng]	Picante y dulce transforma el yang

Código numérico • 编码	Chino 中文	Pinyin 拼音	Español 西班牙语
11–215	回阳固脱	[huí yáng gù tuō]	Restaurar el yang para detener el colapso
11–216	补法	[bǔ fǎ]	Método de tonificación
11–217	清补	[qīng bǔ]	Depurar y tonificar
11–218	温补	[wēn bǔ]	Calentar y tonificar
11–219	缓补	[huǎn bǔ]	Tonificación suave
11–220	峻补	[jùn bǔ]	Tonificación drástica
11–221	因其衰而彰之	[yīn qí shuāi ěr zhāng zhī]	Tratar la deficiencia tonificando
11–222	补气	[bǔ qì]	Tonificar el qi
11–223	下者举之	[xià zhě jǔ zhī]	Tratar lo caído levantando
11–224	陷者升之	[xiàn zhě shēng zhī]	Tratar lo hundido levantando
11–225	大补元气	[dà bǔ yuán qì]	Gran tonificación del Qi Primordial
11–226	补气生血	[bǔ qì shēng xuè]	Tonificar qi y generar sangre
11–227	形不足者,温之以气	[xíng bù zú zhě, wēn zhī yǐ qì]	Tratar la debilidad física calentando para alimentar el qi
11–228	升提中气	[shēng tí zhōng qì]	Alzar el qi del centro

Código numérico • 编码	Chino • 中文	Pinyin • 拼音	Español 西班牙语
11-229	补血	[bǔ xuè]	Tonificar la sangre
11-230	补血养心	[bǔ xuè yǎng xīn]	Tonificar la sangre, alimentar el Corazón
11-231	补养气血	[bǔ yǎng qì xuè]	Tonificar y alimentar qi y sangre
11-232	补阴	[bǔ yīn]	Tonificar el yin
11-233	滋阴潜阳	[zī yīn qiǎn yáng]	Nutrir yin, esconder yang
11-234	潜阳	[qiǎn yáng]	Esconder el yang
11-235	滋阴养血	[zī yīn yǎng xuè]	Nutrir el yin y alimentar la sangre
11-236	精不足者,补之以味	[jīng bù zú zhě, bǔ zhī yǐ wèi]	En insuficiencia de la esencia, usar tónicos de sabor denso
11-237	诸寒之而热者取之阴	[zhū hán zhī ér rè zhě qǔ zhī yīn]	En enfermedades de calor, donde aparece más calor tratándolas con frío, se elegirá nutrir el yin
11-238	酸甘化阴	[suān gān huà yīn]	Ácido y dulce transforman el yin
11-239	补阳	[bǔ yáng]	Tonificar el yang
11-240	温补阳气	[wēn bǔ yáng qì]	Calentar y tonificar el yang qi

Código numérico ● 编码	Chino 中文	Pinyin 拼音	Español 西班牙语
11-241	温阳益气	[wēn yáng yì qì]	Calentar el yang, beneficiar al qi
11-242	温补命门	[wēn bǔ mìng mén]	Calentar y reforzar el mingmen
11-243	补火助阳	[bǔ huǒ zhù yáng]	Tonificar el fuego, ayudar al yang
11-244	滋阴补阳	[zī yīn bǔ yáng]	Alimentar el yin y tonificar el yang
11-245	益气养阴	[yì qì yǎng yīn]	Ayudar al qi y alimentar el yang
11-246	补养心气	[bǔ yǎng xīn qì]	Reforzar y alimentar el qi de Corazón
11-247	温补心阳	[wēn bǔ xīn yáng]	Calentar y reforzar el yang de Corazón
11-248	滋阴养心	[zī yīn yǎng xīn]	Nutrir el yin, alimentar el Corazón
11-249	补益心脾	[bǔ yì xīn pí]	Tonificar y beneficiar a Corazón y a Bazo
11-250	益火补土	[yì huǒ bǔ tǔ]	Ayudar al Fuego, reforzar la Tierra
11-251	滋阴润肺	[zī yīn rùn fèi]	Nutrir el yin, humedecer el Pulmón

Código numérico • 编码	Chino 中文 •	Pinyin 拼音 •	Español 西班牙语
11–252	补肺益气	[bǔ fèi yì qì]	Tonificar Pulmón, beneficiar al qi
11–253	养阴润肺	[yǎng yīn rùn fèi]	Alimentar el yin, humedecer el Pulmón
11–254	清热润肺	[qīng rè rùn fèi]	Eliminar el calor, humedecer el Pulmón
11–255	纳气平喘	[nà qì píng chuǎn]	Admitir el qi para aliviar la disnea
11–256	肺肾同治	[fèi shèn tóng zhì]	Tratamiento simultáneo de Pulmón y Riñón
11–257	金水相生	[jīn shuǐ xiāng shēng]	Generación mutua de Metal y Agua
11–258	升阳举陷	[shēng yáng jǔ xiàn]	Elevar el yang y alzar lo hundido
11–259	升举中气	[shēng jǔ zhōng qì]	Levantar el qi del centro
11–260	补中益气	[bǔ zhōng yì qì]	Tonificar el centro, ayudar al qi
11–261	健脾扶阳	[jiàn pí fú yáng]	Reforzar el Bazo y ayudar al yang
11–262	健脾利湿	[jiàn pí lì shī]	Reforzar el Bazo, eliminar humedad

Código numérico ● 编码	Chino ● 中文	Pinyin ● 拼音	Español 西班牙语
11-263	健脾燥湿	[jiàn pí zào shī]	Reforzar el Bazo, secar la humedad
11-264	补气健脾	[bǔ qì jiàn pí]	Tonificar el qi, reforzar el Bazo
11-265	健脾消食	[jiàn pí xiāo shí]	Reforzar el Bazo para digerir la comida
11-266	健脾和胃	[jiàn pí hé wèi]	Reforzar el Bazo, armonizar el Estómago
11-267	滋阴益胃	[zī yīn yì wèi]	Nutrir el yin, favorecer al Estómago
11-268	温中和胃	[wēn zhōng hé wèi]	Calentar el centro, armonizar el Estómago
11-269	养阴和胃	[yáng yīn hé wèi]	Alimentar el yin, armonizar el Estómago
11-270	温补脾肾	[wēn bǔ pí shèn]	Calentar y reforzar Bazo y Riñón
11-271	补肝阴	[bǔ gān yīn]	Tonificar el yin de Hígado
11-272	养肝阴	[yǎng gān yīn]	Alimentar el yin de Hígado
11-273	平肝潜阳	[píng gān qiǎn yáng]	Calmar el Hígado y esconder el yang
11-274	养肝	[yǎng gān]	Alimentar el Hígado

Código numérico • 编码	Chino • 中文	Pinyin • 拼音	Español 西班牙语
11–275	柔肝	[róu gān]	Tonificar yin y sangre del Hígado
11–276	补血养肝	[bǔ xuè yǎng gān]	Reforzar la sangre, alimentar el Hígado
11–277	滋养肝肾	[zī yǎng gān shèn]	Nutrir y alimentar Hígado y Riñón
11–278	填精益髓	[tián jīng yì suǐ]	Suplementar la esencia para beneficiar la médula
11–279	温肾助阳	[wēn shèn zhù yáng]	Calentar el Riñón para ayudar al yang
11–280	温补肾阳	[wēn bǔ shèn yáng]	Calentar y tonificar el yang de Riñón
11–281	温补下元	[wēn bǔ xià yuán]	Calentar y tonificar el Qi Primigenio en el jiao inferior
11–282	滋补肾阴	[zī bǔ shèn yīn]	Nutrir y reforzar el yin de Riñón
11–283	培土生金	[péi tǔ shēng jīn]	Apilar la Tierra para generar Metal
11–284	滋肾益阴	[zī shèn yì yīn]	Nutrir el Riñón y favorecer al yin
11–285	温肾纳气	[wēn shèn nà qì]	Calentar el Riñón para mejorar la recepción del qi

Código numérico ● 编码	Chino 中文	Pinyin 拼音	Español 西班牙语
11-286	引火归原	[yǐn huǒ guī yuán]	Devolver el fuego a su fuente
11-287	升清降浊	[shēng qīng jiàng zhuó]	Ascender lo claro, descender lo turbio
11-288	升清固涩	[shēng qīng gù sè]	Alzar el yang puro y consolidar la esencia
11-289	滋水涵木	[zī shuǐ hán mù]	Nutrir el Agua para humedecer la Madera
11-290	甘温除热	[gān wēn chú rè]	Dulce y tibio alivia el calor
11-291	分清泄浊	[fēn qīng xiè zhuó]	Separar lo claro, drenar lo turbio
11-292	补虚固涩	[bǔ xū gù sè]	Tonificar la deficiencia y consolidar
11-293	收涩固脱	[shōu sè gù tuō]	Astringir para detener el colapso
11-294	涩可固脱	[sè kě gù tuō]	Astringir para detener el colapso
11-295	涩可去脱	[sè kě qù tuō]	Detener el colapso astringiendo
11-296	固表止汗	[gù biǎo zhǐ hàn]	Consolidar la superficie y detener el sudor

Código numérico • 编码	Chino 中文 •	Pinyin 拼音 •	Español 西班牙语
11–297	敛肺止咳	[liǎn fèi zhǐ ké]	Astringir el Pulmón para detener la tos
11–298	敛肺定喘	[liǎn fèi dìng chuǎn]	Astringir el Pulmón para calmar la disnea
11–299	涩肠止泻	[sè cháng zhǐ xiè]	Astringir los intestinos para detener la diarrea
11–300	固涩止遗	[gù sè zhǐ yí]	Consolidar y astringir para detener las pérdidas
11–301	镇摄肾气	[zhèn shè shèn qì]	Consolidar y astringir el qi de Riñón
11–302	固精缩尿	[gù jīng suō niào]	Fijar la esencia y reducir la micción
11–303	益气摄精	[yì qì shè jīng]	Beneficiar el qi, consolidar la esencia
11–304	固崩止带	[gù bēng zhǐ dài]	Detener la metrorragia y la leucorrea
11–305	重镇安神	[zhòng zhèn ān shén]	Pacificar el espíritu con sedantes pesados
11–306	镇心安神	[zhèn xīn ān shén]	Aplacar el Corazón, calmar el espíritu
11–307	重可去怯	[zhòng kě qù qiè]	Lo pesado permite expulsar la cobardía

Código numérico ● 编码	Chino 中文 ●	Pinyin 拼音 ●	Español 西班牙语
11–308	镇惊安神	[zhèn jīng ān shén]	Aplacar el susto, pacificar el espíritu
11–309	镇惊	[zhèn jīng]	Aplacar el susto
11–310	养心安神	[yǎng xīn ān shén]	Alimentar el Corazón, calmar el espíritu
11–311	开窍	[kāi qiào]	Inducir la resucitación abriendo los orificios
11–312	化痰开窍	[huà tán kāi qiào]	Transformar el Tan, abrir los orificios
11–313	豁痰开窍	[huò tán kāi qiào]	Eliminar el Tan, inducir la resucitación abriendo los orificios
11–314	清心开窍	[qīng xīn kāi qiào]	Aclarar el Corazón y abrir los orificios para inducir la resucitación
11–315	清热开窍	[qīng rè kāi qiào]	Eliminar el calor y abrir los orificios
11–316	芳香开窍	[fāng xiāng kāi qiào]	Lo aromático abre los orificios e induce la resucitación
11–317	辛温开窍	[xīn wēn kāi qiào]	Lo picante-caliente abre los orificios e induce la resucitación

Código numérico • 编码	Chino • 中文	Pinyin • 拼音	Español • 西班牙语
11–318	行气	[xíng qì]	Mover el qi
11–319	行气止痛	[xíng qì zhǐ tòng]	Mover el qi detiene el dolor
11–320	理气通降	[lǐ qì tōng jiàng]	Regular el qi y descender lo turbio para facilitar la evacuación
11–321	理气宽中	[lǐ qì kuān zhōng]	Regular el qi, ampliar el centro
11–322	理气止痛	[lǐ qì zhǐ tòng]	Regular el qi para detener el dolor
11–323	理气解郁	[lǐ qì jiě yù]	Regular el qi para liberar la represión
11–324	理气健脾	[lǐ qì jiàn pí]	Regular el qi, reforzar el Bazo
11–325	疏肝	[shū gān]	Relajar el Hígado
11–326	疏肝解郁	[shū gān jiě yù]	Relajar el Hígado para liberar la represión
11–327	疏肝理气	[shū gān lǐ qì]	Relajar el Hígado, regular el qi
11–328	破气消痞	[pò qì xiāo pǐ]	Romper el Qi, dispersar masas
11–329	疏肝利胆	[shū gān lì dǎn]	Relajar el Hígado, favorecer la Vesícula Biliar

Código numérico • 编码	Chino 中文 •	Pinyin 拼音 •	Español 西班牙语
11-330	降气	[jiàng qì]	Descender el qi
11-331	下气	[xià qì]	Descender el qi
11-332	高者抑之	[gāo zhě yì zhī]	Inhibir el ascenso violento
11-333	润燥降气	[rùn zào jiàng qì]	Humedecer la sequedad, descender el qi
11-334	降气平喘	[jiàng qì píng chuǎn]	Descender el qi para aliviar la disnea
11-335	理气和胃	[lǐ qì hé wèi]	Regular el qi y armonizar el Estómago
11-336	和胃降逆	[hé wèi jiàng nì]	Armonizar el Estómago y descender el contraflujo
11-337	降气止呃	[jiàng qì zhǐ è]	Descender el qi para detener el hipo
11-338	降逆下气	[jiàng nì xià qì]	Descender el contraflujo y bajar el qi
11-339	平冲降逆	[píng chōng jiàng nì]	Calmar el arrebato y descender el contraflujo
11-340	下气消痰	[xià qì xiāo tán]	Descender el qi, reducir el Tan
11-341	降气化痰	[jiàng qì huà tán]	Descender el qi, transformar el Tan

Código numérico ● 编码	Chino ● 中文	Pinyin ● 拼音	Español 西班牙语
11–342	降逆止咳平喘	[jiàng nì zhǐ ké píng chuǎn]	Descender el contraflujo, detener la tos, aliviar la disnea
11–343	调和气血	[tiáo hé qì xuè]	Armonizar qi y sangre
11–344	益气活血	[yì qì huó xuè]	Beneficiar el qi, vitalizar la sangre
11–345	补气摄血	[bǔ qì shè xuè]	Tonificar el qi, alimentar la sangre
11–346	理血剂	[lǐ xuè jì]	Método de regular la sangre
11–347	活血化瘀	[huó xuè huà yū]	Vigorizar la sangre, disolver la estasis
11–348	破血逐瘀	[pò xuè zhú yū]	Romper la sangre, expulsar la estasis
11–349	破血	[pò xuè]	Romper la sangre
11–350	破瘀	[pò yū]	Romper la estasis (sanguínea)
11–351	通经活络	[tōng jīng huó luò]	Desbloquear los meridianos, vitalizar los colaterales
11–352	舒筋活络	[shū jīn huó luò]	Relajar los tendones, vitalizar los colaterales
11–353	通络止痛	[tōng luò zhǐ tòng]	Desbloquear los colaterales para detener el dolor

Código numérico ● 编码	Chino 中文 ●	Pinyin 拼音 ●	Español 西班牙语
11-354	宣痹通络	[xuān bì tōng luò]	Eliminar la obstrucción, abrir los pasos de los colaterales
11-355	祛瘀生新	[qū yū shēng xīn]	Dispersar la estasis, promover la regeneración
11-356	祛瘀软坚	[qū yū ruǎn jiān]	Dispersar la estasis, reblandecer masas duras
11-357	化瘀消积	[huà yū xiāo jí]	Disolver la estasis, dispersar masas
11-358	破血消癥	[pò xuè xiāo zhēng]	Romper la sangre, dispersar masas
11-359	血实宜决之	[xuè shí yí jué zhī]	Tratar el exceso en la sangre mediante eliminación
11-360	凉血止血	[liáng xuè zhǐ xuè]	Enfriar la sangre y detener la hemorragia
11-361	祛风	[qū fēng]	Dispersar el viento
11-362	疏散外风	[shū sàn wài fēng]	Dispersar el viento externo
11-363	疏风散寒	[shū fēng sàn hán]	Dispersar el viento y el frío
11-364	疏风泄热	[shū fēng xiè rè]	Dispersar el viento, drenar el calor

Código numérico 编码	Chino 中文	Pinyin 拼音	Español 西班牙语
11–365	疏风清热	[shū fēng qīng rè]	Dispersar el viento, eliminar el calor
11–366	疏表化湿	[shū biǎo huà shī]	Liberar el exterior, transformar la humedad
11–367	宣表化湿	[xuān biǎo huà shī]	Difundir por la superficie y transformar la humedad
11–368	祛风胜湿	[qū fēng shèng shī]	Expulsar el viento y eliminar la humedad
11–369	宣肺化痰	[xuān fèi huà tán]	Ventilar el Pulmón y transformar el Tan
11–370	疏表润燥	[shū biǎo rùn zào]	Soltar la superficie y humedecer la sequedad
11–371	祛风通络	[qū fēng tōng luò]	Expulsar el viento y abrir los pasos de los colaterales
11–372	熄风	[xī fēng]	Extinguir el viento
11–373	潜阳熄风	[qiǎn yáng xī fēng]	Subyugar el yang y extinguir el viento
11–374	滋阴熄风	[zī yīn xī fēng]	Alimentar el yin y extinguir el viento
11–375	凉肝熄风	[liáng gān xī fēng]	Enfriar el Hígado y extinguir el viento
11–376	平肝熄风	[píng gān xī fēng]	Calmar el Hígado y extinguir el viento

Código numérico • 编码	Chino 中文	Pinyin 拼音	Español 西班牙语
11–377	镇肝熄风	[zhèn gān xī fēng]	Aplacar el Hígado y extinguir el viento
11–378	清热熄风	[qīng rè xī fēng]	Eliminar el calor y extinguir el viento
11–379	豁痰熄风	[huò tán xī fēng]	Eliminar Tan y extinguir viento
11–380	养血熄风	[yǎng xuè xī fēng]	Alimentar la sangre y extinguir el viento
11–381	和血熄风	[hé xuè xī fēng]	Armonizar la sangre y extinguir el viento
11–382	镇痉止抽	[zhèn jìng zhǐ chōu]	Aplacar la convulsión, detener el temblor
11–383	熄风止痉	[xī fēng zhǐ jìng]	Extinguir el viento y detener la convulsión
11–384	润燥剂	[rùn zào jì]	Fórmula humectante de la sequedad
11–385	中燥增液	[zhōng zào zēng yè]	Aumentar los fluidos para combatir la sequedad del centro
11–386	下燥治血	[xià zào zhì xuè]	Tratar la sangre en caso de sequedad en el Jiao inferior
11–387	上燥治气	[shàng zào zhì qì]	Tratar el qi en caso de sequedad en el Jiao superior

Código numérico 编码	Chino 中文	Pinyin 拼音	Español 西班牙语
11–388	轻宣润燥	[qīng xuān rùn zào]	Humedecer la sequedad mediante difusión suave
11–389	清燥润肺	[qīng zào rùn fèi]	Depurar la sequedad y humedecer el Pulmón
11–390	润肺止咳	[rùn fèi zhǐ ké]	Humedecer el Pulmón y detener la tos
11–391	轻宣凉燥	[qīng xuān liáng zào]	Aliviar la sequedad fría mediante difusión ligera
11–392	滋阴润燥	[zī yīn rùn zào]	Alimentar el yin y humedecer la sequedad
11–393	润燥止渴	[rùn zào zhǐ kě]	Humedecer la sequedad para detener la sed
11–394	生津止渴	[shēng jīn zhǐ kě]	Generar líquidos para detener la sed
11–395	润燥止咳	[rùn zào zhǐ ké]	Humedecer la sequedad para detener la tos
11–396	养阴增液	[yǎng yīn zēng yè]	Alimentar el yin y suplementar los líquidos
11–397	利湿	[lì shī]	Drenar la humedad
11–398	燥湿	[zào shī]	Secar la humedad
11–399	分消上下	[fēn xiāo shàng xià]	Expulsar el patógeno de arriba y abajo, respectivamente

Código numérico 编码	Chino 中文	Pinyin 拼音	Español 西班牙语
11–400	化气利湿	[huà qì lì shī]	Transformar el qi, drenar la humedad
11–401	清热利湿	[qīng rè lì shī]	Eliminar el calor y eliminar la humedad
11–402	清热燥湿	[qīng rè zào shī]	Eliminar el calor y secar la humedad
11–403	清热化浊	[qīng rè huà zhuó]	Eliminar el calor y transformar la turbidez
11–404	宣气化湿	[xuān qì huà shī]	Difundir el qi y transformar la humedad
11–405	祛湿化浊	[qū shī huà zhuó]	Eliminar la humedad y transformar la turbidez
11–406	解毒除瘴	[jiě dú chú zhàng]	Eliminar toxinas y expulsar la malaria
11–407	芳香化湿	[fāng xiāng huà shī]	Transformar la humedad con sustancias aromáticas
11–408	芳香辟秽	[fāng xiāng bì huì]	Expeler la suciedad con sustancias aromáticas
11–409	除湿散满	[chú shī sàn mǎn]	Eliminar la humedad y disipar la plenitud gástrica
11–410	化湿	[huà shī]	Transformar la humedad
11–411	化湿行气	[huà shī xíng qì]	Transformar la humedad y movilizar el qi

Código numérico ● 编码	Chino ● 中文	Pinyin ● 拼音	Español 西班牙语
11–412	燥湿健脾	[zào shī jiàn pí]	Secar la humedad y fortalecer el Bazo
11–413	化湿降浊	[huà shī jiàng zhuó]	Transformar la humedad y descender la turbidez
11–414	醒脾化湿	[xǐng pí huà shī]	Despabilar el Bazo y transformar la humedad
11–415	健脾化湿	[jiàn pí huà shī]	Fortalecer el Bazo y transformar la humedad
11–416	健脾化浊	[jiàn pí huà zhuó]	Fortalecer el Bazo y transformar la turbidez
11–417	苦温燥湿	[kǔ wēn zào shī]	Secar la humedad con sustancias amargas y cálidas
11–418	温阳利水	[wēn yáng lì shuǐ]	Calentar el yang y evacuar el agua
11–419	利水渗湿	[lì shuǐ shèn shī]	Evacuar el agua y filtrar la humedad
11–420	淡渗利湿	[dàn shèn lì shī]	Evacuar la humedad con sustancias suaves
11–421	渗湿于热下	[shèn shī yú rè xià]	Filtrar la humedad excretando el calor
11–422	分利湿邪	[fēn lì shī xié]	Evacuar la humedad patógena

Código numérico 编码	Chino 中文	Pinyin 拼音	Español 西班牙语
11–423	分利水湿	[fēn lì shuǐ shī]	Evacuar el agua y la humedad
11–424	通利小便	[tōng lì xiǎo biàn]	Promover la micción
11–425	通淋排石	[tōng lìn pái shí]	Liberar la estranguria y eliminar los cálculos
11–426	化气行水	[huà qì xíng shuǐ]	Transformar el qi y movilizar las aguas
11–427	化气利水	[huà qì lì shuǐ]	Transformar el qi y evacuar las aguas
11–428	洁净府	[jié jìng fǔ]	Purificar la Vesícula Biliar
11–429	渗湿止泻	[shèn shī zhǐ xiè]	Filtrar la humedad y detener la diarrea
11–430	祛痰	[qū tán]	Eliminar el Tan
11–431	消痰	[xiāo tán]	Reducir el Tan
11–432	化痰	[huà tán]	Transformar el Tan
11–433	涤痰	[dí tán]	Limpiar el Tan
11–434	化痰平喘	[huà tán píng chuǎn]	Transformar el Tan y calmar la disnea
11–435	消痰平喘	[xiāo tán píng chuǎn]	Reducir el Tan y calmar la disnea

Código numérico ● 编码	Chino ● 中文	Pinyin ● 拼音	Español 西班牙语
11–436	化痰止咳	[huà tán zhǐ ké]	Transformar la humedad y detener la tos
11–437	涤痰祛瘀	[dí tán qū yū]	Limpiar la humedad y eliminar la estasis
11–438	祛风化痰	[qū fēng huà tán]	Eliminar el viento y transformar el Tan
11–439	燥湿化痰	[zào shī huà tán]	Secar la humedad y transformar el Tan
11–440	清热化痰	[qīng rè huà tán]	Eliminar el calor y transformar el Tan
11–441	清化热痰	[qīng huà rè tán]	Depurar y transformar calor y Tan
11–442	温肺化饮	[wēn fèi huà yǐn]	Calentar el Pulmón y transformar las fluxiones
11–443	温肺化痰	[wēn fèi huà tán]	Calentar el Pulmón y transformar el Tan
11–444	温化寒痰	[wēn huà hán tán]	Calentar y transformar el frío y el Tan
11–445	温化痰涎	[wēn huà tán xián]	Calentar y transformar el Tan y las fluxiones
11–446	温化痰饮	[wēn huà tán yǐn]	Calentar y transformar el Tan y las fluxiones

Código numérico • 编码	Chino 中文	•	Pinyin 拼音	•	Español 西班牙语
11–447	健脾化痰		[jiàn pí huà tán]		Fortalecer el Bazo y transformar el Tan
11–448	润燥化痰		[rùn zào huà tán]		Humedecer la sequedad y transformar el Tan
11–449	熄风化痰		[xī fēng huà tán]		Extinguir el viento y transformar el Tan
11–450	涤痰熄风		[dí tán xī fēng]		Limpiar el Tan y extinguir el viento
11–451	消法		[xiāo fǎ]		Método reductivo
11–452	中满者泻之于内		[zhōng mǎn zhě xiè zhī yú nèi]		La plenitud abdominal se purgará desde el interior
11–453	消食导滞		[xiāo shí dǎo zhì]		Eliminar los alimentos reconduciendo la retención
11–454	消食化滞		[xiāo shí huà zhì]		Eliminar los alimentos catabolizando la retención
11–455	行气导滞		[xíng qì dǎo zhì]		Mover el qi y reconducir la retención
11–456	导滞通腑		[dǎo zhì tōng fǔ]		Reconducir la retención y liberar los intestinos
11–457	和中安神		[hé zhōng ān shén]		Armonizar el centro y apaciguar el espíritu
11–458	除疳热		[chú gān rè]		Eliminar el calor en la malnutrición infantil

Código numérico ● 编码	Chino ● 中文	Pinyin ● 拼音	Español 西班牙语
11-459	消痞化积	[xiāo pǐ huà jí]	Reducir las masas y transformar las acumulaciones
11-460	化积	[huà jí]	Transformar las acumulaciones
11-461	软坚散结	[ruǎn jiān sàn jié]	Ablandar las durezas y dispersar las anudaciones
11-462	消痰软坚	[xiāo tán ruǎn jiān]	Reducir el Tan y ablandar las durezas
11-463	化痰散结	[huà tán sàn jié]	Transformar la humedad y dispersar las anudaciones
11-464	溃坚	[kuì jiān]	Promover la supuración
11-465	涌吐法	[yǒng tù fǎ]	Método emético
11-466	上之	[shàng zhī]	Método emético
11-467	其高者因而越之	[qí gāo zhě yīn ěr yuè zhī]	Eliminar la enfermedad en lo alto a través del vómito
11-468	安蛔止痛	[ān huí zhǐ tòng]	Detener el dolor apaciguando a las ascaris
11-469	安蛔	[ān huí]	Apaciguar las ascaris
11-470	杀虫	[shā chóng]	Matar parásitos
11-471	安胎	[ān tāi]	Apaciguar al feto

Código numérico ● 编码	Chino ● 中文	Pinyin ● 拼音	Español 西班牙语
11–472	下乳	[xià rǔ]	Promover la lactación
11–473	回乳	[huí rǔ]	Detener la lactación
11–474	断乳	[duàn rǔ]	Suspender la lactación
11–475	外治法	[wài zhì fǎ]	Tratamiento tópico
11–476	内痔注射法	[nèi zhì zhù shè fǎ]	Técnica de infiltración en hemorroides internas
11–477	内痔枯痔钉疗法	[nèi zhì kū zhì dīng liáo fǎ]	Técnica esclerosante de hemorroides internas
11–478	内痔胶圈套扎法	[nèi zhì jiāo quān tào zhā fǎ]	Técnica de ligadura de hemorroides internas con banda elástica
11–479	垫棉法	[diàn mián fǎ]	Drenaje con almohadillas de algodón
11–480	滴酒法	[dī jiǔ fǎ]	Técnica de aplicación de ventosa con alcohol
11–481	掺药法	[chān yào fǎ]	Técnica de espolvorear medicamentos
11–482	贴熻	[tiē xiè]	Aplicación de tiras adhesivas
11–483	割治	[gē zhì]	Terapia incisiva
11–484	药熨疗法	[yào yùn liáo fǎ]	Terapia con compresas medicinales calientes

Código numérico ● 编码	Chino 中文	◎	Pinyin 拼音	●	Español 西班牙语
11–485	熨法		[yùn fǎ]		Aplicación de compresas calientes (Técnica)
11–486	贴敷疗法		[tiē fū liáo fǎ]		Terapia a base de parches adhesivos
11–487	箍围疗法		[gū wéi liáo fǎ]		Terapia circundante
11–488	冲洗法		[chōng xǐ fǎ]		Enjuague
11–489	浸渍法		[jìn zì fǎ]		Maceración
11–490	缠扎法		[chán zhā fǎ]		Sutura; Ligadura
11–491	缠缚疗法		[chán fù liáo fǎ]		Terapia a base de vendajes funcionales
11–492	切开法		[qiē kāi fǎ]		Incisión
11–493	引流法		[yǐn liú fǎ]		Drenaje
11–494	扩创引流法		[kuò chuàng yǐn liú fǎ]		Drenaje supurativo
11–495	药线引流法		[yào xiàn yǐn liú fǎ]		Drenaje con hilo medicinal
11–496	烙法		[lào fǎ]		Cauterización
11–497	砭镰法		[biān lián fǎ]		Terapia con punzón de piedra
11–498	㕮法		[lián fǎ]		Técnica de punción y rascado

Código numérico ● 编码	Chino 中文	Pinyin 拼音	Español 西班牙语
11–499	膏药疗法	[gāo yào liáo fǎ]	Terapia/Técnica de pomada medicinal
11–500	点眼药法	[diǎn yǎn yào fǎ]	Terapia a base de gotas oculares
11–501	挂线法	[guà xiàn fǎ]	Sutura (o ligadura) con hilo
11–502	结扎法	[jié zhā fǎ]	Sutura; Ligadura
11–503	内痔结扎法	[nèi zhì jié zhā fǎ]	Ligadura de hemorroides internas
11–504	穴位结扎法	[xué wèi jié zhā fǎ]	Sutura de puntos de acupuntura
11–505	灌肠法	[guàn cháng fǎ]	Aplicación de enemas rectales
11–506	针灸	[zhēn jiǔ]	Acupuntura y moxibustión
11–507	三棱针法	[sān léng zhēn fǎ]	Manipulaciones de agujas de tres filos
11–508	皮肤针法	[pí fū zhēn fǎ]	Manipulaciones de agujas dérmicas
11–509	皮内针	[pí nèi zhēn]	Agujas intradérmicas
11–510	皮下留针法	[pí xià liú zhēn fǎ]	Técnicas de retención de agujas subcutáneas

Código numérico • 编码	Chino 中文 •	Pinyin 拼音 •	Español 西班牙语
11–511	穴位注射疗法	[xuè wèi zhù shè liáo fǎ]	Método de inyección en puntos de acupuntura
11–512	穴位埋线	[xué wèi mái xiàn]	Implantación de catgut en los puntos de acupuntura
11–513	穴位结扎法	[xué wèi jiē zhā fǎ]	Sutura de puntos de acupuntura
11–514	头针	[tóu zhēn]	Craneopuntura
11–515	面针	[miàn zhēn]	Acupuntura facial
11–516	鼻针	[bí zhēn]	Nasopuntura
11–517	耳针	[ěr zhēn]	Auriculopuntura
11–518	手针	[shǒu zhēn]	Manopuntura
11–519	毫针	[háo zhēn]	Aguja filiforme
11–520	皮肤针	[pí fū zhēn]	Aguja dérmica
11–521	七星针	[qī xīng zhēn]	Martillo de siete estrellas
11–522	罗汉针	[luó hàn zhēn]	Aguja luohan
11–523	梅花针	[méi huā zhēn]	Aguja flor de ciruelo
11–524	滚刺筒	[gǔn cì tǒng]	Rodillo acupuntural
11–525	声电波电针	[shēng diàn bō diàn zhēn]	Estimulador sónico y eléctrico para uso acupuntural

Código numérico ● 编码	Chino 中文 ●	Pinyin 拼音 ●	Español 西班牙语
11-526	声波电针	[shēng bō diàn zhēn]	Estimulador sónico y eléctrico para uso acupuntural
11-527	电针仪	[diàn zhēn yí]	Estimulador eléctrico para uso acupuntural
11-528	电热针	[diàn rè zhēn]	Aguja electrotérmica
11-529	微波针灸	[wēi bō zhēn jiǔ]	Acupuntura por microondas
11-530	激光针	[jī guāng zhēn]	Laserpuntura
11-531	九针	[jiǔ zhēn]	Nueve agujas
11-532	石针	[shí zhēn]	Aguja de piedra
11-533	针石	[zhēn shí]	Piedra para punción
11-534	砭石	[biān shí]	Punzón de piedra
11-535	骨针	[gǔ zhēn]	Aguja de hueso
11-536	青铜针	[qīng tóng zhēn]	Aguja de cobre
11-537	金针	[jīn zhēn]	Aguja de oro
11-538	银针	[yín zhēn]	Aguja de plata
11-539	刺手	[cì shǒu]	Mano que punza
11-540	押手	[yā shǒu]	Mano que presiona

Código numérico • 编码	Chino 中文 •	Pinyin 拼音 •	Español 西班牙语
11-541	十二字分次第手法	[shí èr zì fēn cì dì shǒu fǎ]	Doce palabras secuenciadas mientras se manipula la aguja
11-542	十四法	[shí sì fǎ]	Catorce métodos (de punción)
11-543	下手八法	[xià shǒu bā fǎ]	Ocho técnicas de manipulación de aguja
11-544	五刺	[wǔ cì]	Cinco punciones
11-545	半刺	[bàn cì]	Punción media
11-546	豹文刺	[bào wén cì]	Punción en manchas de leopardo
11-547	关刺	[guān cì]	Punción articular
11-548	合谷刺	[hé gǔ cì]	Punción tridireccional
11-549	九刺	[jiǔ cì]	Nueve formas de punción
11-550	输刺	[shū cì]	Punción de los puntos transporte
11-551	远道刺	[yuǎn dào cì]	Punción distal
11-552	经刺	[jīng cì]	Punción del meridiano
11-553	络刺	[luò cì]	Punción del colateral
11-554	刺络法	[cì luò fǎ]	Fleboterapia

Código numérico • 编码	Chino 中文	Pinyin 拼音	Español 西班牙语
11–555	分刺	[fēn cì]	Punción por capas
11–556	大泻刺	[dà xiè cì]	Punción de gran drenaje
11–557	毛刺	[máo cì]	Punción dérmica
11–558	巨刺	[jù cì]	Punción contralateral
11–559	焠刺	[cuì cì]	Punción incandescente
11–560	十二刺	[shí èr cì]	Doce formas de punciones
11–561	偶刺	[ǒu cì]	Punción emparejada
11–562	报刺	[bào cì]	Punción en puntilleo sucesivo
11–563	恢刺	[huī cì]	Punción lateral
11–564	齐刺	[qí cì]	Punción triple
11–565	扬刺	[yáng cì]	Punción central y en forma de cuadrado
11–566	直针刺	[zhí zhēn cì]	Punción vertical directa
11–567	短刺	[duǎn cì]	Punción corta
11–568	浮刺	[fú cì]	Punción superficial
11–569	阴刺	[yīn cì]	Punción yin
11–570	傍针刺	[bàng zhēn cì]	Punción adosada

Código numérico • 编码	Chino • 中文	Pinyin • 拼音	Español 西班牙语
11–571	赞刺	[zàn cì]	Picoteo superficial
11–572	点刺法	[diǎn cì fǎ]	Punción por puntos
11–573	挑刺法	[tiǎo cì fǎ]	Punción desgarrante
11–574	散刺法	[sàn cì fǎ]	Punción diseminada
11–575	缪刺	[miù cì]	Punción cruzada
11–576	砭刺	[biān cì]	Punción con punzón de piedra
11–577	进针法	[jìn zhēn fǎ]	Técnicas de inserción de aguja
11–578	单手进针法	[dān shǒu jìn zhēn fǎ]	Inserción de aguja con una mano
11–579	指切进针法	[zhǐ qiē jìn zhēn fǎ]	Inserción de la aguja con presión digital
11–580	挟持进针法	[xié chí jìn zhēn fǎ]	Inserción (a dos manos) pinzando la aguja
11–581	提捏进针法	[tí niē jìn zhēn fǎ]	Inserción de la aguja pellizcando y levantando la piel
11–582	舒张进针法	[shū zhāng jìn zhēn fǎ]	Inserción de la aguja tensando la piel
11–583	管针进针法	[guǎn zhēn jìn zhēn fǎ]	Inserción de la aguja con cánula

Código numérico • 编码	Chino 中文	Pinyin 拼音	Español 西班牙语
11-584	针刺角度	[zhēn cì jiǎo dù]	Ángulo de la inserción
11-585	直刺	[zhí cì]	Punción perpendicular
11-586	平刺	[píng cì]	Punción transversa
11-587	横刺	[héng cì]	Punción transversa
11-588	沿皮刺	[yán pí cì]	Inserción transversa subcutánea
11-589	斜刺	[xié cì]	Inserción oblicua
11-590	行针（法）	[xíng zhēn (fǎ)]	Manipulación de la aguja
11-591	运针	[yùn zhēn]	Movilización de la aguja
11-592	得气	[dé qì]	Obtener qi
11-593	针感	[zhēn gǎn]	Sensación acupuntural
11-594	气至病所	[qì zhì bìng suǒ]	El qi alcanza el lugar de la enfermedad
11-595	候气	[hòu qì]	Esperar el qi
11-596	催气手法	[cuī qì shǒu fǎ]	Manipulación para acelerar la llegada del qi
11-597	守气	[shǒu qì]	Custodiar el qi
11-598	隐性感传	[yǐn xìng gǎn chuán]	Transmisión latente

Código numérico • 编码	Chino 中文 •	Pinyin 拼音 •	Español 西班牙语
11–599	提插法	[tí chā fǎ]	Insertar y extraer (Técnica)
11–600	捻转法	[niǎn zhuǎn fǎ]	Rotar (Técnica)
11–601	循法	[xún fǎ]	Masaje a lo largo del curso del meridiano
11–602	刮柄法	[guā bǐng fǎ]	Rascadura del mango de la aguja
11–603	弹柄法	[tán bǐng fǎ]	Sacudida del mango de la aguja
11–604	搓柄法	[cuō bǐng fǎ]	Vaivén del mango de la aguja
11–605	摇柄法	[yáo bǐng fǎ]	Oscilación del mango de la aguja
11–606	震颤法	[zhèn chàn fǎ]	Vibración del mango de la aguja
11–607	捻转补泻	[niǎn zhuǎn bǔ xiè]	Tonificación y dispersión por rotación de la aguja
11–608	提插补泻	[tí chā bǔ xiè]	Tonificación y dispersión por inserción y extracción de la aguja
11–609	疾徐补泻	[jí xú bǔ xiè]	Tonificación y dispersión por manipulación lenta o rápida de la aguja
11–610	迎随补泻	[yíng suí bǔ xiè]	Tonificación y dispersión por orientación de la aguja

Código numérico • 编码	Chino 中文	Pinyin 拼音	Español 西班牙语
11-611	呼吸补泻	[hū xī bǔ xiè]	Tonificación y dispersión por inhalación o exhalación
11-612	开阖补泻	[kāi hé bǔ xiè]	Tonificación y dispersión mediante rotación
11-613	平补平泻	[píng bǔ píng xiè]	Equidad en la tonificación y la dispersión
11-614	烧山火	[shāo shān huǒ]	Técnica de incendiar la montaña con fuego
11-615	透天凉	[tòu tiān liáng]	Técnica de penetrar el cielo con frescor
11-616	五过	[wǔ guò]	Cinco errores
11-617	留针	[liú zhēn]	Retener la aguja
11-618	出针法	[chū zhēn fǎ]	Métodos de extracción de la aguja
11-619	体表解剖标志定位法	[tǐ biǎo jiě pōu biāo zhì dìng wèi fǎ]	Localización de puntos según las referencias anatómicas en la superficie del cuerpo
11-620	骨度折量定位法	[gǔ dù zhé liáng dìng wèi fǎ]	Localización de los puntos según las medidas óseas
11-621	骨度分寸定位法	[gū dù fēn cùn dìng wèi fǎ]	Localización de los puntos por división proporcional de los huesos en cun

Código numérico • 编码	Chino • 中文	Pinyin • 拼音	Español 西班牙语
11–622	指寸定位法	[zhǐ cùn dìng wèi fǎ]	Localización de los puntos por cun digital
11–623	同身寸	[tóng shēn cùn]	Cun (o medida) corporal
11–624	手指同身寸取穴法	[shǒu zhǐ tóng shēn cùn qǔ xué fǎ]	Localización de los puntos por cun corporal
11–625	中指同身寸	[zhōng zhǐ tóng shēn cùn]	Medida de cun corporal con el dedo medio
11–626	拇指同身寸	[mǔ zhǐ tóng shēn cùn]	Medida de cun corporal con el dedo pulgar
11–627	横指同身寸	[héng zhǐ tóng shēn cùn]	Medida de cun corporal con la anchura del dedo
11–628	一夫法	[yī fū fǎ]	Medida con cuatro dedos
11–629	自然标志定位法	[zì rán biāo zhì dìng wèi fǎ]	Localización de los puntos por referencias corporales naturales
11–630	近部取穴	[jìn bù qǔ xué]	Selección de puntos proximales
11–631	远部取穴	[yuǎn bù qǔ xué]	Selección de puntos distales
11–632	远道取穴	[yuǎn dào qǔ xué]	Selección de puntos distales

Código numérico ● 编码	Chino 中文 ●	Pinyin 拼音 ●	Español 西班牙语
11–633	对证取穴	[duì zhèng qǔ xué]	Selección de puntos según síndrome
11–634	随证取穴	[suí zhèng qǔ xué]	Selección de puntos según síndrome
11–635	辨证取穴	[biàn zhèng qǔ xué]	Selección de puntos por identificación de síndromes
11–636	子午流注针法	[zǐ wǔ liú zhù zhēn fǎ]	Acupuntura horaria
11–637	纳干法	[nà gān fǎ]	Selección de puntos según los troncos celestes
11–638	纳支法	[nà zhī fǎ]	Selección de puntos según las ramas terrestres
11–639	纳甲法	[nà jiǎ fǎ]	Selección de puntos según el día
11–640	纳子法	[nà zǐ fǎ]	Selección de puntos según la hora
11–641	灵龟八法	[líng guī bā fǎ]	Los ocho métodos de la tortuga sagrada
11–642	奇经纳卦法	[qí jīng nà guà fǎ]	Selección de puntos según los trigramas de los meridianos extraordinarios
11–643	本经配穴法	[běn jīng pèi xué fǎ]	Combinación de puntos del mismo meridiano

Código numérico • 编码	Chino 中文 •	Pinyin 拼音 •	Español 西班牙语
11–644	表里经配穴法	[biǎo lǐ jīng pèi xué fǎ]	Combinación de puntos según el interior y exterior
11–645	上下配穴法	[shàng xià pèi xué fǎ]	Combinación de puntos superiores e inferiores
11–646	前后配穴法	[qián hòu pèi xué fǎ]	Combinación de puntos delanteros y traseros
11–647	腹背阴阳配穴法	[fù bèi yīn yáng pèi xué fǎ]	Combinación de puntos yin yang dorsales y ventrales
11–648	左右配穴法	[zuǒ yòu pèi xué fǎ]	Combinación de puntos de lado izquierdo derecho
11–649	主客原络配穴法	[zhǔ kè yuán luò pèi xué fǎ]	Combinación huésped-anfitrión de puntos fuente y luo (colateral)
11–650	原络配穴	[yuán luò pèi xué]	Combinación de puntos fuente y luo (colateral)
11–651	郄会配穴	[xì huì pèi xué]	Combinación de puntos hendidura y confluencia
11–652	一日六十六穴法	[yī rì liù shí liù xué fǎ]	Método de un punto diario
11–653	电针麻醉	[diàn zhēn má zuì]	Anestesia acupuntural por estimulación eléctrica
11–654	灸法	[jiǔ fǎ]	Moxibustión

Código numérico ● 编码	Chino ● 中文	Pinyin ● 拼音	Español 西班牙语
11–655	艾炷灸	[ài zhù jiǔ]	Moxibustión con conos de moxa
11–656	直接灸	[zhí jiē jiǔ]	Moxibustión directa
11–657	明灸	[míng jiǔ]	Moxibustión directa
11–658	着肤灸	[zhuó fū jiǔ]	Moxibustión de contacto dérmico
11–659	无瘢痕灸	[wú bān hén jiǔ]	Moxibustión sin cicatriz
11–660	非化脓灸	[fēi huà nóng jiǔ]	Moxibustión no supurativa
11–661	化脓灸	[huà nóng jiǔ]	Moxibustión supurativa
11–662	瘢痕灸	[bān hén jiǔ]	Moxibustión cicatrizante
11–663	间接灸	[jiān jiē jiǔ]	Moxibustión indirecta
11–664	间隔灸	[jiān gé jiǔ]	Moxibustión indirecta
11–665	隔物灸	[gé wù jiǔ]	Moxibustión indirecta
11–666	艾条灸	[ài tiáo jiǔ]	Puro de artemisia
11–667	艾卷灸	[ài juǎn jiǔ]	Rollo de artemisia
11–668	悬灸	[xuán jiǔ]	Moxibustión suspendida
11–669	温和灸	[wēn hé jiǔ]	Moxibustión cálida
11–670	雀啄灸	[què zhuó jiǔ]	Moxibustión en picoteo de gorrión

Código numérico • 编码	Chino 中文 •	Pinyin 拼音 •	Español 西班牙语
11–671	回旋灸	[huí xuán jiǔ]	Moxibustión circundante
11–672	实按灸	[shí àn jiǔ]	Moxibustión presionante
11–673	太乙神针	[tài yǐ shén zhēn]	Bastón milagroso de moxa taiyi
11–674	雷火神针	[léi huǒ shén zhēn]	Bastón milagroso de moxa Fuego del trueno
11–675	温针灸	[wēn zhēn jiǔ]	Moxibustión de aguja caliente
11–676	温灸器灸	[wēn jiǔ qì jiǔ]	Quemador para moxa
11–677	灯火灸	[dēng huǒ jiǔ]	Moxibustión con junco incandescente
11–678	天灸	[tiān jiǔ]	Moxibustión natural
11–679	药物灸	[yào wù jiǔ]	Moxibustión medicinal
11–680	发泡灸	[fā pào jiǔ]	Moxibustión vesicular; Moxibustión produciendo vesículas
11–681	自灸	[zì jiǔ]	Moxibustión medicinal
11–682	油捻灸	[yóu niǎn jiǔ]	Moxibustión con aceite de mecha de lámpara
11–683	筒灸	[tǒng jiǔ]	Moxibustión con cánula para moxa

Código numérico ● 编码	Chino ● 中文	Pinyin ● 拼音	Español ● 西班牙语
11–684	灯草灸	[dēng cǎo jiǔ]	Moxibustión con junco incandescente
11–685	拔罐法	[bá guàn fǎ]	Aplicación de ventosas
11–686	投火法	[tóu huǒ fǎ]	Introducción de fuego en ventosas
11–687	陶罐	[táo guàn]	Ventosa de cerámica
11–688	抽气罐	[chōu qì guàn]	Ventosa de succión
11–689	竹罐	[zhú guàn]	Ventosa de bambú
11–690	火罐法	[huǒ guàn fǎ]	Ventosa de fuego
11–691	架火法	[jià huǒ fǎ]	Ventosa sobre soporte con fuego
11–692	闪火法	[shǎn huǒ fǎ]	Ventosa de fuego
11–693	贴棉法	[tiē mián fǎ]	Aplicación de ventosas con bolas de algodón encendidas
11–694	水罐法	[shuǐ guàn fǎ]	Aplicación de ventosas con agua
11–695	煮罐法	[zhǔ guàn fǎ]	Hervir las ventosas (método)
11–696	抽气罐法	[chōu qì guàn fǎ]	Ventosas por succión de aire
11–697	留罐	[liú guàn]	Retener la ventosa

Código numérico 编码	Chino 中文	Pinyin 拼音	Español 西班牙语
11–698	坐罐	[zuò guàn]	Asentar la ventosa
11–699	走罐	[zǒu guàn]	Deslizar la ventosa
11–700	推罐	[tuī guàn]	Empujar la ventosa
11–701	闪罐	[shǎn guàn]	Relampaguear con la ventosa
11–702	留针拔罐	[liú zhēn bá guàn]	Retener la aguja y aplicar una ventosa
11–703	刺血拔罐	[cì xuè bá guàn]	Sangrar y aplicar una ventosa
11–704	刺络拔罐	[cì luò bá guàn]	Flebotomía y aplicación de ventosa
11–705	药罐	[yào guàn]	Ventosa medicinal
11–706	药筒拔法	[yào tǒng bá fǎ]	Ventosa medicinal de bambú
11–707	疮疡消法	[chuāng yáng xiāo fǎ]	Técnica de reducción de úlceras
11–708	疮疡托法	[chuāng yáng tuō fǎ]	Técnica de recuperación de úlceras
11–709	疮疡托里法	[chuāng yáng tuō lǐ fǎ]	Técnica de recuperación de úlceras
11–710	疮疡补法	[chuāng yáng bǔ fǎ]	Método de tonificación para úlceras

Código numérico • 编码	Chino 中文	Pinyin 拼音	Español 西班牙语
11-711	疮疡补益法	[chuāng yáng bǔ yì fǎ]	Método de tonificación beneficioso para úlceras
11-712	疮疡解表法	[chuāng yáng jiě biǎo fǎ]	Método de liberar la superficie en casos de úlceras
11-713	疮疡通里法	[chuāng yáng tōng lǐ fǎ]	Método de comunicar el interior en casos de úlceras
11-714	疮疡清热法	[chuāng yáng qīng rè fǎ]	Método de eliminar el calor en casos de úlceras
11-715	疮疡温通法	[chuāng yáng wēn tōng fǎ]	Método de calentar y liberar en caso de úlceras
11-716	疮疡祛痰法	[chuāng yáng qū tán fǎ]	Método de eliminar la flema en caso de úlceras
11-717	疮疡理湿法	[chuāng yáng lǐ shī fǎ]	Tratar las úlceras eliminando humedad
11-718	疮疡行气法	[chuāng yáng xíng qì fǎ]	Método de tratar las úlceras moviendo el qi
11-719	疮疡和营法	[chuāng yáng hé yíng fǎ]	Método de tratar las úlceras armonizando lo nutricio
11-720	疮疡透脓法	[chuāng yáng tòu nóng fǎ]	Método de tratar las úlceras drenando el pus
11-721	敛疮生肌	[liǎn chuāng shēng jī]	Método de astringir las úlceras y generar tejido

Código numérico ● 编码	Chino 中文 ●	Pinyin 拼音 ●	Español 西班牙语
11–722	排脓	[pái nóng]	Eliminar pus
11–723	拔毒	[bá dú]	Arrancar toxinas
11–724	化腐	[huà fǔ]	Reconvertir lo putrefacto
11–725	金针拔内障	[jīn zhēn bá nèi zhàng]	Extracción de catarata con aguja de metal
11–726	白内障针拔术	[bái nèi zhàng zhēn bá shù]	Extracción de catarata con aguja de metal
11–727	钩割法	[gōu gē fǎ]	Técnica de incisión con gancho
11–728	退翳明目	[tuì yì míng mù]	Extracción de la nébula para mejorar la visión
11–729	通鼻窍	[tōng bí qiào]	Liberar las fosas nasales
11–730	通窍	[tōng qiào]	Liberar los orificios
11–731	正骨手法	[zhèng gǔ shǒu fǎ]	Manipulaciones para la rectificación ósea
11–732	正骨八法	[zhèng gǔ bā fǎ]	Ocho técnicas de rectificación ósea
11–733	手摸心会	[shǒu mō xīn huì]	Entender la situación al palpar
11–734	拔伸牵引	[bá shēn qiān yǐn]	Tracción y extensión

Código numérico • 编码	Chino 中文	•	Pinyin 拼音	•	Español 西班牙语
11-735	旋转屈伸		[xuán zhuǎn qū shēn]		Rotación, flexión y extensión
11-736	提按端挤		[tí àn duān jǐ]		Levantar, presionar, agarrar, y espichar
11-737	摇摆触碰		[yáo bǎi chù pèng]		Balancear y golpear
11-738	夹挤分骨		[jiā jǐ fēn gǔ]		Mover el hueso para reducir la fractura
11-739	折顶回旋		[zhé dǐng huí xuán]		Presionar la punta de la fractura y girar en el sentido contrario
11-740	解剖复位		[jiě pōu fù wèi]		Reducción anatómica
11-741	功能复位		[gōng néng fù wèi]		Reducción funcional
11-742	端提捺正		[duān tí nà zhèng]		Agarrar, levantar y recolocar correctamente
11-743	杠杆支撑		[gàng gǎn zhī chēng]		Apuntalar con una palanca
11-744	足蹬膝顶		[zú dēng xī dǐng]		Pisando con los pies y aguantando con las rodillas
11-745	膝顶法		[xī dǐng fǎ]		Técnica de reducción con apoyo en las rodillas

Código numérico • 编码	Chino • 中文	Pinyin • 拼音	Español 西班牙语
11–746	旋转复位法	[xuán zhuǎn fù wèi fǎ]	Reducción por rotación
11–747	颈椎侧旋提推法	[jǐng zhuī cè xuán tí tuī fǎ]	Tracción y rotación lateral de la columna cervical
11–748	颈椎角度复位法	[jǐng zhuī jiǎo dù fù wèi fǎ]	Reducción angular de la columna cervical
11–749	颈椎单人旋转复位法	[jǐng zhuī dān rén xuán zhuǎn fù wèi fǎ]	Reducción por rotación de la columna vertebral por un manipulador
11–750	理筋手法	[lǐ jīn shǒu fǎ]	Rectificación tendinosa o ligamentosa
11–751	弹筋法	[tán jīn fǎ]	Prensar y tracción fuerte
11–752	挤压法	[jǐ yā fǎ]	Agarrar y presionar
11–753	屈伸法	[qū shēn fǎ]	Flexionar y estirar
11–754	旋转法	[xuán zhuǎn fǎ]	Manipulación de rotación
11–755	外固定	[wài gù dìng]	Fijación externa
11–756	夹板固定	[jiá bǎn gù dìng]	Fijación con férula
11–757	扎带	[zhā dài]	Venda
11–758	固定垫	[gù dìng diàn]	Parche de presión

Código numérico • 编码	Chino 中文	Pinyin 拼音	Español 西班牙语
11–759	一垫治法	[yī diàn zhì fǎ]	Fijación con un parche
11–760	二垫治法	[èr diàn zhì fǎ]	Fijación con dos parches
11–761	三垫治法	[sān diàn zhì fǎ]	Fijación con tres parches
11–762	外固定器固定	[wài gù dìng qì gù dìng]	Fijación con un fijador externo
11–763	牵引疗法	[qiān yǐn liáo fǎ]	Tracciones (Terapia)
11–764	皮肤牵引	[pí fū qiān yǐn]	Tracción dérmica
11–765	骨牵引	[gǔ qiān yǐn]	Tracción ósea
11–766	颅骨牵引	[lú gǔ qiān yǐn]	Tracción craneal
11–767	尺骨鹰嘴牵引	[chǐ gǔ yīng zuǐ qiān yǐn]	Tracción desde el olécranon
11–768	股骨下端牵引	[gǔ gǔ xià duān qiān yǐn]	Tracción desde la parte distal del fémur
11–769	胫骨结节牵引	[jìng gǔ jié jié qiān yǐn]	Tracción desde la tuberosidad tibial
11–770	跟骨牵引	[gēn gǔ qiān yǐn]	Tracción calcánea
11–771	肋骨牵引	[lèi gǔ qiān yǐn]	Tracción de la parrilla costal

Código numérico ● 编码	Chino ● 中文	Pinyin ● 拼音	Español 西班牙语
11–772	布托牵引	[bù tuō qiān yǐn]	Tracción a través de un tejido envuelto
11–773	颌枕带牵引	[hé zhěn dài qiān yǐn]	Tracción de la articulación maxilotemporal por uso de vendaje
11–774	骨盆悬吊牵引	[gǔ pén xuán diào qiān yǐn]	Tracción de la pelvis con eslinga
11–775	骨盆牵引带牵引	[gǔ pén qiān yǐn dài qiān yǐn]	Tracción de la pelvis con vendaje
11–776	内固定	[nèi gù dìng]	Fijación interna
11–777	眼保健操	[yǎn bǎo jiàn cāo]	Ejercicios preventivos para los ojos
11–778	膏摩	[gāo mó]	Aplicación de pomadas
11–779	按摩	[àn mó]	Presionar y frotar (masaje)
11–780	推拿	[tuī ná]	1) Empujar y agarrar (tuina); 2) Osteopatía china
11–781	一指禅推法	[yì zhǐ chán tuī fǎ]	Empuje digital
11–782	振法	[zhèn fǎ]	Manipulación de vibración
11–783	滚法	[gǔn fǎ]	Manipulación de rodillo
11–784	揉法	[róu fǎ]	Manipulación de oscilación circular
11–785	摩法	[mó fǎ]	Masajear

Código numérico • 编码	Chino 中文 •	Pinyin 拼音 •	Español 西班牙语
11–786	擦法	[cā fǎ]	Friccionar
11–787	推法	[tuī fǎ]	Empujar
11–788	掌推法	[zhǎng tuī fǎ]	Empuje palmar
11–789	搓法	[cuō fǎ]	Fricción y rotación axial
11–790	抖法	[dǒu fǎ]	Sacudir
11–791	按法	[àn fǎ]	Presionar
11–792	点穴法	[diǎn xué fǎ]	Presión digital en puntos de acupuntura; Digitopresión
11–793	捏法	[niē fǎ]	Pinzar y rodar
11–794	捏脊	[niē jǐ]	Pinzar y rodar la espalda
11–795	拿法	[ná fǎ]	Agarrar
11–796	踩跷法	[cǎi qiào fǎ]	Apisonar
11–797	叩击法	[kòu jī fǎ]	Percutir
11–798	拍击法	[pāi jī fǎ]	Percusión cóncava
11–799	弹法	[tán fǎ]	Percusión digitodorsal
11–800	搓滚舒筋	[cuō gǔn shū jīn]	Manipulación de rodillo para relajar los tendones
11–801	摇法	[yáo fǎ]	Movilización

Código numérico 编码	Chino 中文	Pinyin 拼音	Español 西班牙语
11–802	背法	[bèi fǎ]	Manipulación de carga dorsal
11–803	扳法	[bān fǎ]	Traccionar
11–804	后伸扳法	[hòu shēn bān fǎ]	Tracción con extensión posterior
11–805	斜扳法	[xié bān fǎ]	Tracción oblicua
11–806	手术疗法	[shǒu shù liáo fǎ]	Tratamiento quirúrgico

12 Materia médica china 中药

Código numérico · 编码	Chino · 中文	Pinyin · 拼音	Español 西班牙语
12–001	药	[yào]	Medicina, medicamento; Materia médica; Materias medicinales
12–002	中药	[zhōng yào]	Materia medicinal china
12–003	地道药材	[dì dào yào cái]	Materia medicinal genuina y autóctona
12–004	中药性能	[zhōng yào xìng néng]	Propiedades y acciones de la materia medicinal china
12–005	升降浮沉	[shēng jiàng fú chén]	Ascender, descender, exteriorizar e interiorizar
12–006	归经	[guī jīng]	Tropismo
12–007	配伍	[pèi wǔ]	Combinaciones
12–008	四气	[sì qì]	Cuatro qi
12–009	道地药材	[dào dì yào cái]	Materias medicinales genuinas y autóctonas
12–010	方寸匕	[fāng cùn bǐ]	Cuchara cuadrada de un cun
12–011	炮制	[páo zhì]	Procesamiento de las materias medicinales chinas
12–012	修治	[xiū zhì]	Tratamiento de las materias medicinales chinas

Código numérico • 编码	Chino 中文 •	Pinyin 拼音 •	Español 西班牙语
12–013	修事	[xiū shì]	Tratamiento de las materias medicinales chinas
12–014	挑	[tiāo]	Selección
12–015	拣	[jiǎn]	Selección
12–016	簸	[bǒ]	Aventar
12–017	筛	[shāi]	Tamizar
12–018	刮	[guā]	Rascar
12–019	刷	[shuā]	Cepillar
12–020	捣	[dǎo]	Majar
12–021	碾	[niǎn]	Moler
12–022	镑	[bàng]	Descascarillar
12–023	锉	[cuò]	Majar
12–024	锉散	[cuò sǎn]	Majar hasta convertir en polvo
12–025	切	[qiē]	Cortar
12–026	铡	[zhá]	Trocear con una cuchilla
12–027	水制	[shuǐ zhì]	Tratamiento de las materias médicas por medio del agua
12–028	洗	[xǐ]	Lavar

Código numérico • 编码	Chino 中文	•	Pinyin 拼音	•	Español 西班牙语
12–029	淋		[lín]		1) Salpicar; 2) Estranguria
12–030	泡		[pào]		Remojar
12–031	润		[rùn]		Humedecer
12–032	漂		[piǎo]		Enjuagar
12–033	水飞		[shuǐ fēi]		Pulverizar a través del agua
12–034	火制		[huǒ zhì]		Tratamiento de las materias médicas mediante el fuego
12–035	炒		[chǎo]		Freír en poco líquido removiendo constantemente
12–036	清炒		[qīng chǎo]		Freír en poco líquido
12–037	炒黄		[chǎo huáng]		Freír en poco líquido removiendo constantemente hasta dorar
12–038	炒焦		[chǎo jiāo]		Freír en poco líquido removiendo constantemente hasta tostar
12–039	炒炭		[chǎo tàn]		Freír en poco líquido removiendo constantemente hasta carbonizar
12–040	加辅料炒		[jiā fǔ liào chǎo]		Freír con adyuvantes removiendo constantemente

Código numérico ● 编码	Chino ● 中文	Pinyin ● 拼音	Español 西班牙语
12–041	烫	[tàng]	1) Hervir; 2) Escaldar
12–042	炙	[zhì]	Freír con adyuvantes removiendo constantemente
12–043	炮炙	[páo zhì]	Procesamiento
12–044	煨	[wēi]	Torrefacción
12–045	烘焙	[hōng bèi]	Hornear
12–046	煅	[duàn]	1) Calcinar; 2) Carbonizar
12–047	水火共制	[shuǐ huǒ gòng zhì]	Tratamiento de las materias médicas con agua y fuego
12–048	煮	[zhǔ]	Cocción
12–049	蒸	[zhēng]	Al vapor
12–050	淬	[cuì]	Sofocar
12–051	制霜	[zhì shuāng]	1) Cristalización; 2) Precipitación
12–052	发酵	[fā jiào]	Fermentación
12–053	闷	[mēn]	Precintado para humectación
12–054	伏	[fú]	Cubrir y empapar
12–055	发芽	[fā yá]	Hacer brotar
12–056	咀	[jǔ]	Mascar

Código numérico ● 编码	Chino ● 中文	Pinyin ● 拼音	Español 西班牙语
12-057	去火毒	[qù huǒ dú]	Eliminar las toxinas fuego
12-058	粗末	[cū mò]	Polvo crudo
12-059	药性	[yào xìng]	Propiedades de las materias medicinales
12-060	滋而不腻	[zī ér bú nì]	Nutritivo sin ser grasiento
12-061	润而不腻	[rùn ér bú nì]	Humectante sin ser grasiento
12-062	辛而不烈	[xīn ér bú liè]	Picante sin ser muy secante
12-063	四性	[sì xìng]	Cuatro propiedades
12-064	毒性反应	[dú xìng fǎn yìng]	Reacción tóxica
12-065	副作用	[fù zuò yòng]	Efectos secundarios
12-066	食忌	[shí jì]	Contraindicaciones dietéticas
12-067	服药食忌	[fú yào shí jì]	Incompatibilidades dietéticas al uso de materias medicinales
12-068	妊娠禁忌药	[rèn shēn jìn jì yào]	Contraindicaciones durante el embarazo
12-069	十九畏	[shí jiǔ wèi]	Diecinueve temores
12-070	十八反	[shí bā fǎn]	Dieciocho antagonismos
12-071	配伍禁忌	[pèi wǔ jìn jì]	Combinaciones prohibidas
12-072	相反	[xiāng fǎn]	Antagonismo

Código numérico ● 编码	Chino ● 中文	Pinyin ● 拼音	Español 西班牙语
12–073	相恶	[xiāng wù]	Mutua inhibición
12–074	相杀	[xiāng shā]	Mutua destrucción
12–075	相畏	[xiāng wèi]	Mutua restricción
12–076	相使	[xiāng shǐ]	Mutua asistencia
12–077	相须	[xiāng xū]	Mutuo refuerzo
12–078	剂量	[jì liàng]	Dosis
12–079	刀圭	[dāo guī]	Cuchara de medición
12–080	一钱匕	[yī qián bǐ]	Polvo sobre una moneda
12–081	一字	[yī zì]	Polvo sobre un cuarto de moneda

Materia médica para liberar la superficie 解表药

Código numérico ● 编码	Chino ● 中文	Pinyin ● 拼音	Español 西班牙语
12–082	解表药	[jiě biǎo yào]	Materia médica para liberar la superficie
12–083	发表药	[fā biǎo yào]	Materia médica
12–084	发散风寒药	[fā sàn fēng hán yào]	Materia médica para disipar el viento frío
12–085	辛温解表药	[xīn wēn jiě biǎo yào]	Materia médica picante y caliente para liberar la superficie

Código numérico● 编码	Chino ● 中文	Pinyin ● 拼音	Nombre ● en pinyin 拼音名	Nombre farmacéutico ● en latín 拉丁名
12-086	白芷	[bái zhǐ]	Baizhi	Radix Angelicae Dahuricae
12-087	西河柳	[xī hé liǔ]	Xiheliu	Cacumen Tamaricis
12-088	防风	[fáng fēng]	Fangfeng	Radix Saposhnikoviae
12-089	苍耳子	[cāng ěr zǐ]	Cang'erzi	Fructus Xanthii
12-090	辛夷	[xīn yí]	Xinyi	Flos Magnoliae
12-091	羌活	[qiāng huó]	Qianghuo	Rhizoma et Radix Notopterygii
12-092	细辛	[xì xīn]	Xixin	Radix et Rhizoma Asari
12-093	荆芥	[jīng jiè]	Jingjie	Herba Schizonepetae
12-094	香薷	[xiāng rú]	Xiangru	Herba Moslae
12-095	蛇蜕	[shé tuì]	Shetui	Periostracum Serpentis
12-096	麻黄	[má huáng]	Mahuang	Herba Ephedrae
12-097	紫苏叶	[zǐ sū yè]	Zisuye	Folium Perillae
12-098	鹅不食草	[é bù shí cǎo]	Ebushicao	Herba Centipedae
12-099	藁本	[gāo běn]	Gaoben	Rhizoma Ligustici
12-100	胡荽	[hú suī]	Husui	Herba Coriandri Sativi cum Radice

Código numérico 编码	Chino 中文	Pinyin 拼音	Nombre en pinyin 拼音名	Nombre farmacéutico en latín 拉丁名
12–101	罗勒	[luó lè]	Luole	Herba Ocimi Basilici
12–102	六月寒	[liù yuè hán]	Liuyuehan	Herba Caryopteridis Terniflorae
12–103	桂枝	[guì zhī]	Guizhi	Ramulus Cinnamomi
12–104	发散风热药	[fà sàn fēng rè yào]		Materia médica para disipar viento calor
12–105	辛凉解表药	[xīn liáng jiě biǎo yào]		Materia médica picante y fresca para liberar la superficie
12–106	桉叶	[ān yè]	Anye	Folium Eucalypti
12–107	薄荷油	[bò he yóu]	Boheyou	Oleum Menthae Dementholatum
12–108	薄荷	[bò he]	Bohe	Herba Menthae
12–109	蝉蜕	[chán tuì]	Chantui	Periostracum Cicadae
12–110	蔓荆子	[màn jīng zǐ]	Manjingzi	Fructus Viticis
12–111	葛根	[gě gēn]	Gegen	Radix Puerariae
12–112	淡豆豉	[dàn dòu chǐ]	Dandouchi	Semen Sojae Preparatum
12–113	升麻	[shēng má]	Shengma	Rhizoma Cimicifugae
12–114	牛蒡子	[niú bàng zǐ]	Niubangzi	Fructus Arctii
12–115	木贼	[mù zéi]	Muzei	Herba Equiseti Hiemalis

Código numérico•编码	Chino 中文 •	Pinyin 拼音 •	Nombre en pinyin • 拼音名	Nombre farmacéutico en latín 拉丁名
12–116	浮萍	[fú píng]	Fuping	Herba Spirodelae
12–117	柴胡	[chái hú]	Chaihu	Radix Bupleuri
12–118	葛花	[gě huā]	Gehua	Flos Puerariae
12–119	桑叶	[sāng yè]	Sangye	Folium Mori
12–120	菊花	[jú huā]	Juhua	Flos Chrysanthemi

Materia médica para eliminar calor 清热药

Código numérico•编码	Chino 中文 •	Pinyin 拼音 •	Nombre en pinyin • 拼音名	Nombre farmacéutico en latín 拉丁名
12–121	清热药	[qīng rè yào]		Materia médica para eliminar calor
12–122	清热泻火药	[qīng rè xiè huǒ yào]		Materia médica para eliminar calor y purgar el fuego
12–123	石膏	[shí gāo]	Shigao	Gypsum Fibrosum
12–124	寒水石	[hán shuǐ shí]	Hanshuishi	Calcitum
12–125	知母	[zhī mǔ]	Zhimu	Rhizoma Anemarrhenae
12–126	芦根	[lú gēn]	Lugen	Rhizoma Phragmitis

Código numérico • 编码	Chino 中文 •	Pinyin 拼音 •	Nombre en pinyin 拼音名 •	Nombre farmacéutico en latín 拉丁名
12–127	天花粉	[tiān huā fěn]	Tianhuafen	Radix Trichosanthis
12–128	淡竹叶	[dàn zhú yè]	Danzhuye	Herba Lophatheri
12–129	夏枯草	[xià kū cǎo]	Xiakucao	Spica Prunellae
12–130	栀子	[zhī zǐ]	Zhizi	Fructus Gardeniae
12–131	青葙子	[qīng xiāng zǐ]	Qingxiangzi	Semen Celosiae
12–132	谷精草	[gǔ jīng cǎo]	Gujingcao	Flos Eriocauli
12–133	决明子	[jué míng zǐ]	Juemingzi	Semen Cassiae
12–134	密蒙花	[mì méng huā]	Mimenghua	Flos Buddlejae
12–135	蕤仁	[ruí rén]	Ruiren	Nux Prinsepiae
12–136	夜明砂	[yè míng shā]	Yemingsha	Feaces Vespertilionis
12–137	清热燥湿药	[qīng rè zào shī yào]		Materia médica para eliminar el calor y secar la humedad
12–138	黄芩	[huáng qín]	Huangqin	Radix Scutellariae
12–139	黄连	[huáng lián]	Huanglian	Rhizoma Coptidis
12–140	黄柏	[huáng bǎi]	Huangbai	Cortex Phellodendri
12–141	龙胆草	[lóng dǎn cǎo]	Longdancao	Radix Gentianae

Código numérico● 编码	Chino ● 中文	Pinyin ● 拼音	Nombre en pinyin ● 拼音名	Nombre farmacéutico en latín ● 拉丁名
12–142	秦皮	[qín pí]	Qinpi	Cortex Fraxini
12–143	苦参	[kǔ shēn]	Kushen	Radix Sophorae Flavescentis
12–144	白鲜皮	[bái xiān pí]	Baixianpi	Cortex Dictamni
12–145	椿皮	[chūn pí]	Chunpi	Cortex Ailanthi
12–146	功劳叶	[gōng láo yè]	Gonglaoye	Folium Ilicis
12–147	松花粉	[sōng huā fěn]	Songhuafen	Pollen Pini
12–148	茶油	[chá yóu]	Chayou	Oleum Camelliae
12–149	清热解毒药	[qīng rè jiě dú yào]		Materia médica para eliminar el calor y la toxicidad
12–150	蒲公英	[pú gōng yīng]	Pugongying	Herba Taraxaci
12–151	紫花地丁	[zǐ huā dì dīng]	Zihuadiding	Herba Violae
12–152	野菊花	[yě jú huā]	Yejuhua	Flos Chrysanthemi Indici
12–153	穿心莲	[chuān xīn lián]	Chuanxinlian	Herba Andrographitis

Código numérico ● 编码	Chino 中文 ●	Pinyin 拼音 ●	Nombre en pinyin 拼音名 ●	Nombre farmacéutico en latín 拉丁名
12-154	大青叶	[dà qīng yè]	Daqingye	Folium Isatidis
12-155	板蓝根	[bǎn lán gēn]	Banlangen	Radix Isatidis
12-156	青黛	[qīng dài]	Qingdai	Indigo Naturalis
12-157	贯众	[guàn zhòng]	Guanzhong	Rhizoma Blechni
12-158	鱼腥草	[yú xīng cǎo]	Yuxingcao	Herba Houttuyniae
12-159	鸦胆子	[yā dǎn zǐ]	Yadanzi	Fructus Bruceae
12-160	白花蛇舌草	[bái huā shé shé cǎo]	Baihuasheshe cao	1) Herba Hedyotis; 2) Herba Oldenlandiae
12-161	半枝莲	[bàn zhī lián]	Banzhilian	Herba Scutellariae Barbatae
12-162	土茯苓	[tǔ fú líng]	Tufuling	Rhizoma Smilacis Glabrae
12-163	熊胆	[xióng dǎn]	Xiongdan	Fel Ursi
12-164	白蔹	[bái liǎn]	Bailian	Radix Ampelopsis
12-165	山慈菇	[shān cí gū]	Shancigu	Pseudobulbus Cremastrae seu Pleiones
12-166	北豆根	[běi dòu gēn]	Beidougen	Rhizoma Menispermi

Código numérico 编码	Chino 中文	Pinyin 拼音	Nombre en pinyin 拼音名	Nombre farmacéutico en latín 拉丁名
12-167	七叶一枝花	[qī yè yī zhī huā]	Qiyeyizhihua	Rhizoma Paridis
12-168	虎杖	[hǔ zhàng]	Huzhang	Rhizoma Polygoni Cuspidati
12-169	马勃	[mǎ bó]	Mabo	Lasiosphaera seu Calvatia
12-170	马齿苋	[mǎ chǐ xiàn]	Machixian	Herba Portulacae
12-171	山豆根	[shān dòu gēn]	Shandougen	Radix Sophorae Tonkinensis
12-172	白头翁	[bái tóu wēng]	Baitouweng	Radix Pulsatillae
12-173	金果榄	[jīn guǒ lǎn]	Jinguolan	Radix Tinosporae
12-174	青果	[qīng guǒ]	Qingguo	Fructus Canarii
12-175	鸡骨草	[jī gǔ cǎo]	Jigucao	Herba Abri
12-176	忍冬藤	[rěn dōng téng]	Rendongteng	Caulis Lonicerae Japonicae
12-177	地锦草	[dì jǐn cǎo]	Dijincao	Herba Euphorbiae Humifusae
12-178	半边莲	[bàn biān lián]	Banbianlian	Herba Lobeliae Chinensis
12-179	水牛角	[shuǐ niú jiǎo]	Shuiniujiao	Cornu Bubali

Código numérico ● 编码	Chino ● 中文	Pinyin ● 拼音	Nombre en pinyin ● 拼音名	Nombre farmacéutico en latín 拉丁名
12–180	木鳖子	[mù biē zǐ]	Mubiezi	Semen Momordicae
12–181	天葵子	[tiān kuí zǐ]	Tiankuizi	Radix Semiaquilegiae
12–182	大血藤	[dà xuè téng]	Daxueteng	Caulis Sargentodoxae
12–183	龙葵	[lóng kuí]	Longkui	Herba Solani Nigri
12–184	白英	[bái yǐng]	Baiying	Herba Solani Lyrati
12–185	杠板归	[gāng bǎn guī]	Gangbangui	Herba Polygoni Perfoliati
12–186	木芙蓉叶	[mù fú róng yè]	Mufurongye	Folium Hibisci Mutabilis
12–187	雪胆	[xuě dǎn]	Xuedan	Radix Hemsleyae Amabilis
12–188	铁苋	[tiě xiàn]	Tiexian	Herba Acalyphae Australis
12–189	朱砂莲	[zhū shā lián]	Zhushalian	Radix Aristolochiae Kaempferi
12–190	鸭跖草	[yā zhí cǎo]	Yazhicao	Herba Commelinae Communis
12–191	夏天无	[xià tiān wú]	Xiatianwu	Rhizoma Corydalis Decumbentis
12–192	委陵菜	[wěi líng cài]	Weilingcai	Herba Potentillae Chinensis

Código numérico ● 编码	Chino ● 中文	Pinyin ● 拼音	Nombre en pinyin ● 拼音名	Nombre farmacéutico en latín 拉丁名
12-193	重楼	[chóng lóu]	Chonglou	Rhizoma Paridis
12-194	硼砂	[péng shā]	Pengsha	Borax
12-195	三白草	[sān bái cǎo]	Sanbaicao	Rhizoma seu Herba Saururi Chinensis
12-196	漏芦	[lòu lú]	Loulu	Radix Rhapontici Uniflorum
12-197	锦灯笼	[jǐn dēng long]	Jindenglong	Calyx seu Fructus Physalis
12-198	拳参	[quán shēn]	Quanshen	Rhizoma Bistortae
12-199	射干	[shè gān]	Shegan	Rhizoma Belamcandae
12-200	橄榄	[gǎn lǎn]	Ganlan	Fructus Canarii Albi
12-201	金银花	[jīn yín huā]	Jinyinhua	Flos Lonicerae Japonicae
12-202	连翘	[lián qiào]	Lianqiao	Fructus Forsythiae
12-203	清热凉血药	[qīng rè liáng xuè yào]		Materia médica para eliminar calor y refrescar la sangre
12-204	紫草	[zǐ cǎo]	Zicao	1) Radix Arnebiae; 2) Radix Lithospermi
12-205	余甘子	[yú gān zǐ]	Yuganzi	Fructus Phyllanthi

Código numérico ● 编码	Chino 中文 ●	Pinyin 拼音 ●	Nombre en pinyin 拼音名 ●	Nombre farmacéutico en latín 拉丁名
12–206	牡丹皮	[mǔ dān pí]	Mudanpi	Cortex Moutan Radicis
12–207	赤芍	[chì sháo]	Chishao	Radix Paeoniae Rubra
12–208	生地黄	[shēng dì huáng]	Shengdihuang	Radix Rehmanniae Recens
12–209	清虚热药	[qīng xū rè yào]		Materia médica para depurar el calor por insuficiencia
12–210	银柴胡	[yín chái hú]	Yinchaihu	Radix Stellariae
12–211	胡黄连	[hú huáng lián]	Huhuanglian	Rhizoma Picrorhizae
12–212	青蒿	[qīng hāo]	Qinghao	Herba Artemisiae Annuae
12–213	地骨皮	[dì gǔ pí]	Digupi	Cortex Lycii
12–214	白薇	[bái wēi]	Baiwei	Radix Cynanchi Atrati
12–215	十大功劳叶	[shí dà gōng láo yè]	Shidagonglao-ye	Folium Mahoniae

Materia médica purgante 泻下药

Código numérico● 编码	Chino ● 中文	Pinyin ● 拼音	Nombre en pinyin ● 拼音名	Nombre farmacéutico en latín 拉丁名
12–216	泻下药	[xiè xià yào]		Materia médica purgante
12–217	温下药	[wēn xià yào]		Materia médica para purgación tibia
12–218	攻下药	[gōng xià yào]		Materia médica para purgación drástica
12–219	快药	[kuài yào]		Materia médica purgante
12–220	番泻叶	[fān xiè yè]	Fanxieye	Folium Sennae
12–221	芦荟	[lú huì]	Luhui	Aloe
12–222	芒硝	[máng xiāo]	Mangxiao	1) Mirabilitum; 2) Natrii Sulfas
12–223	大黄	[dà huáng]	Dahuang	Radix et Rhizoma Rhei
12–224	润下药	[rùn xià yào]		Materia médica purgante y humectante
12–225	麻油	[má yóu]	Mayou	Oleum Sesami
12–226	蜂蜜	[fēng mì]	Fengmi	Mel
12–227	郁李仁	[yù lǐ rén]	Yuliren	Semen Pruni
12–228	亚麻子	[yà má zǐ]	Yamazi	Semen Lini

Código numérico ● 编码	Chino ● 中文	Pinyin ● 拼音	Nombre en pinyin 拼音名	Nombre farmacéutico en latín 拉丁名
12–229	火麻仁	[huǒ má rén]	Huomaren	Fructus Cannabis
12–230	峻下逐水药	[jùn xià zhú shuǐ yào]		Materia médica purgante drástica
12–231	千金子	[qiān jīn zǐ]	Qianjinzi	Semen Euphorbiae
12–232	商陆	[shāng lù]	Shanglu	Radix Phytolaccae
12–233	牵牛子	[qiān niú zǐ]	Qianniuzi	Semen Pharbitidis
12–234	京大戟	[jīng dà jǐ]	Jingdaji	Radix Euphorbiae Pekinensis
12–235	芫花	[yuán huā]	Yuanhua	Flos Genkwa
12–236	甘遂	[gān suì]	Gansui	Radix Euphorbiae Kansui
12–237	巴豆	[bā dòu]	Badou	Fructus Crotonis
12–238	黑丑	[hēi chǒu]	Heichou	Semen Pharbitidis
12–239	白丑	[bái chǒu]	Baichou	Semen Pharbitidis

Materia médica para expulsar el viento-humedad 祛风湿药

Código numérico ● 编码	Chino ● 中文	Pinyin ● 拼音	Nombre en pinyin 拼音名	Nombre farmacéutico en latín 拉丁名
12–240	祛风湿药	[qū fēng shī yào]		Materia médica para expulsar el viento y la humedad

Código numérico ● 编码	Chino ● 中文	Pinyin ● 拼音	Nombre en pinyin ● 拼音名	Nombre farmacéutico en latín 拉丁名
12-241	祛风湿散寒药	[qū fēng shī sàn hán yào]		Materia médica para expulsar el viento y la humedad y para dispersar el frío
12-242	熨药	[yùn yào]		Cataplasmas
12-243	坎离砂	[kǎn lí shā]	Kanlisha	Polvo grueso de Kanli
12-244	闹羊花	[nào yáng huā]	Naoyanghua	Flos Rhododendri Mollis
12-245	丁公藤	[dīng gōng téng]	Dinggongteng	Caulis Erycibes
12-246	千年健	[qiān nián jiàn]	Qiannianjian	Rhizoma Homalomenae
12-247	川乌	[chuān wū]	Chuanwu	Radix Aconiti Carmichaeli
12-248	木瓜	[mù guā]	Mugua	Fructus Chaenomelis
12-249	乌梢蛇	[wū shāo shé]	Wushaoshe	Zaocys Dhumnades
12-250	老颧草	[lǎo quán cǎo]	Laoquancao	Herba Erodii seu Geranii
12-251	两头尖	[liǎng tóu jiān]	Liangtoujian	Rhizoma Anemones Raddenae

Código numérico 编码	Chino 中文	Pinyin 拼音	Nombre en pinyin 拼音名	Nombre farmacéutico en latín 拉丁名
12–252	金钱白花蛇	[jīn qián bái huā shé]	Jinqianbai-huashe	Bungarus Parvus
12–253	雪山一支蒿	[xuě shān yì zhī hāo]	Xueshanyi-zhihao	Radix Aconiti Kongboensis
12–254	威灵仙	[wēi líng xiān]	Weilingxian	Radix Clematidis
12–255	独活	[dú huó]	Duhuo	Radix Angelicae Pubescentis
12–256	徐长卿	[xú cháng qīng]	Xuchangqing	Radix Cynanchi Paniculati
12–257	鹿衔草	[lù xián cǎo]	Luxiancao	Herba Pyrolae
12–258	路路通	[lù lù tōng]	Lulutong	Fructus Liquidambaris
12–259	蕲蛇	[qí shé]	Qishe	Agkistrodon
12–260	松节	[sōng jié]	Songjie	Lignum Pini Nodi
12–261	蚕砂	[cán shā]	Cansha	Excrementum Bombycis Mori
12–262	伸筋草	[shēn jīn cǎo]	Shenjincao	Herba Lycopodii

Código numérico● 编码	Chino ● 中文	Pinyin ● 拼音	Nombre ● en pinyin 拼音名	Nombre farmacéutico ● en latín 拉丁名
12–263	祛风湿清热药	[qū fēng shī qīng rè yào]		Materia médica para expulsar el viento y la humedad y eliminar el calor
12–264	雷公藤	[léi gōng téng]	Leigongteng	Radix Tripterygii Wilfordii
12–265	槲寄生	[hú jì shēng]	Hujisheng	Herba Visci
12–266	豨莶草	[xī xiān cǎo]	Xixiancao	Herba Siegesbeckiae
12–267	桑枝	[sāng zhī]	Sangzhi	Ramulus Mori Albae
12–268	海风藤	[hǎi fēng téng]	Haifengteng	Caulis Piperis Kadsurae
12–269	秦艽	[qín jiāo]	Qinjiao	Radix Gentianae Macrophyllae
12–270	络石藤	[luò shí téng]	Luoshiteng	Caulis Trachelospermi
12–271	青风藤	[qīng fēng téng]	Qingfengteng	Caulis Sinomenii
12–272	防己	[fáng jǐ]	Fangji	Radix Stephaniae Tetrandrae
12–273	丝瓜络	[sī guā luò]	Sigualuo	Retinervus Luffae Fructus

Código numérico • 编码	Chino • 中文	Pinyin • 拼音	Nombre en pinyin • 拼音名	Nombre farmacéutico en latín 拉丁名
12–274	海桐皮	[hǎi tóng pí]	Haitongpi	Cortex Erythrinae
12–275	祛风湿强筋骨药	[qū fēng shī qiáng jīn gǔ yào]		Materia médica para eliminar poderosamente el viento y la humedad de tendones y huesos
12–276	雪莲花	[xuě lián huā]	Xuelianhua	Herba Saussureae cum Flore
12–277	桑寄生	[sāng jì shēng]	Sangjisheng	Herba Taxilli
12–278	狗脊	[gǒu jí]	Gouji	Rhizoma Cibotii
12–279	五加皮	[wǔ jiā pí]	Wujiapi	Cortex Acanthopanax Radicis

Materia médica para transformar la humedad 化湿药

Código numérico • 编码	Chino • 中文	Pinyin • 拼音	Nombre en pinyin • 拼音名	Nombre farmacéutico en latín 拉丁名
12–280	化湿药	[huà shī yào]		Materia médica para transformar la humedad
12–281	砂仁	[shā rén]	Sharen	Fructus Ammomi Villosi

Código numérico • 编码	Chino 中文 •	Pinyin 拼音 •	Nombre en pinyin 拼音名 •	Nombre farmacéutico en latín 拉丁名
12-282	草果	[cǎo guǒ]	Caoguo	Fructus Tsaoko
12-283	草豆蔻	[cǎo dòu kòu]	Caodoukou	Semen Alpiniae Katsumadai
12-284	佩兰	[pèi lán]	Peilan	Herba Eupatorii
12-285	苍术	[cāng zhú]	Cangzhu	Rhizoma Atractylodis
12-286	白豆蔻	[bái duò kòu]	Baidoukou	Fructus Amomi Kravanh
12-287	红豆蔻	[hóng dòu kòu]	Hongdoukou	Fructus Galangae
12-288	藿香	[huò xiāng]	Huoxiang	Herba Pogostemonis

Materia médica para evacuar el agua y eliminar la humedad 利水渗湿药

Código numérico • 编码	Chino 中文 •	Pinyin 拼音 •	Nombre en pinyin 拼音名 •	Nombre farmacéutico en latín 拉丁名
12-289	利水渗湿药	[lì shuǐ shèn shī yào]		Materia médica para evacuar el agua y eliminar la humedad
12-290	利湿药	[lì shī yào]		Materia médica para evacuar la humedad

Código numérico 编码	Chino 中文	Pinyin 拼音	Nombre en pinyin 拼音名	Nombre farmacéutico en latín 拉丁名
12–291	利水消肿药	[lì shuǐ xiāo zhǒng yào]		Medicinas para evacuar el agua y reducir el edema
12–292	泽泻	[zé xiè]	Zexie	Rhizoma Alismatis
12–293	大豆黄卷	[dà dòu huáng juǎn]	Dadouhuang-juan	Semen Glycines Germinatus
12–294	硝石	[xiāo shí]	Xiaoshi	Sal Nitri
12–295	薏苡仁	[yì yǐ rén]	Yiyiren	Semen Coicis
12–296	猪苓	[zhū líng]	Zhuling	Polyporus
12–297	香加皮	[xiāng jiā pí]	Xiangjiapi	Cortex Periplocae
12–298	茯苓	[fú líng]	Fuling	Poria
12–299	赤小豆	[chì xiǎo dòu]	Chixiaodou	Semen Phaseoli
12–300	冬瓜皮	[dōng guā pí]	Dongguapi	Exocarpium Benincasae
12–301	利尿通淋药	[lì niào tōng lín yào]		Materia médica para evacuar la orina y resolver la estranguria
12–302	通淋药	[tōng lín yào]		Materia médica contra la estranguria

Código numérico• 编码	Chino 中文 •	Pinyin 拼音 •	Nombre en pinyin • 拼音名	Nombre farmacéutico en latín 拉丁名
12–303	萹蓄	[biǎn xù]	Bianxu	Herba Polygoni Avicularis
12–304	车前子	[chē qián zǐ]	Cheqianzi	Semen Plantaginis
12–305	车前草	[chē qián cǎo]	Cheqiancao	Herba Plantaginis
12–306	石韦	[shí wéi]	Shiwei	Folium Pyrrosiae
12–307	灯心草	[dēng xīn cǎo]	Dengxincao	Medulla Junci
12–308	冬葵果	[dōng kuí guǒ]	Dongkuiguo	Fructus Malvae
12–309	连钱草	[lián qián cǎo]	Lianqiancao	Herba Glechomae
12–310	川木通	[chuān mù tōng]	Chuanmutong	Caulis Clematidis Armandii
12–311	通草	[tōng cǎo]	Tongcao	Medulla Tetrapanacis
12–312	菊苣	[jú qǔ]	Juqu	Herba Cichorii
12–313	滑石	[huá shí]	Huashi	Talcum
12–314	瞿麦	[qú mài]	Qumai	Herba Dianthi
12–315	粉萆薢	[fěn bì xiè]	Fenbixie	Rhizoma Dioscoreae Hypoglaucae
12–316	绵萆薢	[mián bì xiè]	Mianbixie	Rhizoma Dioscoreae Septemlobae

Código numérico 编码	Chino 中文	Pinyin 拼音	Nombre en pinyin 拼音名	Nombre farmacéutico en latín 拉丁名
12–317	广金钱草	[guǎng jīn qián cǎo]	Guangjinqian-cao	Herba Desmodii
12–318	小通草	[xiǎo tōng cǎo]	Xiaotongcao	Medulla Stachyuri
12–319	青叶胆	[qīng yè dǎn]	Qingyedan	Herba Swertiae Mileensis
12–320	积雪草	[jī xuě cǎo]	Jixuecao	Herba Centellae
12–321	海金沙	[hǎi jīn shā]	Haijinsha	Spora Lygodii
12–322	地肤子	[dì fū zǐ]	Difuzi	Fructus Kochiae Scopariae
12–323	利湿退黄药	[lì shī tuì huáng yào]		Materia médica para evacuar el agua y combatir la ictericia
12–324	溪黄草	[xī huáng cǎo]	Xihuangcao	Herba Rabdosiae Serrae
12–325	茵陈	[yīn chén]	Yinchen	Herba Artemisiae Scopariae
12–326	金钱草	[jīn qián cǎo]	Jinqiancao	Herba Lysimachiae
12–327	垂盆草	[chuí pén cǎo]	Chuipencao	Herba Sedi

Materia médica para calentar el interior 温里药

Código numérico ● 编码	Chino ● 中文	Pinyin ● 拼音	Nombre en pinyin ● 拼音名	Nombre farmacéutico en latín 拉丁名
12–328	温里药	[wēn lǐ yào]		Materia médica para calentar el interior
12–329	山柰	[shān nài]	Shannai	Rhizoma Kaempferiae
12–330	八角茴香	[bā jiǎo huí xiāng]	Bajiaohuixiang	Fructus Anisi Stellati
12–331	高良姜	[gāo liáng jiāng]	Gaoliangjiang	Rhizoma Alpiniae Officinarum
12–332	荜澄茄	[bì chéng qié]	Bichengqie	Fructus Litseae
12–333	荜茇	[bì bō]	Bibo	Fructus Piperis Longi
12–334	胡椒	[hú jiāo]	Hujiao	Fructus Piperis
12–335	附子	[fù zǐ]	Fuzi	Radix Aconiti Lateralis Praeparata
12–336	吴茱萸	[wú zhū yú]	Wuzhuyu	Fructus Evodiae
12–337	花椒	[huā jiāo]	Huajiao	Pericarpium Zanthoxyli
12–338	艾叶	[ài yè]	Aiye	Folium Artemisiae Argyi
12–339	小茴香	[xiǎo huí xiāng]	Xiaohuixiang	Fructus Foeniculi

Código numérico • 编码	Chino • 中文	Pinyin • 拼音	Nombre en pinyin • 拼音名	Nombre farmacéutico en latín • 拉丁名
12–340	炮姜	[páo jiāng]	Paojiang	Rhizoma Zingiberis Praeparata
12–341	干姜	[gān jiāng]	Ganjiang	Rhizoma Zingiberis
12–342	丁香	[dīng xiāng]	Dingxiang	Flos Caryophylli

Materia médica reguladora del qi 理气药

Código numérico • 编码	Chino • 中文	Pinyin • 拼音	Nombre en pinyin • 拼音名	Nombre farmacéutico en latín • 拉丁名
12–343	理气药	[lǐ qì yào]		Materia médica reguladora del qi
12–344	木香	[mù xiāng]	Muxiang	1) Radix Aucklandiae; 2) Radix Saussureae
12–345	青木香	[qīng mù xiāng]	Qingmuxiang	Radix Aristolochiae
12–346	玫瑰花	[méi gui huā]	Meiguihua	Flos Rosae Rugosae
12–347	陈皮	[chén pí]	Chenpi	Pericarpium Citri Reticulatae
12–348	沉香	[chén xiāng]	Chenxiang	Lignum Aquilariae Resinatum
12–349	佛手	[fó shǒu]	Foshou	Fructus Citri Sarcodactylis

Código numérico 编码	Chino 中文	Pinyin 拼音	Nombre en pinyin 拼音名	Nombre farmacéutico en latín 拉丁名
12-350	甘松	[gān sōng]	Gansong	Radix et Rhizoma Nardostachyos
12-351	乌药	[wū yào]	Wuyao	Radix Linderae
12-352	木蝴蝶	[mù hú dié]	Muhudie	Semen Oroxyli
12-353	枳壳	[zhǐ qiào]	Zhiqiao	Fructus Aurantii
12-354	天仙藤	[tiān xiān téng]	Tianxianteng	Herba Aristolochiae
12-355	天仙子	[tiān xiān zǐ]	Tianxianzi	Semen Hyoscyami
12-356	川楝子	[chuān liàn zǐ]	Chuanlianzi	Fructus Toosendan
12-357	大腹皮	[dà fù pí]	Dafupi	Pericarpium Arecae
12-358	九香虫	[jiǔ xiāng chóng]	Jiuxiangchong	Aspongopus
12-359	九里香	[jiǔ lǐ xiāng]	Jiulixiang	Folium et Cacumen Murrayae
12-360	化橘红	[huà jú hóng]	Huajuhong	Exocarpium Citri Grandis
12-361	紫苏梗	[zǐ sū gěng]	Zisugeng	Caulis Perillae
12-362	猫爪草	[māo zhǎo cǎo]	Maozhaocao (Maozhuacao)	Radix Ranunculi Ternati

Código numérico ● 编码	Chino ● 中文	Pinyin ● 拼音	Nombre en pinyin 拼音名	Nombre farmacéutico en latín 拉丁名
12–363	娑罗子	[suō luó zǐ]	Suoluozi	Semen Aesculi
12–364	土木香	[tǔ mù xiāng]	Tumuxiang	Radix Inulae
12–365	厚朴花	[hòu pò huā]	Houpohua	Flos Magnoliae Officinalis
12–366	刀豆	[dāo dòu]	Daodou	Semen Canavaliae
12–367	檀香	[tán xiāng]	Tanxiang	Lignum Santali Albi
12–368	薤白	[xiè bái]	Xiebai	Bulbus Allii Macrostemonis
12–369	青皮	[qīng pí]	Qingpi	Pericarpium Citri Reticulatae Viride
12–370	郁金	[yù jīn]	Yujin	Radix Curcumae
12–371	莱菔子	[lái fú zǐ]	Laifuzi	Semen Raphani
12–372	香橼	[xiāng yuán]	Xiangyuan	Fructus Citri
12–373	香附	[xiāng fù]	Xiangfu	Rhizoma Cyperi
12–374	厚朴	[hòu pò]	Houpo	Cortex Magnoliae Officinalis
12–375	荔枝核	[lì zhī hé]	Lizhihe	Semen Litchi
12–376	柿蒂	[shì dì]	Shidi	Calyx Kaki
12–377	枳实	[zhǐ shí]	Zhishi	Fructus Aurantii Immaturus

Código numérico • 编码	Chino 中文 •	Pinyin 拼音 •	Nombre en pinyin 拼音名 •	Nombre farmacéutico en latín 拉丁名
12–378	预知子	[yù zhī zǐ]	Yuzhizi	Fructus Akebiae
12–379	橘核	[jú hé]	Juhe	Semen Citri Reticulatae

Medicinas eupépticas 消食药

Código numérico • 编码	Chino 中文 •	Pinyin 拼音 •	Nombre en pinyin 拼音名 •	Nombre farmacéutico en latín 拉丁名
12–380	消食药	[xiāo shí yào]		Materia médica eupéptica
12–381	消导药	[xiāo dǎo yào]		Materia médica eupéptica
12–382	麦芽	[mài yá]	Maiya	Fructus Hordei Germinatus
12–383	鸡矢藤	[jī shǐ téng]	Jishiteng	Caulis Paederiae
12–384	隔山消	[gé shān xiāo]	Geshanxiao	Radix Cynanchi Auriculati
12–385	稻芽	[dào yá]	Daoya	Fructus Oryzae Germinatus
12–386	鸡内金	[jī nèi jīn]	Jineijin	Endothelium Corneum Gigeriae Galli

Código numérico • 编码	Chino • 中文	Pinyin • 拼音	Nombre en pinyin • 拼音名	Nombre farmacéutico en latín • 拉丁名
12–387	谷芽	[gǔ yá]	Guya	Fructus Setariae Germinatus
12–388	山楂	[shān zhā]	Shanzha	Fructus Crataegi
12–389	驱虫药	[qū chóng yào]		Materia médica antihelmíntica
12–390	槟榔	[bīng láng]	Binglang	Semen Arecae
12–391	榧子	[fěi zǐ]	Feizi	Semen Torreyae
12–392	雷丸	[léi wán]	Leiwan	Esclerotium Omphaliae Lapidescens

Materia médica hemostática 止血药

Código numérico • 编码	Chino • 中文	Pinyin • 拼音	Nombre en pinyin • 拼音名	Nombre farmacéutico en latín • 拉丁名
12–393	止血药	[zhǐ xuè yào]		Materia médica hemostática
12–394	凉血止血药	[liáng xuè zhǐ xuè yào]		Materia médica para enfriar la sangre y detener la hemorragia
12–395	槐角	[huái jiǎo]	Huaijiao	Fructus Sophorae

Código numérico● 编码	Chino 中文 ●	Pinyin 拼音 ●	Nombre en pinyin 拼音名 ●	Nombre farmacéutico en latín 拉丁名
12–396	槐花	[huái huā]	Huaihua	Flos Sophorae
12–397	荷叶	[hé yè]	Heye	Folium Nelumbinis
12–398	茜草	[qiàn cǎo]	Qiancao	Radix Rubiae
12–399	侧柏叶	[cè bǎi yè]	Cebaiye	1) Cacumen Platycladi; 2) Cacumen Biotae
12–400	地榆	[dì yú]	Diyu	Radix Sanguisorbae
12–401	白茅根	[bái máo gēn]	Baimaogen	Rhizoma Imperatae
12–402	小蓟	[xiǎo jì]	Xiaoji	Herba Cirsii
12–403	大蓟	[dà jì]	Daji	Herba seu Radix Cirsii Japonici
12–404	化瘀止血药	[huà yū zhǐ xuè yào]		Materia médica para disolver la estasis y detener la hemorragia
12–405	卷柏	[juǎn bǎi]	Juanbai	Herba Selaginellae
12–406	藕节	[ǒu jié]	Oujie	Nodus Nelumbinis Rhizomatis
12–407	蒲黄	[pú huáng]	Puhuang	Pollen Typhae

Código numérico • 编码	Chino 中文 •	Pinyin 拼音 •	Nombre en pinyin 拼音名 •	Nombre farmacéutico en latín 拉丁名
12–408	降香	[jiàng xiāng]	Jiangxiang	Lignum Dalbergiae Odoriferae
12–409	花蕊石	[huā ruǐ shí]	Huaruishi	Ophicalcitum
12–410	收敛止血药	[shōu liǎn zhǐ xuè yào]		Materia médica astringente y hemostática
12–411	棕榈炭	[zōng lǘ tàn]	Zonglütan	Petiolus Trachycarpi Carbonisatus
12–412	鸡冠花	[jī guān huā]	Jiguanhua	Flos Celosiae Cristatae
12–413	血余炭	[xuè yú tàn]	Xueyutan	Crinis Carbonisatus
12–414	白及	[bái jí]	Baiji	Rhizoma Bletillae
12–415	仙鹤草	[xiān hè cǎo]	Xianhecao	Herba Agrimoniae
12–416	温经止血药	[wēn jīng zhǐ xuè yào]		Materia médica para calentar la menstruación y detener la hemorragia
12–417	灶心土	[zào xīn tǔ]	Zaoxintu	Terra Flava Usta
12–418	伏龙肝	[fú lóng gān]	Fulongan	Terra Flava Usta

Materia médica para vigorizar la sangre y disolver la estasis 活血化瘀药

Código numérico• 编码	Chino 中文	Pinyin 拼音	Nombre en pinyin 拼音名	Nombre farmacéutico en latín 拉丁名
12–419	活血化瘀药	[huó xuè huà yū yào]		Materia médica para vigorizar la sangre y disolver la estasis
12–420	活血祛瘀药	[huó xuè qū yū yào]		Materia médica para vigorizar la sangre y eliminar la estasis
12–421	活血行气药	[huó xuè xíng qì yào]		Materia médica para vigorizar la sangre y movilizar el qi
12–422	活血止痛药	[huó xuè zhǐ tòng yào]		Materia médica para vigorizar la sangre y detener el dolor
12–423	鼠妇	[shǔ fù]	Shufu	Armadillidium Vulgare
12–424	无名异	[wú míng yì]	Wumingyi	Pyrolusitum
12–425	银杏叶	[yín xìng yè]	Yinxingye	Folium Ginkgo
12–426	硇砂	[náo shā]	Naosha	Sal Ammoniacum

Código numérico 编码	Chino 中文	Pinyin 拼音	Nombre en pinyin 拼音名	Nombre farmacéutico en latín 拉丁名
12–427	乳香	[rǔ xiāng]	Ruxiang	Olibanum
12–428	没药	[mò yào]	Moyao	Myrrha
12–429	姜黄	[jiāng huáng]	Jianghuang	Rhizoma Curcumae Longae
12–430	枫香脂	[fēng xiāng zhī]	Fengxiangzhi	Resina Liquidambaris
12–431	两面针	[liǎng miàn zhēn]	Liangmianzhen	Radix Zanthoxyli
12–432	延胡索	[yán hú suǒ]	Yanhusuo	Rhizoma Corydalis
12–433	川芎	[chuān xiōng]	Chuanxiong	Rhizoma Ligustici Chuanxiong
12–434	活血调经药	[huó xuè tiáo jīng yào]		Materia médica para vigorizar la sangre y regular la menstruación
12–435	红曲	[hóng qū]	Hongqu	Monascus in Oryzae Fructus
12–436	凌霄花	[líng xiāo huā]	Lingxiaohua	Flos Campsis
12–437	月季花	[yuè jì huā]	Yuejihua	Flos Rosae Chinensis
12–438	益母草	[yì mǔ cǎo]	Yimucao	Herba Leonuri

Código numérico● 编码	Chino 中文 ●	Pinyin 拼音 ●	Nombre en pinyin 拼音名 ●	Nombre farmacéutico en latín 拉丁名
12–439	桃仁	[táo rén]	Taoren	Semen Persicae
12–440	茺蔚子	[chōng wèi zǐ]	Chongweizi	Fructus Leonuri
12–441	泽兰	[zé lán]	Zelan	Herba Lycopi
12–442	红花	[hóng huā]	Honghua	Flos Carthami
12–443	西红花	[xǐ hóng huā]	Xihonghua	Stigma Croci
12–444	丹参	[dān shēn]	Danshen	Radix Salviae Miltiorrhizae
12–445	王不留行	[wáng bù liú xíng]	Wangbuliuxing	Semen Vaccariae
12–446	马鞭草	[mǎ biān cǎo]	Mabiancao	Herba Verbenae
12–447	川牛膝	[chuān niú xī]	Chuanniuxi	Radix Cyathulae
12–448	活血疗伤药	[huó xuè liáo shāng yào]		Materia médica para vigorizar la sangre y curar las heridas
12–449	脆蛇	[cuì shé]	Cuishe	Ophisaurus
12–450	血竭	[xuè jié]	Xuejie	Sanguis Draconis

Código numérico ● 编码	Chino ● 中文	Pinyin ● 拼音	Nombre en pinyin ● 拼音名	Nombre farmacéutico en latín ● 拉丁名
12–451	骨碎补	[gǔ suì bǔ]	Gusuibu	Rhizoma Drynariae
12–452	苏木	[sū mù]	Sumu	Lignum Sappan
12–453	自然铜	[zì rán tóng]	Zirantong	Pyritum
12–454	马钱子	[mǎ qián zǐ]	Maqianzi	Semen Strychni
12–455	土鳖虫	[tǔ biē chóng]	Tubiechong	Eupolyphaga seu Steleophaga
12–456	儿茶	[ér chá]	Ercha	Catechu
12–457	亚乎奴	[yà hū nú]	Yahunu	Herba Cissampelotis
12–458	破血消癥药	[pò xuè xiāo zhēng yào]		Materia médica para romper la sangre y reducir masas
12–459	急性子	[jí xìng zǐ]	Jixingzi	Semen Impatientis
12–460	水红花子	[shuǐ hóng huā zǐ]	Shuihonghuazi	Fructus Polygoni Orientalis
12–461	虻虫	[méng chóng]	Mengchong	Tabanus
12–462	干漆	[gān qī]	Ganqi	Resina Toxicodendri
12–463	莪术	[é zhú]	Ezhu	Rhizoma Curcumae

Código numérico • 编码	Chino • 中文	Pinyin • 拼音	Nombre en pinyin • 拼音名	Nombre farmacéutico en latín 拉丁名
12–464	穿山甲	[chuān shān jiǎ]	Chuanshanjia	Squama Manitis
12–465	水蛭	[shuǐ zhì]	Shuizhi	Hirudo
12–466	三棱	[sān léng]	Sanleng	Rhizoma Sparganii
12–467	三七	[sān qī]	Sanqi	Radix Notoginseng

Materia médica para transformar el Tan 化痰药

Código numérico • 编码	Chino • 中文	Pinyin • 拼音	Nombre en pinyin • 拼音名	Nombre farmacéutico en latín 拉丁名
12–468	化痰药	[huà tán yào]		Materia médica para transformar el Tan
12–469	半夏	[bàn xià]	Banxia	Rhizoma Pinelliae
12–470	川贝母	[chuān bèi mǔ]	Chuanbeimu	Bulbus Fritillariae Cirrhosae
12–471	罗汉果	[luó hàn guǒ]	Luohanguo	Fructus Momordicae
12–472	昆布	[kūn bù]	Kunbu	1) Thallus Laminariae; 2) Thallus Eckloniae
12–473	青礞石	[qīng méng shí]	Qingmengshi	Lapis Chloriti

Código numérico • 编码	Chino • 中文	Pinyin • 拼音	Nombre en pinyin • 拼音名	Nombre farmacéutico en latín 拉丁名
12–474	皂角刺	[zào jiǎo cì]	Zaojiaoci	Spina Gleditsiae
12–475	胆南星	[dǎn nán xīng]	Dannanxing	Arisaema cum Bile
12–476	竹茹	[zhú rú]	Zhuru	Caulis Bambusae in Taeniam
12–477	胖大海	[pàng dà hǎi]	Pangdahai	Semen Sterculiae Lychnophorae
12–478	瓜蒌	[guā lóu]	Gualou	Fructus Trichosanthis
12–479	白前	[bái qián]	Baiqian	Rhizoma Cynanchi Stauntonii
12–480	禹白附	[yǔ bái fù]	Yubaifu	Tuber Typhonii
12–481	瓦楞子	[wǎ léng zǐ]	Walengzi	Concha Arcae
12–482	天南星	[tiān nán xīng]	Tiannanxing	Rhizoma Arisaematis
12–483	天竺黄	[tiān zhú huáng]	Tianzhuhuang	Concretio Silicea Bambusae
12–484	白芥子	[bái jiè zǐ]	Baijiezi	Semen Sinapis
12–485	乌蛇胆	[wū shé dǎn]	Wushedan	Fel Zaocydis
12–486	黄药子	[huáng yào zǐ]	Huangyaozi	Rhizoma Dioscoreae Bulbiferae

Código numérico 编码	Chino 中文	Pinyin 拼音	Nombre en pinyin 拼音名	Nombre farmacéutico en latín 拉丁名
12–487	满山红	[mǎn shān hóng]	Manshanhong	Folium Rhododendri Daurici
12–488	金沸草	[jīn fèi cǎo]	Jinfeicao	Herba Inulae
12–489	岩白菜	[yán bái cài]	Yanbaicai	Herba Bergeniae
12–490	牡荆叶	[mǔ jīng yè]	Mujingye	Folium Viticis Negundo
12–491	金礞石	[jīn méng shí]	Jinmengshi	Lapis Micae Aureus
12–492	土贝母	[tǔ bèi mǔ]	Tubeimu	Rhizoma Bolbostemmatis
12–493	半夏曲	[bàn xià qǔ]	Banxiaqu	Rhizoma Pinelliae Fermentata
12–494	蛤壳	[gé qiào]	Geqiao	Concha Meretricis seu Cyclinae
12–495	旋覆花	[xuán fù huā]	Xuanfuhua	Flos Inulae
12–496	海藻	[hǎi zǎo]	Haizao	Sargassum
12–497	浙贝母	[zhé bèi mǔ]	Zhebeimu	Bulbus Fritillariae Thunbergii
12–498	桔梗	[jié gěng]	Jiegeng	Radix Platycodonis

Código numérico ● 编码	Chino ● 中文	Pinyin ● 拼音	Nombre en pinyin ● 拼音名	Nombre farmacéutico en latín ● 拉丁名
12–499	前胡	[qián hú]	Qianhu	Radix Peucedani
12–500	华山参	[huà shān shēn]	Huashanshen	Radix Physochlainae

Materia médica antitusiva y antidisneica 止咳平喘药

Código numérico ● 编码	Chino ● 中文	Pinyin ● 拼音	Nombre en pinyin ● 拼音名	Nombre farmacéutico en latín ● 拉丁名
12–501	止咳平喘药	[zhǐ ké píng chuǎn yào]		Materia médica antitusiva y antidisneica
12–502	紫金牛	[zǐ jīn niú]	Zijinniu	Herba Ardisiae Japonicae
12–503	紫菀	[zǐ wǎn]	Ziwan	Radix Asteris
12–504	葶苈子	[tíng lì zǐ]	Tinglizi	1) Semen Lepidii; 2) Semen Descurainiae
12–505	款冬花	[kuǎn dōng huā]	Kuandonghua	Flos Farfarae
12–506	桑白皮	[sāng bái pí]	Sangbaipi	Cortex Mori
12–507	洋金花	[yáng jīn huā]	Yangjinhua	Flos Daturae

Código numérico● 编码	Chino 中文 ●	Pinyin 拼音 ●	Nombre en pinyin 拼音名 ●	Nombre farmacéutico en latín 拉丁名
12–508	百部	[bǎi bù]	Baibu	Radix Stemonae
12–509	白果	[bái guǒ]	Baiguo	Semen Ginkgo
12–510	马兜铃	[mǎ dōu líng]	Madouling	Fructus Aristolochiae
12–511	枇杷叶	[pí pa yè]	Pipaye	Folium Eriobotryae
12–512	苦杏仁	[kǔ xìng rén]	Kuxingren	Semen Armeniacae Amarum

Materia médica tranquilizante 安神药

Código numérico● 编码	Chino 中文 ●	Pinyin 拼音 ●	Nombre en pinyin 拼音名 ●	Nombre farmacéutico en latín 拉丁名
12–513	安神药	[ān shén yào]		Materia médica para pacificar el espíritu
12–514	镇静安神药	[zhèn jìng ān shén yào]		Materia médica para calmar y pacificar el espíritu
12–515	镇惊安神药	[zhèn jìng ān shén yào]		Materia médica para calmar la convulsión y pacificar el espíritu

Código numérico • 编码	Chino 中文 •	Pinyin 拼音 •	Nombre en pinyin 拼音名 •	Nombre farmacéutico en latín 拉丁名
12–516	重镇安神药	[zhòng zhèn ān shén yào]		Materia médica para asentar, calmar y tranquilizar fuertemente el espíritu
12–517	琥珀	[hǔ pò]	Hupo	Succinum
12–518	磁石	[cí shí]	Cishi	Magnetitum
12–519	珍珠	[zhēn zhū]	Zhenzhu	Margarita
12–520	朱砂	[zhū shā]	Zhusha	Cinnabaris
12–521	养心安神药	[yǎng xīn ān shén yào]		Materia médica para alimentar el Corazón y tranquilizar el espíritu
12–522	酸枣仁	[suān zǎo rén]	Suanzaoren	Semen Ziziphi Spinosae
12–523	柏子仁	[bǎi zǐ rén]	Baiziren	1) Semen Platycladi; 2) Semen Biotae
12–524	远志	[yuǎn zhì]	Yuanzhi	Radix Polygalae
12–525	合欢皮	[hé huān pí]	Hehuanpi	Cortex Albizziae Julibrissin
12–526	茯神	[fú shén]	Fushen	Sclerotium Poriae Paradicis

Materia médica para tranquilizar al hígado y extinguir el viento 平肝熄风药

Código numérico ● 编码	Chino ● 中文	Pinyin ● 拼音	Nombre en pinyin ● 拼音名	Nombre farmacéutico en latín 拉丁名
12–527	平肝熄风药	[píng gān xī fēng yào]		Materia médica para regular el Hígado y extinguir el viento
12–528	平肝药	[píng gān yào]		Materia médica para regular el Hígado
12–529	白蒺藜	[bái jí lí]	Baijili	Fructus Tribuli
12–530	龙骨	[lóng gǔ]	Longgu	Os Draconis
12–531	蒺藜	[jí lí]	Jili	Fructus Tribuli
12–532	珍珠母	[zhēn zhū mǔ]	Zhenzhumu	Concha Margaritifera
12–533	罗布麻叶	[luó bù má yè]	Luobumaye	Folium Apocyni Veneti
12–534	牡蛎	[mǔ lì]	Muli	Concha Ostreae
12–535	石决明	[shí jué míng]	Shijueming	Concha Haliotidis
12–536	熄风止痉药	[xī fēng zhǐ jìng yào]		Materia médica para extinguir el viento y detener la convulsión
12–537	僵蚕	[jiāng cán]	Jiangcan	Bombyx Batryticatus

Código numérico • 编码	Chino • 中文	Pinyin • 拼音	Nombre en pinyin • 拼音名	Nombre farmacéutico en latín 拉丁名
12–538	蜈蚣	[wú gōng]	Wugong	Scolopendra
12–539	羚羊角	[líng yáng jiǎo]	Lingyangjiao	Cornu Saigae Tataricae
12–540	钩藤	[gōu téng]	Gouteng	Ramulus Uncariae cum Uncis
12–541	地龙	[dì lóng]	Dilong	Lumbricus
12–542	玳瑁	[dài mào]	Daimao	Carapax Eretmochelydis
12–543	全蝎	[quán xiē]	Quanxie	Scorpio
12–544	天麻	[tiān má]	Tianma	Rhizoma Gastrodiae
12–545	牛黄	[niú huáng]	Niuhuang	Calculus Bovis

Materia médica para abrir los orificios 开窍药

Código numérico • 编码	Chino • 中文	Pinyin • 拼音	Nombre en pinyin • 拼音名	Nombre farmacéutico en latín 拉丁名
12–546	开窍药	[kāi qiào yào]		Materia médica para abrir los orificios
12–547	麝香	[shè xiāng]	Shexiang	Moschus
12–548	蟾酥	[chán sū]	Chansu	Venenum Bufonis

Código numérico ● 编码	Chino ● 中文	Pinyin ● 拼音	Nombre en pinyin ● 拼音名	Nombre farmacéutico ● en latín 拉丁名
12-549	猪牙皂	[zhū yá zǎo]	Zhuyazao	Fructus Gleditsiae Abnormalis
12-550	苏合香	[sū hé xiāng]	Suhexiang	Styrax
12-551	安息香	[ān xī xiāng]	Anxixiang	Benzoinum
12-552	冰片	[bīng piàn]	Bingpian	Borneolum Syntheticum
12-553	石菖蒲	[shí chāng pú]	Shichangpu	Rhizoma Acori Tatarinowii

Materia médica tonificante 补虚药

Código numérico ● 编码	Chino ● 中文	Pinyin ● 拼音	Nombre en pinyin ● 拼音名	Nombre farmacéutico ● en latín 拉丁名
12-554	补虚药	[bǔ xū yào]		Materia médica para tonificar la insuficiencia
12-555	补养药	[bǔ yáng yào]		Materia médica nutritiva
12-556	补益药	[bǔ yì yào]		Materia médica reforzante
12-557	补气药	[bǔ qì yào]		Materia médica para tonificar el qi
12-558	绞股蓝	[jiǎo gǔ lán]	Jiaogulan	Herba Gynostemmatis Pentaphilli

Código numérico • 编码	Chino • 中文	Pinyin • 拼音	Nombre en pinyin • 拼音名	Nombre farmacéutico en latín • 拉丁名
12–559	菌灵芝	[jūn líng zhī]	Junlingzhi	Ganoderma Lucidum seu Japonicum
12–560	竹节参	[zhú jié shēn]	Zhujieshen	Rhizoma Panacis Japonici
12–561	红景天	[hóng jǐng tiān]	Hongjingtian	Herba Rhodiolae
12–562	黄芪	[huáng qí]	Huangqi	Radix Astragali seu Hedysari
12–563	党参	[dǎng shēn]	Dangshen	Radix Codonopsis
12–564	白扁豆	[bái biǎn dòu]	Baibiandou	Semen Dolichoris Album
12–565	白术	[bái zhú]	Baizhu	Rhizoma Atractylodis Macrocephalae
12–566	甘草	[gān cǎo]	Gancao	Radix Glycyrrhizae
12–567	太子参	[tài zǐ shēn]	Taizishen	Radix Pseudostellariae
12–568	山药	[shān yào]	Shanyao	Rhizoma Dioscoreae
12–569	大枣	[dà zǎo]	Dazao	Fructus Jujubae
12–570	人参	[rén shēn]	Renshen	Radix Ginseng

Código numérico • 编码	Chino 中文 •	Pinyin 拼音 •	Nombre en pinyin 拼音名 •	Nombre farmacéutico en latín 拉丁名
12-571	补血药	[bǔ xuè yào]		Materia médica para tonificar la sangre
12-572	养血药	[yǎng xuè yào]		Materia médica para nutrir la sangre
12-573	柔肝药	[róu gān yào]		Materia médica para tonificar el yin y la sangre del Hígado
12-574	鹿角胶	[lù jiǎo jiāo]	Lujiaojiao	Colla Cornus Cervi
12-575	桑椹	[sāng shèn]	Sangshen	Fructus Mori
12-576	首乌藤	[shǒu wū téng]	Shouwuteng	Caulis Polygoni Multiflori
12-577	鸡血藤	[jī xuè téng]	Jixueteng	Caulis Spatholobi
12-578	何首乌	[hé shǒu wū]	Heshouwu	Radix Polygoni Multiflori
12-579	当归	[dāng guī]	Danggui	Radix Angelicae Sinensis
12-580	熟地黄	[shú dì huáng]	Shudihuang	Radix Rehmanniae Praeparata
12-581	白芍	[bái sháo]	Baishao	Radix Paeoniae Alba
12-582	龙眼肉	[lóng yǎn ròu]	Longyanrou	Arillus Longan

Código numérico ● 编码	Chino 中文 ●	Pinyin 拼音 ●	Nombre en pinyin 拼音名 ●	Nombre farmacéutico en latín 拉丁名
12–583	补阳药	[bǔ yáng yào]		Materia médica para tonificar el yang
12–584	补肾阳药	[bǔ shèn yáng yào]		Materia médica para tonificar el yin
12–585	菟丝子	[tù sī zǐ]	Tusizi	Semen Cuscutae
12–586	淫羊藿	[yín yáng huò]	Yinyanghuo	Herba Epimedii
12–587	巴戟天	[bā jǐ tiān]	Bajitian	Radix Morindae Officinalis
12–588	仙茅	[xiān máo]	Xianmao	Rhizoma Curculiginis
12–589	冬虫夏草	[dōng chóng xià cǎo]	Dongchong-xiacao	Cordyceps
12–590	肉苁蓉	[ròu cōng róng]	Roucongrong	Herba Cistanches
12–591	肉桂	[ròu guì]	Rougui	Cortex Cinnamomi
12–592	杜仲	[dù zhòng]	Duzhong	Cortex Eucommiae
12–593	补骨脂	[bǔ gǔ zhī]	Buguzhi	Fructus Psoraleae
12–594	刺五加	[cì wǔ jiā]	Ciwujia	Radix et Caulis Acanthopanacis Senticosi

Código numérico ● 编码	Chino ● 中文	Pinyin ● 拼音	Nombre en pinyin ● 拼音名	Nombre farmacéutico en latín ● 拉丁名
12–595	韭菜子	[jiǔ cài zǐ]	Jiucaizi	Semen Allii Tuberosi
12–596	仙灵脾	[xiān líng pí]	Xianlingpi	Herba Epimedii
12–597	海马	[hǎi mǎ]	Haima	Hippocampus
12–598	胡芦巴	[hú lú bā]	Huluba	Semen Trigonellae
12–599	蛇床子	[shé chuáng zǐ]	Shechuangzi	Fructus Cnidii
12–600	鹿角	[lù jiǎo]	Lujiao	Cornu Cervi
12–601	鹿茸	[lù róng]	Lurong	Cornu Cervi Pantotrichum
12–602	鹿角霜	[lù jiǎo shuāng]	Lujiaoshuang	Cornu Cervi Degelatinatum
12–603	续断	[xù duàn]	Xuduan	Radix Dipsaci
12–604	紫石英	[zǐ shí yīng]	Zishiying	Fluoritum
12–605	紫河车	[zǐ hé chē]	Ziheche	Placenta Hominis
12–606	蛤蚧	[gé jiè]	Gejie	Gecko
12–607	锁阳	[suǒ yáng]	Suoyang	Herba Cynomorii
12–608	钟乳石	[zhōng rǔ shí]	Zhongrushi	Stalactitum
12–609	沙苑子	[shā yuàn zǐ]	Shayuanzi	Semen Astragali Complanati

Código numérico • 编码	Chino 中文 •	Pinyin 拼音 •	Nombre en pinyin 拼音名 •	Nombre farmacéutico en latín 拉丁名
12–610	核桃仁	[hé táo rén]	Hetaoren	Semen Juglandis
12–611	补阴药	[bǔ yīn yào]		Materia médica para tonificar el yin
12–612	滋阴药	[zī yīn yào]		Materia médica para nutrir el yin
12–613	养阴药	[yǎng yīn yào]		Materia médica para alimentar el yin
12–614	枸杞子	[gǒu qǐ zǐ]	Gouqizi	Fructus Lycii
12–615	西洋参	[xī yáng shēn]	Xiyangshen	Radix Panacis Quinquefolii
12–616	女贞子	[nǔ zhēn zǐ]	Nüzhenzi	Fructus Ligustri Lucidi
12–617	天冬	[tiān dōng]	Tiandong	Radix Asparagi
12–618	玉竹	[yù zhú]	Yuzhu	Rhizoma Polygonati Odorati
12–619	石斛	[shí hú]	Shihu	Herba Dendrobii
12–620	北沙参	[běi shā shēn]	Beishashen	Radix Glehniae
12–621	玄参	[xuán shēn]	Xuanshen	Radix Scrophulariae
12–622	百合	[bǎi hé]	Baihe	Bulbus Lilii

Código numérico ● 编码	Chino ● 中文	Pinyin ● 拼音	Nombre en pinyin ● 拼音名	Nombre farmacéutico en latín 拉丁名
12-623	龟甲	[guī jiǎ]	Guijia	Carapax et Plastrum Testudinis
12-624	黑芝麻	[hēi zhī má]	Heizhima	Semen Sesami Nigri
12-625	南沙参	[nán shā shēn]	Nanshashen	Radix Adenophorae
12-626	珠子参	[zhū zǐ shēn]	Zhuzishen	Rhizoma Panacis Majoris
12-627	楮实子	[chǔ shí zǐ]	Chushizi	Fructus Broussonetiae
12-628	墨旱莲	[mò hàn lián]	Mohanlian	Herba Ecliptae
12-629	鳖甲	[biē jiǎ]	Biejia	Carapax Trionycis
12-630	沙棘	[shā jí]	Shaji	Fructus Hippophae
12-631	明党参	[míng dǎng shēn]	Mingdang-shen	Radix Changii
12-632	枸骨叶	[gǒu gǔ yè]	Gouguye	Folium Ilicis Cornutae
12-633	哈蟆油	[há má yóu]	Hamayou	Oviductus Ranae
12-634	麦冬	[mài dōng]	Maidong	Radix Ophiopogonis

Materia médica astringente 收涩药

Código numérico ● 编码	Chino ● 中文	Pinyin ● 拼音	Nombre en pinyin ● 拼音名	Nombre farmacéutico en latín 拉丁名
12–635	收涩药	[shōu sè yào]		Materia médica astringente
12–636	固涩药	[gù sè yào]		Materia médica para astringir y consolidar
12–637	固表止汗药	[gù biǎo zhǐ hàn yào]		Materia médica para consolidar la superficie y detener la transpiración
12–638	敛汗固表药	[liǎn hàn gù biǎo yào]		Materia médica para restringir el sudor y consolidar la superficie
12–639	麻黄根	[má huáng gēn]	Mahuanggen	Radix Ephedrae
12–640	敛肺涩肠药	[liǎn fèi sè cháng yào]		Materia médica para restringir el Pulmón y astringir los intestinos
12–641	罂粟壳	[yīng sù qiào]	Yingsuqiao	Pericarpium Papaveris
12–642	益智仁	[yì zhì rén]	Yizhiren	Fructus Alpiniae Oxyphyllae

Código numérico 编码	Chino 中文	Pinyin 拼音	Nombre en pinyin 拼音名	Nombre farmacéutico en latín 拉丁名
12-643	禹余粮	[yǔ yú liáng]	Yuyuliang	Limonitum
12-644	诃子	[hē zǐ]	Hezi	Fructus Chebulae
12-645	赤石脂	[chì shí zhī]	Chishizhi	Halloysitum Rubrum
12-646	肉豆蔻	[ròu dòu kòu]	Roudoukou	Semen Myristicae
12-647	虫白蜡	[chóng bái là]	Chongbaila	Cera Chinensis
12-648	石榴皮	[shí liú pí]	Shiliupi	Pericarpium Granati
12-649	乌梅	[wū méi]	Wumei	Fructus Mume
12-650	五倍子	[wǔ bèi zǐ]	Wubeizi	Galla Chinensis
12-651	五味子	[wǔ wèi zǐ]	Wuweizi	Fructus Schisandrae Chinensis
12-652	固精缩尿止带药	[gù jīng suō niào zhǐ dài yào]		Materia médica para consolidar la esencia, retener la orina y detener la leucorrea
12-653	覆盆子	[fù pén zǐ]	Fupenzi	Fructus Rubi
12-654	桑螵蛸	[sāng piāo xiāo]	Sangpiaoxiao	Ootheca Mantidis
12-655	海螵蛸	[hǎi piāo xiāo]	Haipiaoxiao	Endoconcha Sepiae

Código numérico • 编码	Chino • 中文	Pinyin • 拼音	Nombre en pinyin • 拼音名	Nombre farmacéutico en latín • 拉丁名
12–656	莲须	[lián xū]	Lianxu	Stamen Nelumbinis
12–657	莲子心	[lián zǐ xīn]	Lianzixin	Plumula Nelumbinis
12–658	莲子	[lián zǐ]	Lianzi	Semen Nelumbinis
12–659	金樱子	[jīn yīng zǐ]	Jinyingzi	Fructus Rosae Laevigatae
12–660	芡实	[qiàn shí]	Qianshi	Semen Euryales
12–661	山茱萸	[shān zhū yú]	Shanzhuyu	Fructus Corni

Materia médica emética 涌吐药

Código numérico • 编码	Chino • 中文	Pinyin • 拼音	Nombre en pinyin • 拼音名	Nombre farmacéutico en latín • 拉丁名
12–662	涌吐药	[yǒng tù yào]		Materia médica emética
12–663	催吐药	[cuī tù yào]		Materia médica emética
12–664	胆矾	[dǎn fán]	Danfan	Chalcanthitum
12–665	相思子	[xiāng sī zǐ]	Xiangsizi	Semen Abri Precatorii
12–666	常山	[cháng shān]	Changshan	Radix Dichroae

Materia médica de aplicación externa y medicinales misceláneos 外用药及其他

Código numérico 编码	Chino 中文	Pinyin 拼音	Nombre en pinyin 拼音名	Nombre farmacéutico en latín 拉丁名
12–667	解毒杀虫燥湿止痒药	[jiě dú shā chóng zào shī zhǐ yǎng yào]		Materia médica para eliminar toxinas, antihelmíntica, secante y antipruriginosa
12–668	铅丹	[qiān dān]	Qiandan	Minium
12–669	樟脑	[zhāng nǎo]	Zhangnao	Camphora
12–670	蜂蜡	[fēng là]	Fengla	Cera Flava
12–671	蜂房	[fēng fáng]	Fengfang	Nidus Vespae
12–672	雄黄	[xióng huáng]	Xionghuang	Realgar
12–673	硫黄	[liú huáng]	Liuhuang	Sulfur
12–674	斑蝥	[bān máo]	Banmao	Mylabris
12–675	轻粉	[qīng fěn]	Qingfen	Calomelas
12–676	鹤虱	[hè shī]	Heshi	Fructus Carpesii
12–677	使君子	[shǐ jūn zǐ]	Shijunzi	Fructus Quisqualis
12–678	苦楝皮	[kǔ liàn pí]	Kulianpi	Cortex Meliae
12–679	阿魏	[ā wèi]	Awei	Resina Ferulae

Código numérico ● 编码	Chino ● 中文	Pinyin ● 拼音	Nombre en pinyin ● 拼音名	Nombre farmacéutico en latín ● 拉丁名
12-680	白矾	[bái fán]	Baifan	1) Alumen; 2) Potasium Sulfas
12-681	土荆皮	[tǔ jīng pí]	Tujingpi	Cortex Pseudolaricis
12-682	密陀僧	[mì tuó sēng]	Mituoseng	Lithargyrum
12-683	拔毒化腐生肌药	[bá dú huà fǔ shēng jī yào]		Materia médica desinfectante y cicatrizante
12-684	腐蚀药	[fǔ shí yào]		Materia médica eupéptica
12-685	箍围药	[gū wéi yào]		Materia médica para cercar
12-686	提脓祛腐药	[tí nóng qū fǔ yào]		Materia médica para sacar el pus y eliminar lo corrompido
12-687	生肌收口药	[shēng jī shōu kǒu yào]		Materia médica cicatrizante y regeneradora tisular
12-688	平胬药	[píng nǔ yào]		Materia médica para regular las mucosas
12-689	炉甘石	[lú gān shí]	Luganshi	Calamina

Código numérico ● 编码	Chino 中文 ●	Pinyin 拼音 ●	Nombre en pinyin 拼音名 ●	Nombre farmacéutico en latín 拉丁名
12–690	催乳	[cuī rǔ]		Galactogogo
12–691	排脓托毒	[pái nóng tuō dú]		Drenar el pus y eliminar toxinas
12–692	安胎药	[ān tāi yào]		Materia medicinal para calmar el feto

13　Prescripciones 方剂

Código numérico •　编码	Chino　•　中文	Pinyin　•　拼音	Español　•　西班牙语
13–001	方剂	[fāng jì]	Prescripción; Fórmula
13–002	经方	[jīng fāng]	Prescripción clásica
13–003	汤方	[tāng fāng]	Prescripción para decocción
13–004	汤头	[tāng tóu]	Receta para decocción
13–005	方从法出	[fāng cóng fǎ chū]	Composición de la prescripción de acuerdo al método terapéutico
13–006	理法方药	[lǐ fǎ fāng yào]	Principio-método-fórmula-materias médicas
13–007	方	[fāng]	Prescripción
13–008	大方	[dà fāng]	Gran prescripción
13–009	小方	[xiǎo fāng]	Pequeña prescripción
13–010	缓方	[huǎn fāng]	Prescripción suave
13–011	急方	[jí fāng]	Prescripción drástica
13–012	奇方	[jī fāng]	Prescripción con ingredientes impares
13–013	偶方	[ǒu fāng]	Prescripción con ingredientes pares
13–014	复方	[fù fāng]	Prescripción compuesta

Código numérico ● 编码	Chino ● 中文	Pinyin ● 拼音	Español 西班牙语
13–015	缓剂	[huǎn jì]	Prescripción suave
13–016	十剂	[shí jì]	Diez fórmulas
13–017	宣剂	[xuān jì]	Prescripción dispersante
13–018	通剂	[tōng jì]	1) Prescripción para remover la obstrucción; 2) Prescripción con efecto drenante
13–019	补剂	[bǔ jì]	Prescripción tonificante
13–020	泄剂	[xiè jì]	Prescripción purgante
13–021	轻剂	[qīng jì]	Prescripción suave
13–022	重剂	[zhòng jì]	Prescripción pesada
13–023	涩剂	[sè jì]	Prescripción astringente
13–024	滑剂	[huá jì]	Prescripción lubricante
13–025	燥剂	[zào jì]	Prescripción secante
13–026	湿剂	[shī jì]	Prescripción humectante
13–027	八阵	[bā zhèn]	Formación de ocho tácticas
13–028	八略	[bā lüè]	Ocho estrategias
13–029	君臣佐使	[jūn chén zuǒ shǐ]	Soberano, ministro, asistente y guía

Código numérico • 编码	Chino • 中文	Pinyin • 拼音	Español • 西班牙语
13–030	君药	[jūn yào]	Materia médica soberana
13–031	臣药	[chén yào]	Materia médica ministra
13–032	佐药	[zuǒ yào]	Materia médica asistente
13–033	使药	[shǐ yào]	Materia médica guía
13–034	反佐	[fǎn zuǒ]	Uso de corrector
13–035	寒热格拒	[hán rè gé jù]	Rechazo de frío y calor entre materias médicas y síntomas
13–036	剂型	[jì xíng]	Preparación, preparado
13–037	汤剂	[tāng jì]	Decocción (preparación)
13–038	煎剂	[jiān jì]	Decocción (preparación)
13–039	片剂	[piàn jì]	Píldora (preparación)
13–040	线剂	[xiàn jì]	Hilo medicamentoso
13–041	条剂	[tiáo jì]	Puro medicamentoso
13–042	露剂	[lù jì]	Destilado
13–043	膏剂	[gāo jì]	Pasta, pomada
13–044	散剂	[sǎn jì]	Polvo
13–045	丸剂	[wán jì]	Píldora
13–046	颗粒剂	[kē lì jì]	Gránulo

Código numérico ● 编码	Chino ● 中文	Pinyin ● 拼音	Español 西班牙语
13-047	冲剂	[chōng jì]	Granulado para infusión
13-048	胶囊剂	[jiāo náng jì]	Cápsula
13-049	茶剂	[chá jì]	Té medicinal, infusión
13-050	针剂	[zhēn jì]	Inyección
13-051	栓剂	[shuān jì]	Supositorio
13-052	擦剂	[cā jì]	Linimento
13-053	锭剂	[dìng jì]	Pastilla
13-054	熏洗剂	[xūn xǐ jì]	Prescripción para el lavado y fumigado
13-055	气雾剂	[qì wù jì]	Aerosol
13-056	灌肠剂	[guàn cháng jì]	Enema
13-057	熨剂	[yùn jì]	Preparación para compresa caliente
13-058	注射剂	[zhù shè jì]	Inyección
13-059	丹剂	[dān jì]	Píldora
13-060	酊剂	[dīng jì]	Tintura
13-061	酒剂	[jiǔ jì]	Preparación medicinal con vino
13-062	搐鼻剂	[chù bí jì]	Preparación para aspiración nasal

Código numérico ● 编码	Chino ● 中文	Pinyin ● 拼音	Español 西班牙语
13–063	掺药	[chān yào]	Polvo medicinal
13–064	洗剂	[xǐ jì]	Loción
13–065	膏药	[gāo yào]	Pomada
13–066	药膏	[yào gāo]	Pomada medicinal
13–067	油膏	[yóu gāo]	Ungüento
13–068	浸膏	[jìn gāo]	Extracto
13–069	流浸膏	[liú jìn gāo]	Extracto líquido
13–070	煎膏	[jiān gāo]	Extracto blando
13–071	软膏	[ruǎn gāo]	Ungüento
13–072	粉膏剂	[fěn gāo jì]	Píldora concentrada
13–073	硬膏	[yìng gāo]	Parche duro
13–074	溶液	[róng yè]	Solución
13–075	汤液	[tāng yè]	Decocción
13–076	汤液醪醴	[tāng yè láo lǐ]	Licor espeso y licor dulce
13–077	药酒	[yào jiǔ]	Vino medicinal
13–078	酒醴	[jiǔ lǐ]	Vino medicinal
13–079	薄贴	[bó tiē]	Pasta fina
13–080	药露	[yào lù]	Líquido medicinal destilado
13–081	蜡丸	[là wán]	Píldora encerada

Código numérico ● 编码	Chino 中文 ●	Pinyin 拼音 ●	Español 西班牙语
13-082	糊丸	[hú wán]	Píldora de pasta de harina y agua
13-083	水泛丸	[shuǐ fàn wán]	Píldora de agua
13-084	水丸	[shuǐ wán]	Píldora de agua
13-085	蜜丸	[mì wán]	Píldora de miel
13-086	滴丸	[dī wán]	Píldora de gota
13-087	浓缩丸	[nóng suō wán]	Píldora concentrada
13-088	微丸	[wēi wán]	Píldora minúscula
13-089	糖浆	[táng jiāng]	Jarabe; Sirope
13-090	药捻	[yào niǎn]	Hilo medicamentoso
13-091	坐药	[zuò yào]	Supositorio
13-092	药线	[yào xiàn]	Hilo medicamentoso
13-093	丹药	[dān yào]	Píldora bermellón
13-094	泡腾片	[pào téng piàn]	Tabletas efervescentes
13-095	温粉	[wēn fěn]	Polvo para aspersión
13-096	煎药法	[jiān yào fǎ]	Método de decocción
13-097	水煎	[shuǐ jiān]	Decocción en agua
13-098	先煎	[xiān jiān]	A cocer primeramente
13-099	后下	[hòu xià]	A cocer más tarde

Código numérico • 编码	Chino • 中文	Pinyin • 拼音	Español • 西班牙语
13–100	包煎	[bāo jiān]	Cocer en envoltura
13–101	另煎	[lìng jiān]	Cocer por separado
13–102	单煎	[dān jiān]	Cocer individualmente
13–103	酒煎	[jiǔ jiān]	Cocer con vino
13–104	溶化	[róng huà]	Disolver
13–105	冲服	[chōng fú]	Tomar como infusión
13–106	别煮	[bié zhǔ]	Cocer por separado
13–107	熬	[áo]	Hervir
13–108	顿服	[dùn fú]	Administración oral
13–109	烊化	[yáng huà]	Disolución
13–110	潦水	[liáo shuǐ]	Agua de lluvia
13–111	代茶饮	[dài chá yǐn]	Tomar como té
13–112	噙化	[qín huà]	Disolver en la boca
13–113	火候	[huǒ hou]	Control de tiempo y temperatura
13–114	临睡服	[lín shuì fú]	Administrar antes de acostarse
13–115	服药法	[fú yào fǎ]	Forma de administración
13–116	平旦服	[píng dàn fú]	Tomar al alba

Código numérico • 编码	Chino 中文 •	Pinyin 拼音 •	Español 西班牙语
13–117	百沸汤	[bǎi fèi tāng]	Decocción bai fei
13–118	太和汤	[tài hé tāng]	Decocción tai he
13–119	麻沸汤	[má fèi tāng]	Decocción ma fei
13–120	流水	[liú shuǐ]	Agua corriente de río
13–121	煎药用水	[jiān yào yòng shuǐ]	Agua para elaborar la decocción
13–122	周时	[zhōu shí]	Un ciclo de día y noche
13–123	文火	[wén huǒ]	Fuego suave
13–124	武火	[wǔ huǒ]	Fuego fuerte
13–125	慢火	[màn huǒ]	Fuego lento
13–126	急火	[jí huǒ]	Fuego fuerte

Prescripciones para liberar el exterior 解表剂

Código numérico • 编码	Chino 中文 •	Pinyin 拼音 •	Español 西班牙语
13–127	解表剂	[jiě biǎo jì]	Prescripción que libera el exterior
13–128	发表剂	[fā biǎo jì]	Prescripción que alivia el exterior

Código numérico 编码	Chino 中文	Pinyin 拼音	Nombre en pinyin 拼音名	Español 西班牙语
13–129	麻黄汤	[má huáng tāng]	Mahuang Tang	Decocción de Herba Ephedrae Sinicae
13–130	麻黄杏仁薏苡甘草汤	[má huáng xìng rén yì yǐ gān cǎo tāng]	Mahuang Xingren Yiyi Gancao Tang	Decocción de Herba Ephedrae Sinicae, Semen Pruni Armeniacae, Semen Coicis y Radix Glycyrrhizae
13–131	华盖散	[huá gài sǎn]	Huagai San	Polvo de la cubierta
13–132	桂枝汤	[guì zhī tāng]	Guizhi Tang	Decocción de Ramulus Cinnamomi Cassiae
13–133	止嗽散	[zhǐ sòu sǎn]	Zhisou San	Polvo antitusígeno
13–134	葛根汤	[gě gēn tāng]	Gegen Tang	Decocción de Radix Puerariae
13–135	午时茶	[wǔ shí chá]	Wushi Cha	Té del mediodía
13–136	至宝锭	[zhì bǎo dìng]	Zhibao Ding	Píldora del tesoro supremo
13–137	辛凉轻剂	[xīn liáng qīng jì]		Prescripción picante-fresca y suave
13–138	辛凉平剂	[xīn liáng píng jì]		Prescripción picante-fresca y moderada

Código numérico• 编码	Chino 中文 •	Pinyin 拼音 •	Nombre en pinyin 拼音名 •	Español 西班牙语
13–139	辛凉重剂	[xīn liáng zhòng jì]		Prescripción picante-fresca y drástica
13–140	银翘散	[yín qiào sǎn]	Yin Qiao San	Polvo de Flos Lonicerae y Fructus Forsythiae
13–141	桑菊饮	[sāng jú yǐn]	Sang Ju Yin	Decocción de Folium Mori y Flos Chrysanthemi
13–142	麻黄杏仁甘草石膏汤	[má huáng xìng rén gān cǎo shí gāo tāng]	Mahuang Xingren Gancao Shigao Tang	Decocción de Herba Ephedrae Sínicae, Semen Pruni Armeniacae, Gypsum Fibrosum y Radix Glycyrrhizae
13–143	越婢汤	[yuè bì tāng]	Yuebi Tang	Decocción de la esclava de Yue
13–144	柴葛解肌汤	[chái gě jiě jī tāng]	Chai Ge Jieji Tang	Decocción de Radix Bupleuri y Radix Puerariae para liberar los músculos
13–145	升麻葛根汤	[shēng má gě gēn tāng]	Shengma Gegen Tang	Decocción de Rhizoma Cimicifugae y Radix Puerariae

Código numérico • 编码	Chino 中文 •	Pinyin 拼音 •	Nombre en pinyin 拼音名 •	Español 西班牙语
13-146	竹叶柳蒡汤	[zhú yè liǔ bàng tāng]	Zhuye Liu Bang Tang	Decocción de Folium Lophatheri, Cortex Salicis Babylonicae y Fructus Arctii
13-147	宣毒发表汤	[xuān dú fā biǎo tāng]	Xuandu Fabiao Tang	Decocción para eliminar toxinas y resolver el exterior
13-148	大青龙汤	[dà qīng lóng tāng]	Da Qinglong Tang	Decocción mayor del dragón azul-verdoso
13-149	参苏饮	[shēn sū yǐn]	Shen Su Yin	Decocción de Folium Perillae y Radix Ginseng
13-150	麻黄细辛附子汤	[má huáng xì xīn fù zǐ tāng]	Mahuang Xixin Fuzi Tang	Decocción de Herba Ephedrae Sinicae, Herba Asari y Radix Aconiti Carmichaeli Praeparata
13-151	加减葳蕤汤	[jiā jiǎn wēi ruí tāng]	Jiajian Weirui Tang	Decocción modificada de Polygonatum Odoratum

Prescripciones para eliminar calor 清热剂

Código numérico● 编码	Chino 中文 ●	Pinyin 拼音 ●	Nombre en pinyin 拼音名 ●	Español 西班牙语
13–152	清热剂	[qīng rè jì]		Prescripción para eliminar el calor
13–153	泻火剂	[xiè huǒ jì]		Prescripción para purgar fuego
13–154	白虎汤	[bái hǔ tāng]	Baihu Tang	Decocción del tigre blanco
13–155	白虎加桂枝汤	[bái hǔ jiā guì zhī tāng]	Baihu Jia Guizhi Tang	Decocción del tigre blanco con Ramulus Cinnamomi Cassiae
13–156	白虎加苍术汤	[bái hǔ jiā cāng zhú tāng]	Baihu Jia Cangzhu Tang	Decocción del tigre blanco con Rhizoma Atractylodis
13–157	白虎加人参汤	[bái hǔ jiā rén shēn tāng]	Baihu Jia Renshen Tang	Decocción del tigre blanco con Radix Ginseng
13–158	竹叶石膏汤	[zhú yè shí gāo tāng]	Zhuye Shigao Tang	Decocción de Folium Lophatheri y Gypsum Fibrosum
13–159	清营汤	[qīng yíng tāng]	Qingying Tang	Decocción para eliminar calor en ying
13–160	清宫汤	[qīng gōng tāng]	Qinggong Tang	Decocción para depurar el palacio

Código numérico• 编码	Chino 中文	Pinyin 拼音	Nombre en pinyin 拼音名	Español 西班牙语
13–161	黄连解毒汤	[huáng lián jiě dú tāng]	Huanglian Jiedu Tang	Decocción de Rhizoma Coptidis para eliminar la toxicidad
13–162	普济消毒饮子	[pǔ jì xiāo dú yǐn zi]	Puji Xiaodu Yinzi	Decocción de alivio universal para eliminar toxinas
13–163	凉膈散	[liáng gé sǎn]	Liangge San	Polvo para refrescar el diafragma
13–164	仙方活命饮	[xiān fāng huó mìng yǐn]	Xianfang Huoming Yin	Decocción de los inmortales para devolver la vida
13–165	牛黄解毒丸	[niú huáng jiě dú wán]	Niuhuang Jiedu Wan	Píldoras de Calculus Bovis para eliminar toxinas
13–166	四妙勇安汤	[sì miào yǒng ān tāng]	Simiao Yong'an Tang	Decocción de las cuatro maravillas que apaciguan a los valientes
13–167	五味消毒饮	[wǔ wèi xiāo dú yǐn]	Wuwei Xiaodu Yin	Decocción de cinco ingredientes para eliminar toxinas
13–168	牛黄上清丸	[niú huáng shàng qīng wán]	Niuhuang Shangqing Wan	Píldoras de Calculus Bovis para depurar la parte superior del cuerpo

Código numérico● 编码	Chino 中文 ●	Pinyin 拼音 ●	Nombre en pinyin 拼音名 ●	Español 西班牙语
13-169	薏苡附子败酱散	[yì yǐ fù zǐ bài jiàng sǎn]	Yiyi Fuzi Baijiang San	Polvo de Semen Coicis, Radix Aconiti Carmichaeli Praeparata y Herba Patriniae
13-170	犀黄丸	[xī huáng wán]	Xihuang Wan	Píldora de Cornus Rhinoceris y Calculus Bovis
13-171	六神丸	[liù shén wán]	Liushen Wan	Píldora milagrosa de seis ingredientes
13-172	神犀丹	[shén xī dān]	Shenxi Dan	Píldora milagrosa de Cornus Rhinoceris
13-173	二味拔毒散	[èr wèi bá dú sǎn]	Erwei Badu San	Polvo con dos ingredientes para remover toxinas
13-174	一字金丹	[yī zì jīn dān]	Yizijin Dan	Píldora de un ideograma dorado
13-175	拔毒膏	[bá dú gāo]	Badu Gao	Emplasto para remover toxinas
13-176	三品一条枪	[sān pǐn yī tiáo qiāng]	Sanpin Yitiaoqiang	Tira de tres ingredientes
13-177	三黄丸	[sān huáng wán]	Sanhuang Wan	Píldora de los tres amarillos

Código numérico 编码	Chino 中文	Pinyin 拼音	Nombre en pinyin 拼音名	Español 西班牙语
13–178	儿茶散	[ér chá sǎn]	Ercha San	Polvo de Semen Arecae Catechu y Pericarpium Arecae Catechu
13–179	九华膏	[jiǔ huá gāo]	Jiuhua Gao	Emplasto de nueve flores
13–180	八二丹	[bā èr dān]	Ba Er Dan	Píldora ocho dos
13–181	透脓散	[tòu nóng sǎn]	Tounong San	Polvo para drenar pus
13–182	化腐生肌散	[huà fǔ shēng jī sǎn]	Huafu Shengji San	Polvo para eliminar la piel necrosada y regenerar tejido
13–183	牛黄噙化丸	[niú huáng qín huà wán]	Niuhuang Qinhua Wan	Píldora con Calculus Bovis para disolver en la boca
13–184	人中白散	[rén zhōng bái sǎn]	Renzhongbai San	Polvo con sedimento de orina humana
13–185	黄连上清丸	[huáng lián shàng qīng wán]	Huanglian Shangqing Wan	Píldora de Rhizoma Coptidis para purificar la parte superior
13–186	薯蓣丸	[shǔ yù wán]	Shuyu Wan	Píldora de Radix Dioscoreae Quinquelobae

Código numérico 编码	Chino 中文	Pinyin 拼音	Nombre en pinyin 拼音名	Español 西班牙语
13-187	吹喉散	[chuī hóu sǎn]	Chuihou San	Polvo para soplar en la garganta
13-188	冰硼散	[bīng péng sǎn]	Bingpeng San	Polvo de Borneol y Borax
13-189	白降丹	[bái jiàng dān]	Baijiang Dan	Polvo blanco de cloruro de mercurio
13-190	梅花点舌丹	[méi huā diǎn shé dān]	Meihua Dianshe Dan	Píldora de flor de ciruelo para eliminar aftas linguales
13-191	银花解毒汤	[yín huā jiě dú tāng]	Yinhua Jiedu Tang	Decocción de Flos Lonicerae para eliminar toxicidad
13-192	黄连西瓜霜眼药	[huáng lián xī guā shuāng yǎn yào]	Huanglian Xiguashuang Yanyao	Colirio de Rhizoma Coptidis y Mirabilitum
13-193	通脾泻胃汤	[tōng pí xiè wèi tāng]	Tongpi Xiewei Tang	Decocción para purgar el calor de Bazo y de Estómago
13-194	泻脑汤	[xiè nǎo tāng]	Xienao Tang	Decocción para purgar el calor tóxico del cerebro
13-195	八宝眼药	[bā bǎo yǎn yào]	Babao Yanyao	Colirio de los ocho ingredientes preciosos

Código numérico • 编码	Chino 中文 •	Pinyin 拼音 •	Nombre en pinyin 拼音名 •	Español 西班牙语
13–196	导赤散	[dǎo chì sǎn]	Daochi San	Polvo para remover el enrojecimiento
13–197	清心莲子饮	[qīng xīn lián zǐ yǐn]	Qingxin Lianzi Yin	Decocción de Semen Nelumbinis Nuciferae para depurar el calor
13–198	龙胆泻肝汤	[lóng dǎn xiè gān tāng]	Longdan Xiegan Tang	Decocción de Radix Gentianae Scabrae para drenar el Hígado
13–199	泻青丸	[xiè qīng wán]	Xieqing Wan	1) Píldora para drenar el verde-azulado; 2) Píldora para drenar el Hígado
13–200	当归龙荟丸	[dāng guī lóng huì wán]	Danggui Long Hui Wan	Píldora de Radix Angelicae Sinensis, Radix Gentianae Scabrae y Herba Aloe
13–201	左金丸	[zuǒ jīn wán]	Zuojin Wan	Píldora del metal izquierdo
13–202	金铃子散	[jīn líng zǐ sǎn]	Jinlingzi San	Polvo de Fructus Meliae Toosendan
13–203	泻肝汤	[xiè gān tāng]	Xiegan Tang	Decocción drenante del Hígado

Código numérico● 编码	Chino 中文 ●	Pinyin 拼音 ●	Nombre en pinyin 拼音名 ●	Español 西班牙语
13-204	羊肝丸	[yáng gān wán]	Yanggan Wan	Píldora de hígado de carnero
13-205	泻白散	[xiè bái sǎn]	Xiebai San	Polvo para drenar lo blanco
13-206	葶苈大枣泻肺汤	[tíng lì dà zǎo xiè fèi tāng]	Tingli Dazao Xiefei Tang	Decocción drenante del Pulmón con Semen Lipidii y Fructus Ziziphi
13-207	泻肺汤	[xiè fèi tāng]	Xiefei Tang	Decocción drenante del Pulmón
13-208	二母宁嗽汤	[èr mǔ níng sòu tāng]	Ermu Ningsou Tang	Decocción para calmar la tos con Rhizoma Anemarrhenae y Bulbus Fritillariae
13-209	甘桔汤	[gān jié tāng]	Gan Jie Tang	Decocción de Radix Glycyrrhizae y Radix Platycodii
13-210	芍药汤	[sháo yào tāng]	Shaoyao Tang	Decocción de Radix Paeoniae
13-211	大香连丸	[dà xiāng lián wán]	Da Xiang Lian Wan	Píldora mayor de Radix Saussureae y Radix Coptidis
13-212	黄芩汤	[huáng qín tāng]	Huangqin Tang	Decocción de Radix Scutellariae

Código numérico● 编码	Chino ● 中文	Pinyin ● 拼音	Nombre en pinyin ● 拼音名	Español 西班牙语
13–213	白头翁汤	[bái tóu wēng tāng]	Baitouweng Tang	Decocción de Radix Pulsatillae
13–214	葛根黄芩黄连汤	[gě gēn huáng qín huáng lián tāng]	Gegen Huangqin Huanglian Tang	Decocción de Radix Puerariae, Radix Scutellariae y Radix Coptidis
13–215	玉女煎	[yù nǚ jiān]	Yunu Jian	Decocción de la dama de jade
13–216	石斛清胃散	[shí hú qīng wèi sǎn]	Shihu Qingwei San	Polvo con Herba Dendrobii para depurar el Estómago
13–217	清脾散	[qīng pí sǎn]	Qingpi San	Polvo depurador del Bazo
13–218	清胃汤	[qīng wèi tāng]	Qingwei Tang	Decocción depuradora del Estómago
13–219	清胃散	[qīng wèi sǎn]	Qingwei San	Polvo depurador del Estómago
13–220	九制大黄丸	[jiǔ zhì dà huáng wán]	Jiuzhi Dahuang Wan	Píldora de nueve con Radix et Rhizoma Rhei
13–221	泻黄散	[xiè huáng sǎn]	Xiehuang San	Polvo para purgar lo amarillo

Código numérico 编码	Chino 中文	Pinyin 拼音	Nombre en pinyin 拼音名	Español 西班牙语
13-222	牙疳散	[yá gān sǎn]	Yagan San	Polvo para gingivitis ulcerativa
13-223	白虎承气汤	[bái hǔ chéng qì tāng]	Baihu Chengqi Tang	Decocción del tigre blanco para coordinar el qi
13-224	升降散	[shēng jiàng sǎn]	Shengjiang San	Polvo ascendente y descendente
13-225	栀子豉汤	[zhī zǐ chǐ tāng]	Zhizi Chi Tang	Decocción de Fructus Gardeniae y Semen Sojae Praeparatum
13-226	新制柴连汤	[xīn zhì chái lián tāng]	Xinzhi Chai Lian Tang	Nueva decocción de Radix Bupleuri y Radix Coptidis
13-227	滋膵汤	[zī cuì tāng]	Zicui Tang	Decocción nutriente del páncreas
13-228	消翳汤	[xiāo yì tāng]	Xiaoyi Tang	Decocción para eliminar las cataratas
13-229	石决明散	[shí jué míng sǎn]	Shijueming San	Polvo de Concha Haliotidis
13-230	立效散	[lì xiào sǎn]	Lixiao San	Polvo de efecto inmediato
13-231	瓜子眼药	[guā zǐ yǎn yào]	Guazi Yanyao	Medicina para los ojos de semillas

Código numérico• 编码	Chino 中文 •	Pinyin 拼音 •	Nombre en pinyin 拼音名 •	Español 西班牙语
13–232	奔豚汤	[bēn tún tāng]	Bentun Tang	Decocción para tratar el síndrome de lechoncillo corriendo
13–233	退赤散	[tuì chì sǎn]	Tuichi San	Polvo para tratar ojos rojos

Prescripciones para depurar el calor estival 清暑剂

Código numérico• 编码	Chino 中文 •	Pinyin 拼音 •	Nombre en pinyin 拼音名 •	Español 西班牙语
13–234	清暑剂	[qīng shǔ jì]	Qingshu Ji	Prescripción para depurar el calor estival
13–235	祛暑剂	[qū shǔ jì]	Qushu Ji	Prescripciones para dispersar el calor estival
13–236	清暑益气汤	[qīng shǔ yì qì tāng]	Qingshu Yiqi Tang	Decocción que beneficia al qi y depura el calor estival
13–237	六一散	[liù yī sǎn]	Liuyi San	Polvo de seis a uno
13–238	无极丹	[wú jí dān]	Wuji Dan	Píldora con cinabrio Wuji

Código numérico● 编码	Chino 中文	Pinyin 拼音	Nombre en pinyin 拼音名	Español 西班牙语
13-239	清骨散	[qīng gǔ sǎn]	Qinggu San	Polvo para depurar los huesos
13-240	黄连阿胶汤	[huáng lián ē jiāo tāng]	Huanglian Ejiao Tang	Decocción de Radix Coptidis y Colla Corii Asini
13-241	青蒿鳖甲汤	[qīng hāo biē jiǎ tāng]	Qinghao Biejia Tang	Decocción de Herba Artemisia Annuae y Caparax Trionycis
13-242	当归六黄汤	[dāng guī liù huáng tāng]	Danggui Liuhuang Tang	Decocción de Radix Angelicae y seis amarillos

Prescripciones purgantes 泻下剂

Código numérico● 编码	Chino 中文	Pinyin 拼音	Nombre en pinyin 拼音名	Español 西班牙语
13-243	泻下剂	[xiè xià jì]	Xiexia Ji	Prescripción purgante
13-244	攻下剂	[gōng xià jì]	Gongxia Ji	Prescripción purgante drástica
13-245	攻里剂	[gōng lǐ jì]	Gongli Ji	Prescripción que ataca en el interior
13-246	峻剂	[jùn jì]	Jun Ji	Prescripción drástica

Código numérico ● 编码	Chino 中文 ●	Pinyin 拼音 ●	Nombre en pinyin 拼音名 ●	Español 西班牙语
13-247	寒下剂	[hán xià jì]	Hanxia Ji	Prescripción purgante fría
13-248	大承气汤	[dà chéng qì tāng]	Da Chengqi Tang	Decocción mayor para coordinar el qi
13-249	小承气汤	[xiǎo chéng qì tāng]	Xiao Chengqi Tang	Decocción menor para coordinar el qi
13-250	调胃承气汤	[tiáo wèi chéng qì tāng]	Tiaowei Chengqi Tang	Decocción para regular el Estómago y coordinar el qi
13-251	复方大承气汤	[fù fāng dà chéng qì tāng]	Fufang Da Chengqi Tang	Decocción compuesta mayor para coordinar el qi
13-252	厚朴三物汤	[hòu pò sān wù tāng]	Houpo Sanwu Tang	Decocción de tres ingredientes con Magnolia Officinalis
13-253	更衣丸	[gēng yī wán]	Gengyi Wan	Píldora para defecar
13-254	温下剂	[wēn xià jì]	Wenxia Ji	Prescripción purgante caliente
13-255	温脾汤	[wēn pí tāng]	Wenpi Tang	Decocción para calentar el Bazo
13-256	三物备急丸	[sān wù bèi jí wán]	Sanwu Beiji Wan	Píldora de tres ingredientes para urgencias

Código numérico•编码	Chino 中文 •	Pinyin 拼音 •	Nombre en pinyin 拼音名 •	Español 西班牙语
13-257	润下剂	[rùn xià jì]	Runxia Ji	Prescripción laxante hidratante
13-258	五仁丸	[wǔ rén wán]	Wuren Wan	Píldora de cinco semillas
13-259	通幽汤	[tōng yōu tāng]	Tongyou Tang	Decocción para abrir el píloro
13-260	济川煎	[jì chuān jiān]	Jichuan Jian	Decocción para nutrir los fluidos
13-261	麻子仁丸	[má zǐ rén wán]	Maziren Wan	Píldora de Semen Cannabis
13-262	新加黄龙汤	[xīn jiā huáng lóng tāng]	Xinjia Huanglong Tang	Nueva decocción del dragón amarillo
13-263	十枣汤	[shí zǎo tāng]	Shizao Tang	Decocción de diez Fructus Zizyphi Jujubae
13-264	控涎丹	[kòng xián dān]	Kongxian Dan	Píldora para controlar la flema-mucosidad
13-265	防己椒目葶苈大黄丸	[fáng jǐ jiāo mù tíng lì dà huáng wán]	Fangji Jiaomu Tingli Dahuang Wan	Píldora de Radix Stephaniae Tetrandrae, Pericarpium Zanthoxylii, Semen Lepidii y Radix et Rhizoma Rhei

Código numérico● 编码	Chino 中文 ●	Pinyin 拼音 ●	Nombre en pinyin 拼音名 ●	Español 西班牙语
13–266	舟车丸	[zhōu chē wán]	Zhouche Wan	Píldora del barco y del carro
13–267	大陷胸汤	[dà xiàn xiōng tāng]	Da Xianxiong Tang	Decocción mayor para la obstrucción del pecho

Prescripciones que armonizan 和解剂

Código numérico● 编码	Chino 中文 ●	Pinyin 拼音 ●	Nombre en pinyin 拼音名 ●	Español 西班牙语
13–268	和解剂	[hé jiě jì]	Hejie Ji	Prescripción armonizadora
13–269	小柴胡汤	[xiǎo chái hú tāng]	Xiao Chaihu Tang	Decocción menor de Radix Bupleuri
13–270	蒿芩清胆汤	[hāo qín qīng dǎn tāng]	Hao Qin Qingdan Tang	Decocción de Herba Artemisia Annuae y Radix Scutellariae para depurar la Vesícula Biliar
13–271	达原饮	[dá yuán yǐn]	Dayuan Yin	Bebida para alcanzar la fuente
13–272	柴胡达原饮	[chái hú dá yuán yǐn]	Chaihu Dayuan Yin	Decocción de Radix Bupleuri para alcanzar la fuente

Código numérico● 编码	Chino 中文 ●	Pinyin 拼音 ●	Nombre en pinyin 拼音名 ●	Español 西班牙语
13–273	柴胡加龙骨牡蛎汤	[chái hú jiā lóng gǔ mǔ lì tāng]	Chaihu Jia Longgu Muli Tang	Decocción de Radix Bupleuri con Os Draconis y Concha Ostrae
13–274	痛泻要方	[tòng xiè yào fāng]	Tongxieyao Fang	Receta para la diarrea dolorosa
13–275	逍遥散	[xiāo yáo sǎn]	Xiaoyao San	Polvo del caminante despreocupado
13–276	戊己丸	[wù jǐ wán]	Wuji Wan	Píldora del quinto y sexto troncos celestes
13–277	附子泻心汤	[fù zǐ xiè xīn tāng]	Fuzi Xiexin Tang	Decocción de Radix Aconiti Lateralis Praeparata para drenar el Corazón
13–278	半夏泻心汤	[bàn xià xiè xīn tāng]	Banxia Xiexin Tang	Decocción de Pinellia Ternata para drenar el Corazón
13–279	生姜泻心汤	[shēng jiāng xiè xīn tāng]	Shengjiang Xiexin Tang	Decocción de Rhizoma Zingiberis Recens para drenar el Corazón
13–280	甘草泻心汤	[gān cǎo xiè xīn tāng]	Gancao Xiexin Tang	Decocción de Radix Glycyrrhizae para drenar el Corazón

Código numérico● 编码	Chino 中文 ●	Pinyin 拼音 ●	Nombre en pinyin 拼音名 ●	Español 西班牙语
13–281	连理汤	[lián lǐ tāng]	Lianli Tang	Decocción reguladora con Radix Coptidis
13–282	表里双解剂	[biǎo lǐ shuāng jiě jì]		Prescripciones liberadoras del interior y del exterior
13–283	防风通圣散	[fáng fēng tōng shèng sǎn]	Fangfeng Tongsheng San	Polvo de Radix Ledebouriellae de los sabios
13–284	大柴胡汤	[dà chái hú tāng]	Da Chaihu Tang	Decocción mayor de Radix Bupleuri
13–285	疏凿饮子	[shū záo yǐn zi]	Shuzao Yinzi	Decocción drenante y encauzadora

Prescripciones para calentar el interior 温里剂

Código numérico● 编码	Chino 中文 ●	Pinyin 拼音 ●	Nombre en pinyin 拼音名 ●	Español 西班牙语
13–286	温里剂	[wēn lǐ jì]	Wenli Ji	Fórmula para calentar el interior
13–287	祛寒剂	[qū hán jì]	Quhan Ji	Fórmula dispersante del frío
13–288	九痛丸	[jiǔ tòng wán]	Jiutong Wan	Píldora para los nueve dolores

Código numérico● 编码	Chino 中文 ●	Pinyin 拼音 ●	Nombre en pinyin 拼音名 ●	Español 西班牙语
13–289	小建中汤	[xiǎo jiàn zhōng tāng]	Xiao Jianzhong Tang	Decocción menor fortificante del centro
13–290	理中丸	[lǐ zhōng wán]	Lizhong Wan	Píldora reguladora del centro
13–291	附子理中丸	[fù zǐ lǐ zhōng wán]	Fuzi Lizhong Wan	Píldora reguladora del centro con Radix Aconiti Lateralis Praeparata
13–292	良附丸	[liáng fù wán]	Liang Fu Wan	Pildora de Rhizoma Alpinia Officinarum y Rhizoma Cyperi
13–293	吴茱萸汤	[wú zhū yú tāng]	Wuzhuyu Tang	Decocción de Fructus Evodiae
13–294	当归建中汤	[dāng guī jiàn zhōng tāng]	Danggui Jianzhong Tang	Decocción fortificante del centro con Radix Angelicae
13–295	大建中汤	[dà jiàn zhōng tāng]	Da Jianzhong Tang	Gran decocción fortificante del centro
13–296	大半夏汤	[dà bàn xià tāng]	Da Banxia Tang	Gran decocción de Rhizoma Pinellae

Código numérico 编码	Chino 中文	Pinyin 拼音	Nombre en pinyin 拼音名	Español 西班牙语
13–297	四逆汤	[sì nì tāng]	Sini Tang	Decocción de las cuatro rebeldías
13–298	四逆加人参汤	[sì nì jiā rén shēn tāng]	Sini Jia Renshen Tang	Decocción de las cuatro rebeldías con Panacis Ginseng
13–299	回阳救急汤	[huí yáng jiù jí tāng]	Huiyang Jiuji Tang	Decocción de emergencia para recuperar el yang
13–300	急救回生丹	[jí jiù huí shēng dān]	Jijiu Huisheng Dan	Píldora resucitadora de emergencia
13–301	小温经汤	[xiǎo wēn jīng tāng]	Xiao Wenjing Tang	Decocción menor para calentar la regla
13–302	暖肝煎	[nuǎn gān jiān]	Nuangan Jian	Decocción para calentar el Hígado
13–303	黄芪桂枝五物汤	[huáng qí guì zhī wǔ wù tāng]	Huangqi Guizhi Wuwu Tang	Decocción de cinco ingredientes con Radix Astragali y Ramulus Cinnamomi
13–304	附子汤	[fù zǐ tāng]	Fuzi Tang	Decocción de Radix Aconiti Lateralis Praeparata
13–305	阳和汤	[yáng hé tāng]	Yanghe Tang	Decocción armonizadora del yang

Código numérico● 编码	Chino 中文 ●	Pinyin 拼音 ●	Nombre en pinyin 拼音名 ●	Español 西班牙语
13–306	当归四逆汤	[dāng guī sì nì tāng]	Danggui Sini Tang	Decocción de las cuatro rebeldías con Radix Angelicae
13–307	三仙丹	[sān xiān dān]	Sanxian Dan	Píldoras de tres inmortales
13–308	艾附暖宫丸	[ài fù nuǎn gōng wán]	Ai Fu Nuangong Wan	Píldora calentadora del útero con Folium Artemisiae y Rhizoma Cyperi
13–309	乌头汤	[wū tóu tāng]	Wutou Tang	Decocción de Radix Aconiti Praeparata

Prescripciones tonificantes 补益剂

Código numérico● 编码	Chino 中文 ●	Pinyin 拼音 ●	Nombre en pinyin 拼音名 ●	Español 西班牙语
13–310	补益剂	[bǔ yì jì]		Prescripción benéfica y tonificante
13–311	补养剂	[bǔ yǎng jì]		Prescripción tonificante
13–312	四君子汤	[sì jūn zǐ tāng]	Sijunzi Tang	Decocción de los cuatro nobles

Código numérico● 编码	Chino 中文 ●	Pinyin 拼音 ●	Nombre en pinyin 拼音名 ●	Español 西班牙语
13–313	补中益气汤	[bǔ zhōng yì qì tāng]	Buzhong Yiqi Tang	Prescripción para beneficiar el qi del centro
13–314	举元煎	[jǔ yuán jiān]	Juyuan Jian	Decocción para alzar el Qi Primigenio
13–315	升陷汤	[shēng xiàn tāng]	Shengxian Tang	Decocción para levantar lo hundido
13–316	六君子汤	[liù jūn zǐ tāng]	Liujunzi Tang	Decocción de los seis nobles
13–317	保元汤	[bǎo yuán tāng]	Baoyuan Tang	Decocción para preservar el Qi Primordial
13–318	升阳益胃汤	[shēng yáng yì wèi tāng]	Shengyang Yiwei Tang	Decocción para alzar el yang y beneficiar el Estómago
13–319	健脾丸	[jiàn pí wán]	Jianpi Wan	Píldora tonificante del Bazo
13–320	参苓白术散	[shēn líng bái zhú sǎn]	Shen Ling Baizhu San	Polvo de Radix Ginseng, Sclerotium Poriae y Radix Atractylodes Macrocephalae

Código numérico● 编码	Chino 中文 ●	Pinyin 拼音 ●	Nombre en pinyin 拼音名 ●	Español 西班牙语
13-321	参苓平胃散	[shēn líng píng wèi sǎn]	Shen Ling Pingwei San	Polvo armonizador del Estómago con Radix Ginseng y Sclerotium Poriae
13-322	玉屏风散	[yù píng fēng sǎn]	Yupingfeng San	Polvo de la pantalla de jade
13-323	参芪膏	[shēn qí gāo]	Shen Qi Gao	Decocción concentrada de Radix Ginseng y Radix Astragali
13-324	人参丸	[rén shēn wán]	Renshen Wan	Píldora de Radix Ginseng
13-325	人参胡桃汤	[rén shēn hú táo tāng]	Renshen Hutao Tang	Decocción de Radix Ginseng y Semen Juglandis
13-326	生脉散	[shēng mài sǎn]	Shengmai San	Polvo para generar el pulso
13-327	益气聪明汤	[yì qì cōng míng tāng]	Yiqi Congming Tang	Decocción para beneficiar el qi y la inteligencia
13-328	黄芪内托散	[huáng qí nèi tuō sǎn]	Huangqi Neituo San	Polvo con Radix Astragali para sostener el interior
13-329	四物汤	[sì wù tāng]	Siwu Tang	Decocción de cuatro materias

Código numérico• 编码	Chino 中文 •	Pinyin 拼音 •	Nombre en pinyin 拼音名 •	Español 西班牙语
13–330	当归补血汤	[dāng guī bǔ xuè tāng]	Danggui Buxue Tang	Decocción tonificante de la sangre con Radix Angelicae
13–331	归脾汤	[guī pí tāng]	Guipi Tang	Decocción para recuperar el Bazo
13–332	当归芍药散	[dāng guī sháo yào sǎn]	Danggui Shaoyao San	Polvo de Radix Angelicae y Radix Paeoniae
13–333	当归饮子	[dāng guī yǐn zi]	Danggui Yinzi	Decocción de Radix Angelicae
13–334	除风益损汤	[chú fēng yì sǔn tāng]	Chufeng Yisun Tang	Decocción para eliminar el viento y beneficiar lo dañado
13–335	小营煎	[xiǎo yíng jiān]	Xiaoying Jian	Decocción reconstructora menor
13–336	千金保胎丸	[qiān jīn bǎo tāi wán]	Qianjin Baotai Wan	Píldora preciosa para proteger el feto
13–337	止泪补肝散	[zhǐ lèi bǔ gān sǎn]	Zhilei Bugan San	Polvo para detener las lágrimas y tonificar el Hígado

Código numérico 编码	Chino 中文	Pinyin 拼音	Nombre en pinyin 拼音名	Español 西班牙语
13–338	八珍汤	[bā zhēn tāng]	Bazhen Tang	Decocción de las ocho perlas
13–339	十全大补汤	[shí quán dà bǔ tāng]	Shiquan Dabu Tang	Decocción de los diez grandes tónicos
13–340	人参养荣汤	[rén shēn yǎng róng tāng]	Renshen Yangrong Tang	Decocción nutriente de Radix Ginseng
13–341	八珍益母丸	[bā zhēn yì mǔ wán]	Bazhen Yimu Wan	Píldora de ocho perlas con Herba Leonouri
13–342	泰山磐石散	[tài shān pán shí sǎn]	Taishan Panshi San	Polvo de la montaña Tai para consolidar el feto
13–343	圣愈汤	[shèng yù tāng]	Shengyu Tang	Decocción para curar sabiamente
13–344	河车丸	[hé chē wán]	Heche Wan	Píldora de Placenta Hominis
13–345	大补元煎	[dà bǔ yuán jiān]	Da Buyuan Jian	Decocción mayor para tonificar el Qi Primigenio
13–346	大营煎	[dà yíng jiān]	Da Ying Jian	Decocción reconstructora mayor

Código numérico 编码	Chino 中文	Pinyin 拼音	Nombre en pinyin 拼音名	Español 西班牙语
13–347	玉液汤	[yù yè tāng]	Yuye Tang	Decocción del fluido de jade
13–348	乌鸡丸	[wū jī wán]	Wuji Wan	Píldora de la gallina negra
13–349	保产无忧散	[bǎo chǎn wú yōu sǎn]	Baochan Wuyou San	Polvo para una gestación sin preocupaciones
13–350	何人饮	[hé rén yǐn]	He Ren Yin	Decocción de Radix Polygoni Multiflori y Radix Ginseng
13–351	内托生肌散	[nèi tuō shēng jī sǎn]	Neituo Shengji San	Polvo para sostener el interior y generar tejidos
13–352	内托黄芪散	[nèi tuō huáng qí sǎn]	Neituo Huangqi San	Polvo con Radix Astragali para sostener el interior
13–353	内补黄芪汤	[nèi bǔ huáng qí tāng]	Neibu Huangqi Tang	Decocción de Radix Astragali para tonificar el interior
13–354	可保立苏汤	[kě bǎo lì sū tāng]	Kebao Lisu Tang	Decocción para la resurrección inmediata
13–355	来复汤	[lái fù tāng]	Laifu Tang	Decocción del retorno

Código numérico 编码	Chino 中文	Pinyin 拼音	Nombre en pinyin 拼音名	Español 西班牙语
13–356	六味地黄丸	[liù wèi dì huáng wán]	Liuwei Dihuang Wan	Píldora de seis ingredientes con Radix Rehmanniae
13–357	左归丸	[zuǒ guī wán]	Zuogui Wan	Píldora para restaurar lo izquierdo
13–358	左归饮	[zuǒ guī yǐn]	Zuogui Yin	Bebida para restaurar lo izquierdo
13–359	百合固金汤	[bǎi hé gù jīn tāng]	Baihe Gujin Tang	Decocción con Bulbus Lili para consolidar el Metal
13–360	大补阴丸	[dà bǔ yīn wán]	Da Buyin Wan	Píldora mayor de tonificación del yin
13–361	养阴清肺汤	[yǎng yīn qīng fèi tāng]	Yangyin Qingfei Tang	Decocción para nutrir el yin y depurar el Pulmón
13–362	麦门冬汤	[mài mén dōng tāng]	Maimendong Tang	Decocción de Radix Ophiopogonis
13–363	月华丸	[yuè huá wán]	Yuehua Wan	Píldora del resplandor lunar
13–364	大补丸	[dà bǔ wán]	Da Bu Wan	Píldora mayor tonificante
13–365	天王补心丹	[tiān wáng bǔ xīn dān]	Tianwang Buxin Dan	Píldora del Emperador Celestial para tonificar el Corazón

Código numérico● 编码	Chino 中文 ●	Pinyin 拼音 ●	Nombre en pinyin 拼音名 ●	Español 西班牙语
13–366	益胃汤	[yì wèi tāng]	Yiwei Tang	Decocción para beneficiar el Estómago
13–367	人参固本丸	[rén shēn gù běn wán]	Renshen Guben Wan	Píldoras con Radix Ginseng para consolidar la raíz
13–368	一阴煎	[yī yīn jiān]	Yiyin Jian	Decocción del primer yin
13–369	增液汤	[zēng yè tāng]	Zengye Tang	Decocción para aumentar los fluidos
13–370	一贯煎	[yī guàn jiān]	Yiguan Jian	Decocción vinculante
13–371	五汁饮	[wǔ zhī yǐn]	Wuzhi Yin	Decocción de cinco jugos
13–372	二阴煎	[èr yīn jiān]	Eryin Jian	Decocción de dos yin
13–373	拯阴理劳汤	[zhěng yīn lǐ láo tāng]	Zhengyin Lilao Tang	Decocción para salvar el yin y arreglar la fatiga
13–374	固阴煎	[gù yīn jiān]	Guyin Jian	Decocción para consolidar el yin

Código numérico● 编码	Chino 中文 ●	Pinyin 拼音 ●	Nombre en pinyin 拼音名 ●	Español 西班牙语
13–375	两地汤	[liǎng dì tāng]	Liangdi Tang	Decocción de Radix Rehmanniae Praeparata y Cortex Lycii
13–376	阿胶鸡子黄汤	[ē jiāo jī zǐ huáng tāng]	Ejiao Jizihuang Tang	Decocción de Colla Corii Asini y yema de huevo
13–377	滋水清肝饮	[zī shuǐ qīng gān yǐn]	Zishui Qinggan Yin	Decocción para alimentar el Agua y depurar el Hígado
13–378	二仙汤	[èr xiān tāng]	Erxian Tang	Decocción de los dos inmortales
13–379	虎潜丸	[hǔ qián wán]	Huqian Wan	Píldora del tigre escondido
13–380	耳聋左慈丸	[ěr lóng zuǒ cí wán]	Erlong Zuoci Wan	Píldora para la sordera benévola para el riñón izquierdo
13–381	芍药甘草汤	[sháo yào gān cǎo tāng]	Shaoyao Gancao Tang	Decocción de Radix Paeoniae y Radix Glycyrrhizae
13–382	秦艽鳖甲散	[qín jiāo biē jiǎ sǎn]	Qinjiao Biejia San	Polvo de Radix Gentianae Macrophyllae y Carapax Trionycis

Código numérico● 编码	Chino 中文 ●	Pinyin 拼音 ●	Nombre en pinyin 拼音名 ●	Español 西班牙语
13–383	八仙长寿丸	[bā xiān cháng shòu wán]	Baxian Changshou Wan	Píldora de los ocho inmortales para la longevidad
13–384	肾气丸	[shèn qì wán]	Shenqi Wan	Píldora para el qi de Riñón
13–385	加味肾气丸	[jiā wèi shèn qì wán]	Jiawei Shenqi Wan	Píldora para el qi de Riñón suplementada
13–386	右归饮	[yòu guī yǐn]	Yougui Yin	Decocción para restaurar la derecha
13–387	右归丸	[yòu guī wán]	Yougui Wan	Píldora para restaurar la derecha
13–388	拯阳理劳汤	[zhěng yáng lǐ láo tāng]	Zhengyang Lilao Tang	Decocción para salvar el yang y arreglar la fatiga
13–389	内补鹿茸丸	[nèi bǔ lù róng wán]	Neibu Lurong Wan	Píldora de gran tonificación interna con Cornu Cervi Parvum
13–390	二至丸	[èr zhì wán]	Erzhi Wan	Píldora de los dos supremos
13–391	参茸汤	[shēn róng tāng]	Shen Rong Tang	Decocción de Radix Ginseng y Cornu Cervi Parvum

Código numérico● 编码	Chino 中文 ●	Pinyin 拼音 ●	Nombre en pinyin 拼音名 ●	Español 西班牙语
13–392	青娥丸	[qīng é wán]	Qing'e Wan	Píldora de la damisela
13–393	黑锡丹	[hēi xǐ dān]	Heixi Dan	Píldora de estaño negro
13–394	定志丸	[dìng zhì wán]	Dingzhi Wan	Píldora para estabilizar la mente
13–395	老奴丸	[lǎo nú wán]	Laonu Wan	Píldora del viejo esclavo
13–396	地黄饮子	[dì huáng yǐn zi]	Dihuang Yinzi	Bebida de Radix Rehmanniae
13–397	五子衍宗丸	[wǔ zǐ yǎn zōng wán]	Wuzi Yanzong Wan	Píldora de cinco semillas para la procreación
13–398	三才封髓丹	[sān cái fēng suǐ dān]	Sancai Fengsui Dan	Píldora de Cielo, Tierra y Hombre para retener la médula
13–399	三才丸	[sān cái wán]	Sancai Wan	Píldora de Cielo, Tierra y Hombre
13–400	七宝美髯丹	[qī bǎo měi rán dān]	Qibao Meiran Dan	Píldora de siete tesoros para embellecer la barba
13–401	全鹿丸	[quán lù wán]	Quanlu Wan	Píldora de Cervus completo

Código numérico●编码	Chino 中文 ●	Pinyin 拼音 ●	Nombre en pinyin 拼音名 ●	Español 西班牙语
13–402	三肾丸	[sān shèn wán]	Sanshen Wan	Píldora de los tres riñones
13–403	生髓育麟丹	[shēng suǐ yù lín dān]	Shengsui Yulin Dan	Píldora para generar médula y promover la reproducción
13–404	桂枝加龙骨牡蛎汤	[guì zhī jiā lóng gǔ mǔ lì tāng]	Guizhi Jia Longgu Muli Tang	Decocción de Ramulus Cinnamomi con Os Draconis y Concha Ostrae

Prescripciones astringentes 收涩剂

Código numérico●编码	Chino 中文 ●	Pinyin 拼音 ●	Nombre en pinyin 拼音名 ●	Español 西班牙语
13–405	固涩剂	[gù sè jì]		Prescripción cohesionante
13–406	收涩剂	[shōu sè jì]		Prescripción astringente
13–407	牡蛎散	[mǔ lì sǎn]	Muli San	Polvo de Concha Ostrae
13–408	九仙散	[jiǔ xiān sǎn]	Jiuxian San	Polvo de los nueve inmortales

Código numérico• 编码	Chino 中文	Pinyin 拼音	Nombre en pinyin 拼音名	Español 西班牙语
13–409	纯阳真人养脏汤	[chún yáng zhēn rén yǎng zàng tāng]	Chunyang Zhenren Yangzang Tang	Decocción del hombre verdadero para tonificar el yang puro de los órganos zang
13–410	四神丸	[sì shén wán]	Sishen Wan	Píldoras de los cuatro espíritus
13–411	固肠丸	[gù cháng wán]	Guchang Wan	Píldoras para consolidar el intestino
13–412	缩泉丸	[suō quán wán]	Suoquan Wan	Píldoras para reducir la orina
13–413	桑螵蛸散	[sāng piāo xiāo sǎn]	Sangpiaoxiao San	Polvo de Ootheca Mantidis
13–414	水陆二仙丹	[shuǐ lù èr xiān dān]	Shuilu Erxian Dan	Píldora de los dos inmortales del agua y la tierra
13–415	金锁固精丸	[jīn suǒ gù jīng wán]	Jinsuo Gujing Wan	Píldora de la cerradura de oro para consolidar el semen
13–416	固精丸	[gù jīng wán]	Gujing Wan	Píldora para consolidar el semen
13–417	固胎丸	[gù tāi wán]	Gutai Wan	Píldora para consolidar el feto

Código numérico● 编码	Chino 中文 ●	Pinyin 拼音 ●	Nombre en pinyin 拼音名 ●	Español 西班牙语
13–418	固经丸	[gù jīng wán]	Gujing Wan	Píldora para consolidar la menstruación
13–419	固冲汤	[gù chōng tāng]	Guchong Tang	Decocción para consolidar el chongmai
13–420	易黄汤	[yì huáng tāng]	Yihuang Tang	Decocción para transformar lo amarillo

Prescripciones tranquilizantes 安神剂

Código numérico● 编码	Chino 中文 ●	Pinyin 拼音 ●	Nombre en pinyin 拼音名 ●	Español 西班牙语
13–421	安神剂	[ān shén jì]		Prescripción tranquilizante; Prescripción sedante
13–422	生铁落饮	[shēng tiě luò yǐn]	Shengtieluo Yin	Bebida de Frusta Ferri
13–423	神曲丸	[shén qǔ wán]	Shenqu Wan	Píldora de Masa Medicata Fermentata
13–424	安神定志丸	[ān shén dìng zhì wán]	Anshen Dingzhi Wan	Píldora que estabiliza la mente y tranquiliza el espíritu

Código numérico•编码	Chino 中文 •	Pinyin 拼音 •	Nombre en pinyin 拼音名 •	Español 西班牙语
13–425	朱雀丸	[zhū què wán]	Zhuque Wan	Píldora del gorrión rojo
13–426	宁志丸	[níng zhì wán]	Ningzhi Wan	Píldora para tranquilizar la mente
13–427	甘草小麦大枣汤	[gān cǎo xiǎo mài dà zǎo tāng]	Gancao Xiaomai Dazao Tang	Decocción de Radix Glycyrrhizae, Fructus Tritici y Fructus Zizyphi
13–428	孔子大圣知枕中方	[kǒng zǐ dà shèng zhī zhěn zhōng fāng]	Kongzi Dasheng Zhi Zhenzhong Fang	Receta de la almohada del sabio confuciano

Prescripciones para abrir los orificios / resucitadoras 开窍剂

Código numérico•编码	Chino 中文 •	Pinyin 拼音 •	Nombre en pinyin 拼音名 •	Español 西班牙语
13–429	开窍剂	[kāi qiào jì]		Prescricpión para abrir los orificios; Prescripción resucitadora
13–430	牛黄清心丸	[niú huáng qīng xīn wán]	Niuhuang Qingxin Wan	Píldora de Calculus Bovis para depurar el Corazón
13–431	紫雪	[zǐ xuě]	Zixue	Nieve púrpura

Código numérico • 编码	Chino • 中文	Pinyin • 拼音	Nombre en pinyin 拼音名	Español 西班牙语
13–432	安宫牛黄丸	[ān gōng niú huáng wán]	Angong Niuhuang Wan	Píldora de Calculus Bovis pacificadora del palacio
13–433	至宝丹	[zhì bǎo dān]	Zhibao Dan	Píldora del tesoro supremo
13–434	紫金锭	[zǐ jīn dìng]	Zijin Ding	Tableta púrpura y dorada
13–435	苏合香丸	[sū hé xiāng wán]	Suhexiang Wan	Píldora de Styrax

Prescripciones para regular el qi 理气剂

Código numérico • 编码	Chino • 中文	Pinyin • 拼音	Nombre en pinyin 拼音名	Español 西班牙语
13–436	理气剂	[lǐ qì jì]	Liqi Ji	Prescripción para regular el qi
13–437	柴胡疏肝散	[chái hú shū gān sǎn]	Chaihu Shugan San	Polvo con Radix Bupleuri para que fluya el Hígado
13–438	越鞠丸	[yuè jū wán]	Yueju Wan	Píldora para escapar de la constricción
13–439	加味逍遥散	[jiā wèi xiāo yáo sǎn]	Jiawei Xiaoyao San	Polvo del caminante despreocupado con materias añadidas

Código numérico 编码	Chino 中文	Pinyin 拼音	Nombre en pinyin 拼音名	Español 西班牙语
13-440	四逆散	[sì nì sǎn]	Sini San	Polvo de las cuatro rebeldías
13-441	四磨汤	[sì mó tāng]	Simo Tang	Decocción de cuatro ingredientes molidos
13-442	栝楼薤白半夏汤	[guā lóu xiè bái bàn xià tāng]	Gualou Xiebai Banxia Tang	Decocción de Fructis Trichosanthes, Bulbus Alii and Radix Pinelliae
13-443	栝楼薤白白酒汤	[guā lóu xiè bái bái jiǔ tāng]	Gualou Xiebai Baijiu Tang	Decocción de Semen Trichosanthes, Bulbus Alli Macrostemi y licor blanco
13-444	六郁汤	[liù yù tāng]	Liuyu Tang	Decocción para los seis estancamientos
13-445	七气汤	[qī qì tāng]	Qiqi Tang	Decocción de los siete qi
13-446	大七气汤	[dà qī qì tāng]	Da Qiqi Tang	Decocción mayor de los siete qi
13-447	七制香附丸	[qī zhì xiāng fù wán]	Qizhi Xiangfu Wan	Píldoras de Rhizoma Cyperi procesado siete veces

Código numérico● 编码	Chino 中文 ●	Pinyin 拼音 ●	Nombre en pinyin 拼音名 ●	Español 西班牙语
13–448	木香分气汤	[mù xiāng fēn qì tāng]	Muxiang Fenqi Tang	Decocción de Radix Saussureae para separar qi
13–449	木香顺气散	[mù xiāng shùn qì sǎn]	Muxiang Shunqi San	Polvo de Radix Saussureae para normalizar el qi
13–450	木香流气饮	[mù xiāng liú qì yǐn]	Muxiang Liuqi Yin	Bebida de Radix Saussureae para que fluya el qi
13–451	木香槟榔丸	[mù xiāng bīng láng wán]	Muxiang Binglang Wan	Píldora de Radix Saussureae y Semen Arecae Catechu
13–452	木香化滞散	[mù xiāng huà zhì sǎn]	Muxiang Huazhi San	Polvo de Radix Saussureae y Semen Arecae Catechu
13–453	枳实导滞丸	[zhǐ shí dǎo zhì wán]	Zhishi Daozhi Wan	Píldora de Fructus Aurantii Immaturus para eliminar estancamientos
13–454	十香止痛丸	[shí xiāng zhǐ tòng wán]	Shixiang Zhitong Wan	Píldora de diez ingredientes aromáticos para detener el dolor

Código numérico● 编码	Chino 中文	Pinyin 拼音	Nombre en pinyin 拼音名	Español 西班牙语
13-455	厚朴七物汤	[hòu pò qī wù tāng]	Houpo Qiwu Tang	Decocción de Cortex Magnoliae Officinalis con siete ingredientes
13-456	厚朴温中汤	[hòu pò wēn zhōng tāng]	Houpo Wenzhong Tang	Decocción de Cortex Magnoliae Officinalis para calentar el centro
13-457	五积散	[wǔ jī sǎn]	Wuji San	Polvo de las cinco acumulaciones
13-458	五膈散	[wǔ gé sǎn]	Wuge San	Polvo de los cinco diafragmas
13-459	中满分消汤	[zhōng mǎn fēn xiāo tāng]	Zhongman Fenxiao Tang	Decocción para separar y dispersar la repleción del centro
13-460	失笑丸	[shī xiào wán]	Shixiao Wan	Píldora de la sonrisa súbita
13-461	半夏厚朴汤	[bàn xià hòu pò tāng]	Banxia Houpo Tang	Decocción de Rhizoma Pinellae y Cortex Magnoliae Officinalis
13-462	加味乌药汤	[jiā wèi wū yào tāng]	Jiawei Wuyao Tang	Decocción suplementada de Radix Linderae

Código numérico 编码	Chino 中文	Pinyin 拼音	Nombre en pinyin 拼音名	Español 西班牙语
13–463	天台乌药散	[tiān tái wū yào sǎn]	Tiantai Wuyao San	Polvo de Radix Linderae de la plataforma celeste
13–464	丹参饮	[dān shēn yǐn]	Danshen Yin	Bebida de Radix Salviae Miltiorrhizae
13–465	苏子降气汤	[sū zǐ jiàng qì tāng]	Suzi Jiangqi Tang	Decocción de Fructus Perillae para descender el qi
13–466	定喘汤	[dìng chuǎn tāng]	Dingchuan Tang	Decocción para detener la disnea
13–467	人参定喘汤	[rén shēn dìng chuǎn tāng]	Renshen Dingchuan Tang	Decocción para detener la disnea con Panax Ginseng
13–468	旋覆代赭汤	[xuán fù dài zhě tāng]	Xuanfu Daizhe Tang	Decocción de Flos Inulae y Hematitum
13–469	沉香降气汤	[chén xiāng jiàng qì tāng]	Chenxiang Jiangqi Tang	Decocción de Lignum Aquilariae Resinatum para descender el qi
13–470	丁香柿蒂汤	[dǐng xiāng shì dì tāng]	Dingxiang Shidi Tang	Decocción de Flos Caryophylli y Calyx Kaki

Código numérico● 编码	Chino ● 中文	Pinyin ● 拼音	Nombre en pinyin ● 拼音名	Español 西班牙语
13–471	桑白皮汤	[sāng bái pí tāng]	Sangbaipi Tang	Decocción de Cortex seu Radicis Mori

Prescripciones reguladoras de la sangre 理血剂

Código numérico● 编码	Chino ● 中文	Pinyin ● 拼音	Nombre en pinyin ● 拼音名	Español 西班牙语
13–472	理血剂	[lǐ xuè jì]		Prescripciones para regular la sangre
13–473	桃核承气汤	[táo hé chéng qì tāng]	Taohe Chengqi Tang	Decocción de Semen Persicae para sostener el qi
13–474	下瘀血汤	[xià yū xuè tāng]	Xiayuxue Tang	Decocción para eliminar la estasis
13–475	血府逐瘀汤	[xuè fǔ zhú yū tāng]	Xuefu Zhuyu Tang	Decocción para eliminar la estasis de la mansión de la sangre
13–476	通窍活血汤	[tōng qiào huó xuè tāng]	Tongqiao Huoxue Tang	Decocción para activar la sangre y abrir orificios
13–477	膈下逐瘀汤	[gé xià zhú yū tāng]	Gexia Zhuyu Tang	Decocción para dispersar la estasis subdiafragmática

Código numérico● 编码	Chino 中文 ●	Pinyin 拼音 ●	Nombre en pinyin 拼音名 ●	Español 西班牙语
13–478	少腹逐瘀汤	[shào fù zhú yū tāng]	Shaofu Zhuyu Tang	Decocción para eliminar la estasis del hipogastrio
13–479	身痛逐瘀汤	[shēn tòng zhú yū tāng]	Shentong Zhuyu Tang	Decocción para dispersar la estasis y combatir el dolor generalizado
13–480	补阳还五汤	[bǔ yáng huán wǔ tāng]	Buyang Huanwu Tang	Decocción para tonificar el yang y recuperar los cinco
13–481	复元活血汤	[fù yuán huó xuè tāng]	Fuyuan Huoxue Tang	Decocción para restaurar el origen y activar la sangre
13–482	七厘散	[qī lí sǎn]	Qili San	Polvo de siete milésimas de tael
13–483	温经汤	[wēn jīng tāng]	Wenjing Tang	Decocción para calentar la regla
13–484	生化汤	[shēng huà tāng]	Shenghua Tang	Decocción para la generación y transformación
13–485	桂枝茯苓丸	[guì zhī fú líng wán]	Guizhi Fuling Wan	Píldora de Ramulus Cinnamomi y Sclerotium Poriae

Código numérico● 编码	Chino 中文 ●	Pinyin 拼音 ●	Nombre en pinyin 拼音名 ●	Español 西班牙语
13–486	活络效灵丹	[huó luò xiào líng dān]	Huoluo Xiaoling Dan	Píldora eficaz para activar los colaterales
13–487	鳖甲煎丸	[biē jiǎ jiān wán]	Biejiajian Wan	Píldora de Caparax Trionycis cocido
13–488	抵当丸	[dǐ dāng wán]	Didang Wan	Píldora de resistencia y aguante
13–489	抵当汤	[dǐ dāng tāng]	Didang Tang	Decocción de resistencia y aguante
13–490	代抵当丸	[dài dǐ dāng wán]	Daididang Wan	Píldora sustituta de resistencia y aguante
13–491	失笑散	[shī xiào sǎn]	Shixiao San	Polvo de la sonrisa repentina
13–492	大黄牡丹汤	[dà huáng mǔ dān tāng]	Dahuang Mudan Tang	Decocción de Radix et Rhizoma Rhei y de Cortex Moutan
13–493	一粒金丹	[yī lì jīn dān]	Yilijin Dan	Píldora del grano dorado
13–494	化斑汤	[huà bān tāng]	Huaban Tang	Decocción para transformar las máculas
13–495	女金丹	[nǚ jīn dān]	Nu Jin Dan	Píldora dorada de las mujeres

Código numérico• 编码	Chino 中文 •	Pinyin 拼音 •	Nombre en pinyin 拼音名 •	Español 西班牙语
13–496	化血丹	[huà xuè dān]	Huaxue Dan	Píldora que transforma la sangre
13–497	六合汤	[liù hé tāng]	Liuhe Tang	Decocción para armonizar los seis
13–498	九分散	[jiǔ fēn sǎn]	Jiufen San	Polvo de nueve fen
13–499	九制香附丸	[jiǔ zhì xiāng fù wán]	Jiuzhi Xiangfu Wan	Píldoras de nueve ingredientes procesados con Rhizoma Cyperi
13–500	生肌玉红膏	[shēng jī yù hóng gāo]	Shengji Yuhong Gao	Pasta roja de jade para generar tejidos
13–501	四乌鲗骨一藘茹丸	[sì wū zéi gǔ yī lú rú wán]	Siwuzeigu Yiluru Wan	Píldora de cuatro partes de Os Sepiae seu Sepiellae a una parte de Radix Rubiae
13–502	大黄䗪虫丸	[dà huáng zhè chóng wán]	Dahuang Zhechong Wan	Píldora de Radix et Rhizoma Rhei y Eupolyphaga seu Opisthoplatiae
13–503	代杖汤	[dài zhàng tāng]	Daizhang Tang	Decocción para sustituir el bastón
13–504	犀角地黄汤	[xī jiǎo dì huáng tāng]	Xijiao Dihuang Tang	Decocción de Cornu Rhinoceri y Radix Rehmanniae Praeparata

Código numérico● 编码	Chino 中文 ●	Pinyin 拼音 ●	Nombre en pinyin 拼音名 ●	Español 西班牙语
13–505	小蓟饮子	[xiǎo jì yǐn zi]	Xiaoji Yinzi	Decocción menor de Herba Cirsii
13–506	十灰散	[shí huī sǎn]	Shihui San	Polvo de diez cenizas
13–507	黄土汤	[huáng tǔ tāng]	Huangtu Tang	Decocción de la tierra amarilla
13–508	四生丸	[sì shēng wán]	Sisheng Wan	Píldora de cuatro ingredientes frescos
13–509	槐花散	[huái huā sǎn]	Huaihua San	Polvo de Flos Sophorae

Prescripciones para curar el viento 治风剂

Código numérico● 编码	Chino 中文 ●	Pinyin 拼音 ●	Nombre en pinyin 拼音名 ●	Español 西班牙语
13–510	治风剂	[zhì fēng jì]		Prescripción para curar el viento
13–511	祛风剂	[qū fēng jì]		Prescripción dispersante de viento
13–512	川芎茶调散	[chuān xiōng chá tiáo sǎn]	Chuanxiong Chatiao San	Polvo de Rhizoma Chuanxiong con té verde

Código numérico• 编码	Chino 中文 •	Pinyin 拼音 •	Nombre en pinyin 拼音名 •	Español 西班牙语
13–513	大秦艽汤	[dà qín jiāo tāng]	Da Qinjiao Tang	Decocción mayor de Radix Gentianae Macrophillae
13–514	独活寄生汤	[dú huó jì shēng tāng]	Duhuo Jisheng Tang	Decocción de Radix Angelicae Pubescentis y Ramulus Loranthi (Herba Taxilli)
13–515	大活络丹	[dà huó luò dān]	Da Huoluo Dan	Píldora para activar fuertemente los colaterales
13–516	活络丹	[huó luò dān]	Huoluo Dan	Píldora activadora de los colaterales
13–517	小续命汤	[xiǎo xù mìng tāng]	Xiao Xuming Tang	Decocción menor para prolongar la vida
13–518	消风散	[xiāo fēng sǎn]	Xiaofeng San	Polvo para extinguir el viento
13–519	人参败毒散	[rén shēn bài dú sǎn]	Renshen Baidu San	Polvo de Radix Ginseng para eliminar la toxicidad
13–520	蠲痹汤	[juān bì tāng]	Juanbi Tang	Decocción para suprimir las obstrucciones

Código numérico● 编码	Chino 中文 ●	Pinyin 拼音 ●	Nombre en pinyin 拼音名 ●	Español 西班牙语
13–521	再造散	[zài zào sǎn]	Zaizao San	Polvo regenerador
13–522	羌活胜湿汤	[qiāng huó shèng shī tāng]	Qianghuo Shengshi Tang	Decocción de Radix Notopterygii para superar la humedad
13–523	羌活败毒散	[qiāng huó bài dú sǎn]	Qianghuo Baidu San	Decocción de Radix Notopterygii para eliminar toxicidad
13–524	人参再造丸	[rén shēn zài zào wán]	Renshen Zaizao Wan	Píldora regeneradora de Radix Ginseng
13–525	九味羌活汤	[jiǔ wèi qiāng huó tāng]	Jiuwei Qianghuo Tang	Decocción de los nueve sabores con Radix Notopterygii
13–526	牵正散	[qiān zhèng sǎn]	Qianzheng San	Polvo para restablecer la simetría
13–527	虎骨木瓜汤	[hǔ gǔ mù guā tāng]	Hugu Mugua Tang	Decocción de Os Tigris y Fructus Chaenomelis
13–528	天麻丸	[tiān má wán]	Tianma Wan	Píldora de Rhizoma Gastrodiae
13–529	玉容丸	[yù róng wán]	Yurong Wan	Píldora de la apariencia del jade

Código numérico• 编码	Chino 中文 •	Pinyin 拼音 •	Nombre en pinyin 拼音名 •	Español 西班牙语
13–530	玉容散	[yù róng sǎn]	Yurong San	Polvo de la apariencia del jade
13–531	十神汤	[shí shén tāng]	Shishen Tang	Decocción de diez ingredientes milagrosos
13–532	龙虎丹	[lóng hǔ dān]	Longhu Dan	Píldora de dragón y tigre (Os Draconis y Os Tigris)
13–533	史国公浸酒方	[shǐ guó gōng jìn jiǔ fāng]	Shiguogong Jinjiu Fang	Licor medicinal de Shi Guogong
13–534	蝉花散	[chán huā sǎn]	Chan Hua San	Polvo de Periostratum Cicadae y Flos Chrysanthemi
13–535	栀子胜奇散	[zhī zǐ shèng qí sǎn]	Zhizi Shengqi San	Polvo de maravillas con Fructus Gardeniae
13–536	桂枝芍药知母汤	[guì zhī sháo yào zhī mǔ tāng]	Guizhi Shaoyao Zhimu Tang	Decocción de Ramulus Cinnamomi, Radix Paeoniae y Rhizoma Anemarrhenae
13–537	羚角钩藤汤	[líng jiǎo gōu téng tāng]	Lingjiao Gouteng Tang	Decocción de Cornu Saigae Tataricae y Ramulus Uncariae cum Uncis

Código numérico• 编码	Chino 中文	Pinyin 拼音	Nombre en pinyin 拼音名	Español 西班牙语
13–538	镇肝熄风汤	[zhèn gān xī fēng tāng]	Zhengan Xifeng Tang	Decocción para apaciguar el Hígado y calmar el viento
13–539	建瓴汤	[jiàn líng tāng]	Jianling Tang	Decocción para fortalecer el techo
13–540	天麻钩藤饮	[tiān má gōu téng yǐn]	Tianma Gouteng Yin	Decocción de Rhizoma Gastrodiae y Ramulus Uncariae cum Uncis
13–541	大定风珠	[dà dìng fēng zhū]	Da Dingfeng Zhu	Perla mayor para apaciguar el viento
13–542	真珠丸	[zhēn zhū wán]	Zhenzhu Wan	Píldora de Concha Margaritifera Usta

Prescripciones para aliviar la sequedad 治燥剂

Código numérico• 编码	Chino 中文	Pinyin 拼音	Nombre en pinyin 拼音名	Español 西班牙语
13–543	治燥剂	[zhì zào jì]		Prescripciones que curan la sequedad
13–544	润燥剂	[rùn zào jì]		Prescripciones que hidratan la sequedad

Código numérico● 编码	Chino ● 中文	Pinyin ● 拼音	Nombre en pinyin ● 拼音名	Español 西班牙语
13–545	杏苏散	[xìng sū sǎn]	Xing Su San	Polvo de Semen Pruni Armeniacae y Folium Perillae Frutescentis
13–546	桑杏汤	[sāng xìng tāng]	Sang Xing Tang	Decocción de Folium Mori Albae y Semen Pruni Armeniacae
13–547	清燥救肺汤	[qīng zào jiù fèi tāng]	Qingzao Jiufei Tang	Decocción para eliminar la sequedad y rescatar el Pulmón
13–548	琼玉膏	[qióng yù gāo]	Qiongyu Gao	Jarabe del jade precioso

Prescripciones dispersantes de la humedad 祛湿剂

Código numérico● 编码	Chino ● 中文	Pinyin ● 拼音	Nombre en pinyin ● 拼音名	Español 西班牙语
13–549	祛湿剂	[qū shī jì]		Prescripción dispersante de la humedad
13–550	藿香正气散	[huò xiāng zhèng qì sǎn]	Huoxiang Zhengqi San	Polvo de Herba Agastaches para regularizar el qi

Código numérico 编码	Chino 中文	Pinyin 拼音	Nombre en pinyin 拼音名	Español 西班牙语
13-551	不换金正气散	[bù huàn jīn zhèng qì sǎn]	Buhuanjin Zhengqi San	Polvo sin precio para regular el qi
13-552	平胃散	[píng wèi sǎn]	Pingwei San	Polvo para equilibrar el estómago
13-553	六合定中丸	[liù hé dìng zhōng wán]	Liuhe Dingzhong Wan	Píldora combinada de seis materias para estabilizar el centro
13-554	六和汤	[liù hé tāng]	Liuhe Tang	Decocción para armonizar los seis
13-555	升阳除湿汤	[shēng yáng chú shī tāng]	Shengyang Chushi Tang	Decocción para alzar el yang y resolver la humedad
13-556	人参养胃汤	[rén shēn yǎng wèi tāng]	Renshen Yangwei Tang	Decocción de Radix Ginseng para nutrir al estómago
13-557	茵陈蒿汤	[yīn chén hāo tāng]	Yinchenhao Tang	Decocción de Herba Artemisiae Capillaris
13-558	麻黄连翘赤小豆汤	[má huáng lián qiào chì xiǎo dòu tāng]	Mahuang Lianqiao Chixiaodou Tang	Decocción de Herba Ephedrae, Fructus Forsythiae y Semen Phaseoli
13-559	八正散	[bā zhèng sǎn]	Bazheng San	Polvo regulador de ocho ingredientes

Código numérico● 编码	Chino ● 中文	Pinyin ● 拼音	Nombre en pinyin ● 拼音名	Español 西班牙语
13–560	五淋散	[wǔ lìn sǎn]	Wulin San	Polvo de cinco ingredientes contra la estranguria
13–561	三仁汤	[sān rén tāng]	Sanren Tang	Decocción de tres semillas
13–562	桂苓甘露散	[guì líng gān lù sǎn]	Gui Ling Ganlu San	Polvo de Cortex Cinnamomi, Sclerotium Poriae y Radix Glycyrrhizae Praeparata
13–563	甘露消毒丹	[gān lù xiāo dú dān]	Ganlu Xiaodu Dan	Píldora especial del rocío dulce para eliminar toxicidad
13–564	当归拈痛汤	[dāng guī niān tòng tāng]	Danggui Niantong Tang	Decocción de Radix Angelicae para reducir el dolor
13–565	拈痛汤	[niān tòng tāng]	Niantong Tang	Decocción para reducir el dolor
13–566	宣痹汤	[xuān bì tāng]	Xuanbi Tang	Decocción para dispersar las obstrucciones dolorosas
13–567	利湿排石汤	[lì shī pái shí tāng]	Lishi Paishi Tang	Decocción para excretar humedad y expulsar cálculos

Código numérico● 编码	Chino 中文 ●	Pinyin 拼音 ●	Nombre en pinyin 拼音名 ●	Español 西班牙语
13–568	四妙丸	[sì miào wán]	Simiao Wan	Píldoras de cuatro maravillas
13–569	蚕矢汤	[cán shǐ tāng]	Canshi Tang	Decocción de Excrementum Bombycis Mori
13–570	二妙散	[èr miào sǎn]	Ermiao San	Polvo de dos ingredientes maravillosos
13–571	苓桂术甘汤	[líng guì zhú gān tāng]	Ling Gui Zhu Gan Tang	Decocción de Sclerotium Poriae, Ramulus Cinnamomi, Rhizoma Atractylodis Macrocephalae y Radix Glycyrrhizae
13–572	茯苓桂枝白术甘草汤	[fú líng guì zhī bái zhú gān cǎo tāng]	Fuling Guizhi Baizhu Gancao Tang	Decocción de Sclerotium Poriae, Ramulus Cinnamomi, Rhizoma Atractylodis Macrocephalae y Radix Glycyrrhizae
13–573	甘草干姜茯苓白术汤	[gān cǎo gān jiāng fú líng bái zhú tāng]	Gancao Ganjiang Fuling Baizhu Tang	Decocción de Radix Glycyrrhizae, Rhizoma Zingiberis, Sclerotium Poriae, y Rhizoma Atractylodis Macrocephalae

Código numérico• 编码	Chino 中文 •	Pinyin 拼音 •	Nombre en pinyin 拼音名 •	Español 西班牙语
13–574	真武汤	[zhēn wǔ tāng]	Zhenwu Tang	Decocción del guerrero auténtico
13–575	射干麻黄汤	[shè gān má huáng tāng]	Shegan Mahuang Tang	Decocción de Rhizoma Belamcandae y Herba Ephedrae
13–576	回阳玉龙膏	[huí yáng yù lóng gāo]	Huiyang Yulong Gao	Pasta del dragón de jade para restaurar el yang
13–577	萆薢分清饮	[bì xiè fēn qīng yǐn]	Bixie Fenqing Yin	Decocción de Rhizoma Dioscoreae Hypoglaucae para aclarar la orina turbia
13–578	完带汤	[wán dài tāng]	Wandai Tang	Decocción para detener la leucorrea
13–579	五苓散	[wǔ líng sǎn]	Wuling San	Polvo de cinco ingredientes con Sclerotium Poriae
13–580	四苓散	[sì líng sǎn]	Siling San	Polvo de cuatro ingredientes con Sclerotium Poriae
13–581	茵陈五苓散	[yīn chén wǔ líng sǎn]	Yinchen Wuling San	Polvo de Herba Artemisia Capillaris y cinco ingredientes con Poria

Código numérico• 编码	Chino 中文	Pinyin 拼音	Nombre en pinyin 拼音名	Español 西班牙语
13–582	猪苓汤	[zhū líng tāng]	Zhuling Tang	Decocción de Sclerotium Polypori Umbellati
13–583	防己黄芪汤	[fáng jǐ huáng qí tāng]	Fangji Huangqi Tang	Decocción de Radix Stephaniae Tetrandrae y Radix Astragali Membranacei
13–584	五皮饮	[wǔ pí yǐn]	Wupi Yin	Decocción de cinco pieles
13–585	茯苓导水汤	[fú líng dǎo shuǐ tāng]	Fuling Daoshui Tang	Decocción de Sclerotium Poriae para reconducir el agua
13–586	泽泻汤	[zé xiè tāng]	Zexie Tang	Decocción de Rhizoma Alismatis

Prescripciones para expulsar el Tan 祛痰剂

Código numérico• 编码	Chino 中文	Pinyin 拼音	Nombre en pinyin 拼音名	Español 西班牙语
13–587	祛痰剂	[qū tán jì]		Prescripción que expulsa Tan
13–588	除痰剂	[chú tán jì]		Prescripciones que eliminan Tan

Código numérico • 编码	Chino 中文 •	Pinyin 拼音 •	Nombre en pinyin 拼音名 •	Español 西班牙语
13–589	二陈汤	[èr chén tāng]	Erchen Tang	Decocción de dos ingredientes maduros
13–590	涤痰汤	[dí tán tāng]	Ditan Tang	Decocción para limpiar Tan
13–591	温胆汤	[wēn dǎn tāng]	Wendan Tang	Decocción que calienta la Vesícula Biliar
13–592	青州白丸子	[qīng zhōu bái wán zǐ]	Qingzhou Bai Wanzi	Píldora blanca de Qingzhou
13–593	金水六君煎	[jīn shuǐ liù jūn jiān]	Jinshui Liujun Jian	Decocción de los siete caballeros del metal y del agua
13–594	清气化痰丸	[qīng qì huà tán wán]	Qingqi Huatan Wan	Píldora para depurar el qi y transformar la flema
13–595	小陷胸汤	[xiǎo xiàn xiōng tāng]	Xiao Xianxiong Tang	Decocción menor para desobstruir el tórax
13–596	滚痰丸	[gǔn tán wán]	Guntan Wan	Píldoras para expulsar la flema
13–597	白金丸	[bái jīn wán]	Baijin Wan	Píldoras de Alumen y Rhizoma Curcumae

Código numérico● 编码	Chino 中文 ●	Pinyin 拼音 ●	Nombre en pinyin 拼音名 ●	Español 西班牙语
13–598	苇茎汤	[wěi jīng tāng]	Weijing Tang	Decocción de Rhizoma Phragmitis Communis
13–599	木防己汤	[mù fáng jǐ tāng]	Mufangji Tang	Decocción de Radix Cocculus Trilobus; Decocción de Radix Stephaniae Tetrandrae
13–600	小儿牛黄散	[xiǎo ér niú huáng sǎn]	Xiao'er Niuhuang San	Polvo infantil de Calculus Bovis
13–601	抱龙丸	[bào lóng wán]	Baolong Wan	Pildoras que abrazan el dragón
13–602	三子养亲汤	[sān zǐ yǎng qīn tāng]	Sanzi Yangqin Tang	Decocción de tres semillas para alimentar a los padres
13–603	三生饮	[sān shēng yǐn]	Sansheng Yin	Decocción de tres ingredientes crudos
13–604	小青龙汤	[xiǎo qīng lóng tāng]	Xiao Qinglong Tang	Decocción menor del dragón azul-verdoso
13–605	通关丸	[tōng guān wán]	Tongguan Wan	Píldora para abrir los pasos
13–606	白散	[bái sǎn]	Bai San	Polvo blanco

Código numérico● 编码	Chino 中文 ●	Pinyin 拼音 ●	Nombre en pinyin 拼音名 ●	Español 西班牙语
13–607	苓甘五味姜辛汤	[líng gān wǔ wèi jiāng xīn tāng]	Ling Gan Wuwei Jiang Xin Tang	Decocción de Sclerotium Poriae, Radix Glycyrrhizae, Fructus Schizandrae, Rhizoma Zingiberis y Herba Asari
13–608	冷哮丸	[lěng xiào wán]	Lengxiao Wan	Píldora para sibilancias por frío
13–609	半夏白术天麻汤	[bàn xià bái zhú tiān má tāng]	Banxia Baizhu Tianma Tang	Decocción de Rhizoma Pinelliae Ternatae, Rhizoma Atractylodes Macrocephalae y Rhizoma Gastrodiae
13–610	定痫丸	[dìng xián wán]	Dingxian Wan	Píldora para calmar la epilepsia
13–611	回天再造丸	[huí tiān zài zào wán]	Huitian Zaizao Wan	Píldora para restaurar y renovar
13–612	千金散	[qiān jīn sǎn]	Qianjin San	Polvo de las mil piezas de oro
13–613	三圣散	[sān shèng sǎn]	Sansheng San	Polvo de los tres sabios
13–614	玉真散	[yù zhēn sǎn]	Yuzhen San	Polvo del jade verdadero

Código numérico•编码	Chino 中文	Pinyin 拼音	Nombre en pinyin 拼音名	Español 西班牙语
13–615	牛黄镇惊丸	[niú huáng zhèn jǐng wán]	Niuhuang Zhenjing Wan	Píldoras de Calculus Bovis para calmar el susto
13–616	海藻玉壶汤	[hǎi zǎo yù hú tāng]	Haizao Yuhu Tang	Decocción del matraz de jade con Herba Sargassi

Prescripción eupéptica 消食剂

Código numérico•编码	Chino 中文	Pinyin 拼音	Nombre en pinyin 拼音名	Español 西班牙语
13–617	消食剂	[xiāo shí jì]		Prescripción digestiva; Prescripción eupéptica
13–618	消导剂	[xiāo dǎo jì]		Prescripción digestiva y evacuante
13–619	大山楂丸	[dà shān zhā wán]	Da Shanzha Wan	Gran píldora de Fructus Crataegui
13–620	保和丸	[bǎo hé wán]	Baohe Wan	Píldoras para preservar la armonía
13–621	越鞠保和丸	[yuè jū bǎo hé wán]	Yueju Baohe Wan	Píldoras para preservar la armonía y resolver la depresión

Código numérico• 编码	Chino 中文 •	Pinyin 拼音 •	Nombre en pinyin 拼音名 •	Español 西班牙语
13–622	化积散	[huà jī sǎn]	Huaji San	Polvo para resolver acumulaciones
13–623	肥儿丸	[féi ér wán]	Fei'er Wan	Píldora del niño obeso

Prescripciones misceláneas 其他方剂

Código numérico• 编码	Chino 中文 •	Pinyin 拼音 •	Nombre en pinyin 拼音名 •	Español 西班牙语
13–624	驱虫剂	[qū chóng jì]		Prescripción antihelmíntica
13–625	乌梅丸	[wū méi wán]	Wumei Wan	Pildora de Fructus Pruni Mume
13–626	涌吐剂	[yǒng tù jì]		Prescripción emética
13–627	催吐剂	[cuī tù jì]		Prescripciones eméticas
13–628	救急稀涎散	[jiù jí xī xián sǎn]	Jiuji Xixian San	Polvo de emergencia para el babeo
13–629	经产剂	[jīng chǎn jì]		Prescripción para la menstruación y el parto

Código numérico● 编码	Chino 中文		Pinyin 拼音		Nombre en pinyin 拼音名		Español 西班牙语
13–630	痈疡剂		[yōng yáng jì]				Prescripción para el tratamiento de abscesos y úlceras
13–631	明目剂		[míng mù jì]				Prescripción para aclarar la visión
13–632	救急剂		[jiù jí jì]				Prescripción de emergencia

14 Enfermedades de medicina interna 内科病

Código numérico ● 编码	Chino 中文	●	Pinyin 拼音	●	Español 西班牙语
14–001	内科疾病		[nèi kē jí bìng]		Enfermedades de medicina interna
14–002	疢难		[chèn nàn]		1) Penuria; 2) Enfermedad
14–003	外感热病		[wài gǎn rè bìng]		Enfermedad febril por afección externa
14–004	感冒		[gǎn mào]		Resfriado común
14–005	时行感冒		[shí xíng gǎn mào]		Gripe; Influenza
14–006	时病		[shí bìng]		Enfermedad estacional
14–007	时气		[shí qì]		Qi estacional; Epidemia estacional
14–008	时行		[shí xíng]		Epidemia estacional
14–009	伤风		[shāng fēng]		1) Lesión por viento; 2) Resfriado común
14–010	感冒夹痰		[gǎn mào jiā tán]		Resfriado común con flema
14–011	夹食伤寒		[jiā shí shāng hán]		Resfriado común con estancamiento alimentario
14–012	感冒夹滞		[gǎn mào jiā zhì]		Resfriado común con retención alimentaria

Código numérico • 编码	Chino • 中文	Pinyin • 拼音	Español 西班牙语
14–013	感冒夹惊	[gǎn mào jiā jīng]	Resfriado común con convulsiones
14–014	劳风	[láo fēng]	Resfriado común por extenuación
14–015	外感发热	[wài gǎn fā rè]	Fiebre por afección externa
14–016	湿阻	[shī zǔ]	Obstrucción de humedad
14–017	伤湿	[shāng shī]	Lesión por humedad
14–018	冒湿	[mào shī]	Engorro húmedo
14–019	中湿	[zhòng shī]	Golpe de humedad
14–020	湿病	[shī bìng]	Enfermedad por humedad
14–021	痢疾	[lì jí]	Disentería
14–022	肠澼	[cháng pì]	1) Disentería; 2) Hematoquezia
14–023	滞下	[zhì xià]	Disentería
14–024	时疫痢	[shí yì lì]	Disentería epidémica
14–025	寒湿痢	[hán shī lì]	Disentería por humedad frío
14–026	湿热痢	[shī rè lì]	Disentería por calor humedad
14–027	虚寒痢	[xū hán lì]	Disentería por frío en insuficiencia

Código numérico ● 编码	Chino 中文 ●	Pinyin 拼音 ●	Español 西班牙语
14–028	噤口痢	[jìn kǒu lì]	Disentería con rechazo de ingesta
14–029	休息痢	[xiū xī lì]	Disentería con descansos; Disentería recurrente
14–030	疫毒痢	[yì dú lì]	Disentería epidémica tóxica
14–031	厥阴热利	[jué yīn rè lì]	1) Evacuación por calor en jueyin; 2) Disentería
14–032	协热利	[xié rè lì]	Diarrea con fiebre
14–033	霍乱	[huò luàn]	Cólera
14–034	干霍乱	[gān huò luàn]	Cólera seco
14–035	寒霍乱	[hán huò luàn]	Cólera frío
14–036	热霍乱	[rè huò luàn]	Cólera calor
14–037	湿霍乱	[shī huò luàn]	Cólera humedad
14–038	暑霍乱	[shǔ huò luàn]	Cólera por calor canicular
14–039	疟疾	[nüè jí]	Malaria
14–040	疟	[nüè]	Malaria
14–041	正疟	[zhèng nüè]	Malaria común
14–042	温疟	[wēn nüè]	Malaria cálida
14–043	寒疟	[hán nüè]	Malaria fría

Código numérico 编码	Chino 中文	Pinyin 拼音	Español 西班牙语
14–044	劳疟	[láo nüè]	Malaria por extenuación
14–045	疟母	[nüè mǔ]	Malaria con esplenomegalia
14–046	间日疟	[jiān rì nüè]	Malaria con fiebres terciarias
14–047	三日疟	[sān rì nüè]	Malaria con fiebres cuaternarias
14–048	瘴疟	[zhàng nüè]	Malaria miásmica
14–049	暑疟	[shǔ nüè]	Malaria canicular
14–050	湿疟	[shī nüè]	Malaria humedad
14–051	热瘴	[rè zhàng]	Malaria miásmica por calor
14–052	冷瘴	[lěng zhàng]	Malaria miásmica por frío
14–053	寒瘴	[hán zhàng]	Malaria por frío
14–054	温毒	[wēn dú]	Toxina cálida
14–055	温病	[wēn bìng]	Enfermedad febril por calor
14–056	温热病	[wēn rè bìng]	Enfermedad por calor intenso
14–057	外感温病	[wài gǎn wēn bìng]	Enfermedad por calor externo
14–058	新感	[xīn gǎn]	Nueva afección
14–059	新感温病	[xīn gǎn wēn bìng]	Nueva afección febril por calor

Código numérico ● 编码	Chino 中文	Pinyin 拼音	Español 西班牙语
14–060	伏气温病	[fú qì wēn bìng]	Qi latente en enfermedades febriles por calor
14–061	伏气	[fú qì]	Qi latente
14–062	时疫	[shí yì]	Epidemia estacional
14–063	时毒病	[shí dú bìng]	Toxina estacional
14–064	五疫	[wǔ yì]	Cinco tipos de pestilencias
14–065	瘟	[wēn]	Pestilencia
14–066	温疫	[wēn yì]	Pestilencia por calor
14–067	瘟疫	[wēn yì]	Pestilencia
14–068	传染	[chuán rǎn]	Infección
14–069	风温	[fēng wēn]	Viento cálido
14–070	春温	[chūn wēn]	Calidez primaveral
14–071	暑温	[shǔ wēn]	Calidez canicular
14–072	暑湿	[shǔ shī]	Humedad canicular
14–073	暑病	[shǔ bìng]	Canícula
14–074	伤暑	[shāng shǔ]	Lesión canicular
14–075	中暑	[zhòng shǔ]	Insolación; Golpe canicular
14–076	冒暑	[mào shǔ]	Engorro canicular

Código numérico • 编码	Chino 中文	Pinyin 拼音	Español 西班牙语
14–077	暑瘵	[shǔ zhài]	Tisis veraniega
14–078	暑秽	[shǔ huì]	Mugre canicular
14–079	阳暑	[yáng shǔ]	Yang canicular
14–080	阴暑	[yīn shǔ]	Yin canicular
14–081	冬温	[dōng wēn]	Calidez invernal
14–082	伏暑	[fú shǔ]	Canícula latente
14–083	冬月伏暑	[dōng yuè fú shǔ]	Canícula latente durante los meses de invierno
14–084	秋后晚发	[qiū hòu wǎn fā]	Desarrollo tardío de la malaria a finales de otoño
14–085	秋时晚发	[qiū shí wǎn fā]	Canícula latente otoñal
14–086	伏暑晚发	[fú shù wǎn fā]	Canícula latente otoñal
14–087	阴阳毒	[yīn yáng dú]	Toxinas yin y yang
14–088	阴毒	[yīn dú]	Toxina Yin
14–089	阳毒	[yáng dú]	Toxina Yang
14–090	狐惑病	[hú huò bìng]	Enfermedad de Behcet
14–091	秋燥	[qiū zào]	Sequedad otoñal
14–092	温燥	[wēn zào]	Sequedad tibia
14–093	凉燥	[liáng zào]	Sequedad fresca

Código numérico • 编码	Chino 中文	Pinyin 拼音	Español 西班牙语
14–094	心咳	[xīn ké]	Tos de Corazón
14–095	肝咳	[gān ké]	Tos de Hígado
14–096	脾咳	[pí ké]	Tos de Bazo
14–097	肺咳	[fèi ké]	Tos de Pulmón
14–098	肾咳	[shèn ké]	Tos de Riñón
14–099	胃咳	[wèi ké]	Tos de Estómago
14–100	小肠咳	[xiǎo cháng ké]	Tos de Intestino Delgado
14–101	大肠咳	[dà cháng ké]	Tos de Intestino Grueso
14–102	胆咳	[dǎn ké]	Tos de Vesícula Biliar
14–103	三焦咳	[sān jiāo ké]	Tos de Sanjiao
14–104	膀胱咳	[páng guāng ké]	Tos de Vejiga
14–105	哮	[xiào]	Sibilancia
14–106	哮喘	[xiào chuǎn]	Asma
14–107	哮病	[xiào bìng]	Sibilancia
14–108	热哮	[rè xiào]	Sibilancia por calor
14–109	冷哮	[lěng xiào]	Sibilancia por frío
14–110	寒哮	[hán xiào]	Sibilancia por frío

Código numérico • 编码	Chino 中文	Pinyin 拼音	Español 西班牙语
14–111	喘证	[chuǎn zhèng]	Síndrome disnéico
14–112	暴喘	[bào chuǎn]	Disnea violenta
14–113	实喘	[shí chuǎn]	Disnea por exceso
14–114	虚喘	[xū chuǎn]	Disnea por insuficiencia
14–115	肺胀	[fèi zhàng]	Distensión pulmonar
14–116	肺痈	[fèi yōng]	Absceso pulmonar
14–117	肺痨	[fèi láo]	Tuberculosis pulmonar
14–118	痨瘵	[láo zhài]	Tuberculosis pulmonar
14–119	肺痿	[fèi wěi]	Atrofia pulmonar
14–120	肺癌	[fèi ái]	Cáncer de pulmón
14–121	怔忡	[zhèng chōng]	Palpitaciones severas
14–122	胸痹	[xiōng bì]	Dolor pectoral por impedimento
14–123	卒心痛	[cù xīn tòng]	Dolor repentino de Corazón
14–124	真心痛	[zhēn xīn tòng]	Dolor repentino de Corazón
14–125	脾心痛	[pí xīn tòng]	1) Dolor de Corazón y Bazo; 2) Dolor precordial por trastorno de Bazo
14–126	眩晕	[xuàn yūn]	Vértigo

Código numérico ● 编码	Chino 中文 ●	Pinyin 拼音 ●	Español 西班牙语
14–127	中风病	[zhòng fēng bìng]	Golpe de viento (enfermedad); Apoplejía
14–128	中风	[zhòng fēng]	Golpe de viento; Apoplejía
14–129	中经	[zhòng jīng]	Golpe a los meridianos
14–130	中络	[zhòng luò]	Golpe a los meridianos
14–131	中脏	[zhòng zàng]	Golpe a las Vísceras
14–132	中腑	[zhòng fǔ]	Golpe a las Entrañas
14–133	中风闭证	[zhòng fēng bì zhèng]	Síndrome oclusivo por golpe de viento
14–134	中风脱证	[zhòng fēng tuō zhèng]	Síndrome de deserción por golpe de viento
14–135	卒中	[cù zhòng]	Golpe repentino (Apoplejía)
14–136	类中风	[lèi zhòng fēng]	Golpe apoplético
14–137	中寒	[zhòng hán]	1) Golpe de frío; 2) Frío en el centro
14–138	中寒	[zhōng hán]	1) Golpe de frío; 2) Frío en el centro
14–139	失眠	[shī mián]	Insomnio
14–140	健忘	[jiàn wàng]	Amnesia
14–141	痴呆	[chī dāi]	Demencia

Código numérico • 编码	Chino 中文	Pinyin 拼音	Español 西班牙语
14–142	呆病	[dāi bìng]	Demencia
14–143	痫病	[xián bìng]	Epilepsia
14–144	阴痫	[yīn xián]	Epilepsia yin
14–145	阳痫	[yáng xián]	Epilepsia yang
14–146	癫病	[diān bìng]	Psicosis depresiva
14–147	脉癫疾	[mài diān jí]	Epilepsia vascular
14–148	筋癫疾	[jīn diān jí]	Epilepsia tendinosa
14–149	骨癫疾	[gǔ diān jí]	Epilepsia ósea
14–150	狂病	[kuáng bìng]	Locura; Manía
14–151	百合病	[bǎi hé bìng]	Enfermedad del lirio
14–152	中恶	[zhòng è]	Golpe maligno
14–153	中恶	[zhōng wù]	Punto extra de tórax y abdomen (T.A.)
14–154	阴阳交	[yīn yáng jiāo]	Encuentro entre yin y yang
14–155	痞证	[pǐ zhèng]	Síndrome de plenitud
14–156	虚痞	[xū pǐ]	Síndrome de plenitud por insuficiencia

Código numérico • 编码	Chino 中文 •	Pinyin 拼音 •	Español 西班牙语
14–157	实痞	[shí pǐ]	Síndrome de plenitud por exceso
14–158	气痞	[qì pǐ]	Síndrome de plenitud por qi
14–159	热痞	[rè pǐ]	Síndrome de plenitud por calor
14–160	寒热夹杂痞	[hán rè jiā zá pǐ]	Síndrome de plenitud por mezcla de calor y frío
14–161	寒疝	[hán shàn]	1) Cólico abdominal por frío; 2) Testalgia por frío
14–162	呃逆	[è nì]	Hipo
14–163	噎膈	[yē gé]	Disfagia
14–164	胃反	[wèi fǎn]	Regurgitación
14–165	翻胃	[fān wèi]	Regurgitación
14–166	泄泻	[xiè xiè]	Diarrea
14–167	下利	[xià lì]	Diarrea
14–168	寒泄	[hán xiè]	Diarrea por frío
14–169	溏泄	[táng xiè]	Deposiciones líquidas
14–170	濡泄	[rú xiè]	Deposiciones blandas

Código numérico ● 编码	Chino 中文	Pinyin 拼音	Español 西班牙语
14–171	滑泄	[huá xiè]	Diarreas efluyentes
14–172	注泄	[zhù xiè]	Diarreas acuosas
14–173	洞泄	[dòng xiè]	Diarrea penetrante
14–174	暴泻	[bào xiè]	Diarreas repentinas
14–175	久泄	[jiǔ xiè]	Diarrea crónica
14–176	久泻	[jiǔ xiè]	Diarrea crónica
14–177	飧泄	[sūn xiè]	Diarrea lientérica
14–178	飧泻	[sūn xiè]	Diarrea lientérica
14–179	飧水泄	[sūn shuǐ xiè]	Diarrea lientérica acuosa
14–180	寒湿泄泻	[hán shī xiè xiè]	Diarrea por frío humedad
14–181	湿热泄泻	[shī rè xiè xiè]	Diarrea por humedad calor
14–182	脾虚泄泻	[pí xū xiè xiè]	Diarrea por insuficiencia de Bazo
14–183	肝郁泄泻	[gān yù xiè xiè]	Diarrea por constricción de Hígado
14–184	肾泄	[shèn xiè]	Diarrea de Riñón
14–185	肾虚泄泻	[shèn xū xiè xiè]	Diarrea por insuficiencia de Riñón

Código numérico • 编码	Chino 中文 •	Pinyin 拼音 •	Español 西班牙语
14–186	伤食泄泻	[shāng shí xiè xiè]	Diarrea por indigestión
14–187	食泄	[shí xiè]	Diarrea por indigestión
14–188	食泻	[shí xiè]	Diarrea por indigestión
14–189	食积泻	[shí jī xiè]	Diarrea por acumulación alimenticia
14–190	五更泄	[wǔ gēng xiè]	Diarrea matinal antes del amanecer
14–191	藏结	[zàng jié]	Estreñimiento
14–192	脾约	[pí yuē]	Estreñimiento de Bazo
14–193	阳结	[yáng jié]	1) Estreñimiento yang; 2) Anudación yang
14–194	阳微结	[yáng wēi jié]	Ligera anudación yang
14–195	阴结	[yīn jié]	1) Estreñimiento yin; 2) Anudación yin
14–196	纯阴结	[chūn yīn jié]	1) Puro estreñimiento yin; 2) Pura anudación yin
14–197	实秘	[shí mì]	Estreñimiento por exceso
14–198	热秘	[rè mì]	Estreñimiento por calor
14–199	气秘	[qì mì]	Estreñimiento por qi

Código numérico • 编码	Chino 中文	Pinyin 拼音	Español 西班牙语
14–200	虚秘	[xū mì]	Estreñimiento por insuficiencia
14–201	冷秘	[lěng mì]	Estreñimiento por frío
14–202	黄疸	[huáng dǎn]	Ictericia
14–203	瘟黄	[wēn huáng]	Ictericia fetal
14–204	阳黄	[yáng huáng]	Ictericia yang
14–205	阴黄	[yīn huáng]	Ictericia yin
14–206	痿黄	[wěi huáng]	Tez amarillenta y cetrina
14–207	急黄	[jí huáng]	Ictericia aguda
14–208	脱力黄	[tuò lì huáng]	Hinchazón amarillenta
14–209	食劳疳黄	[shí láo gān huáng]	Hinchazón amarillenta
14–210	黄肿	[huáng zhǒng]	Hinchazón amarillenta
14–211	黄胖	[huáng pàng]	Hinchazón amarillenta
14–212	女劳疸	[nǚ láo dǎn]	Ictericia por inmoderación sexual
14–213	酒疸	[jiǔ dǎn]	Ictericia alcohólica
14–214	谷疸	[gǔ dǎn]	Ictericia alimentaria
14–215	黑疸	[hēi dǎn]	Ictericia negra

Código numérico ● 编码	Chino ● 中文	Pinyin ● 拼音	Español 西班牙语
14–216	胁痛	[xié tòng]	Hipocondralgia
14–217	肝着	[gān zhuó]	Estancamiento de Hígado
14–218	胆胀	[dǎn zhàng]	Distensión de la Vesícula Biliar
14–219	鼓胀	[gǔ zhàng]	Distensión timpánica
14–220	蛊毒	[gǔ dú]	Toxina parasitaria
14–221	肝癌	[gān ái]	Cáncer de hígado
14–222	水气	[shuǐ qì]	1) Qi acuoso; 2) Edema; 3) Retención de líquidos
14–223	结阳	[jié yáng]	Anudamiento yang
14–224	风水	[fēng shuǐ]	Edema por viento
14–225	皮水	[pí shuǐ]	Edema cutáneo
14–226	里水	[lǐ shuǐ]	Edema interno
14–227	正水	[zhèng shuǐ]	Edema típico
14–228	石水	[shí shuǐ]	Edema rocoso
14–229	肾风	[shèn fēng]	Edema por viento en Riñón
14–230	水	[shuǐ]	1) Agua; 2) Edema
14–231	肤胀	[fū zhàng]	1) Distensión cutánea; 2) Anasarca

Código numérico • 编码	Chino • 中文	Pinyin • 拼音	Español 西班牙语
14-232	阳水	[yáng shuǐ]	Edema yang
14-233	阴水	[yīn shuǐ]	Edema yin
14-234	淋证	[lín zhèng]	Estranguria
14-235	气淋	[qì lín]	Estranguria por qi
14-236	热淋	[rè lín]	Estranguria por calor
14-237	血淋	[xuè lín]	Estranguria por sangre
14-238	石淋	[shí lín]	Estranguria urolítica
14-239	膏淋	[gāo lín]	Estranguria quilosa
14-240	劳淋	[láo lín]	Estranguria por agotamiento
14-241	砂淋	[shā lín]	Estranguria urolítica
14-242	砂石淋	[shā shí lín]	Estranguria urolítica
14-243	溺白	[nì bái]	Orina turbia
14-244	溺浊	[nì zhuó]	Orina turbia
14-245	癃闭	[lóng bì]	Retención de orina e incontinencia urinaria
14-246	关格	[guān gé]	Anuria y vómito
14-247	早泄	[zǎo xiè]	Eyaculación precoz

Código numérico • 编码	Chino 中文	•	Pinyin 拼音	•	Español 西班牙语
14–248	遗精		[yí jīng]		Espermatorrea
14–249	滑精		[huá jīng]		Espermatorrea
14–250	梦遗		[mèng yí]		Descarga seminal durante el sueño
14–251	失精		[shī jīng]		1) Espermatorrea; 2) Pérdida de esencias
14–252	阳痿		[yáng wěi]		Impotencia
14–253	阴痿		[yīn wěi]		Impotencia
14–254	寒湿腰痛		[hán shī yāo tòng]		Dolor lumbar por humedad y frío
14–255	湿热腰痛		[shī rè yāo tòng]		Dolor lumbar por humedad y calor
14–256	肾虚腰痛		[shèn xū yāo tòng]		Dolor lumbar por insuficiencia en el Riñón
14–257	瘀血腰痛		[yū xuè yāo tòng]		Dolor lumbar por estasis sanguínea
14–258	沥血腰痛		[lì xuè yāo tòng]		Dolor lumbar por estasis sanguínea
14–259	肾衰		[shèn shuāi]		1) Debilitamiento renal; 2) Fallo renal
14–260	五不男		[wǔ bù nán]		Cinco tipos de esterilidad masculina

Código numérico • 编码	Chino 中文	Pinyin 拼音	Español 西班牙语
14–261	阴阳易	[yīn yáng yì]	Transmisión entre yin y yang
14–262	郁病	[yù bìng]	Enfermedad por estancamiento; Depresión
14–263	郁证	[yù zhèng]	Síndrome depresivo
14–264	六郁	[liù yù]	Seis estancamientos
14–265	血证	[xuè zhèng]	1) Síndrome sanguíneo; 2) Síndrome hemorrágico
14–266	结阴	[jié yīn]	Anudamiento yin
14–267	舌衄	[shé nù]	Hemorragia lingual
14–268	肠风	[cháng fēng]	1) Viento intestinal; 2) hematoquezia
14–269	牙衄	[yá nù]	Sangrado gingival
14–270	汗证	[hàn zhèng]	Síndrome transpiratorio
14–271	漏泄	[lòu xiè]	Perspiración chorreante
14–272	消渴	[xiāo kě]	Sed consuntiva
14–273	脾瘅病	[pí dān bìng]	Síndrome de calor seco en Bazo
14–274	下消	[xià xiāo]	Consunción inferior
14–275	中消	[zhōng xiāo]	Consunción media

Código numérico ● 编码	Chino 中文	Pinyin 拼音	Español 西班牙语
14–276	上消	[shàng xiāo]	Consunción inferior
14–277	内伤发热	[nèi shāng fā rè]	Fiebre por lesión interna
14–278	血瘀发热	[xuè yū fā rè]	Fiebre por estasis sanguínea
14–279	湿郁发热	[shī yù fā rè]	Fiebre por represión de la humedad
14–280	气虚发热	[qì xū fā rè]	Febrícula por insuficiencia de qi
14–281	血虚发热	[xuè xū fā rè]	Febrícula por insuficiencia de sangre
14–282	阴虚发热	[yīn xū fā rè]	Fiebre por insuficiencia de yin
14–283	阳虚发热	[yáng xū fā rè]	Fiebre por insuficiencia de yang
14–284	气郁发热	[qì yù fā rè]	Fiebre por represión de qi
14–285	虚劳	[xū láo]	Enfermedad consuntiva
14–286	虚痨	[xū láo]	Enfermedad consuntiva
14–287	脱营失精	[tuō yíng shī jīng]	Deserción del Qi Nutritivo y pérdidas seminales
14–288	积聚	[jī jù]	Masas abdominales; Acumulaciones y aglomeraciones

Código numérico • 编码	Chino 中文	Pinyin 拼音	Español 西班牙语
14–289	积	[jī]	1) Acumulación; 2) Retención
14–290	聚	[jù]	Aglomeración
14–291	厥证	[jué zhèng]	1) Síncope; 2) Frío inverso de los miembros
14–292	大厥	[dà jué]	Síncope mayor
14–293	煎厥	[jiān jué]	Síncope abrasante
14–294	薄厥	[bó jué]	Síncope emocional
14–295	藏厥	[zàng jué]	Síncope visceral
14–296	气厥证	[qì jué zhèng]	Síndrome de colapso de qi
14–297	热厥证	[rè jué zhèng]	Síndrome de colapso por calor
14–298	痰热厥证	[tán rè jué zhèng]	Síndrome de síncope por flema calor
14–299	热厥	[rè jué]	1) Síndrome de síncope por calor; 2) Síndrome de inversión por calor
14–300	寒厥	[hán jué]	1) Síndrome de síncope por frío; 2) Síndrome de inversión por frío
14–301	痰厥	[tán jué]	Síndrome de síncope por flema

Código numérico ● 编码	Chino ● 中文	Pinyin ● 拼音	Español 西班牙语
14–302	血厥	[xuè jué]	Síndrome de síncope sanguíneo
14–303	气厥	[qì jué]	1) Síndrome de síncope por qi; 2) Inversión del qi
14–304	风厥	[fēng jué]	1) Síndrome de síncope por viento; 2) Síndrome de inversión por viento
14–305	暑厥	[shǔ jué]	Síndrome de síncope por calor canicular
14–306	食厥	[shí jué]	Síncope alimenticio
14–307	肥胖	[féi pàng]	Obesidad
14–308	四饮	[sì yǐn]	Cuatro fluxiones; Cuatro yin
14–309	痰饮	[tán yǐn]	Fluxión de Tan
14–310	悬饮	[xuán yǐn]	Fluxión pleural
14–311	溢饮	[yì yǐn]	Fluxión subcutánea
14–312	支饮	[zhī yǐn]	Fluxión torácica
14–313	伏饮	[fú yǐn]	Fluxión recurrente
14–314	黄汗	[huáng hàn]	Sudoración amarillenta
14–315	结胸	[jié xiōng]	Anudación torácica
14–316	真头痛	[zhēn tóu tòng]	Cefalea verdadera

Código numérico ● 编码	Chino 中文 ●	Pinyin 拼音 ●	Español 西班牙语
14–317	头风	[tóu fēng]	Cefalea recurrente
14–318	偏头风	[piān tóu fēng]	Jaqueca; Migraña
14–319	雷头风	[léi tóu fēng]	Cefalea estrepitosa
14–320	边头风	[biān tóu fēng]	Jaqueca; Migraña
14–321	偏头痛	[piān tóu tòng]	Jaqueca; Migraña
14–322	痹病	[bì bìng]	1) Enfermedades por impedimento; 2) Artralgia
14–323	痛痹	[tòng bì]	1) Artralgia; 2) Artralgia por frío; Bi por frío
14–324	行痹	[xíng bì]	Impedimento migratorio; Artralgia errática; Bi errático
14–325	热痹	[rè bì]	Artralgia por calor
14–326	着痹	[zhuó bì]	Artralgia fija; Artralgia por humedad; Bi por humedad
14–327	著痹	[zhuó bì]	Artralgia fija; Artralgia por humedad; Bi por humedad
14–328	尪痹	[wāng bì]	1) Artralgia obstinada; 2) Artritis reumatoide
14–329	历节	[lì jié]	Poliartralgia
14–330	痛风	[tòng fēng]	1) Dolor por viento; 2) Artralgia por viento; 3) Gota

Código numérico ● 编码	Chino 中文 ●	Pinyin 拼音 ●	Español 西班牙语
14–331	心痹	[xīn bì]	Impedimento del Corazón; Bi de Corazón
14–332	肝痹	[gān bì]	Impedimento del Hígado; Bi de Hígado
14–333	脾痹	[pí bì]	Impedimento del Bazo; Bi de Bazo
14–334	肺痹	[fèi bì]	Impedimento del Pulmón; Bi de Pulmón
14–335	肾痹	[shèn bì]	Impedimento del Riñón; Bi de Riñón
14–336	脉痹	[mài bì]	Impedimento de los vasos
14–337	筋痹	[jīn bì]	Impedimento tendinoso
14–338	肌痹	[jī bì]	Impedimento muscular
14–339	肠痹	[cháng bì]	Impedimento intestinal
14–340	皮痹	[pí bì]	Impedimento cutáneo
14–341	骨痹	[gǔ bì]	Impedimento óseo
14–342	胞痹	[bāo bì]	Impedimento de la Vejiga; Bi de Vejiga
14–343	肾着	[shèn zhuó]	Pesadez renal
14–344	痉病	[jìng bìng]	Enfermedad convulsiva

Código numérico ● 编码	Chino ● 中文	Pinyin ● 拼音	Español 西班牙语
14–345	暑痉	[shǔ jìng]	Convulsiones por calor canicular
14–346	风温痉	[fēng wēn jìng]	Convulsiones por viento calidez
14–347	热甚发痉	[rè shèn fā jìng]	Convulsiones por calor extremo
14–348	肉苛	[ròu kē]	Entumecimiento muscular
14–349	肉烁	[ròu shuò]	Emaciación muscular
14–350	急风	[jí fēng]	Golpe de viento agudo
14–351	暑风	[shǔ fēng]	Viento y calor canicular
14–352	痿病	[wěi bìng]	Atrofia; flacidez
14–353	痿躄	[wěi bì]	Atrofia; flacidez
14–354	肉痿	[ròu wěi]	Atrofia muscular; Flacidez muscular
14–355	脉痿	[mài wěi]	Flacidez de los vasos
14–356	筋痿	[jīn wěi]	Flacidez tendinosa
14–357	口僻	[kǒu pì]	Desviación de la boca

15 Enfermedades que afectan el exterior 外科病

Código numérico • 编码	Chino 中文 •	Pinyin 拼音 •	Español 西班牙语
15–001	疮疡	[chuāng yáng]	Llaga y úlcera
15–002	疡	[yáng]	1) Úlcera; 2) Condiciones quirúrgicas
15–003	疮	[chuāng]	Llaga
15–004	肿疡	[zhǒng yáng]	Llaga inflamada
15–005	疖	[jiē]	Forúnculo, grano
15–006	疖病	[jiē bìng]	Forunculosis
15–007	蝼蛄疖	[lóu gǔ jiē]	Foliculitis abscendens et suffodiens
15–008	坐板疮	[zuò bǎn chuāng]	Forunculosis glútea
15–009	发际疮	[fà jì chuāng]	Foliculitis múltiple en la línea capilar
15–010	舌疔	[shé dīng]	Pústula lingual
15–011	颜面部疔疮	[yán miàn bù dīng chuāng]	Absceso facial profundo
15–012	手部疔疮	[shǒu bù dīng chuāng]	Panadizo; Absceso en la mano
15–013	蛇腹疔	[shé fù dīng]	Absceso en vaina (de tendón)

Código numérico ● 编码	Chino ● 中文	Pinyin ● 拼音	Español 西班牙语
15–014	蛇眼疔	[shé yǎn dīng]	Paroniquia
15–015	蛇头疔	[shé tóu dīng]	Panadizo
15–016	烂疔	[làn dīng]	Gangrena ulcerada (Gangrena gaseosa)
15–017	疫疔	[yì dīng]	Forúnculo pestilente (Ántrax cutáneo)
15–018	红丝疔	[hóng sī dīng]	Linfangitis aguda
15–019	托盘疔	[tuō pán dīng]	Forúnculo palmar
15–020	痈	[yōng]	Carbunclo; Absceso
15–021	囊痈	[náng yōng]	Absceso escrotal
15–022	臀痈	[tún yōng]	Flemón glúteo
15–023	腋痈	[yè yōng]	Carbunclo axilar (Linfadenitis purulenta aguda axilar)
15–024	锁喉痈	[suǒ hóu yōng]	Carbunclo bloqueando la garganta
15–025	颈痈	[jǐng yōng]	Carbunclo cervical (Linfadenitis purulenta aguda cervical)
15–026	脐痈	[qí yōng]	Onfalitis (Carbunclo umbilical)

Código numérico • 编码	Chino 中文 •	Pinyin 拼音 •	Español 西班牙语
15–027	胯腹痈	[kuà fù yōng]	Carbunclo inguinal (Linfadenitis purulenta aguda inguinal)
15–028	委中毒	[wěi zhòng dú]	Linfadenitis purulenta aguda poplítea
15–029	发	[fā]	Flemón; Celulitis
15–030	足发背	[zú fā bèi]	Flemón en el dorso del pie
15–031	手发背	[shǒu fā bèi]	Flemón en el dorso de la mano
15–032	有头疽	[yǒu tóu jū]	1) Carbunclo; 2) Absceso con cabeza
15–033	无头疽	[wú tóu jū]	1) Absceso sin cabeza; 2) Osteomielitis supurativa; 3) Artritis
15–034	环跳疽	[huán tiào jū]	1) Carbunclo en Huantiao; 2) Coxitis supurativa; 3) Osteomielitis alrededor de Huantiao
15–035	附骨疽	[fù gǔ jū]	1) Carbunclo pegado al hueso; 2) Osteomielitis supurativa
15–036	流注	[liú zhù]	Absceso múltiple

Código numérico • 编码	Chino 中文 •	Pinyin 拼音 •	Español 西班牙语
15–037	髂窝流注	[qià wō liú zhù]	Absceso en la fosa ilíaca
15–038	暑湿流注	[shǔ shī liú zhù]	Absceso múltiple por humedad estival
15–039	发颐	[fā yí]	Parotiditis supurativa
15–040	丹毒	[dān dú]	Erisipela
15–041	赤白游风	[chì bái yóu fēng]	Viento migratorio rojo y blanco; Edema angioneurótico
15–042	流火	[liú huǒ]	Erisipela en la tibia
15–043	瘰疬	[luǒ lì]	Escrófula
15–044	流痰	[liú tán]	1) Flujo de flema; 2) Tuberculosis ósea y tendinosa
15–045	乳痈	[rǔ yōng]	Mastitis aguda
15–046	内吹乳痈	[nèi chuī rǔ yōng]	Mastitis de gestante
15–047	外吹乳痈	[wài chuī rǔ yōng]	Mastitis posparto
15–048	乳发	[rǔ fā]	Mastitis flemonosa
15–049	乳痨	[rǔ láo]	Tuberculosis mamaria
15–050	乳核	[rǔ hé]	1) Fibroadenoma mamario; 2) Nódulo mamario

Código numérico • 编码	Chino 中文 •	Pinyin 拼音 •	Español 西班牙语
15–051	乳癖	[rǔ pǐ]	Hiperplasia de glándula mamaria
15–052	乳疬	[rǔ lì]	1) Linfadenitis mamaria; 2) Linfadenitis mamaria en niños
15–053	乳漏	[rǔ lòu]	Fístula mamaria
15–054	乳头风	[rǔ tóu fēng]	Pezón agrietado
15–055	乳衄	[rǔ nǜ]	Telorragia; Sangrado del pezón
15–056	乳岩	[rǔ yán]	Carcinoma mamario
15–057	瘿	[yǐng]	Bocio
15–058	气瘿	[qì yǐng]	Bocio de qi
15–059	肉瘿	[ròu yǐng]	Estruma carnoso
15–060	石瘿	[shí yǐng]	Estruma pétreo; Carcinoma tiroideo
15–061	瘤	[liú]	Tumor
15–062	气瘤	[qì liú]	Tumor de qi; Neurofibroma subcutáneo
15–063	血瘤	[xuè liú]	Hemangioma; angioma
15–064	筋瘤	[jīn liú]	Variz; varicosidad

Código numérico • 编码	Chino 中文 •	Pinyin • 拼音	Español 西班牙语
15–065	脂瘤	[zhī liú]	Quiste sebáceo
15–066	岩	[yán]	Cáncer, carcinoma
15–067	舌菌	[shé jūn]	Carcinoma en la lengua
15–068	莲花舌	[lián huā shé]	Carcinoma en la lengua
15–069	痰核	[tán hé]	Nódulo de flema
15–070	茧唇	[jiǎn chún]	Cáncer en labio
15–071	失荣	[shī róng]	Malignidad cervical con caquexia
15–072	肾岩	[shèn yán]	1) Carcinoma renal; 2) Carcinoma del pene
15–073	热疮	[rè chuāng]	Herpes simple
15–074	疱疹	[pào zhěn]	Vesícula
15–075	蛇串疮	[shé chuàn chuāng]	Herpes zóster
15–076	蛇丹	[shé dān]	Herpes zóster
15–077	循经皮肤病	[xún jīng pí fū bìng]	Dermatosis a lo largo de los meridianos
15–078	疣	[yóu]	Verruga
15–079	疣目	[yóu mù]	Verruga vulgar

Código numérico • 编码	Chino 中文	Pinyin 拼音	Español 西班牙语
15–080	鼠乳	[shǔ rǔ]	Molusco contagioso
15–081	跖疣	[zhí yóu]	Verruga plantar
15–082	扁瘊	[biǎn hóu]	Verruga plana
15–083	丝状疣	[sī zhuàng yóu]	Verruga filiforme
15–084	黄水疮	[huáng shuǐ chuāng]	Impétigo
15–085	脓疱	[nóng pào]	Pústula
15–086	癣	[xuǎn]	Tiña
15–087	白秃疮	[bái tū chuāng]	Tiña alba
15–088	肥疮	[féi chuāng]	Llaga grasienta; Tiña favosa
15–089	鹅掌风	[é zhǎng fēng]	Tiña en la mano
15–090	脚湿气	[jiǎo shī qì]	Qi húmedo en el pie; Tiña en el pie
15–091	圆癣	[yuán xuǎn]	Tiña redonda; Tiña cicinata
15–092	紫白癜风	[zǐ bái diàn fēng]	Tinea versicolor
15–093	麻风	[má fēng]	Lepra
15–094	疥疮	[jiè chuāng]	Sarna
15–095	虫咬皮炎	[chóng yǎo pí yán]	Dermatitis por insectos

Código numérico • 编码	Chino 中文	Pinyin 拼音	Español 西班牙语
15-096	接触性皮炎	[jiē chù xìng pí yán]	Dermatitis de contacto
15-097	膏药风	[gāo yào fēng]	Dermatitis de parche
15-098	马桶癣	[mǎ tǒng xuǎn]	Dermatitis de contacto en glúteos
15-099	湿疮	[shī chuāng]	Eczema
15-100	婴儿湿疮	[yīng ér shī chuāng]	Eczema infantil
15-101	药毒	[yào dú]	1) Toxicidad medicamentosa; 2) Dermatitis medicamentosa
15-102	瘾疹	[yǐn zhěn]	Urticaria
15-103	隐疹	[yǐn zhěn]	Urticaria
15-104	牛皮癣	[niú pí xuǎn]	Neurodermatitis
15-105	摄领疮	[shè lǐng chuāng]	Neurodermatitis cervical
15-106	风瘙痒	[fēng sào yǎng]	Prurito por viento; Prurito cutáneo
15-107	风热疮	[fēng rè chuāng]	Llaga por viento-calor; Pitiriasis rosea o rosada
15-108	鳞屑	[lín xiè]	Escama
15-109	面游风	[miàn yóu fēng]	Dermatitis seborreica facial

Código numérico • 编码	Chino 中文 •	Pinyin 拼音 •	Español 西班牙语
15–110	粉刺	[fěn cì]	Acné
15–111	酒齄鼻	[jiǔ zhā bí]	Rosácea
15–112	油风	[yóu fēng]	Alopecia areata
15–113	猫眼疮	[māo yǎn chuāng]	Eritema multiforme
15–114	瓜藤缠	[guā téng chán]	Eritema nodosum
15–115	红蝴蝶疮	[hóng hú dié chuāng]	Lupus eritematoso
15–116	白痦	[bái pēi]	Miliaria alba
15–117	晶痦	[jīng pēi]	Miliaria cristalina
15–118	枯痦	[kū pēi]	Miliaria seca
15–119	胼胝	[pián zhī]	Callo, callosidad
15–120	痂	[jiā]	Costra, escara
15–121	疠风	[lì fēng]	Viento pestilente; Lepra
15–122	内痔	[nèi zhì]	Hemorroide interna
15–123	外痔	[wài zhì]	Hemorroide externa
15–124	混合痔	[hùn hé zhì]	Hemorroide mixta
15–125	肛裂	[gāng liè]	Fisura anal
15–126	肛痈	[gāng yōng]	Absceso anal

Código numérico • 编码	Chino 中文 •	Pinyin 拼音 •	Español 西班牙语
15–127	肛漏	[gāng lòu]	Fístula anal
15–128	脱肛	[tuō gāng]	Prolapso rectal
15–129	息肉痔	[xī ròu zhì]	Pólipo rectal
15–130	锁肛痔	[suǒ gāng zhì]	Carcinoma anorectal
15–131	子痈	[zǐ yōng]	Epididimitiş y orquitis
15–132	子痰	[zǐ tán]	Tuberculosis del epididimo
15–133	水疝	[shuǐ shàn]	Hidrocele
15–134	精浊	[jīng zhuó]	Esencia turbia; Prostatitis crónica
15–135	精癃	[jīng lóng]	Hiperplasia de la próstata
15–136	冻疮	[dòng chuāng]	1) Llaga por congelación; 2) Congelación
15–137	皲裂疮	[jūn liè chuāng]	Rágade
15–138	皲裂	[jūn liè]	Rágade
15–139	破伤风	[pò shāng fēng]	Tétanos
15–140	臁疮	[lián chuāng]	Úlcera crónica tibial
15–141	褥疮	[rù chuāng]	Úlcera por presión
15–142	青蛇毒	[qīng shé dú]	Tromboflebitis aguda

Código numérico • 编码	Chino 中文	•	Pinyin 拼音	•	Español 西班牙语
15-143	股肿		[gǔ zhǒng]		Tromboflebitis femoral
15-144	脱疽		[tuō jū]		Gangrena digital
15-145	狐疝		[hú shàn]		Hernia inguinal
15-146	刀晕		[dāo yūn]		Síncope operatorio
15-147	金疡		[jīn yáng]		1) Herida incisa; 2) Conjuntivitis flictenular
15-148	鸡眼		[jī yǎn]		Heloma; Duricia; Callo

16 Enfermedades ginecológicas 妇科病

Código numérico 编码	Chino 中文	Pinyin 拼音	Español 西班牙语
16–001	月经病	[yuè jīng bìng]	Trastornos menstruales
16–002	避年	[bì nián]	Menstruación anual
16–003	季经	[jì jīng]	Menstruación estacional
16–004	居经	[jū jīng]	Menstruación trimestral
16–005	逆经	[nì jīng]	Menstruación inversa
16–006	并月	[bìng yuè]	Menstruación bimensual
16–007	倒经	[dào jīng]	Menstruación inversa
16–008	不月	[bù yuè]	Amenorrea
16–009	垢胎	[gòu tāi]	Menstruación durante el embarazo
16–010	激经	[jī jīng]	Menstruación durante el embarazo
16–011	盛胎	[shèng tāi]	Menstruación durante el embarazo
16–012	月经不调	[yuè jīng bù tiáo]	Irregularidades menstruales
16–013	经乱	[jīng luàn]	Desorden menstrual
16–014	月经先期	[yuè jīng xiān qī]	Menstruación adelantada
16–015	经早	[jīng zǎo]	Menstruación anticipada

Código numérico ● 编码	Chino 中文 ●	Pinyin 拼音 ●	Español 西班牙语
16–016	经水先期	[jīng shuǐ xiān qī]	Menstruación adelantada
16–017	月经后期	[yuè jīng hòu qī]	Retraso menstrual
16–018	经迟	[jīng chí]	Retraso menstrual
16–019	经水后期	[jīng shuǐ hòu qī]	Retraso menstrual
16–020	月经先后无定期	[yuè jīng xiān hòu wú dìng qī]	Ciclo menstrual irregular
16–021	月经愆期	[yuè jīng qiān qī]	Ciclo menstrual irregular
16–022	经水先后不定期	[jīng shuǐ xiān hòu bù dìng qī]	Ciclo menstrual irregular
16–023	月经过多	[yuè jīng guò duō]	Hipermenorragia
16–024	经水过多	[jīng shuǐ guò duō]	Hipermenorragia
16–025	月经过少	[yuè jīng guò shǎo]	Hipomenorrea
16–026	月经涩少	[yuè jīng sè shǎo]	Hipomenorrea
16–027	经水涩少	[jīng shuǐ sè shǎo]	Hipomenorrea
16–028	月水过多	[yuè shuǐ guò duō]	Hipermenorrea

Código numérico ● 编码	Chino 中文	Pinyin 拼音	Español 西班牙语
16–029	经期延长	[jīng qī yán cháng]	Menostaxis
16–030	经间期出血	[jīng jiān qī chū xuè]	Sangrado intermenstrual
16–031	崩漏	[bēng lòu]	Metrorragia y metrostaxis
16–032	漏下	[lòu xià]	Metrostaxis
16–033	崩中	[bēng zhōng]	Metrorragia
16–034	崩中漏下	[bēng zhōng lòu xià]	Metrorragia y metrostaxis
16–035	闭经	[bì jīng]	Amenorrea
16–036	经闭	[jīng bì]	Amenorrea
16–037	月水不通	[yuè shuǐ bù tōng]	Amenorrea
16–038	月事不来	[yuè shì bù lái]	Amenorrea
16–039	痛经	[tòng jīng]	Dismenorrea
16–040	经行腹痛	[jīng xíng fù tòng]	Congestión abdominal durante la regla
16–041	经行发热	[jīng xíng fā rè]	1) Fiebre durante la regla; 2) Sensación de calor durante la regla

Código numérico • 编码	Chino 中文 •	Pinyin 拼音 •	Español 西班牙语
16–042	经来发热	[jīng lái fā rè]	1) Fiebre durante la regla; 2) Sensación de calor durante la regla
16–043	经行头痛	[jīng xíng tóu tòng]	Cefalea menstrual
16–044	经行眩晕	[jīng xíng xuàn yūn]	Vértigo durante la menstruación
16–045	经行身痛	[jīng xíng shēn tòng]	Dolor corporal durante la menstruación
16–046	经行吐衄	[jīng xíng tù nǜ]	Hemoptisis y epistaxis durante la menstruación
16–047	经行泄泻	[jīng xíng xiè xiè]	Diarrea durante la menstruación
16–048	经来泄泻	[jīng lái xiè xiè]	Diarrea al llegar la menstruación
16–049	经行浮肿	[jīng xíng fú zhǒng]	Edema durante la menstruación
16–050	经来遍身浮肿	[jīng lái biàn shēn fú zhǒng]	Edema general durante la menstruación
16–051	经行乳房胀痛	[jīng xíng rǔ fáng zhàng tòng]	Distensión dolorosa de las mamas durante la menstruación

Código numérico • 编码	Chino 中文	Pinyin 拼音	Español 西班牙语
16–052	经行情志异常	[jīng xíng qíng zhì yì cháng]	Alteraciones emocionales durante la menstruación
16–053	经行口糜	[jīng xíng kǒu mí]	Aftas bucales durante la menstruación
16–054	经行腩罍	[jīng xíng pēi lěi]	Urticaria durante la menstruación
16–055	绝经前后诸证	[jué jīng qián hòu zhū zhèng]	Síndromes perimenopáusicos; Climaterio
16–056	经断复来	[jīng duàn fù lái]	Hemorragia postmenopáusica
16–057	经行风疹块	[jīng xíng fēng zhěn kuài]	Urticaria durante la menstruación
16–058	带下病	[dài xià bìng]	Leucorrea (como enfermedad)
16–059	妊娠病	[rèn shēn bìng]	Trastornos del embarazo
16–060	妊娠恶阻	[rèn shēn è zǔ]	Náuseas del embarazo
16–061	恶阻	[è zǔ]	Náuseas matinales
16–062	妊娠呕吐	[rèn shēn ǒu tù]	Vómitos del embarazo
16–063	妊娠腹痛	[rèn shēn fù tòng]	Dolor abdominal del embarazo

Código numérico • 编码	Chino 中文	Pinyin 拼音	Español 西班牙语
16–064	胞阻	[bāo zǔ]	1) Obstrucción de la placenta; 2) Cólico durante el embarazo
16–065	异位妊娠	[yì wèi rèn shēn]	Embarazo ectópico
16–066	胎漏	[tāi lòu]	Sangrado durante el embarazo
16–067	胞漏	[bāo lòu]	Sangrado durante el embarazo
16–068	漏胎	[lòu tāi]	Sangrado durante el embarazo
16–069	胎动不安	[tāi dòng bù ān]	1) Intranquilidad fetal; 2) Riesgo de aborto
16–070	滑胎	[huá tāi]	Abortos espontáneos habituales
16–071	堕胎	[duò tāi]	Aborto inducido
16–072	数堕胎	[shuò duò tāi]	Repetidos abortos inducidos
16–073	小产	[xiǎo chǎn]	Aborto tardío
16–074	胎死不下	[tāi sǐ bù xià]	Retención de feto muerto
16–075	死胎不下	[sǐ tāi bù xià]	Retención de feto muerto
16–076	胎萎不长	[tāi wěi bù zhǎng]	Disgenesia fetal

Código numérico ● 编码	Chino 中文 ●	Pinyin 拼音 ●	Español 西班牙语
16–077	胎不长	[tāi bù zhǎng]	Disgenesia fetal
16–078	鬼胎	[guǐ tāi]	Pseudociesis
16–079	葡萄胎	[pú táo tāi]	Mola hidatiforme
16–080	胎气上逆	[tāi qì shàng nì]	Inversión ascendente de qi fetal
16–081	子悬	[zǐ xuán]	Incomodidad torácica en el embarazo
16–082	胎水肿满	[tāi shuǐ zhǒng mǎn]	Polihidramnios
16–083	子满	[zǐ mǎn]	Polihidramnios
16–084	妊娠肿胀	[rèn shēn zhǒng zhàng]	Edema en el embarazo
16–085	子肿	[zǐ zhǒng]	Edema en el embarazo
16–086	妊娠心烦	[rèn shēn xīn fán]	Disforia durante el embarazo
16–087	子烦	[zǐ fán]	Disforia durante el embarazo
16–088	妊娠眩晕	[rèn shēn xuàn yūn]	Vértigo durante el embarazo
16–089	子晕	[zǐ yūn]	Mareo durante el embarazo

Código numérico • 编码	Chino 中文 •	Pinyin 拼音 •	Español 西班牙语
16–090	妊娠痫证	[rèn shēn xián zhèng]	Eclampsia del embarazo
16–091	子痫	[zi xián]	Eclampsia
16–092	妊娠咳嗽	[rèn shēn ké sòu]	Tos durante el embarazo
16–093	子嗽	[zǐ sòu]	Tos durante el embarazo
16–094	妊娠失音	[rèn shēn shī yīn]	Afonía durante el embarazo
16–095	子喑	[zǐ yīn]	Afonía durante el embarazo
16–096	妊娠小便淋痛	[rèn shēn xiǎo biàn lìn tòng]	Estranguria durante el embarazo
16–097	子淋	[zǐ lìn]	Estranguria durante el embarazo
16–098	胎位不正	[tāi wèi bù zhèng]	Malposición fetal
16–099	过期不产	[guò qī bù chǎn]	Embarazo prolongado
16–100	耽胎	[dān tāi]	Embarazo prolongado
16–101	过期妊娠	[guò qī rèn shēn]	Embarazo prolongado
16–102	试胎	[shì tāi]	Test de embarazo
16–103	试水症	[shì shuǐ zhèng]	Ruptura prematura de membranas

Código numérico 编码	Chino 中文	Pinyin 拼音	Español 西班牙语
16–104	试水	[shì shuǐ]	Ruptura prematura de aguas
16–105	试月	[shì yuè]	Ruptura prematura de aguas
16–106	弄胎	[nòng tāi]	Contracciones falsas
16–107	弄胎痛	[nòng tāi tòng]	Contracciones falsas
16–108	荫胎	[yīn tāi]	Restricción del crecimiento uterino
16–109	卧胎	[wò tāi]	Crecimiento intrauterino retardado
16–110	血胎	[xuè tāi]	Pseudociesis por sangre
16–111	气胎	[qì tāi]	Pseudociesis por qi
16–112	临产	[lín chǎn]	Ponerse de parto
16–113	难产	[nán chǎn]	Distocia
16–114	产难	[chǎn nán]	Distocia
16–115	胞衣先破	[bāo yī xiān pò]	Ruptura prematura de la membrana fetal
16–116	胞衣不下	[bāo yī bù xià]	Retención placentaria
16–117	息胞	[xī bāo]	Retención placentaria
16–118	子死腹中	[zǐ sǐ fù zhōng]	Muerte fetal en útero
16–119	死产	[sǐ chǎn]	Mortinato

Código numérico 编码	Chino 中文	Pinyin 拼音	Español 西班牙语
16–120	产后病	[chǎn hòu bìng]	Enfermedades posparto
16–121	伤产	[shāng chǎn]	Lesiones por parto
16–122	产后血晕	[chǎn hòu xuè yūn]	Mareo posparto por hemorragia
16–123	产后血崩	[chǎn hòu xuè bēng]	Metrorragia posparto
16–124	产后腹痛	[chǎn hòu fù tòng]	Dolor abdominal posparto
16–125	产后痉病	[chǎn hòu jìng bìng]	Convulsiones posparto
16–126	产后发痉	[chǎn hòu fā jìng]	Convulsiones posparto
16–127	产后发热	[chǎn hòu fā rè]	Fiebres posparto
16–128	产后身痛	[chǎn hòu shēn tòng]	Dolor corporal posparto
16–129	恶露不绝	[è lù bù jué]	Loquiostasis
16–130	恶露	[è lù]	Loquios
16–131	恶露不尽	[è lù bù jìn]	Loquiorragia; Loquiorrea
16–132	恶露不止	[è lù bù zhǐ]	Loquiorragia; Loquiorrea
16–133	产后小便不通	[chǎn hòu xiǎo biàn bù tōng]	Loquiorragia; Loquiorrea

Código numérico ● 编码	Chino ● 中文	Pinyin ● 拼音	Español 西班牙语
16–134	产后小便数与失禁	[chǎn hòu xiǎo biàn shuò yǔ shī jìn]	Retención de orina posparto
16–135	产后小便失禁	[chǎn hòu xiǎo biàn shī jìn]	Incontinencia urinaria posparto
16–136	产后大便难	[chǎn hòu dà biàn nán]	Dificultad defecatoria posparto
16–137	乳汁不行	[rǔ zhī bù xíng]	Agalactia
16–138	乳汁不通	[rǔ zhī bù tōng]	Agalactia
16–139	缺乳	[quē rǔ]	Agalactia
16–140	乳汁自出	[rǔ zhī zì chū]	Galactorrea
16–141	乳汁自涌	[rǔ zhī zì yǒng]	Galactorrea
16–142	产后三病	[chǎn hòu sān bìng]	Tres enfermedades posparto
16–143	产后三冲	[chǎn hòu sān chōng]	Tres crisis posparto
16–144	产后三审	[chǎn hòu sān shěn]	Tres revisiones posparto
16–145	产后三急	[chǎn hòu sān jí]	Tres crisis posparto
16–146	败血冲心	[bài xuè chōng xīn]	Loquiostasis arremete contra el Corazón

Código numérico 编码	Chino 中文	Pinyin 拼音	Español 西班牙语
16–147	败血冲肺	[bài xuè chōng fèi]	Loquiostasis arremete contra el Pulmón
16–148	败血冲胃	[bài xuè chōng wèi]	Loquiostasis arremete contra el Estómago
16–149	产后郁冒	[chǎn hòu yù mào]	Desvanecimiento posparto
16–150	郁冒	[yù mào]	Desvanecimiento
16–151	产后痉风	[chǎn hòu jìng fēng]	Convulsiones posparto
16–152	不孕	[bù yùn]	Infertilidad
16–153	全不产	[quán bù chǎn]	Infertilidad primaria
16–154	五不女	[wǔ bù nǚ]	Cinco infertilidades femeninas
16–155	断绪	[duàn xù]	Esterilidad
16–156	子宫脱垂	[zǐ gōng tuō chuí]	Prolapso uterino
16–157	子宫脱出	[zǐ gōng tuō chū]	Prolapso uterino
16–158	阴脱	[yīn tuō]	Prolapso uterino
16–159	阴菌	[yīn jùn]	Prolapso uterino
16–160	阴挺	[yīn tǐng]	Prolapso uterino
16–161	癥瘕	[zhēng jiǎ]	Masa abdominal

Código numérico ● 编码	Chino 中文 ●	Pinyin 拼音 ●	Español 西班牙语
16–162	癥	[zhēng]	Masa abdominal fija
16–163	瘕	[jiǎ]	Masa abdominal móvil
16–164	石瘕	[shí jiǎ]	Masa uterina callosa
16–165	脏躁	[zàng zào]	Histeria
16–166	转胞	[zhuǎn bāo]	Cólico vesical y disuria en embarazo
16–167	肠覃	[cháng xùn]	Masas en el bajo vientre en mujeres; Quiste en el ovario
16–168	阴门瘙痒	[yīn mén sāo yǎng]	Prurito en el orificio vaginal
16–169	阴㷿	[yīn nì]	Prurito en el orificio vaginal
16–170	阴肿	[yīn zhǒng]	Hinchazón vulvar
16–171	阴疮	[yīn chuāng]	Llagas genitales
16–172	阴痛	[yīn tòng]	1) Dolor genital; 2) Dolor vaginal
16–173	阴中痛	[yīn zhōng tòng]	Dolor vulvar
16–174	阴户痛	[yīn hù tòng]	Dolor vulvar
16–175	阴户肿痛	[yīn hù zhǒng tòng]	Dolor e hinchazón vulvar

Código numérico ● 编码	Chino 中文	●	Pinyin 拼音	●	Español 西班牙语
16–176	小户嫁痛		[xiǎo hù jià tòng]		1) Dolor vulvar; 2) Dispareunia
16–177	阴吹		[yīn chuī]		Flatus vaginalis

17 Enfermedades pediátricas 儿科病

Código numérico ● 编码	Chino ● 中文	Pinyin ● 拼音	Español 西班牙语
17–001	百晬内嗽	[bǎi zuì nèi sòu]	Tos neonatal
17–002	肺炎喘嗽	[fèi yán chuǎn sòu]	Neumonía con disnea y tos
17–003	食积	[shí jī]	Acumulación alimentaria; retención de alimentos
17–004	伤食	[shāng shí]	Dispepsia
17–005	嗜偏食	[shì piān shí]	Preferencias alimentarias
17–006	宿食	[sù shí]	Comida retenida
17–007	疳病	[gān bìng]	Síndrome gan; Malnutrición infantil
17–008	疳气	[gān qì]	Síndrome gan de tipo qi; Malnutrición infantil leve
17–009	疳积	[gān jī]	Síndrome gan acumulativo; Malnutrición infantil con acumulación
17–010	疳痨	[gān láo]	Síndrome gan consuntivo; Malnutrición infantil consuntiva
17–011	疳肿胀	[gān zhǒng zhàng]	Síndrome gan edematoso; Edema por malnutrición infantil

Código numérico 编码	Chino 中文	Pinyin 拼音	Español 西班牙语
17–012	丁奚疳	[dīng xī gān]	Síndrome gan en clavo; Malnutrición infantil de tipo clavo
17–013	肥疳	[féi gān]	Síndrome gan graso; Malnutrición infantil grasa
17–014	奶疳	[nǎi gān]	Síndrome gan del lactante; Malnutrición infantil del lactante
17–015	干疳	[gān gān]	Síndrome gan seco; Malnutrición infantil seca
17–016	哺乳疳	[bǔ rǔ gān]	Síndrome gan del lactante; Malnutrición infantil del lactante
17–017	口疳	[kǒu gān]	Síndrome gan aftoso; Malnutrición infantil aftosa
17–018	气疳	[qì gān]	Síndrome gan implicando al qi; Malnutrición infantil implicando al qi
17–019	血疳	[xuè gān]	Síndrome gan de tipo sanguíneo; Malnutrición infantil implicando a la sangre
17–020	心疳	[xīn gān]	Síndrome gan involucrando al Corazón; Malnutrición infantil implicando al Corazón

Código numérico ● 编码	Chino 中文	Pinyin 拼音	Español 西班牙语
17–021	肺疳	[fèi gān]	Síndrome gan involucrando al Pulmón; Malnutrición infantil implicando al Pulmón
17–022	脾疳	[pí gān]	Síndrome gan involucrando al Bazo; Malnutrición infantil implicando al Bazo
17–023	肝疳	[gān gān]	Síndrome gan involucrando al Hígado; Malnutrición infantil implicando al Hígado
17–024	肾疳	[shèn gān]	Síndrome gan involucrando al Riñón; Malnutrición infantil implicando al Riñón
17–025	骨疳	[gǔ gān]	Síndrome gan óseo; Malnutrición infantil implicando a los huesos
17–026	筋疳	[jīn gān]	Síndrome gan involucrando los tendones; Malnutrición infantil implicando a los tendones
17–027	惊疳	[jīng gān]	Síndrome gan involucrando al Corazón; Malnutrición infantil implicando al Corazón

Código numérico • 编码	Chino • 中文	Pinyin • 拼音	Español 西班牙语
17–028	食疳	[shí gān]	Síndrome gan por alimentación (inadecuada); Malnutrición infantil por alimentación (inadecuada)
17–029	眼疳	[yǎn gān]	Síndrome gan implicando a los ojos; Malnutrición infantil implicando a los ojos; Afección ocular por Síndrome gan
17–030	蛔疳	[huí gān]	Síndrome gan por parásitos; Malnutrición infantil por parásitos
17–031	厌食	[yàn shí]	Anorexia
17–032	鹅口疮	[é kǒu chuāng]	1) Aftas bucales; 2) Candidiasis bucal
17–033	雪口	[xuě kǒu]	Candidiasis bucal
17–034	鹅口	[é kǒu]	Candidiasis bucal
17–035	燕口	[yàn kǒu]	Estomatitis angular; Perleche
17–036	口吻疮	[kǒu wěn chuāng]	Estomatitis angular; Perleche
17–037	燕口疮	[yàn kǒu chuāng]	Estomatitis angular; Perleche
17–038	惊风	[jīng fēng]	Convulsión (infantil)

Código numérico • 编码	Chino 中文	Pinyin 拼音	Español 西班牙语
17–039	急惊风	[jí jīng fēng]	Convulsión (infantil) aguda
17–040	慢惊风	[màn jīng fēng]	Convulsión (infantil) crónica
17–041	婴儿瘛	[yīng ér chì]	Convulsión infantil
17–042	内钓	[nèi diào]	Convulsión con cólico visceral
17–043	天钓	[tiān diào]	Convulsión con ojos hacia arriba
17–044	七日风	[qī rì fēng]	Convulsión de los siete días; Tétanos neonatal
17–045	慢脾风	[màn pí fēng]	Convulsión crónica por (trastorno del) el Bazo
17–046	马脾风	[mǎ pí fēng]	Convulsión aguda por (trastorno del) Bazo; Asma agudo infantil
17–047	非搐	[fēi chù]	Convulsión sin viento
17–048	类搐	[lèi chù]	Síndrome paraconvulsivo
17–049	误搐	[wù chù]	Convulsión por tratamiento erróneo; Convulsión iatrogénica
17–050	惊风四证八候	[jīng fēng sì zhèng bā hòu]	Cuatro síndromes y ocho manifestaciones de la convulsión infantil

Código numérico ● 编码	Chino ● 中文	Pinyin ● 拼音	Español 西班牙语
17–051	变瘫	[biàn tān]	Parálisis postconvulsiva
17–052	变痫	[biàn xián]	Epilepsia postconvulsiva
17–053	变喑	[biàn yīn]	Afonía postconvulsiva
17–054	颠疾	[diān jí]	Epilepsia
17–055	痰痫	[tán xián]	Epilepsia por flema
17–056	瘀血痫	[yū xuè xián]	Epilepsia por estasis sanguínea
17–057	惊痫	[jīng xián]	Epilepsia por susto
17–058	风痫	[fēng xián]	Epilepsia por viento
17–059	鸡胸	[jī xiōng]	Tórax de pollo
17–060	龟胸	[guī xiōng]	Tórax de tortuga
17–061	龟背	[guī bèi]	Espalda de tortuga; Joroba
17–062	解颅	[xiè lú]	Cráneo separado; Fontanelas abiertas
17–063	囟陷	[xìn xiàn]	Fontanela hundida
17–064	囟填	[xìn tián]	Fontanela abultada
17–065	五迟	[wǔ chí]	Cinco retrasos
17–066	侏儒症	[zhū rú zhèng]	Enanismo

Código numérico 编码	Chino 中文	Pinyin 拼音	Español 西班牙语
17–067	五软	[wǔ ruǎn]	Cinco flacideces
17–068	遗尿	[yí niào]	Enuresis
17–069	夏季热	[xià jì rè]	Fiebre de verano
17–070	夜啼	[yè tí]	Llanto nocturno
17–071	客忤	[kè wǔ]	Susto infantil
17–072	客忤夜啼	[kè wǔ yè tí]	Llanto nocturno por susto
17–073	寒夜啼	[hán yè tí]	Llanto nocturno por frío
17–074	热夜啼	[rè yè tí]	Llanto nocturno por calor
17–075	腭裂	[è liè]	Paladar hendido
17–076	兔唇	[tù chún]	Labio leporino
17–077	麻疹	[má zhěn]	Sarampión
17–078	麻疹陷肺	[má zhěn xiàn fèi]	Neumonía por sarampión
17–079	麻疹闭肺	[má zhěn bì fèi]	Neumonía por sarampión
17–080	奶麻	[nǎi má]	Rubéola infantil
17–081	假麻	[jiǎ má]	Rubéola infantil
17–082	疫疹	[yì zhěn]	Enfermedad eruptiva epidémica

Código numérico • 编码	Chino • 中文	Pinyin • 拼音	Español 西班牙语
17–083	风痧	[fēng shā]	Rubéola
17–084	风疹	[fēng zhěn]	Rubéola
17–085	风瘾	[fēng yǐn]	Rubéola
17–086	丹痧	[dān shā]	Rubéola
17–087	烂喉丹痧	[làn hóu dān shā]	Escarlatina
17–088	喉痧	[hóu shā]	Escarlatina
17–089	痧	[shā]	Erupción del sarampión
17–090	烂喉风	[làn hóu fēng]	Putrefacción de la garganta por viento; Faringitis ulcerosa
17–091	疫痧	[yì shā]	Escarlatina
17–092	疫喉痧	[yì hóu shā]	Escarlatina
17–093	烂喉痧	[làn hóu shā]	Escarlatina
17–094	痘	[dòu]	1) Viruela; 2) Varicela
17–095	痘疮	[dòu chuāng]	Viruela
17–096	天哮呛	[tiān xiào qiāng]	Tos ferina
17–097	顿呛	[dùn qiāng]	Tos ferina
17–098	水痘	[shuǐ dòu]	Varicela

Código numérico ● 编码	Chino 中文 ●	Pinyin 拼音 ●	Español 西班牙语
17-099	赤痘	[chì dòu]	Varicela roja
17-100	水疱	[shuǐ pào]	Varicela
17-101	水疮	[shuǐ chuāng]	Varicela
17-102	水花	[shuǐ huā]	Varicela
17-103	痄腮	[zhà sāi]	Parotiditis; paperas
17-104	时毒发颐	[shí dú fā yí]	Parotiditis por toxina estacional
17-105	滞颐	[zhì yí]	Babeo infantil
17-106	虾蟆温	[há ma wēn]	Parotiditis; paperas
17-107	大头瘟	[dà tóu wēn]	Macrocefalia infecciosa
17-108	顿咳	[dùn ké]	Tos ferina
17-109	顿嗽	[dùn sòu]	Tos ferina
17-110	小儿暑温	[xiǎo ér shǔ wēn]	Fiebre estival infecciosa infantil (Encefalitis B epidémica infantil)
17-111	疰夏	[zhù xià]	Falta de aclimatación al verano
17-112	小儿麻痹证	[xiǎo ér má bì zhèng]	Parálisis infantil

Código numérico ● 编码	Chino 中文 ●	Pinyin 拼音 ●	Español 西班牙语
17–113	抱头火丹	[bào tóu huǒ dān]	Erisipela craneal
17–114	鸬鹚瘟	[lú cí wēn]	Parotiditis; paperas
17–115	葡萄疫	[pú táo yì]	Púrpura
17–116	胎弱	[tāi ruò]	Debilidad fetal
17–117	胎怯	[tāi qiè]	Debilidad fetal
17–118	胎赤	[tāi chì]	Eritema fetal
17–119	胎寒	[tāi hán]	Frío fetal
17–120	胎热	[tāi rè]	Calor fetal
17–121	胎黄	[tāi huáng]	Ictericia fetal
17–122	胎疸	[tāi dǎn]	Ictericia fetal
17–123	赤游丹	[chì yóu dān]	Erisipela errática
17–124	硬肿症	[yìng zhǒng zhèng]	Escleroderma neonatal
17–125	脐风	[qí fēng]	Viento neonatal; Convulsión tetánica neonatal
17–126	撮口	[cuō kǒu]	Trismo
17–127	噤风	[jìn fēng]	Trismo
17–128	四六风	[sì liù fēng]	Tétanos del 4º al 6º día; Tétanos neonatal

Código numérico • 编码	Chino 中文		Pinyin 拼音		Español 西班牙语
17–129	脐中不干		[qí zhōng bù gān]		Humedad umbilical
17–130	脐湿		[qí shī]		Humedad umbilical
17–131	脐突		[qí tū]		Hernia umbilical
17–132	脐疮		[qí chuāng]		Llaga umbilical
17–133	脐疝		[qí shàn]		Hernia umbilical
17–134	脐血		[qí xuè]		Sangrado umbillical
17–135	重舌		[chóng shé]		Lengua hinchada
17–136	连舌		[lián shé]		Anquiloglosia; Lengua rígida
17–137	木舌		[mù shé]		Lengua de madera
17–138	五硬		[wǔ yìng]		Cinco rigideces
17–139	马牙		[mǎ yá]		Quiste gingival neonatal
17–140	板牙		[bǎn yá]		Quiste gingival neonatal
17–141	溢乳		[yì rǔ]		Regurgitación de leche materna
17–142	漾乳		[yàng rǔ]		Regurgitación de leche materna

18 Enfermedades en oftalmología y otorrinolaringología 眼、耳鼻喉科病

Enfermedades en oftalmología 眼科病

Código numérico ● 编码	Chino 中文 ●	Pinyin 拼音 ●	Español 西班牙语
18–001	针眼	[zhēn yǎn]	Orzuelo
18–002	胞生痰核	[bāo shēng tán hé]	Chalazion
18–003	粟疮	[sù chuāng]	Foliculitis conjuntiva
18–004	椒疮	[jiāo chuāng]	Tracoma
18–005	睑弦赤烂	[jiǎn xián chì làn]	Blefaritis marginal
18–006	风赤疮痍	[fēng chì chuāng yí]	Llaga roja por viento; Dermatitis palpebral
18–007	上胞下垂	[shàng bāo xià chuí]	Blefaroptosis
18–008	睑废	[jiǎn fèi]	Blefaroptosis
18–009	目睑重缓	[mù jiǎn zhòng huǎn]	Blefaroptosis
18–010	胞轮振跳	[bāo lún zhèn tiào]	Espasmo del párpado; Blefaroespasmo
18–011	目劄	[mù zhà]	1) Nictación frecuente; 2) Guiño frecuente

Código numérico ● 编码	Chino ● 中文	Pinyin ● 拼音	Español ● 西班牙语
18–012	睑内结石	[jiǎn nèi jié shí]	Cálculo de la conjuntiva palpebral
18–013	栗疡	[lì yáng]	Cálculo de la conjuntiva palpebral
18–014	睑生疡	[jiǎn shēng yáng]	Cálculo de la conjuntiva palpebral
18–015	胞肿如桃	[bāo zhǒng rú táo]	Edema palpebral inflamatorio
18–016	胞虚如球	[bāo xū rú qiú]	Edema palpebral no inflamatorio
18–017	流泪病	[liú lèi bìng]	Dacriorrea
18–018	冷泪	[lěng lèi]	Lagrimeo frío
18–019	热泪	[rè lèi]	Lagrimeo caliente
18–020	漏睛	[lòu jīng]	Dacriocistitis crónica
18–021	眦漏	[zì lòu]	Dacriocistitis crónica
18–022	窍漏证	[qiào lòu zhèng]	Dacriocistitis crónica
18–023	漏睛疮	[lòu jīng chuāng]	Dacriocistitis aguda
18–024	漏睛脓出	[lòu jīng nóng chū]	Dacriocistitis crónica
18–025	胬肉攀睛	[nǔ ròu pān jīng]	Pterigión

Código numérico ● 编码	Chino 中文 ●	Pinyin 拼音 ●	Español 西班牙语
18–026	胬肉侵睛	[nǔ ròu qīn jīng]	Pterigión
18–027	胬肉扳睛	[nǔ ròu bān jīng]	Pterigión
18–028	流金凌木	[liú jīn líng mù]	Pseudopterigión
18–029	赤脉传睛	[chì mài chuán jīng]	Conjuntivitis angular
18–030	赤脉贯睛	[chì mài guàn jīng]	Conjuntivitis angular
18–031	赤脉贯目	[chì mài guàn mù]	Conjuntivitis angular
18–032	黄油症	[huáng yóu zhèng]	Pinguécula; Mancha palpebral
18–033	赤膜	[chì mó]	Membrana roja
18–034	白膜	[bái mó]	Membrana blanca
18–035	暴风客热	[bào fēng kè rè]	Viento fulminante y fiebre invasora
18–036	伤寒眼	[shāng hán yǎn]	Daño ocular por frío
18–037	天行赤眼	[tiān xíng chì yǎn]	Conjuntivitis aguda contagiosa
18–038	天行赤热	[tiān xíng chì rè]	Conjuntivitis aguda contagiosa

Código numérico ● 编码	Chino ● 中文	Pinyin ● 拼音	Español 西班牙语
18–039	天行暴赤	[tiān xíng bào chì]	Conjuntivitis aguda contagiosa
18–040	天行赤眼暴翳	[tiān xíng chì yǎn bào yì]	Queratoconjuntivitis epidémica
18–041	暴赤眼后急生翳外障	[bào chì yǎn hòu jí shēng yì wài zhàng]	Queratoconjuntivitis epidémica
18–042	暴赤生翳	[bào chì shēng yì]	Queratoconjuntivitis epidémica
18–043	金疳	[jīn gān]	Síndrome gan del Metal; Conjuntivitis flictenular
18–044	金疮	[jīn chuāng]	Conjuntivitis flictenular
18–045	火疳	[huǒ gān]	Síndrome gan del Fuego; Escleritis
18–046	白睛青蓝	[bái jīng qīng lán]	Escleritis en fase avanzada
18–047	白珠俱青	[bái zhū jù qīng]	Escleritis en fase avanzada
18–048	白膜侵睛	[bái mó qīn jīng]	Membrana blanca invadiendo el ojo
18–049	白膜蔽睛	[bái mó bì jīng]	Membrana blanca invadiendo el ojo
18–050	白涩症	[bái sè zhèng]	Síndrome xerótico blanco

Código numérico ● 编码	Chino ● 中文	Pinyin ● 拼音	Español 西班牙语
18–051	白睛溢血	[bái jīng yì xuè]	Hemorragia subconjuntiva
18–052	色似胭脂	[sè sì yān zhi]	Hemorragia subconjuntiva
18–053	障	[zhàng]	Obstrucción de la visión
18–054	外障	[wài zhàng]	Oftalmopatía externa
18–055	翳	[yì]	Nébula
18–056	聚星障	[jù xīng zhàng]	Queratitis por herpes simple
18–057	翳如称星	[yì rú chèng xīng]	Queratitis por herpes simple
18–058	凝脂翳	[níng zhī yì]	Queratitis purulenta
18–059	花翳白陷	[huā yì bái xiàn]	Queratitis ulcerosa
18–060	混睛障	[hùn jīng zhàng]	Queratitis intersticial
18–061	混睛外障	[hùn jīng wài zhàng]	Queratitis intersticial
18–062	气翳	[qì yì]	Nébula tipo qi; Queratitis intersticial
18–063	宿翳	[sù yì]	Nébula antigua; Cicatriz corneal
18–064	蟹睛证	[xiè jīng zhèng]	Perforación corneal con iridoptosis
18–065	蟹目	[xiè mù]	Perforación corneal con iridoptosis

Código numérico ● 编码	Chino ● 中文	Pinyin ● 拼音	Español 西班牙语
18-066	蟹目疼痛外障	[xiè mù téng tòng wài zhàng]	Perforación corneal con iridoptosis
18-067	新翳	[xīn yì]	Nébula reciente
18-068	白陷鱼鳞	[bái xiàn yú lín]	Queratitis ulcerosa
18-069	黄液上冲	[huáng yè shàng chōng]	Hipopion
18-070	黄脓上冲	[huáng nóng shàng chōng]	Hipopion
18-071	黄膜上冲	[huáng mó shàng chōng]	Hipopion
18-072	血翳包睛	[xuè yì bāo jīng]	Pannus queratoso
18-073	红霞映日	[hóng xiá yìng rì]	Pannus queratoso
18-074	风轮赤豆	[fēng lún chì dòu]	Queratitis fascicular
18-075	赤膜下垂	[chì mó xià chuí]	Pannus descendente; Pannus tracomatoso
18-076	赤脉下垂	[chì mài xià chuí]	Pannus descendente; Pannus tracomatoso
18-077	垂帘翳	[chuí lián yì]	Pannus descendente; Pannus tracomatoso
18-078	盲	[máng]	Ceguera

Código numérico ● 编码	Chino ● 中文	Pinyin ● 拼音	Español ● 西班牙语
18–079	目盲	[mù máng]	Ceguera
18–080	内障	[nèi zhàng]	Obstrucción visual interna
18–081	雀盲	[què máng]	Ceguera nocturna; Nictalopía
18–082	雀目	[què mù]	Ceguera nocturna; Nictalopía
18–083	瞳神紧小	[tóng shén jǐn xiǎo]	Pupila contraída; Iridociclitis
18–084	瞳神缩小	[tóng shén suō xiǎo]	Pupila contraída; Iridociclitis
18–085	瞳神细小	[tóng shén xì xiǎo]	Pupila contraída; Iridociclitis
18–086	瞳神焦小	[tóng shén jiāo xiǎo]	Pupila contraída; Iridociclitis
18–087	瞳神干缺	[tóng shén gān quē]	Metamorfosis pupilar
18–088	瞳人干缺	[tóng rén gān quē]	1) Metamorfosis pupilar; 2) Sinequia posterior
18–089	瞳神缺陷	[tóng shén quē xiàn]	1) Metamorfosis pupilar; 2) Sinequia posterior
18–090	绿风内障	[lù fēng nèi zhàng]	Glaucoma agudo por viento; Glaucoma agudo cerrando el ángulo

Código numérico • 编码	Chino 中文	Pinyin 拼音	Español 西班牙语
18–091	绿风	[lù fēng]	Glaucoma agudo por viento; Glaucoma agudo cerrando el ángulo
18–092	绿水灌瞳	[lù shuǐ guàn tóng]	Glaucoma agudo por viento; Glaucoma agudo cerrando el ángulo
18–093	青风内障	[qīng fēng nèi zhàng]	Glaucoma del viento azul; Glaucoma abriendo el ángulo
18–094	青风	[qīng fēng]	Glaucoma del viento azul; Glaucoma abriendo el ángulo
18–095	圆翳内障	[yuán yì nèi zhàng]	Catarata con nébula circular; Catarata senil
18–096	圆翳	[yuán yì]	Catarata con nébula circular; Catarata senil
18–097	惊震内障	[jīng zhèn nèi zhàng]	Catarata traumática
18–098	胎患内障	[tāi huàn nèi zhàng]	Catarata congénita
18–099	云雾移睛	[yún wù yí jīng]	Niebla moviéndose ante el ojo; Opacidad del vítreo
18–100	蝇影飞越	[yíng yǐng fēi yuè]	Sombra de mosca volante; Opacidad del vítreo

Código numérico • 编码	Chino • 中文	Pinyin • 拼音	Español 西班牙语
18–101	蝇翅黑花	[yíng chì hēi huā]	Sombra de ala de mosca; Opacidad del vítreo
18–102	暴盲	[bào máng]	Ceguera súbita
18–103	青盲	[qīng máng]	Atrofia óptica
18–104	高风内障	[gāo fēng nèi zhàng]	Obstrucción visual por viento de las alturas; Retinopatía pigmentaria
18–105	高风雀目内障	[gāo fēng què mù nèi zhàng]	Obstrucción visual interna en vista de gorrión por viento de las alturas; Retinopatía pigmentaria
18–106	高风雀目	[gāo fēng què mù]	Visión de gorrión por viento de las alturas; Degeneración pigmentaria de la retina
18–107	高风障症	[gāo fēng zhàng zhèng]	Obstrucción visual por viento de las alturas; Retinopatía pigmentaria
18–108	视瞻昏渺	[shì zhān hūn miǎo]	Visión borrosa
18–109	物损真睛	[wù sǔn zhēn jīng]	Herida rompiendo el globo ocular
18–110	真睛破损	[zhēn jīng pò sǔn]	Herida rompiendo el globo ocular

Código numérico 编码	Chino 中文	Pinyin 拼音	Español 西班牙语
18–111	化学性眼外伤	[huà xué xìng yǎn wài shāng]	Daño químico al ojo
18–112	电光性眼炎	[diàn guāng xìng yǎn yán]	Oftalmía eléctrica
18–113	眇目	[miǎo mù]	1) Ceguera monocular; 2) Ceguera binocular; 3) Ojos de tamaño desigual
18–114	目偏视	[mù piān shì]	Estrabismo
18–115	风牵偏视	[fēng qiān piān shì]	Parálisis estrábica
18–116	近视	[jìn shì]	Miopía
18–117	能近怯远证	[néng jìn qiè yuǎn zhèng]	Miopía
18–118	能近视不能远视	[néng jìn shì bù néng yuǎn shì]	Miopía
18–119	远视	[yuǎn shì]	Hipermetropía
18–120	能远怯近症	[néng yuǎn qiè jìn zhèng]	Hipermetropía
18–121	能远视不能近视	[néng yuǎn shì bù néng jìn shì]	Hipermetropía
18–122	突起睛高	[tū qǐ jīng gāo]	Protusión súbita del ojo ocular; Exoftalmia súbita

Código numérico ● 编码	Chino ● 中文	Pinyin ● 拼音	Español 西班牙语
18–123	睛高突起	[jīng gāo tū qǐ]	Protusión súbita del ojo ocular; Exoftalmia súbita
18–124	睛胀	[jīng zhàng]	Distensión del globo ocular
18–125	疳积上目	[gān jī shàng mù]	Malnutrición afectando a los ojos; Queratomalacia
18–126	疳眼	[gān yǎn]	Malnutrición afectando a los ojos; Queratomalacia

Enfermedades en otorrinolaringología 耳鼻喉科病

Código numérico ● 编码	Chino ● 中文	Pinyin ● 拼音	Español 西班牙语
18–127	耳疮	[ěr chuāng]	Úlcera en la oreja
18–128	旋耳疮	[xuán ěr chuāng]	Eczema auricular
18–129	月蚀疮	[yuè shí chuāng]	Eczema auricular
18–130	耳壳流痰	[ěr qiào liú tán]	Pseudoquiste en pabellón auricular
18–131	断耳疮	[duàn ěr chuāng]	Pericondritis piogénica auricular
18–132	耳胀	[ěr zhàng]	Dolor con sensación de distensión auricular

Código numérico ● 编码	Chino 中文	Pinyin 拼音	Español 西班牙语
18–133	耳胀痛	[ěr zhàng tòng]	Dolor con sensación de distensión auricular
18–134	耳闭	[ěr bì]	Sordera
18–135	脓耳	[nóng ěr]	Otopiorrea; Otitis media supurante
18–136	聤耳	[tíng ěr]	Otopiorrea; Otitis media supurante
18–137	脓耳变症	[nóng ěr biàn zhèng]	Fase avanzada de otitis supurante
18–138	脓耳口眼歪斜	[nóng ěr kǒu yǎn wāi xié]	Parálisis facial otogénica
18–139	耳根毒	[ěr gēn dú]	Infección postauricular; Absceso subperiósteo postauricular
18–140	黄耳伤寒	[huáng ěr shāng hán]	Infección intracraneal otogénica
18–141	暴聋	[bào lóng]	Sordera súbita
18–142	渐聋	[jiàn lóng]	Sordera progresiva
18–143	耳眩晕	[ěr xuàn yūn]	Vértigo vestibular
18–144	脓耳眩晕	[nóng ěr xuàn yūn]	Otopiorrea con vértigo

Código numérico ● 编码	Chino ● 中文	Pinyin ● 拼音	Español 西班牙语
18–145	耵耳	[dīng ěr]	Cerumen impactado
18–146	耳后附骨痈	[ěr hòu fù gǔ yōng]	Infección postauricular; Absceso subperiósteo postauricular
18–147	耳疔	[ěr dīng]	Forúnculo auricular externo
18–148	黑疔	[hēi dīng]	1) Forúnculo negro; 2) Forúnculo auricular externo
18–149	耳根痈	[ěr gēn yōng]	Absceso postauricular; Absceso subperiósteo postauricular
18–150	耳痔	[ěr zhì]	1) Apilamiento auricular; 2) Papiloma del meato auditivo externo; Papiloma o pólipo del conducto auditivo
18–151	耳蕈	[ěr xùn]	Pólipo auricular; Papiloma o pólipo del conducto auditivo
18–152	耳菌	[ěr jùn]	Carcinoma auricular
18–153	耳挺	[ěr tǐng]	Protuberancia auricular
18–154	耳瘘	[ěr lòu]	Fístula auricular
18–155	鼻疔	[bí dīng]	Forúnculo nasal

Código numérico ● 编码	Chino 中文	Pinyin 拼音	Español 西班牙语
18–156	鼻疳	[bí gān]	Vestibulitis nasal
18–157	鼻疳疮	[bí gān chuāng]	Vestibulitis nasal
18–158	鼻疮	[bí chuāng]	Vestibulitis nasal
18–159	鼻窒	[bí zhì]	1) Obstrucción nasal; 2) Nariz congestionada
18–160	鼻槁	[bí gǎo]	Rinitis atrófica
18–161	鼻鼽	[bí qiú]	Rinitis alérgica
18–162	鼽嚏	[qiú tì]	Rinitis alérgica
18–163	鼻渊	[bí yuān]	Sinusitis
18–164	脑渗	[nǎo shèn]	Sinusitis
18–165	脑漏	[nǎo lòu]	Sinusitis
18–166	脑崩	[nǎo bēng]	Sinusitis
18–167	鼻息肉	[bí xī ròu]	Pólipo nasal
18–168	鼻痔	[bí zhì]	Pólipo nasal
18–169	脑衄	[nǎo nù]	Epistaxis severa
18–170	乳蛾	[rǔ é]	Amigdalitis
18–171	乳鹅	[rǔ é]	Amigdalitis
18–172	喉鹅	[hóu é]	Amigdalitis

Código numérico 编码	Chino 中文	Pinyin 拼音	Español 西班牙语
18–173	风热乳蛾	[fēng rè rǔ é]	Amigdalitis por viento calor
18–174	虚火乳蛾	[xū huǒ rǔ é]	Amigdalitis por fuego por deficiencia
18–175	死鹅核	[sǐ é hé]	Amigdalitis por fuego por deficiencia
18–176	石蛾	[shí é]	Hipertrofia de las amígdalas
18–177	喉痹	[hóu bì]	Faringitis
18–178	风热喉痹	[fēng rè hóu bì]	Faringitis por viento calor; Faringitis aguda
18–179	虚火喉痹	[xū huǒ hóu bì]	Faringitis por fuego por deficiencia; Faringitis crónica
18–180	帘珠喉痹	[lián zhū hóu bì]	Faringitis membranosa; Faringitis hipertrófica crónica
18–181	帘珠喉	[lián zhū hóu]	Faringitis hipertrófica crónica
18–182	喉痈	[hóu yōng]	Absceso en la garganta
18–183	下喉痈	[xià hóu yōng]	Epiglotitis aguda
18–184	颌下痈	[hé xià yōng]	Absceso submandibular
18–185	喉底痈	[hóu dǐ yōng]	Absceso retrofaríngeo
18–186	里喉痈	[lǐ hóu yōng]	Absceso retrofaríngeo

Código numérico • 编码	Chino 中文	Pinyin 拼音	Español 西班牙语
18–187	喉关痈	[hóu guān yōng]	Absceso periamigdalar
18–188	猛疽	[měng jū]	Absceso ominoso en la garganta
18–189	喉癣	[hóu xuǎn]	Erosión de la garganta
18–190	咽喉癣	[yān hóu xuǎn]	Erosión pseudotineal de la garganta
18–191	天白蚁	[tiān bái yǐ]	Erosión pseudotineal de la garganta
18–192	喉喑	[hóu yīn]	Ronquera
18–193	急喉喑	[jí hóu yīn]	Ronquera aguda
18–194	喉风	[hóu fēng]	Viento en la garganta; Trastornos faríngeos agudos
18–195	急喉风	[jí hóu fēng]	1) Viento agudo en la garganta; 2) Laringenfraxis aguda, obstrucción laríngea aguda
18–196	紧喉	[jǐn hóu]	1) Garganta cerrada; 2) Laringenfraxis aguda; obstrucción laríngea aguda
18–197	锁喉风	[suǒ hóu fēng]	1) Viento cerrando la garganta; 2) Laringenfraxis aguda, obstrucción laríngea aguda

Código numérico ● 编码	Chino ● 中文	Pinyin ● 拼音	Español 西班牙语
18–198	缠喉风	[chán hóu fēng]	Viento enredando la garganta
18–199	白缠喉	[bái chán hóu]	Difteria
18–200	慢喉喑	[màn hóu yīn]	Ronquera crónica
18–201	梅核气	[méi hé qì]	Globo histérico
18–202	骨鲠	[gǔ gěng]	Hueso atascado en la garganta
18–203	异物梗喉	[yì wù gěng hóu]	Cuerpo extraño en la faringe
18–204	喉瘤	[hóu liú]	Tumor en la garganta
18–205	喉菌	[hóu jūn]	Carcinoma en la garganta
18–206	龋齿	[qǔ chǐ]	Caries dental
18–207	齿龋	[chǐ qǔ]	Caries dental
18–208	牙痈	[yá yōng]	Absceso gingival
18–209	牙齩痈	[yá yǎo yōng]	Pericoronitis de la muela del juicio
18–210	牙宣	[yá xuān]	Atrofia gingival
18–211	飞扬喉	[fēi yáng hóu]	Hematoma del paladar superior
18–212	悬旗风	[xuán qí fēng]	Hematoma uvular

Código numérico ● 编码	Chino ● 中文	Pinyin ● 拼音	Español 西班牙语
18–213	口疮	[kǒu chuāng]	Afta, afta bucal
18–214	舌上疮	[shé shàng chuāng]	Úlcera lingual
18–215	舌疮	[shé chuāng]	Úlcera lingual
18–216	口糜	[kǒu mí]	Afta, afta bucal
18–217	唇风	[chún fēng]	Quelitis exfoliante
18–218	骨槽风	[gǔ cáo fēng]	Osteomielitis maxilar
18–219	牙槽风	[yá cáo fēng]	Osteomielitis maxilar
18–220	穿腮发	[chuān sāi fā]	Osteomielitis maxilar
18–221	穿腮毒	[chuān sāi dú]	Osteomielitis maxilar
18–222	痰包	[tán bāo]	Quiste sublingual
18–223	牙疳	[yá gān]	Gingivitis ulcerosa
18–224	走马牙疳	[zǒu mǎ yá gān]	Estomatitis gangrenosa aguda
18–225	风热牙疳	[fēng rè yá gān]	Gingivitis ulcerosa por viento calor
18–226	齘齿	[xiè chǐ]	Rechinar de dientes; bruxismo

19 Enfermedades en ortopedia y traumatología 骨伤科病

Código numérico • 编码	Chino • 中文	Pinyin • 拼音	Español 西班牙语
19–001	骨折	[gǔ zhé]	Fractura
19–002	损伤	[sǔn shāng]	Herida
19–003	折伤	[zhé shāng]	Fractura
19–004	折骨列肤	[zhé gǔ liè fū]	Fractura abierta
19–005	折骨绝筋	[zhé gǔ jué jīn]	Fractura cerrada
19–006	折疡	[zhé yáng]	Fractura complicada con infección
19–007	蹉跌	[wō diē]	Fractura
19–008	骨骺分离	[gǔ hóu fēn lí]	Separación epifiseal
19–009	锁骨骨折	[suǒ gǔ gǔ zhé]	Fractura clavicular
19–010	肩胛骨骨折	[jiān jiá gǔ gǔ zhé]	Fractura escapular
19–011	肱骨外科颈骨折	[gōng gǔ wài kē jǐng gǔ zhé]	Fractura del cuello anatómico del húmero
19–012	肱骨干骨折	[gōng gǔ gàn gǔ zhé]	Fractura diafisaria del húmero
19–013	肱骨髁上骨折	[gōng gǔ kē shàng gǔ zhé]	Fractura del troquiter

Código numérico ● 编码	Chino ● 中文	Pinyin ● 拼音	Español 西班牙语
19-014	肱骨髁间骨折	[gōng gǔ kē jiān gǔ zhé]	Fractura intercondilar del húmero
19-015	肱骨外髁骨折	[gōng gǔ wài kē gǔ zhé]	Fractura del troquín; Fractura del epicóndilo externo del húmero
19-016	肱骨内上髁骨折	[gōng gǔ nèi shàng kē gǔ zhé]	Fractura del epicóndilo interno del húmero
19-017	尺骨鹰嘴骨折	[chǐ gǔ yīng zuǐ gǔ zhé]	Fractura de olécranon
19-018	桡骨头骨折	[ráo gǔ tóu gǔ zhé]	Fractura de cabeza de radio
19-019	青枝骨折	[qīng zhī gǔ zhé]	Fractura en tallo verde
19-020	裂缝骨折	[liè fèng gǔ zhé]	Fractura fisurada
19-021	桡尺骨干双骨折	[ráo chǐ gǔ gàn shuāng gǔ zhé]	Doble fractura de radio y cúbito
19-022	尺骨干骨折	[chǐ gǔ gàn gǔ zhé]	Fractura diafisiaria de cúbito
19-023	桡骨干骨折	[ráo gǔ gàn gǔ zhé]	Fractura diafisiaria de radio
19-024	尺骨上三分之一骨折合并桡骨头脱位	[chǐ gǔ shàng sān fēn zhī yī gǔ zhé hé bìng ráo gǔ tóu tuō wèi]	Fractura diafisiaria proximal de cúbito con luxación de la cabeza de radio; Fractura-luxación de Monteggia

Código numérico 编码	Chino 中文	Pinyin 拼音	Español 西班牙语
19–025	桡骨下三分之一骨折合并下桡尺骨关节脱位	[ráo gǔ xià sān fēn zhī yī gǔ zhé hé bìng xià ráo chǐ gǔ guān jié tuō wèi]	Fractura diafisaria distal de radio con luxación radiocubital distal;Fractura-luxación de Galeazzi
19–026	桡骨下端骨折	[ráo gǔ xià duān gǔ zhé]	Fractura de la extremidad distal del radio
19–027	腕舟骨骨折	[wàn zhōu gǔ gǔ zhé]	Fractura de escafoides
19–028	掌骨骨折	[zhǎng gǔ gǔ zhé]	Fractura de metacarpo
19–029	指骨骨折	[zhǐ gǔ gǔ zhé]	Fractura de falange
19–030	股骨颈骨折	[gǔ gǔ jǐng gǔ zhé]	Fractura del cuello femoral
19–031	股骨粗隆间骨折	[gǔ gǔ cū lóng jiān gǔ zhé]	Fractura femoral intertrocantérea
19–032	股骨干骨折	[gǔ gǔ gàn gǔ zhé]	Fractura intertrocantérea
19–033	股骨髁上骨折	[gǔ gǔ kē shàng gǔ zhé]	Fractura supracondilea de fémur
19–034	股骨髁部骨折	[gǔ gǔ kē bù gǔ zhé]	Fractura de los cóndilos femorales
19–035	髌骨骨折	[bìn gǔ gǔ zhé]	Fractura de la rótula

Código numérico ● 编码	Chino 中文 ●	Pinyin 拼音 ●	Español 西班牙语
19–036	胫骨髁骨折	[jìng gǔ kē gǔ zhé]	Fractura de cóndilo tibial
19–037	胫腓骨干双骨折	[jìng féi gǔ gàn shuāng gǔ zhé]	Fractura de tibia y peroné
19–038	腓骨干骨折	[féi gǔ gàn gǔ zhé]	Fractura diafisiaria de tibia
19–039	踝部骨折	[huái bù gǔ zhé]	Fractura de maléolo
19–040	距骨骨折	[jù gǔ gǔ zhé]	Fractura de astrágalo
19–041	跟骨骨折	[gēn gǔ gǔ zhé]	Fractura de astrágalo
19–042	足舟骨骨折	[zú zhōu gǔ gǔ zhé]	Fractura de escafoides del tarso
19–043	跖骨骨折	[zhí gǔ gǔ zhé]	Fractura de metatarso
19–044	趾骨骨折	[zhǐ gǔ gǔ zhé]	Fractura de dedo del pie
19–045	肋骨骨折	[lèi gǔ gǔ zhé]	Fractura costal
19–046	颈椎单纯骨折	[jǐng zhuī dān chún gǔ zhé]	Fractura vertebral cervical simple
19–047	寰枢椎骨折	[huán shū zhuī gǔ zhé]	Fractura de atlas y axis
19–048	胸腰椎骨折	[xiōng yāo zhuī gǔ zhé]	Fractura de columna toracolumbar
19–049	脊柱骨折	[jǐ zhù gǔ zhé]	Fractura de raquis

Código numérico ● 编码	Chino 中文 ●	Pinyin 拼音 ●	Español 西班牙语
19–050	外伤性截瘫	[wài shāng xìng jié tān]	Paraplejía traumática
19–051	骨盆骨折	[gǔ pén gǔ zhé]	Fractura pélvica
19–052	脱位	[tuō wèi]	1) Luxación; 2) Dislocación
19–053	下颌关节脱位	[xià hé guān jié tuō wèi]	Luxación mandibular
19–054	胸锁关节脱位	[xiōng suǒ guān jié tuō wèi]	Luxación esternoclavicular
19–055	肩锁关节脱位	[jiān suǒ guān jié tuō wèi]	Luxación acromioclavicular
19–056	肩关节脱位	[jiān guān jié tuō wèi]	Luxación de hombro
19–057	肘关节脱位	[zhǒu guān jié tuō wèi]	Luxación de codo
19–058	小儿桡骨头半脱位	[xiǎo ér ráo gǔ tóu bàn tuō wèi]	Subluxación de la cabeza del radio en niños
19–059	月骨前脱位	[yuè gǔ qián tuō wèi]	Luxación del semilunar
19–060	拇指腕掌关节脱位	[mǔ zhǐ wàn zhǎng guān jié tuō wèi]	Luxación carpometacarpiana del pulgar
19–061	掌指关节脱位	[zhǎng zhǐ guān jié tuō wèi]	Luxación metacarpofalángica

Código numérico 编码	Chino 中文	Pinyin 拼音	Español 西班牙语
19-062	拇指掌指关节脱位	[mǔ zhǐ zhǎng zhǐ guān jié tuō wèi]	Luxación metacarpofalángica del pulgar
19-063	指间关节脱位	[zhǐ jiān guān jié tuō wèi]	Luxación interfalángica (dedos de la mano)
19-064	髋关节脱位	[kuān guān jié tuō wèi]	Luxación de cadera
19-065	膝关节脱位	[xī guān jié tuō wèi]	Luxación rodilla
19-066	髌骨脱位	[bìn gǔ tuō wèi]	Luxación de rótula
19-067	距骨脱位	[jù gǔ tuō wèi]	Luxación del astrágalo
19-068	跖跗关节脱位	[zhí fū guān jié tuō wèi]	Luxación tarsometatarsiana
19-069	踇趾跖趾关节脱位	[mǔ zhǐ zhí zhǐ guān jié tuō wèi]	Luxación metatarsofalángica del dedo gordo del pie
19-070	足趾间关节脱位	[zú zhǐ jiān guān jié tuō wèi]	Luxación interfalángica (dedos del pie)
19-071	成骨不全	[chéng gǔ bù quán]	Osteogénesis imperfecta; Osteogenia imperfecta; Huesos de cristal
19-072	软骨发育不全	[ruǎn gǔ fā yù bù quán]	Acondroplasia

Código numérico • 编码	Chino • 中文	Pinyin • 拼音	Español 西班牙语
19–073	先天性斜颈	[xiān tiān xìng xié jǐng]	Tortícolis congénita
19–074	脊柱裂	[jǐ zhù liè]	Espina bífida; Mielodisplasia
19–075	椎弓峡部裂及脊椎滑脱	[zhuī gōng xiá bù liè jí jǐ zhuī huá tuō]	Espondilosquisis y espondilolistesis
19–076	脊柱侧凸症	[jǐ zhù cè tū zhèng]	Escoliosis
19–077	先天性髋关节脱位	[xiān tiān xìng kuān guān jié tuō wèi]	Luxación congénita de cadera
19–078	先天性胫骨假关节	[xiān tiān xìng jìng gǔ jiǎ guān jié]	Pseudoartrosis congénita de tibia
19–079	膝内翻	[xī nèi fān]	Genu varum
19–080	膝外翻	[xī wài fān]	Genu valgum
19–081	跨外翻	[mǔ wài fān]	Hallux valgus
19–082	先天性马蹄内翻足	[xiān tiān xìng mǎ tí nèi fān zú]	Pie zambo; Pie equinovarus congénito
19–083	急性化脓性骨髓炎	[jí xìng huà nóng xìng gǔ suǐ yán]	Osteomielitis supurativa aguda; Osteomielitis piogénica; Osteomielitis de Garré

Código numérico ● 编码	Chino 中文	Pinyin 拼音	Español 西班牙语
19-084	慢性化脓性骨髓炎	[màn xìng huà nóng xìng gǔ suǐ yán]	Osteomielitis supurativa crónica
19-085	硬化性骨髓炎	[yìng huà xìng gǔ suǐ yán]	Osteomielitis esclerosante
19-086	化脓性关节炎	[huà nóng xìng guān jié yán]	Artritis supurativa
19-087	骨与关节梅毒	[gǔ yǔ guān jié méi dú]	Sífilis ósea y articular
19-088	骨关节结核（骨痨）	[gǔ guān jié jié hé (gǔ láo)]	Tuberculosis osteoarticular
19-089	骨性关节炎	[gǔ xìng guān jié yán]	Osteoartritis
19-090	类风湿性关节炎	[lèi fēng shī xìng guān jié yán]	Artritis reumatoide
19-091	强直性脊柱炎	[qiáng zhí xìng jǐ zhù yán]	Espondilitis anquilosante
19-092	痛风性关节炎	[tòng fēng xìng guān jié yán]	Artritis gotosa; Gota
19-093	神经性关节炎	[shén jīng xìng guān jié yán]	Artritis neuropática
19-094	小儿麻痹后遗症	[xiǎo ér má bì hòu yí zhèng]	Secuelas de la poliomielitis

Código numérico 编码	Chino 中文	Pinyin 拼音	Español 西班牙语
19–095	大脑性瘫痪	[dà nǎo xìng tān huàn]	Parálisis cerebral
19–096	筋挛	[jīn luán]	Espasmo muscular
19–097	筋缩	[jīn suō]	Contractura; Contractura del tendón
19–098	股骨头缺血性坏死	[gǔ gǔ tóu quē xuè xìng huài sǐ]	Necrosis isquémica de la cabeza femoral
19–099	骨骺骨软骨病	[gǔ hóu gǔ ruǎn gǔ bìng]	Condrodistrofia calcificante congénita; Condrodistrofia punctata; Epífisis punteada
19–100	骨质疏松症	[gǔ zhì shū sōng zhèng]	Osteoporosis
19–101	骨瘤	[gǔ liú]	Tumor óseo
19–102	骨肉瘤	[gǔ ròu liú]	Osteosarcoma
19–103	骨软骨瘤	[gǔ ruǎn gǔ liú]	Osteocondroma
19–104	骨巨细胞瘤	[gǔ jù xì bāo liú]	Osteoclastoma; Tumor óseo de células gigantes
19–105	骨髓瘤	[gǔ suǐ liú]	Mieloma
19–106	氟骨病	[fú gǔ bìng]	Fluorosis esquelética
19–107	筋伤	[jīn shāng]	Lesión tendinosa
19–108	筋断	[jīn duàn]	Ruptura tendinosa

Código numérico 编码	Chino 中文	Pinyin 拼音	Español 西班牙语
19-109	筋粗	[jīn cū]	Engrosamiento tendinoso
19-110	肩部扭挫伤	[jiān bù niǔ cuò shāng]	Contusión y esguince de hombro
19-111	牵拉肩	[qiān lā jiān]	Distensión de hombro
19-112	旋前圆肌综合征	[xuán qián yuán jī zōng hé zhèng]	Síndrome del pronador redondo
19-113	肩袖损伤	[jiān xiù sǔn shāng]	Lesión del manguito rotador del hombro
19-114	旋后肌综合征	[xuán hòu jī zōng hé zhèng]	Síndrome del supinador
19-115	肱骨内上髁炎	[gōng gǔ nèi shàng kē yán]	Epicondilitis humeral interna
19-116	肱骨外上髁炎	[gōng gǔ wài shàng kē yán]	Epicondilitis humeral externa
19-117	肘关节扭挫伤	[zhǒu guān jié niǔ cuò shāng]	Contusión y esguince de codo
19-118	桡侧伸腕肌腱周围炎	[ráo cè shēn wàn jī jiàn zhōu wéi yán]	Tendinitis y tendosinovitis del músculo extensor radial largo del carpo
19-119	腕管综合征	[wàn guǎn zōng hé zhèng]	Síndrome del túnel carpiano
19-120	腕关节扭伤	[wàn guān jié niǔ shāng]	Esguince de la muñeca

Código numérico 编码	Chino 中文	Pinyin 拼音	Español 西班牙语
19–121	弹响指	[tán xiǎng zhǐ]	Dedo en gatillo; Dedo en resorte
19–122	腱鞘囊肿	[jiàn qiào náng zhǒng]	Quiste sinovial; Ganglión
19–123	梨状肌综合征	[lí zhuàng jī zōng hé zhèng]	Síndrome del piriforme; Síndrome del piramidal de la pelvis
19–124	臀肌挛缩症	[tún jī luán suō zhèng]	Contracción de los músculos del glúteo
19–125	腘窝囊肿	[guó wō náng zhǒng]	Quiste poplíteo; Quiste de Baker
19–126	髌骨软化症	[bìn gǔ ruǎn huà zhèng]	Condromalacia rotuliana
19–127	膝关节创伤性滑膜炎	[xī guān jié chuàng shāng xìng huá mó yán]	Sinovitis traumática de rodilla
19–128	半月板损伤	[bàn yuè bǎn sǔn shāng]	Lesión del menisco
19–129	膝交叉韧带损伤	[xī jiāo chā rèn dài sǔn shāng]	Lesión del ligamento cruzado de la rodilla
19–130	跟痛症	[gēn tòng zhèng]	Dolor de talón; Talalgia
19–131	跖痛症	[zhí tòng zhèng]	Dolor metatarsiano

Código numérico ● 编码	Chino ● 中文	Pinyin ● 拼音	Español 西班牙语
19–132	颈椎病	[jǐng zhuī bìng]	Patología cervical
19–133	胸椎小关节错缝	[xiōng zhuī xiǎo guān jié cuò fèng]	Luxación torácica (vértebra)
19–134	胸廓出口综合征	[xiōng kuò chū kǒu zōng hé zhèng]	Síndrome del desfiladero torácico; Síndrome del estrecho torácico
19–135	腰椎间盘突出症	[yāo zhuī jiān pán tū chū zhèng]	Prolapso del disco intervertebral
19–136	慢性腰肌劳损	[màn xìng yāo jī láo sǔn]	Elongación lumbar crónica
19–137	第三腰椎横突综合征	[dì sān yāo zhuī héng tū zōng hé zhèng]	Síndrome de la apófisis transversa de la tercera vértebra lumbar
19–138	腰椎椎管狭窄症	[yāo zhuī zhuī guǎn xiá zhǎi zhèng]	Estenosis medular lumbar
19–139	急性腰扭伤	[jí xìng yāo niǔ shāng]	Esguince lumbar agudo
19–140	骶髂关节损伤	[dǐ qià guān jié sǔn shāng]	Lesión articular sacroilíaca
19–141	骶尾部挫伤	[dǐ wěi bù cuò shāng]	Contusión del coxis

Código numérico • 编码	Chino 中文	•	Pinyin 拼音	•	Español 西班牙语
19–142	臂丛神经损伤		[bì cóng shén jīng sǔn shāng]		Lesión de plexo braquial
19–143	桡神经损伤		[ráo shén jīng sǔn shāng]		Lesión de nervio radial
19–144	尺神经损伤		[chǐ shén jīng sǔn shāng]		Lesión de nervio cubital
19–145	正中神经损伤		[zhèng zhōng shén jīng sǔn shāng]		Lesión de nervio mediano
19–146	腓总神经损伤		[féi zǒng shén jīng sǔn shāng]		Lesión de nervio peroneo
19–147	胫神经损伤		[jìng shén jīng sǔn shāng]		Lesión de nervio tibial
19–148	坐骨神经损伤		[zuò gǔ shén jīng sǔn shāng]		Lesión de nervio ciático
19–149	挫伤		[cuò shāng]		Contusión
19–150	扭伤		[niǔ shāng]		Esguince
19–151	断裂伤		[duàn liè shāng]		Ruptura
19–152	撕裂伤		[sī liè shāng]		Laceración
19–153	碾挫伤		[niǎn cuò shāng]		Herida contusiva por aplastamiento

Código numérico • 编码	Chino 中文	Pinyin 拼音	Español 西班牙语
19–154	开放性损伤	[kāi fàng xìng sǔn shāng]	Herida abierta
19–155	闭合性损伤	[bì hé xìng sǔn shāng]	Herida cerrada
19–156	持续劳损	[chí xù láo sǔn]	Esguince persistente
19–157	颞颌关节紊乱症	[niè hé guān jié wěn luàn zhèng]	Trastorno de la articulación temporomandibular
19–158	骨错缝	[gǔ cuò fèng]	Luxación ósea
19–159	腰椎退行性滑脱	[yāo zhuī tuì xíng xìng huá tuō]	Espondilolistesis degenerativa lumbar

20 Acupuntura y moxibustión 针灸

Nomenclatura de los catorce meridianos 十四经名称

Código numérico • 编码	Chino 中文 •	Pinyin 拼音 •	Español 西班牙语
20–001	手太阴肺经	[shǒu tài yīn fèi jīng]	Meridiano del Pulmón taiyin del brazo; P
20–002	手阳明大肠经	[shǒu yáng míng dà cháng jīng]	Meridiano del Intestino Grueso yangming del brazo; IG
20–003	足阳明胃经	[zú yáng míng wèi jīng]	Meridiano del Estómago yangming de la pierna; E
20–004	足太阴脾经	[zú tài yīn pí jīng]	Meridiano del Bazo taiyin de la pierna; B
20–005	手少阴心经	[shǒu shào yīn xīn jīng]	Meridiano del Corazón shaoyin del brazo; C
20–006	手太阳小肠经	[shǒu tài yáng xiǎo cháng jīng]	Meridiano del Intestino Delgado taiyang del brazo; ID
20–007	足太阳膀胱经	[zú tài yáng páng guāng jīng]	Meridiano de la Vejiga taiyang de la pierna; V
20–008	足少阴肾经	[zú shào yīn shèn jīng]	Meridiano del Riñón shaoyin de la pierna; R
20–009	手厥阴心包经	[shǒu jué yīn xīn bāo jīng]	Meridiano del Pericardio jueyin del brazo; PC

Código numérico • 编码	Chino 中文	Pinyin 拼音	Español 西班牙语
20–010	手少阳三焦经	[shǒu shào yáng sān jiāo jīng]	Meridiano del Sanjiao shaoyang del brazo; SJ
20–011	足少阳胆经	[zú shào yáng dǎn jīng]	Meridiano de la Vesicular Biliar shaoyang de la pierna; VB
20–012	足厥阴肝经	[zú jué yīn gān jīng]	Meridiano del Hígado jueyin de la pierna; H
20–013	督脉	[dū mài]	Du mai; Vaso gobernador; DU
20–014	任脉	[rèn mài]	Ren mai; Vaso concepción; REN

Localización de los puntos extra 经外穴标定位名称

Código numérico • 编码	Chino 中文	Pinyin 拼音	Español 西班牙语
20–015	头颈部穴	[tóu jǐng bù xué]	Puntos del cuello y de la cabeza; EX-CC
20–016	胸腹部穴	[xiōng fù bù xué]	Puntos del tórax y del abdomen; EX-TA
20–017	背部穴	[bèi bù xué]	Puntos de la espalda o dorso; Puntos dorsales; EX-P

Código numérico • 编码	Chino 中文 •	Pinyin 拼音 •	Español 西班牙语
20–018	上肢穴	[shàng zhī xué]	Puntos de las extremidades superiores; EX-ES
20–019	下肢穴	[xià zhī xué]	Puntos de las extremidades inferiores; EX-EI

Puntos de los meridianos 经穴名称

Código numérico • 编码	Chino 中文 •	Pinyin 拼音 •	Nombre en pinyin 拼音名 •	Español 西班牙语
20–020	白环俞	[bái huán shū]	Baihuanshu	V 30
20–021	百会	[bǎi huì]	Baihui	DU 20
20–022	胞肓	[bāo huāng]	Baohuang	V 53
20–023	本神	[běn shén]	Benshen	VB 13
20–024	髀关	[bì guān]	Biguan	E 31
20–025	臂臑	[bì nào]	Binao	IG 14
20–026	秉风	[bǐng fēng]	Bingfeng	ID 12
20–027	步廊	[bù láng]	Bulang	R 22
20–028	不容	[bù róng]	Burong	E 19

Código numérico ● 编码	Chino 中文 ●	Pinyin 拼音 ●	Nombre en pinyin ● 拼音名	Español 西班牙语
20–029	长强	[cháng qiáng]	Changqiang	DU 1
20–030	承扶	[chéng fú]	Chengfu	V 36
20–031	承光	[chéng guāng]	Chengguang	V 6
20–032	承浆	[chéng jiāng]	Chengjiang	REN 24
20–033	承筋	[chéng jīn]	Chengjin	V 56
20–034	承灵	[chéng líng]	Chengling	VB 18
20–035	承满	[chéng mǎn]	Chengman	E 20
20–036	承泣	[chéng qì]	Chengqi	E 1
20–037	承山	[chéng shān]	Chengshan	V 57
20–038	尺泽	[chǐ zé]	Chize	P 5
20–039	瘈脉	[chǐ mài]	Chimai	SJ 18
20–040	冲门	[chōng mén]	Chongmen	B 12
20–041	冲阳	[chōng yáng]	Chongyang	E 42
20–042	次髎	[cì liáo]	Ciliao	V 32
20–043	攒竹	[cuán zhú]	Cuanzhu	V 2
20–044	大包	[dà bāo]	Dabao	B 21

Código numérico 编码	Chino 中文	Pinyin 拼音	Nombre en pinyin 拼音名	Español 西班牙语
20–045	大肠俞	[dà cháng shū]	Dachangshu	V 25
20–046	大都	[dà dū]	Dadu	B 2
20–047	大敦	[dà dūn]	Dadun	H 1
20–048	大赫	[dà hè]	Dahe	R 12
20–049	大横	[dà héng]	Daheng	B 15
20–050	大巨	[dà jù]	Daju	E 27
20–051	大陵	[dà líng]	Daling	PC 7
20–052	大迎	[dà yíng]	Daying	E 5
20–053	大钟	[dà zhōng]	Dazhong	R 4
20–054	大杼	[dà zhù]	Dazhu	V 11
20–055	大椎	[dà zhuī]	Dazhui	DU 14
20–056	带脉	[dài mài]	Daimai	VB 26
20–057	胆俞	[dǎn shū]	Danshu	V 19
20–058	膻中	[dàn zhōng]	Danzhong	REN 17
20–059	地仓	[dì cāng]	Dicang	E 4
20–060	地机	[dì jī]	Diji	B 8

Código numérico • 编码	Chino 中文	•	Pinyin 拼音	•	Nombre en pinyin 拼音名	•	Español 西班牙语
20–061	地五会		[dì wǔ huì]		Diwuhui		VB 42
20–062	督俞		[dū shū]		Dushu		V 16
20–063	犊鼻		[dú bí]		Dubi		E 35
20–064	兑端		[duì duān]		Duiduan		DU 27
20–065	耳和髎		[ěr hé liáo]		Erheliao		SJ 22
20–066	耳门		[ěr mén]		Ermen		SJ 21
20–067	二间		[èr jiān]		Erjian		IG 2
20–068	飞扬		[fēi yáng]		Feiyang		V 58
20–069	肺俞		[fèi shū]		Feishu		V 13
20–070	风池		[fēng chí]		Fengchi		VB 20
20–071	风府		[fēng fǔ]		Fengfu		DU 16
20–072	丰隆		[fēng lóng]		Fenglong		E 40
20–073	风门		[fēng mén]		Fengmen		V 12
20–074	风市		[fēng shì]		Fengshi		VB 31
20–075	跗阳		[fū yáng]		Fuyang		V 59
20–076	浮白		[fú bái]		Fubai		VB 10
20–077	扶突		[fú tū]		Futu		IG 18

Código numérico 编码	Chino 中文	Pinyin 拼音	Nombre en pinyin 拼音名	Español 西班牙语
20–078	伏兔	[fú tù]	Futu	E 32
20–079	浮郄	[fú xì]	Fuxi	V 38
20–080	府舍	[fǔ shě]	Fushe	B 13
20–081	腹哀	[fù āi]	Fuai	B 16
20–082	附分	[fù fēn]	Fufen	V 41
20–083	腹结	[fù jié]	Fujie	B 14
20–084	复溜	[fù liū]	Fuliu	R 7
20–085	腹通谷	[fù tōng gǔ]	Futonggu	R 20
20–086	肝俞	[gān shū]	Ganshu	V 18
20–087	膏肓	[gāo huāng]	Gaohuang	V 43
20–088	膈关	[gé guān]	Geguan	V 46
20–089	膈俞	[gé shū]	Geshu	V 17
20–090	公孙	[gōng sūn]	Gongsun	B 4
20–091	关冲	[guān chōng]	Guanchong	SJ 1
20–092	关门	[guān mén]	Guanmen	E 22
20–093	关元	[guān yuán]	Guanyuan	REN 4

Código numérico ● 编码	Chino 中文 ●	Pinyin 拼音 ●	Nombre en pinyin 拼音名 ●	Español 西班牙语
20–094	关元俞	[guān yuán shū]	Guanyuanshu	V 26
20–095	光明	[guāng míng]	Guangming	VB 37
20–096	归来	[guī lái]	Guilai	E 29
20–097	颔厌	[hàn yàn]	Hanyan	VB 4
20–098	合谷	[hé gǔ]	Hegu	IG 4
20–099	合阳	[hé yáng]	Heyang	V 55
20–100	横骨	[héng gǔ]	Henggu	R 11
20–101	后顶	[hòu dǐng]	Houding	DU 19
20–102	后溪	[hòu xī]	Houxi	ID 3
20–103	华盖	[huá gài]	Huagai	REN 20
20–104	滑肉门	[huá ròu mén]	Huaroumen	E 24
20–105	环跳	[huán tiào]	Huantiao	VB 30
20–106	肓门	[huāng mén]	Huangmen	V 51
20–107	肓俞	[huāng shū]	Huangshu	R 16
20–108	会阳	[huì yáng]	Huiyang	V 35
20–109	会阴	[huì yīn]	Huiyin	REN 1

Código numérico 编码	Chino 中文	Pinyin 拼音	Nombre en pinyin 拼音名	Español 西班牙语
20–110	会宗	[huì zōng]	Huizong	SJ 7
20–111	魂门	[hún mén]	Hunmen	V 47
20–112	箕门	[jī mén]	Jimen	B 11
20–113	急脉	[jí mài]	Jimai	H 12
20–114	极泉	[jí quán]	Jiquan	C 1
20–115	脊中	[jǐ zhōng]	Jizhong	D 6
20–116	颊车	[jiá chē]	Jiache	E 6
20–117	肩井	[jiān jǐng]	Jianjing	VB 21
20–118	肩髎	[jiān liáo]	Jianliao	SJ 14
20–119	间使	[jiān shǐ]	Jianshi	PC 5
20–120	肩外俞	[jiān wài shū]	Jianwaishu	ID 14
20–121	肩髃	[jiān yú]	Jianyu	IG 15
20–122	肩贞	[jiān zhēn]	Jianzhen	ID 9
20–123	肩中俞	[jiān zhōng shū]	Jianzhongshu	ID 15
20–124	建里	[jiàn lǐ]	Jianli	REN 11
20–125	交信	[jiāo xìn]	Jiaoxin	R 8

Código numérico ● 编码	Chino 中文 ●	Pinyin 拼音 ●	Nombre en pinyin 拼音名 ●	Español 西班牙语
20-126	角孙	[jiǎo sūn]	Jiaosun	SJ 20
20-127	解溪	[jiě xī]	Jiexi	E 41
20-128	金门	[jīn mén]	Jinmen	V 63
20-129	筋缩	[jīn suō]	Jinsuo	DU 8
20-130	京骨	[jīng gǔ]	Jinggu	V 64
20-131	京门	[jīng mén]	Jingmen	VB 25
20-132	睛明	[jīng míng]	Jingming	V 1
20-133	经渠	[jīng qú]	Jingqu	P 8
20-134	鸠尾	[jiū wěi]	Jiuwei	REN 15
20-135	居髎	[jū liáo]	Juliao	VB 29
20-136	巨骨	[jù gǔ]	Jugu	IG 16
20-137	巨髎	[jù liáo]	Juliao	E 3
20-138	巨阙	[jù què]	Juque	REN 14
20-139	厥阴俞	[jué yīn shū]	Jueyinshu	V 14
20-140	孔最	[kǒng zuì]	Kongzui	P 6
20-141	口禾髎	[kǒu hé liáo]	Kouheliao	IG 19
20-142	库房	[kù fáng]	Kufang	E 14

Código numérico ● 编码	Chino 中文 ●	Pinyin 拼音 ●	Nombre en pinyin 拼音名 ●	Español 西班牙语
20–143	昆仑	[kūn lún]	Kunlun	V 60
20–144	劳宫	[láo gōng]	Laogong	PC 8
20–145	蠡沟	[lí gōu]	Ligou	H 5
20–146	厉兑	[lì duì]	Lidui	E 45
20–147	廉泉	[lián quán]	Lianquan	REN 23
20–148	梁门	[liáng mén]	Liangmen	E 21
20–149	梁丘	[liáng qiū]	Liangqiu	E 34
20–150	列缺	[liè quē]	Lieque	P 7
20–151	灵道	[líng dào]	Lingdao	C 4
20–152	灵台	[líng tái]	Lingtai	DU 10
20–153	灵墟	[líng xū]	Lingxu	R 24
20–154	漏谷	[lòu gǔ]	Lougu	B 7
20–155	颅息	[lú xī]	Luxi	SJ 19
20–156	络却	[luò què]	Luoque	V 8
20–157	眉冲	[méi chōng]	Meichong	V 3
20–158	命门	[mìng mén]	Mingmen	DU 4
20–159	目窗	[mù chuāng]	Muchuang	VB 16

Código numérico ● 编码	Chino 中文 ●	Pinyin 拼音 ●	Nombre en pinyin 拼音名 ●	Español 西班牙语
20-160	脑户	[nǎo hù]	Naohu	DU 17
20-161	脑空	[nǎo kōng]	Naokong	VB 19
20-162	臑会	[nào huì]	Naohui	SJ 13
20-163	臑俞	[nào shù]	Naoshu	ID 10
20-164	内关	[nèi guān]	Neiguan	PC 6
20-165	内庭	[nèi tíng]	Neiting	E 44
20-166	膀胱俞	[páng guāng shū]	Pangguangshu	V 28
20-167	脾俞	[pí shū]	Pishu	V 20
20-168	偏历	[piān lì]	Pianli	IG 6
20-169	魄户	[pò hù]	Pohu	V 42
20-170	仆参	[pú cān]	Pucan	V 61
20-171	期门	[qī mén]	Qimen	H 14
20-172	气冲	[qì chōng]	Qichong	E 30
20-173	气海	[qì hǎi]	Qihai	REN 6
20-174	气海俞	[qì hǎi shū]	Qihaishu	V 24
20-175	气户	[qì hù]	Qihu	E 13
20-176	气穴	[qì xué]	Qixue	R 13

Código numérico 编码	Chino 中文	Pinyin 拼音	Nombre en pinyin 拼音名	Español 西班牙语
20–177	气舍	[qì shě]	Qishe	E 11
20–178	前顶	[qián dǐng]	Qianding	DU 21
20–179	前谷	[qián gǔ]	Qiangu	ID 2
20–180	强间	[qiáng jiān]	Qiangjian	DU 18
20–181	清冷渊	[qīng lěng yuān]	Qinglengyuan	SJ 11
20–182	青灵	[qīng líng]	Qingling	C 2
20–183	丘墟	[qiū xū]	Qiuxu	VB 40
20–184	曲鬓	[qū bìn]	Qubin	VB 7
20–185	曲差	[qū chā]	Qucha	V 4
20–186	曲池	[qū chí]	Quchi	IG 11
20–187	曲骨	[qū gǔ]	Qugu	REN 2
20–188	曲泉	[qū quán]	Ququan	H 8
20–189	曲垣	[qū yuán]	Quyuan	ID 13
20–190	曲泽	[qū zé]	Quze	PC 3
20–191	颧髎	[quán liáo]	Quanliao	ID 18
20–192	缺盆	[quē pén]	Quepen	E 12
20–193	然谷	[rán gǔ]	Rangu	R 2

Código numérico● 编码	Chino 中文	Pinyin 拼音	Nombre en pinyin 拼音名	Español 西班牙语
20-194	人迎	[rén yíng]	Renying	E 9
20-195	日月	[rì yuè]	Riyue	VB 24
20-196	乳根	[rǔ gēn]	Rugen	E 18
20-197	乳中	[rǔ zhōng]	Ruzhong	E 17
20-198	三间	[sān jiān]	Sanjian	IG 3
20-199	三焦俞	[sān jiāo shū]	Sanjiaoshu	V 22
20-200	三阳络	[sān yáng luò]	Sanyangluo	SJ 8
20-201	三阴交	[sān yīn jiāo]	Sanyinjiao	B 6
20-202	商丘	[shāng qiū]	Shangqiu	B 5
20-203	商曲	[shāng qǔ]	Shangqu	R 17
20-204	商阳	[shāng yáng]	Shangyang	IG 1
20-205	上关	[shàng guān]	Shangguan	VB 3
20-206	上巨虚	[shàng jù xū]	Shangjuxu	E 37
20-207	上廉	[shàng lián]	Shanglian	IG 9
20-208	上髎	[shàng liáo]	Shangliao	V 31
20-209	上脘	[shàng wǎn]	Shangwan	REN 13
20-210	上星	[shàng xīng]	Shangxing	DU 23

Código numérico • 编码	Chino 中文 •	Pinyin 拼音 •	Nombre en pinyin 拼音名 •	Español 西班牙语
20–211	少冲	[shào chōng]	Shaochong	C 9
20–212	少府	[shào fǔ]	Shaofu	C 8
20–213	少海	[shào hǎi]	Shaohai	C 3
20–214	少商	[shào shāng]	Shaoshang	P 11
20–215	少泽	[shào zé]	Shaoze	ID 1
20–216	申脉	[shēn mài]	Shenmai	V 62
20–217	身柱	[shēn zhù]	Shenzhu	DU 12
20–218	神藏	[shén cáng]	Shencang	R 25
20–219	神道	[shén dào]	Shendao	DU 11
20–220	神封	[shén fēng]	Shenfeng	R 23
20–221	神门	[shén mén]	Shenmen	C 7
20–222	神阙	[shén què]	Shenque	REN 8
20–223	神堂	[shén táng]	Shentang	V 44
20–224	神庭	[shén tíng]	Shenting	DU 24
20–225	肾俞	[shèn shū]	Shenshu	V 23
20–226	食窦	[shí dòu]	Shidou	B 17
20–227	石关	[shí guān]	Shiguan	R 18

Código numérico• 编码	Chino 中文	Pinyin 拼音	Nombre en pinyin 拼音名	Español 西班牙语
20–228	石门	[shí mén]	Shimen	REN 5
20–229	手三里	[shǒu sān lǐ]	Shousanli	IG 10
20–230	手五里	[shǒu wǔ lǐ]	Shouwuli	IG 13
20–231	俞府	[shū fǔ]	Shufu	R 27
20–232	束骨	[shù gǔ]	Shugu	V 65
20–233	率谷	[shuài gǔ]	Shuaigu	VB 8
20–234	水道	[shuǐ dào]	Shuidao	E 28
20–235	水分	[shuǐ fèn]	Shuifen	REN 9
20–236	水沟	[shuǐ gōu]	Shuigou	DU 26
20–237	水泉	[shuǐ quán]	Shuiquan	R 5
20–238	水突	[shuǐ tū]	Shuitu	E 10
20–239	丝竹空	[sī zhú kōng]	Sizhukong	SJ 23
20–240	四白	[sì bái]	Sibai	E 2
20–241	四渎	[sì dú]	Sidu	SJ 9
20–242	四满	[sì mǎn]	Siman	R 14
20–243	素髎	[sù liáo]	Suliao	DU 25
20–244	太白	[tài bái]	Taibai	B 3

Código numérico 编码	Chino 中文	Pinyin 拼音	Nombre en pinyin 拼音名	Español 西班牙语
20–245	太冲	[tài chōng]	Taichong	H 3
20–246	太溪	[tài xī]	Taixi	R 3
20–247	太乙	[tài yǐ]	Taiyi	E 23
20–248	太渊	[tài yuān]	Taiyuan	P 9
20–249	淘道	[táo dào]	Taodao	DU 13
20–250	天池	[tiān chí]	Tianchi	PC 1
20–251	天冲	[tiān chōng]	Tianchong	VB 9
20–252	天窗	[tiān chuāng]	Tianchuang	ID 16
20–253	天鼎	[tiān dǐng]	Tianding	IG 17
20–254	天府	[tiān fǔ]	Tianfu	P 3
20–255	天井	[tiān jǐng]	Tianjing	SJ 10
20–256	天髎	[tiān liáo]	Tianliao	SJ 15
20–257	天泉	[tiān quán]	Tianquan	PC 2
20–258	天容	[tiān róng]	Tianrong	ID 17
20–259	天枢	[tiān shū]	Tianshu	E 25
20–260	天突	[tiān tū]	Tiantu	REN 22
20–261	天溪	[tiān xī]	Tianxi	B 18

Código numérico ● 编码	Chino 中文 ●	Pinyin 拼音 ●	Nombre en pinyin 拼音名 ●	Español 西班牙语
20–262	天牖	[tiān yǒu]	Tianyou	SJ 16
20–263	天柱	[tiān zhù]	Tianzhu	V 10
20–264	天宗	[tiān zōng]	Tianzong	ID 11
20–265	条口	[tiáo kǒu]	Tiaokou	E 38
20–266	听宫	[tīng gōng]	Tinggong	ID 19
20–267	听会	[tīng huì]	Tinghui	VB 2
20–268	通里	[tōng lǐ]	Tongli	C 5
20–269	通天	[tōng tiān]	Tongtian	V 7
20–270	瞳子髎	[tóng zǐ liáo]	Tongziliao	VB 1
20–271	头临泣	[tóu lín qì]	Toulinqi	VB 15
20–272	头窍阴	[tóu qiào yīn]	Touqiaoyin	VB 11
20–273	头维	[tóu wéi]	Touwei	E 8
20–274	外关	[wài guān]	Waiguan	SJ 5
20–275	外陵	[wài líng]	Wailing	E 26
20–276	外丘	[wài qiū]	Waiqiu	VB 36
20–277	完骨	[wán gǔ]	Wangu	VB 12
20–278	腕骨	[wàn gǔ]	Wangu	ID 4

Código numérico • 编码	Chino 中文 •	Pinyin 拼音 •	Nombre en pinyin 拼音名 •	Español 西班牙语
20–279	维道	[wéi dào]	Weidao	VB 28
20–280	委阳	[wěi yáng]	Weiyang	V 39
20–281	委中	[wěi zhōng]	Weizhong	V 40
20–282	胃仓	[wèi cāng]	Weicang	V 50
20–283	胃俞	[wèi shū]	Weishu	V 21
20–284	温溜	[wēn liū]	Wenliu	IG 7
20–285	屋翳	[wū yì]	Wuyi	E 15
20–286	五处	[wǔ chù]	Wuchu	V 5
20–287	五枢	[wǔ shū]	Wushu	VB 27
20–288	膝关	[xī guān]	Xiguan	H 7
20–289	膝阳关	[xī yáng guān]	Xiyangguan	VB 33
20–290	郄门	[xì mén]	Ximen	PC 4
20–291	侠白	[xiá bái]	Xiabai	P 4
20–292	侠溪	[xiá xī]	Xiaxi	VB 43
20–293	下关	[xià guān]	Xiaguan	E 7
20–294	下巨虚	[xià jù xū]	Xiajuxu	E 39

Código numérico● 编码	Chino 中文 ●	Pinyin 拼音 ●	Nombre en pinyin 拼音名 ●	Español 西班牙语
20-295	下廉	[xià lián]	Xialian	IG 8
20-296	下髎	[xià liáo]	Xialiao	V 34
20-297	下脘	[xià wǎn]	Xiawan	REN 10
20-298	陷谷	[xiàn gǔ]	Xiangu	E 43
20-299	消泺	[xiāo luò]	Xiaoluo	SJ 12
20-300	小肠俞	[xiǎo cháng shū]	Xiaochangshu	V 27
20-301	小海	[xiǎo hǎi]	Xiaohai	ID 8
20-302	心俞	[xīn shū]	Xinshu	V 15
20-303	囟会	[xìn huì]	Xinhui	DU 22
20-304	行间	[xíng jiān]	Xingjian	H 2
20-305	胸乡	[xiōng xiāng]	Xiongxiang	B 19
20-306	璇玑	[xuán jǐ]	Xuanji	REN 21
20-307	悬厘	[xuán lí]	Xuanli	VB 6
20-308	悬颅	[xuán lú]	Xuanlu	VB 5
20-309	悬枢	[xuán shū]	Xuanshu	DU 5
20-310	悬钟	[xuán zhōng]	Xuanzhong	VB 39

Código numérico ● 编码	Chino 中文	Pinyin 拼音	Nombre en pinyin 拼音名	Español 西班牙语
20–311	血海	[xuè hǎi]	Xuehai	B 10
20–312	哑门	[yǎ mén]	Yamen	DU 15
20–313	阳白	[yáng bái]	Yangbai	VB 14
20–314	阳池	[yáng chí]	Yangchi	SJ 4
20–315	阳辅	[yáng fǔ]	Yangfu	VB 38
20–316	阳纲	[yáng gāng]	Yanggang	V 48
20–317	阳谷	[yáng gǔ]	Yanggu	ID 5
20–318	阳交	[yáng jiāo]	Yangjiao	VB 35
20–319	阳陵泉	[yáng líng quán]	Yanglingquan	VB 34
20–320	阳溪	[yáng xī]	Yangxi	IG 5
20–321	养老	[yǎng lǎo]	Yanglao	ID 6
20–322	腰俞	[yāo shū]	Yaoshu	DU 2
20–323	腰阳关	[yāo yáng guān]	Yaoyangguan	DU 3
20–324	液门	[yè mén]	Yemen	SJ 2
20–325	譩喜	[yì xǐ]	Yixi	V 45
20–326	翳风	[yì fēng]	Yifeng	SJ 17

Código numérico 编码	Chino 中文	Pinyin 拼音	Nombre en pinyin 拼音名	Español 西班牙语
20-327	意舍	[yì shě]	Yishe	V 49
20-328	阴包	[yīn bāo]	Yinbao	H 9
20-329	阴都	[yīn dū]	Yindu	R 19
20-330	阴谷	[yīn gǔ]	Yingu	R 10
20-331	阴交	[yīn jiāo]	Yinjiao	REN 7
20-332	阴廉	[yīn lián]	Yinlian	H 11
20-333	阴陵泉	[yīn líng quán]	Yinlingquan	B 9
20-334	殷门	[yīn mén]	Yinmen	V 37
20-335	阴市	[yīn shì]	Yinshi	E 33
20-336	阴郄	[yīn xì]	Yinxi	C 6
20-337	龈交	[yín jiāo]	Yinjiao	DU 28
20-338	隐白	[yǐn bái]	Yinbai	B 1
20-339	膺窗	[yīng chuāng]	Yingchuang	E 16
20-340	迎香	[yíng xiāng]	Yingxiang	IG 20
20-341	涌泉	[yǒng quán]	Yongquan	R 1
20-342	幽门	[yōu mén]	Youmen	R 21

Código numérico 编码	Chino 中文	Pinyin 拼音	Nombre en pinyin 拼音名	Español 西班牙语
20–343	鱼际	[yú jì]	Yuji	P 10
20–344	玉堂	[yù táng]	Yutang	REN 18
20–345	玉枕	[yù zhěn]	Yuzhen	V 9
20–346	彧中	[yù zhōng]	Yuzhong	R 26
20–347	渊腋	[yuān yè]	Yuanye	VB 22
20–348	云门	[yún mén]	Yunmen	P 2
20–349	章门	[zhāng mén]	Zhangmen	H 13
20–350	照海	[zhào hǎi]	Zhaohai	R 6
20–351	辄筋	[zhé jīn]	Zhejin	VB 23
20–352	正营	[zhèng yíng]	Zhengying	VB 17
20–353	支沟	[zhī gōu]	Zhigou	SJ 6
20–354	支正	[zhī zhèng]	Zhizheng	ID 7
20–355	秩边	[zhì biān]	Zhibian	V 54
20–356	志室	[zhì shì]	Zhishi	V 52
20–357	至阳	[zhì yáng]	Zhiyang	DU 9
20–358	至阴	[zhì yīn]	Zhiyin	V 67

Código numérico● 编码	Chino 中文 ●	Pinyin 拼音 ●	Nombre en pinyin 拼音名 ●	Español 西班牙语
20-359	中冲	[zhōng chōng]	Zhongchong	PC 9
20-360	中都	[zhōng dū]	Zhongdu	H 6
20-361	中渎	[zhōng dú]	Zhongdu	VB 32
20-362	中封	[zhōng fēng]	Zhongfeng	H 4
20-363	中府	[zhōng fǔ]	Zhongfu	P 1
20-364	中极	[zhōng jí]	Zhongji	REN 3
20-365	中髎	[zhōng liáo]	Zhongliao	V 33
20-366	中膂俞	[zhōng lǚ shū]	Zhonglvshu	V 29
20-367	中枢	[zhōng shū]	Zhongshu	DU 7
20-368	中庭	[zhōng tíng]	Zhongting	REN 16
20-369	中脘	[zhōng wǎn]	Zhongwan	REN 12
20-370	中渚	[zhōng zhǔ]	Zhongzhu	SJ 3
20-371	中注	[zhōng zhù]	Zhongzhu	R 15
20-372	周荣	[zhōu róng]	Zhourong	B 20
20-373	肘髎	[zhǒu liáo]	Zhouliao	IG 12
20-374	筑宾	[zhù bīn]	Zhubin	R 9

Código numérico • 编码	Chino • 中文	Pinyin • 拼音	Nombre en pinyin • 拼音名	Español 西班牙语
20–375	紫宫	[zǐ gōng]	Zigong	REN 19
20–376	足临泣	[zú lín qì]	Zulinqi	VB 41
20–377	足窍阴	[zú qiào yīn]	Zuqiaoyin	VB 44
20–378	足三里	[zú sān lǐ]	Zusanli	E 36
20–379	足通谷	[zú tōng gǔ]	Zutonggu	V 66
20–380	足五里	[zú wǔ lǐ]	Zuwuli	H 10

Puntos extra 经外奇穴

Código numérico • 编码	Chino • 中文	Pinyin • 拼音	Nombre en pinyin • 拼音名	Español 西班牙语
20–381	八风	[bā fēng]	Bafeng	EX-EI10
20–382	八邪	[bā xié]	Baxie	EX-ES9
20–383	百虫窝	[bǎi chóng wō]	Baichongwo	EX-EI3
20–384	大骨空	[dà gǔ kōng]	Dagukong	EX-ES5
20–385	胆囊	[dǎn náng]	Dannang	EX-EI6
20–386	当阳	[dāng yáng]	Dangyang	EX-CC2
20–387	定喘	[dìng chuǎn]	Dingchuan	EX-P1

Código numérico● 编码	Chino 中文	Pinyin 拼音	Nombre en pinyin 拼音名	Español 西班牙语
20–388	独阴	[dú yīn]	Duyin	EX-EI11
20–389	耳尖	[ěr jiān]	Erjian	EX-CC6
20–390	二白	[èr bái]	Erbai	EX-ES2
20–391	海泉	[hǎi quán]	Haiquan	EX-CC11
20–392	鹤顶	[hè dǐng]	Heding	EX-EI2
20–393	夹脊	[jiá jǐ]	Jiaji	EX-P2
20–394	金津	[jīn jīn]	Jinjin	EX-CC12
20–395	颈百劳	[jìng bǎi láo]	Jingbailao	EX-CC15
20–396	聚泉	[jù quán]	Juquan	EX-CC10
20–397	髋骨	[kuān gǔ]	Kuangu	EX-EI1
20–398	阑尾	[lán wěi]	Lanwei	EX-EI7
20–399	内迎香	[nèi yíng xiāng]	Neiyingxiang	EX-CC9
20–400	内踝尖	[nèi huái jiān]	Neihuaijian	EX-EI8
20–401	内膝眼	[nèi xī yǎn]	Neixiyan	EX-EI4
20–402	痞根	[pǐ gēn]	Pigen	EX-P4
20–403	气端	[qì duān]	Qiduan	EX-EI12

Código numérico 编码	Chino 中文	Pinyin 拼音	Nombre en pinyin 拼音名	Español 西班牙语
20–404	球后	[qiú hòu]	Qiuhou	EX-CC7
20–405	上迎香	[shàng yíng xiāng]	Shangying xiang	EX-CC8
20–406	十七椎	[shí qī zhuī]	Shiqizhui	EX-P8
20–407	十宣	[shí xuān]	Shixuan	EX-ES11
20–408	四缝	[sì fèng]	Sifeng	EX-ES10
20–409	四神聪	[sì shén cōng]	Sishencong	EX-CC1
20–410	太阳	[tài yáng]	Taiyang	EX-CC5
20–411	外踝尖	[wài huái jiān]	Waihuaijian	EX-EI9
20–412	外劳宫	[wài láo gōng]	Wailaogong	EX-ES8
20–413	胃脘下俞	[wèi wǎn xià shū]	Weiwanxiashu	EX-P3
20–414	膝眼	[xī yǎn]	Xiyan	EX-EI5
20–415	下极俞	[xià jí shū]	Xiajishu	EX-P5
20–416	小骨空	[xiǎo gǔ kōng]	Xiaogukong	EX-ES6
20–417	腰奇	[yāo qí]	Yaoqi	EX-P9

Código numérico● 编码	Chino 中文 ●	Pinyin 拼音 ●	Nombre en pinyin 拼音名 ●	Español 西班牙语
20–418	腰痛点	[yāo tòng diǎn]	Yaotongdian	EX-ES7
20–419	腰眼	[yāo yǎn]	Yaoyan	EX-P7
20–420	腰宜	[yāo yí]	Yaoyi	EX-P6
20–421	翳明	[yì míng]	Yiming	EX-CC14
20–422	印堂	[yìn táng]	Yintang	EX-CC3
20–423	鱼腰	[yú yāo]	Yuyao	EX-CC4
20–424	玉液	[yù yè]	Yuye	EX-CC13
20–425	中魁	[zhōng kuí]	Zhongkui	EX-ES4
20–426	中泉	[zhōng quán]	Zhongquan	EX-ES3
20–427	肘尖	[zhǒu jiān]	Zhoujian	EX-ES1
20–428	子宫	[zǐ gōng]	Zigong	EX-TA1

Líneas de craneopuntura 头针穴线

Código numérico● 编码	Chino 中文 ●	Pinyin 拼音 ●	Nombre en pinyin 拼音名 ●	Español 西班牙语
20–429	额中线	[é zhōng xiàn]	Ezhongxian	MF1 Línea frontal media

Código numérico • 编码	Chino 中文 •	Pinyin 拼音 •	Nombre en pinyin 拼音名 •	Español 西班牙语
20–430	额旁1线	[é páng yī xiàn]	Epangxian I	LF2 1ª línea lateral de la frente
20–431	额旁2线	[é páng èr xiàn]	Epangxian II	LF3 2ª línea lateral de la frente
20–432	额旁3线	[é páng sān xiàn]	Epangxian III	LF4 3ª línea lateral de la frente
20–433	顶中线	[dǐng zhōng xiàn]	Dingzhong xian	MV5 Línea medial del vértex
20–434	顶颞前斜线	[dǐng niè qián xié xiàn]	Dingnie Qianxiexian	AOVT6 Línea parieto temporal oblicua anterior
20–435	顶颞后斜线	[dǐng niè hòu xié xiàn]	Dingnie Houxiexian	POVT7 Línea parieto temporal oblicua posterior
20–436	顶旁1线	[dǐng páng yī xiàn]	Dingpang xian I	LV8 1ª línea lateral del vértex
20–437	顶旁2线	[dǐng páng èr xiàn]	Dingpang xian II	LV9 2ª línea lateral del vértex
20–438	颞前线	[niè qián xiàn]	Nieqianxian	LV10 3ª línea lateral del vértex
20–439	颞后线	[niè hòu xiàn]	Niehouxian	TP11 Línea temporal posterior

Código numérico • 编码	Chino 中文	Pinyin 拼音	Nombre en pinyin 拼音名	Español 西班牙语
20–440	枕上正中线	[zhěn shàng zhèng zhōng xiàn]	Zhenshang Zhengzhong xian	SMO12 Línea supero medial del occipucio
20–441	枕上旁线	[zhěn shàng páng xiàn]	Zhenshang Pangxian	SLO13 Línea supero lateral del occipucio
20–442	枕下旁线	[zhěn xià páng xiàn]	Zhenxia Pangxian	ILO14 Línea infero lateral del occipucio

Anatomía auricular 耳廓分区

Código numérico • 编码	Chino 中文	Pinyin 拼音	Nombre en pinyin 拼音名	Español 西班牙语
20–443	耳轮	[ěr lún]	Erlun	Zona del hélix (HX)
20–444	耳舟	[ěr zhōu]	Erzhou	Zona de la escafa; zona de la fosa escafoides (FE)
20–445	对耳轮	[duì ěr lún]	Duierlun	Zona del antehélix (AH)
20–446	三角窝	[sān jiǎo wō]	Sanjiaowo	Zona de la fosa triangular (FT)

Código numérico ● 编码	Chino ● 中文	Pinyin ● 拼音	Nombre en pinyin ● 拼音名	Español ● 西班牙语
20–447	对耳屏	[duì ěr píng]	Duierping	Zona del antitrago (AT)
20–448	耳甲	[ěr jiǎ]	Erjia	Zona de la concha (CO)
20–449	耳垂	[ěr chuí]	Erchui	Lóbulo (LO)
20–450	耳背	[ěr bèi]	Erbei	Superficie posterior de la aurícula (P)
20–451	耳根	[ěr gēn]	Ergen	Raíz auricular (R)

Puntos auriculares 耳穴名称

Código numérico ● 编码	Chino ● 中文	Pinyin ● 拼音	Nombre en pinyin ● 拼音名	Español ● 西班牙语
20–452	耳中	[ěr zhōng]	Erzhong	HX 1; Centro de la aurícula
20–453	直肠	[zhí cháng]	Zhichang	HX 2; Recto
20–454	尿道	[niào dào]	Niaodao	HX 3; Uretra
20–455	外生殖器	[wài shēng zhí qì]	Waishengzhiqi	HX 4; Genitales externos
20–456	肛门	[gāng mén]	Gangmen	HX 5; Ano

Código numérico 编码	Chino 中文	Pinyin 拼音	Nombre en pinyin 拼音名	Español 西班牙语
20-457	耳尖	[ěr jiān]	Erjian	HX 6-7i; Ápex de la aurícula
20-458	结节	[jié jié]	Jiejie	HX 8; Tubérculo
20-459	轮1	[lún yī]	Lunyi	HX 9; Hélix 1
20-460	轮2	[lún èr]	Luner	HX 10; Hélix 2
20-461	轮3	[lún sān]	Lunsan	HX 11; Hélix 3
20-462	轮4	[lún sì]	Lunsi	HX 12; Hélix 4
20-463	指	[zhǐ]	Zhi	FE 1; Dedo
20-464	腕	[wàn]	Wan	FE 2; Muñeca
20-465	风溪	[fēng xī]	Fengxi	FE 1,2i; Arroyo del viento
20-466	肘	[zhǒu]	Zhou	FE 3; Codo
20-467	肩	[jiān]	Jian	FE 4, 5; Hombro
20-468	锁骨	[suǒ gǔ]	Suogu	FE 6; Clavícula
20-469	跟	[gēn]	Gen	AH 1; Talón
20-470	趾	[zhǐ]	Zhi	AH 2; Dedo del pie
20-471	踝	[huái]	Huai	AH 3; Tobillo
20-472	膝	[xī]	Xi	AH 4; Rodilla

Código numérico 编码	Chino 中文	Pinyin 拼音	Nombre en pinyin 拼音名	Español 西班牙语
20–473	髋	[kuān]	Kuan	AH 5; Cadera
20–474	坐骨神经	[zuò gǔ shén jīng]	Zuogushenjing	AH 6; Nervio ciático
20–475	交感	[jiāo gǎn]	Jiaogan	AH 6a; Simpático
20–476	臀	[tún]	Tun	AH 7; Glúteo
20–477	腹	[fù]	Fu	AH 8; Abdomen
20–478	腰骶椎	[yāo dǐ zhuī]	Yaodizhui	AH 9; Vértebra lumbosacra
20–479	胸	[xiōng]	Xiong	AH 10; Tórax
20–480	胸椎	[xiōng zhuī]	Xiongzhui	AH 11; Vértebras torácicas
20–481	颈	[jǐng]	Jing	AH 12; Cuello
20–482	颈椎	[jǐng zhuī]	Jingzhui	AH 13; Vértebras cervicales
20–483	角窝上	[jiǎo wō shàng]	Jiaowoshang	FT 1; Fosa triangular superior
20–484	内生殖器	[nèi shēng zhí qì]	Neishengzhiqi	FT 2; Genitales internos
20–485	角窝中	[jiǎo wō zhōng]	Jiaowozhong	FT 3; Fosa triangular mediana

Código numérico 编码	Chino 中文	Pinyin 拼音	Nombre en pinyin 拼音名	Español 西班牙语
20–486	神门	[shén mén]	Shenmen	FT 4; Shenmen; Puerta del espíritu
20–487	盆腔	[pén qiāng]	Penqiang	FT 5; Pelvis
20–488	上屏	[shàng píng]	Shangping	TG 1; Trago superior
20–489	下屏	[xià píng]	Xiaping	TG 2; Trago inferior
20–490	外耳	[wài ér]	Waier	TG 1u; Oído externo
20–491	屏尖	[píng jiān]	Pingjian	TG 1p; Ápex del trago
20–492	外鼻	[wài bí]	Waibi	TG 1,2i; Nariz externa
20–493	肾上腺	[shèn shàng xiàn]	Shenshangxian	TG 2p; Glándula adrenal
20–494	咽喉	[yān hóu]	Yanhou	TG 3; Faringe laringe
20–495	内鼻	[nèi bí]	Neibi	TG 4; Nariz interna
20–496	屏间前	[píng jiān qián]	Pingjianqian	TG 21; Muesca intertragal anterior
20–497	额	[é]	E	AT 1; Frente

Código numérico ● 编码	Chino ● 中文	Pinyin ● 拼音	Nombre en pinyin ● 拼音名	Español ● 西班牙语
20–498	屏间后	[píng jiān hòu]	Pingjianhou	AT 11; Muesca intertragal posterior
20–499	颞	[niè]	Nie	AT 2; Sien
20–500	枕	[zhěn]	Zhen	AT 3; Occipucio
20–501	皮质下	[pí zhì xià]	Pizhixia	AT 4; Subcortex
20–502	对屏尖	[duì píng jiān]	Duipingjian	AT 1, 2, 4i; Ápex del antitrago
20–503	缘中	[yuán zhōng]	Yuanzhong	AT 2, 3, 4i; Pared central
20–504	脑干	[nǎo gàn]	Naogan	AT 3, 4i; Tronco del encéfalo
20–505	口	[kǒu]	Kou	CO 1; Boca
20–506	食道	[shí dào]	Shidao	CO 2; Esófago
20–507	贲门	[bēn mén]	Benmen	CO 3; Cardias
20–508	胃	[wèi]	Wei	CO 4; Estómago
20–509	十二指肠	[shí èr zhǐ cháng]	Shierzhichang	CO 5; Duodeno
20–510	小肠	[xiǎo cháng]	Xiaochang	CO 6; Intestino Delgado

Código numérico • 编码	Chino 中文 •	Pinyin 拼音 •	Nombre en pinyin 拼音名 •	Español 西班牙语
20-511	大肠	[dà cháng]	Dachang	CO 7; Intestino Grueso
20-512	阑尾	[lán wěi]	Lanwei	CO 6, 7i; Apéndice
20-513	艇角	[tǐng jiǎo]	Tingjiao	CO 8; Ángulo superior de la concha
20-514	膀胱	[páng guāng]	Pangguang	CO 9; Vejiga
20-515	肾	[shèn]	Shen	CO 10; Riñón
20-516	输尿管	[shū niào guǎn]	Shuniaoguan	CO 9, 10i; Uretra
20-517	胰胆	[yí dǎn]	Yidan	CO 11; Páncreas y Vesícula Biliar
20-518	肝	[gān]	Gan	CO 12; Hígado
20-519	艇中	[tǐng zhōng]	Tingzhong	CO 6, 10i; Centro superior de la concha
20-520	脾	[pí]	Pi	CO 13; Bazo
20-521	心	[xīn]	Xin	CO 15; Corazón
20-522	气管	[qì guǎn]	Qiguan	CO 16; Tráquea

Código numérico 编码	Chino 中文	Pinyin 拼音	Nombre en pinyin 拼音名	Español 西班牙语
20–523	肺	[fèi]	Fei	CO 14; Pulmón
20–524	三焦	[sān jiāo]	Sanjiao	CO 17; Sanjiao
20–525	内分泌	[nèi fēn mì]	Neifenmi	CO 18; Endocrino
20–526	牙	[yá]	Ya	LO 1; Dientes
20–527	舌	[shé]	She	LO 2; Lengua
20–528	颌	[hé]	He	LO 3; Mandíbula
20–529	垂前	[chuí qián]	Chuiqian	LO 4; Lóbulo anterior de la aurícula
20–530	眼	[yǎn]	Yan	LO 5; Ojo
20–531	内耳	[nèi ěr]	Neier	LO 6; Oído interno
20–532	面颊	[miàn jiá]	Mianjia	LO 5, 6i; Mejilla
20–533	扁桃体	[biǎn táo tǐ]	Biantaoti	LO 7, 8, 9; Amígdala
20–534	耳背心	[ěr bèi xīn]	Erbeixin	P 1; Corazón en la superficie dorsal
20–535	耳背肺	[ěr bèi fèi]	Erbeifei	P 2; Pulmón en la superficie dorsal
20–536	耳背脾	[ěr bèi pí]	Erbeipi	P 3; Bazo en la superficie dorsal

Código numérico ● 编码	Chino 中文 ●	Pinyin 拼音 ●	Nombre en pinyin 拼音名 ●	Español 西班牙语
20–537	耳背肝	[ěr bèi gān]	Erbeigan	P 4; Hígado en la superficie posterior
20–538	耳背肾	[ěr bèi shèn]	Erbeishen	P 5; Riñón en la superficie posterior
20–539	耳背沟	[ěr bèi gōu]	Erbeigou	SP; Surco en la superficie dorsal
20–540	上耳根	[shàng ěr gēn]	Shang'ergen	R 1; Raíz superior de la aurícula
20–541	耳迷根	[ěr mí gēn]	Ermigen	R 2; Raíz del vago auricular
20–542	下耳根	[xià ěr gēn]	Xiaergen	R 3; Raíz inferior de la aurícula

21 **Higiene y rehabilitación, cinco movimientos y seis qi** 养生健康，五运六气

Código numérico • 编码	Chino 中文	Pinyin 拼音	Español 西班牙语
21–001	养生康复	[yǎng shēng kāng fù]	Higiene y convalecencia; higiene y rehabilitación
21–002	导引	[dǎo yǐn]	Daoyin; ejercicios de conducción y atracción
21–003	吐纳	[tǔ nà]	Inhalación y exhalación
21–004	服食	[fú shí]	Toma medicinal
21–005	恬淡虚无	[tián dàn xū wú]	Tranquilizar la mente y vaciar los pensamientos
21–006	发陈	[fā chén]	Retoñar y crecer
21–007	蕃秀	[fān xiù]	Prosperar y florecer
21–008	容平	[róng píng]	Madurar y moderarse
21–009	春夏养阳，秋冬养阴	[chūn xià yǎng yáng qiū dōng yǎng yīn]	Nutrir el yang en primavera y verano, y nutrir el yin en otoño e invierno
21–010	法于阴阳	[fǎ yú yīn yáng]	Modelarse en el yin y en el yang
21–011	和于术数	[hé yú shù shù]	Adaptarse a las leyes de la naturaleza
21–012	形与神俱	[xíng yǔ shén jù]	Encuentro del cuerpo y del espíritu

Código numérico • 编码	Chino 中文	Pinyin 拼音	Español 西班牙语
21-013	天年	[tiān nián]	Esperanza de vida natural
21-014	精神内守	[jīng shén nèi shǒu]	Custodiar las esencias y el espíritu en el interior
21-015	独立守神	[dú lì shǒu shén]	Establecer por uno mismo la custodia del espíritu
21-016	积精全神	[jī jīng quán shén]	Acumular esencias y completar el espíritu
21-017	呼吸精气	[hū xī jīng qì]	Inhalar el Qi Esencial; inhalar el aire puro
21-018	七损八益	[qī sǔn bā yì]	Siete impedimentos y ocho beneficios
21-019	闭藏	[bì cáng]	Encerrar y almacenar
21-020	胎教	[tāi jiào]	Nutrir el feto
21-021	胎养	[tāi yǎng]	Nutrir el feto
21-022	产褥	[chǎn rù]	Puerperal
21-023	逐月养胎法	[zhú yuè yǎng tāi fǎ]	Nutrir el feto siguiendo los meses del embarazo; cuidados del feto durante el embarazo
21-024	拭口	[shì kǒu]	Limpieza bucal del neonato
21-025	五运	[wǔ yùn]	Cinco movimientos

Código numérico ● 编码	Chino ● 中文	Pinyin ● 拼音	Español 西班牙语
21-026	五常	[wǔ cháng]	Cinco constancias
21-027	六气	[liù qì]	Seis qi
21-028	燥	[zào]	Sequedad
21-029	湿	[shī]	Humedad
21-030	暑气	[shǔ qì]	Qi canicular
21-031	燥气	[zào qì]	Qi seco
21-032	干支	[gān zhī]	Troncos y ramas
21-033	甲子	[jiǎ zǐ]	Jiazi; ciclo de sesenta años
21-034	生化	[shēng huà]	Generación y transformación
21-035	主运	[zhǔ yùn]	Movimiento principal; movimiento gobernante
21-036	五音建运,太少相生	[wǔ yīn jiàn yùn, tài shào xiāng shēng]	Establecimiento de los movimientos según las cinco notas, en los cuales los excesos y las carencias se generan entre sí
21-037	五步推运	[wǔ bù tuī yùn]	Deducir el movimiento a través de los cinco pasos
21-038	客运	[kè yùn]	Movimiento huésped
21-039	主气	[zhǔ qì]	Qi dominante; Qi anfitrión

Código numérico 编码	Chino 中文	Pinyin 拼音	Español 西班牙语
21-040	客气	[kè qì]	1) Qi huésped; 2) Qi perverso hospedado
21-041	司天	[sī tiān]	Encargado celestial
21-042	在泉	[zài quán]	En las fuentes
21-043	间气	[jiān qì]	Qi intermedio
21-044	客主加临	[kè zhǔ jiā lín]	Acercamiento entre qi anfitrión y qi huespued
21-045	六元	[liù yuán]	1) Seis orígenes; 2) Seis perversos; 3) Seis factores climáticos
21-046	主客	[zhǔ kè]	Qi anfitrión y qi huésped; Qi dominante y qi alterno
21-047	运气同化	[yùn qì tóng huà]	Asimilación del movimiento y del qi
21-048	天符	[tiān fú]	Signo celestial; Correspondencia celestial
21-049	岁会	[suì huì]	Convergencia anual
21-050	同天符	[tóng tiān fú]	Correspondencia anual común
21-051	同岁会	[tóng suì huì]	Convergencia anual común
21-052	太乙天符	[tài yǐ tiān fú]	Correspondencia anual en año convergente

Código numérico ● 编码	Chino ● 中文	Pinyin ● 拼音	Español 西班牙语
21–053	平气	[píng qì]	Qi de circuito normal
21–054	太过	[tài guò]	Excesivo
21–055	不及	[bù jí]	Insuficiente
21–056	气交	[qì jiāo]	Cruces del qi
21–057	八正	[bā zhèng]	Ocho direcciones; ocho periodos solares
21–058	八纪	[bā jì]	Ocho periodos solares
21–059	两阴交尽	[liǎng yīn jiāo jìn]	Margen entre los dos yin
21–060	交司时刻	[jiāo sī shí kè]	Momentos de cruce de los períodos dominantes
21–061	湿化	[shī huà]	Transformación húmeda
21–062	子午流注	[zǐ wǔ liú zhù]	Flujo y reflujo entre el medio día y la media noche
21–063	火化少阳	[huǒ huà shào yáng]	Fuego se transforma en shaoyang
21–064	标本中气	[biāo běn zhōng qì]	Manifestaciones, causas y qi central
21–065	水土不服	[shuǐ tǔ bù fú]	Desambientado
21–066	得气	[dé qì]	Obtener qi

APÉNDICE 附录

Apéndice 1. Literatura famosa de Medicina Tradicional China-título, autor, año de publicación (en orden alfabético según título en pinyin)
附录 1. 中医典籍 - 书名、作者、成书年代（按书名拼音顺序排列）

敖氏伤寒金镜录 [áo shì shāng hán jīn jìng lù]
Registros del espejo dorado de Ao sobre enfermedades por frío　　Du Qing-bi 杜清碧　1341

白喉条辨 [bái hóu tiáo biàn]
Análisis sistemático de la difteria　　Chen Bao-shan 陈宝善　1887

保婴撮要 [bǎo yīng cuō yào]
Conceptos esenciales en el cuidado de los infantes　　Xue Kai 薛凯　1555

备急灸法 [bèi jí jiǔ fǎ]
Técnica de moxibustión para emergencias　　Wen Ren Qi Nian 闻人耆年　1226

备急千金要方 [bèi jí qiān jīn yào fāng]
Prescripciones de emergencia que valen mil piezas de oro　　Sun Si-miao 孙思邈　siglo VII

本草备要 [běn cǎo bèi yào]
Esenciales de materia médica　　Wang Ang 王昂　1664

本草便读 [běn cǎo biàn dú]
Lectura conveniente de materia médica　　Zhang Bing-cheng 张秉成　1887

本草别说 [běn cǎo bié shuō]
Conceptos alternativos en materia médica　　Chen Cheng 陈承　1086

本草崇原 [běn cǎo chóng yuán]
Reverencia al origen de la materia médica　　Zhang Zhi-cong 张志聪　1663

本草从新 [běn cǎo cóng xīn]
Nueva materia médica revisada　　Wu Yi-luo 吴仪洛　1751

本草发挥 [běn cǎo fā huī]
Elaboración de materia médica　　Xu Yan-chun 徐彦纯　1384

本草发明 [běn cǎo fā míng]
Iluminación de materia médica　　Huang-fu Song 皇甫嵩　1578

本草分经 [běn cǎo fēn jīng]

Materia médica según el tropismo de meridianos　Yao Lan 姚澜　1840

本草纲目 [běn cǎo gāng mù]

Compendio de materia médica　Li Shi-zhen 李时珍　1596

本草纲目拾遗 [běn cǎo gāng mù shí yí]

Suplemento al compendio de materia médica　Zhao Xue-min 赵学敏　1765

本草害利 [běn cǎo hài lì]

Daño y beneficio de la materia médica　Ling Huan 凌奂　1893

本草汇言 [běn cǎo huì yán]

Tesoro de palabras en materia médica　Ni Zhu-mo 倪朱谟　dinastía Ming

本草经集注 [běn cǎo jīng jí zhù]

Comentarios colectivos sobre los clásicos de la materia médica　Tao Hong-jing 陶
弘景　siglo V

本草经疏辑要 [běn cǎo jīng shū jí yào]

Diseminación de lo esencial de materia médica　Wu Shi-kai 吴世铠　1809

本草蒙荃 [běn cǎo méng quán]

Manual instructivo de materia médica　Chen Jia-mo 陈嘉谟　1525

本草品汇精要 [běn cǎo pǐn huì jīng yào]

Colección de esenciales de materia médica　Liu Wen-tai 刘文泰　1505

本草求真 [běn cǎo qiú zhēn]

Buscando precisión en materia médica　Huang Gong-xiu 黄宫秀　1769

本草三家合注 [běn cǎo sān jiā hé zhù]

Anotaciones combinadas de tres expertos sobre materia médica　Guo Ru-cong 郭
汝聪　1803

本草拾遗 [běn cǎo shí yí]

Suplemento a la materia médica　Chen Cang-qi 陈藏器　720

本草述 [běn cǎo shù]

Descripción de materia médica　Liu Ruo-jin 刘若金　1664

本草述钩玄 [běn cǎo shù gōu xuán]

Ahondando en la descripción de la materia médica　Yang Shi-tai 杨时泰　1842

本草思辨录 [běn cǎo sī biàn lù]

Registros de diferenciación razonada de materia médica　Zhou Yan 周岩　1904

本草通玄 [běn cǎo tōng xuán]

Penetrando en los misterios de la materia médica　Li Zhong-zi 李中梓　dinastía
Ming tardía (siglo XVII)

本草问答 [běn cǎo wèn dá]

Preguntas y respuestas sobre materia médica　Tang Zong-hai 唐宗海　1893

本草详节 [běn cǎo xiáng jié]

Materia médica detallada　Min Yue 闵钺　1681

本草新编 [běn cǎo xīn biān]

Nueva compilación de materia médica　Chen Shi-duo 陈士铎　1687

本草衍义 [běn cǎo yǎn yì]

Amplificación de materia médica　Kou Zong-shi 寇宗奭　1116

本草衍义补遗 [běn cǎo yǎn yì bǔ yí]

Suplemento a la amplificación de materia médica　Zhu Zhen-heng 朱震亨　1347

本草原始 [běn cǎo yuán shǐ]

Orígenes de la materia médica　Li Zhong-zi 李中梓　1612

本草再新 [běn cǎo zài xīn]

Materia médica renovada　Ye Gui 叶桂　1820

本草正 [běn cǎo zhèng]

Materia médica ortodoxa　Zhang Jie-bin 张介宾　1624

本草正义 [běn cǎo zhèng yì]

Interpretación ortodoxa de la materia medica　Zhang De-yu 张德裕　1828

本经逢原 [běn jīng féng yuán]

Encuentro con el clásico de materia médica de Shennong　Zhang Lu 张璐　1695

本经疏证 [běn jīng shū zhèng]

Comentario sobre el clásico de materia médica de Shennong　Zou Shu 邹澍　1832

濒湖脉学 [bīn hú mài xué]

Pulsología de binhu　Li Shi-zhen 李时珍　1564

不谢方 [bù xiè fāng]

Prescripciones de agradecimiento　Lu Mao-xiu 陆懋修　Dinastía Qing

察病指南 [chá bìng zhǐ nán]

Guía para el diagnóstico de las enfermedades　Shi Fa 施发　1241

长沙药解 [cháng shā yào jiě]

Explicación de materias medicinales de Changsha　Huang Yuan-yu 黄元御　1753

成方便读 [chéng fāng biàn dú]

Lectura conveniente de prescripciones　Zhang Bing-cheng 张秉成　1904

成方切用 [chéng fāng qiè yòng]

Uso de prescripciones prácticas　Wu Yi-luo 吴仪洛　1761

赤水玄珠 [chì shuǐ xuán zhū]

Perla negra del río rojo　Sun Yi-kui 孙一奎　1584

重订广温热论 [chóng dìng guǎng wēn rè lùn]

Revisión y discusión extensa de enfermedades por calor　He Bing-yuan 何炳元　1907

重庆堂随笔 [chóng qìng táng suí bǐ]

Notas del templo de celebraciones repetidas　Wang Xue-quan 王学权　1808

重修政和经史证类备急本草 [chóng xiū zhèng hé jīng shǐ zhèng lèi bèi jí běn cǎo]

Materia médica clasificada revisada de Zhenghe de los clásicos históricos para emergencias del gobierno imperial Song del norte 北宋政府　1116

串雅内编 [chuàn yǎ nèi biān]

Tratado de medicina interna popular　Zhao Xue-min 赵学敏　1759

串雅外编 [chuàn yǎ wài biān]

Tratado de medicina externa popular　Zhao Xue-min 赵学敏　1759

疮疡经验全书 [chuāng yáng jīng yàn quán shū]

Manual completo sobre la experiencia en el tratamiento de lesiones　Dou Han-qing 窦汉卿　1569

丹溪心法 [dān xī xīn fǎ]

Método de la experiencia de Danxi　Cheng Chong 程充　1481

东医宝鉴 [dōng yī bǎo jiàn]

Espejo atesorado de medicina oriental　Xu Jun (Korea) 许浚（朝鲜）　1613

得配本草 [dé pèi běn cǎo]

Combinaciones de materia médica　Yan Jie 严洁　1761

滇南本草 [diān nán běn cǎo]

Materia médica del sur de Yunnan　Lan Mao 兰茂　1436

痘疹心法 [dòu zhěn xīn fǎ]

Experiencia personal en la viruela y enfermedades exantemáticas　Wan Quan 万全　1568

读医随笔 [dú yī suí bǐ]

Notas aleatorias mientras leo sobre medicina　Zhou Xue-hai 周学海　1898

方氏脉症正宗 [fāng shì mài zhèng zhèng zōng]

Signos y síntomas según el linaje ortodoxo de Fang　Fang Zhao-quan 方肇权　1749

伏气解 [fú qì jiě]

Explicación del qi latente　Ye Lin 叶霖　1897

妇人大全良方 [fù rén dà quán liáng fāng]

Colección completa de prescripciones efectivas para mujeres　Wang Hao-gu 王好古　1237

妇人良方 [fù rén liáng fāng]

Prescripciones efectivas para mujeres Chen Zi-ming 陈自明 1237

傅青主女科 [fù qīng zhǔ nǚ kē]

Ginecología y obstetricia de Fu Qing-zhu Fu Shan 傅山 1827

格致余论 [gé zhì yú lùn]

Discursos sobre adquirir conocimiento mediante el estudio de las propiedades de las cosas Zhu Zhen-heng 朱震亨 1347

古今录验方 [gǔ jīn lù yàn fāng]

Registros de prescripciones probadas, antiguas y modernas Zhen Li-yan 甄立言 627

古今图书集成医部全录 [gǔ jīn tú shū jí chéng yī bù quán lù]

Colección de la biblioteca de trabajos médicos completos antiguos y modernos Jiang Ting-xi 蒋廷锡 1723

古今医案按 [gǔ jīn yī àn àn]

Comentarios sobre los registros de casos antiguos y modernos Yu Zhen 余震 1778

韩氏医通 [hán shì yī tōng]

Medicina general de Han Han Mao 韩懋 1522

和剂局方 [hé jì jú fāng]

Formulario del buró de farmacia Buró Médico Imperial 太医局 1107

古今医统大全 [gǔ jīn yī tǒng dà quán]

Libros médicos completos, antiguos y modernos Xu Chun-fu 徐春甫 1556

广温议论 [guǎng wēn yì lùn]

Tratado de epidemias transmisibles por calor Dai Tian-zhang 戴天章 1774

喉科指掌 [hóu kē zhǐ zhǎng]

Guía de laringología Zhang Zong-liang 张宗良 1765

黄帝内经 [huáng dì nèi jīng]

Clásico interno del emperador amarillo Anónimo del periodo de los reinos combatientes (457 BC-221 BC)

黄帝内经太素 [huáng dì nèi jīng tài sù]

Fundamentos del clásico interno del emperador amarillo compilado por Yang Shang Shan 杨上善 siglos Ⅶ - Ⅷ

黄帝素问宣明论方 [huáng dì sù wèn xuān míng lùn fāng]

Prescripciones y exposiciones sobre las preguntas esenciales del clásico interno del emperador amarillo Liu Wan-su 刘完素 1172

霍乱论 [huò luàn lùn]

Tratado del cólera Wang Shi-xiong 王士雄 1862

急救良方 [jí jiù liáng fāng]

Prescripciones finas para emergencias   Zhang Shi-che 张时彻   1550

济生方 [jì shēng fāng]

Prescripciones para ayudar a los vivos   Yan Yong-he 严用和   1253

济阴纲目 [jì yīn gāng mù]

Guía de enfermedades en mujeres   Wu Zhi-wang 武之望   1620

济阳纲目 [jì yáng gāng mù]

Guía de enfermedades en hombres   Wu Zhi-wang 武之望   1626

嘉佑本草 [jiā yòu běn cǎo]

Materia médica del reino de Jiayou   Zhang Yu-xi 掌禹锡   1061

简便方 [jiǎn biàn fāng]

Prescripciones simples y convenientes   Wang You-sun 王幼孙   1298

绛雪园古方选注 [jiàng xuě yuán gǔ fāng xuǎn zhù]

Anotaciones selectas sobre prescripciones antiguas del jardín de nieve carmesí   Wang Zi-jie 王子接   1732

金匮要略 [jīn guì yào lüè]

Sinopsis del cofre dorado   Zhang Zhong-jing 张仲景   siglo III

金匮要略心典 [jīn guì yào lüè xīn diǎn]

Escritos personales sobre la sinopsis del cofre dorado   You Yi 尤怡   1729

金匮要略直解 [jīn guì yào lüè zhí jiě]

Explicaciones verdaderas sobre la sinopsis del cofre dorado   Cheng Lin 程林   1673

金匮翼 [jīn guì yì]

Apéndices al cofre dorado   You Zai-jing 尤在泾   1768

经史证类备急本草 [jīng shǐ zhèng lèi bèi jí běn cǎo]

Materia médica clasificada de los clásicos históricos para emergencias   Tang Shen-wei 唐慎微   1082

经效产宝 [jīng xiào chǎn bǎo]

Experiencias valiosas en obstetricia   Zan Yin 昝殷   852

景岳全书 [jǐng yuè quán shū]

Colección de trabajos de Jing Yue   Zhang Jie-bin 张介宾   1640

救荒本草 [jiù huāng běn cǎo]

Materia médica para el alivio de la hambruna   Zhu Xiao 朱橚   1406

局方发挥 [jú fāng fā huī]

Exposición de las prescripciones del buró de farmacia   Zhu Zhen-heng 朱震亨 siglo XIV

开宝本草 [kāi bǎo běn cǎo]

Materia médica del reino de Kaibao　Ma Zhi 马志　973

口齿类要 [kǒu chǐ lèi yào]

Clasificación esencial de enfermedades dentales y orales　Xue Ji 薛己　siglo XVI

兰室秘藏 [lán shì mì cáng]

Libro secreto de la cámara de la orquídea　Li Gao 李杲　1336

雷公炮炙论 [léi gōng páo zhì lùn]

Discurso del maestro Lei sobre el procesamiento de materias medicinales　Lei Xiao
雷敩　siglo V

类编朱氏集验医方 [lèi biān zhū shì jí yàn yī fāng]

Prescripciones médicas efectivas de Zhu organizadas por categorías　Zhu Zuo 朱
佐　1266

类经 [lèi jīng]

Clásico clasificado　Zhang Jie-bin 张介宾　1624

类经附翼 [lèi jīng fù yì]

Apéndice al clásico clasificado　Zhang Jie-bin 张介宾　1624

类证活人书 [lèi zhèng huó rén shū]

Libro para salvaguardar la vida de acuerdo a la clasificación de síndromes　Zhu
Gong 朱肱　1108

理瀹骈文 [lǐ yuè pián wén]

Discurso en rima de remedios externos　Wu Shang-xian 吴尚先　1870

临证指南医案 [lín zhèng zhǐ nán yī àn]

Registro de casos como guía para la práctica clínica　Ye Gui 叶桂　1746

灵枢 [líng shū]

Pivote espiritual　Anónimo del periodo de los reinos combatientes (457 BC-221 BC)

灵枢经 [líng shū jīng]

Clásico del pivote espiritual　Anónimo del periodo de los reinos combatientes (457
BC-221 BC)

刘涓子鬼遗方 [liú juān zǐ guǐ yí fāng]

Prescripciones de Liu Juanzi para dejar atrás los fantasmas　Liu Juan-zi 刘涓子　499

六因条辨 [liù yīn tiáo biàn]

Diferenciación sistemática de las seis etiologías　Lu Ting-zhen 陆廷珍　1868

履巉岩本草 [lǚ chán yán běn cǎo]

Materia médica de caminar por un acantilado　Wang Jie 王介　1220

脉经 [mài jīng]

Clásico del pulso　Wang Shu-he 王叔和　siglo III

梅氏验方新编 [méi shì yàn fāng xīn biān]

Nueva edición de prescripciones probadas de Mei   Mei Qi-zhao 梅启照   1878

霉疮秘录 [méi chuāng mì lù]

Registro secreto de la sífilis   Chen Si-cheng 陈司成   1632

梦溪笔谈 [mèng xī bǐ tán]

Ensayos del río de los sueños   Shen Kuo 沈括   siglo XI

秘传眼科龙木论 [mì chuán yǎn kē lóng mù lùn]

Oftalmología secreta de Longmu   Anónimo siglo XIII

名医别录 [míng yī bié lù]

Registro misceláneo de médicos famosos   Tao Hong-jing 陶弘景   500

名医方论 [míng yī fāng lùn]

Tratado de prescripciones de médicos famosos   Luo Mei 罗美   1675

名医类案 [míng yī lèi àn]

Registros clasificados de casos de médicos famosos   Jiang Guan 江瓘   1552

明医杂著 [míng yī zá zhù]

Escritos misceláneos de médicos famosos de la dinastía Ming   Wang Lun 王纶   1549

墨宝斋经验方 [mò bǎo zhāi jīng yàn fāng]

Prescripciones probadas de la cámara atesorada de caligrafía   Zheng Ze 郑泽   1609

内经 [nèi jīng]

Clásico interno   Anónimo del periodo de los reinos combatientes (457 BC-221 BC)

内外伤辨惑论 [nèi wài shāng biàn huò lùn]

Aclarando dudas sobre las causas internas y externas del daño   Li Gao 李杲   1247

南病别鉴 [nán bìng bié jiàn]

Diferenciación de enfermedades del sur   Song Zhao-qi 宋兆淇   1878

难经 [nán jīng]

Clásico de las dificultades   Qin Yue Ren 秦越人   Eastern Han

难经本义 [nán jīng běn yì]

Significado original del clásico de las dificultades   Hua Shou 滑寿   1366

女科百问 [nǚ kē bǎi wèn]

Cien preguntas acerca de enfermedades de las mujeres   Qi Zhong-fu 齐仲甫   1220

女科辑要 [nǚ kē jí yào]

Guía sobre enfermedades de las mujeres   Zhou Ji-chang 周纪常   1823

女科经纶 [nǚ kē jīng lún]

Maestría profunda en enfermedades de la mujer   Xiao Geng 肖庚   1684

女科证治准绳 [nǚ kē zhèng zhì zhǔn shéng]

Estándar sobre el diagnóstico y tratamiento de enfermedades de las mujeres Wang Ken-tang 王肯堂 1606

女科切要 [nǚ kē qiè yào]

Esenciales de enfermedades de las mujeres Wu Dao-yuan 吴道源 1773

脾胃论 [pí wèi lùn]

Tratado del bazo y estómago Li Gao 李杲 1249

普济本事方 [pǔ jì běn shì fāng]

Prescripciones basadas en la experiencia para el alivio universal Xu Shu-wei 许叔微 1132

普济方 [Pǔ Jì Fāng]

Formulario de alivio universal Zhu Xiao 朱橚 1406

奇效良方 [qí xiào liáng fāng]

Prescripciones selectas de eficacia maravillosa Dong Su 董宿 1436

千金翼方 [qiān jīn yì fāng]

Suplemento a prescripciones que valen mil piezas de oro Sun Si-miao 孙思邈 682

仁斋直指方 [rén zhāi zhí zhǐ fāng]

Prescripciones en la dirección correcta de Ren-Zhai Yang Shi-ying 杨士瀛 1264

日用本草 [rì yòng běn cǎo]

Materia médica casera Wu Rui 吴瑞 1350

儒门事亲 [rú mén shì qīn]

Deberes confucianos hacia los padres Zhang Cong-zheng 张从正 1228

瑞竹堂经验方 [ruì zhú táng jīng yàn fāng]

Prescripciones empíricas del salón auspicioso de bambú Sha Tu Mu Su 沙图木苏 1326

三因极一病证方论 [sān yīn jí yī bìng zhèng fāng lùn]

Tratado sobre enfermedades, síndromes y prescripciones relacionadas a la unificación de las tres etiologías Chen Yan 陈言 1174

伤寒补亡论 [shāng hán bǔ wáng lùn]

Suplemento a lo que se perdió de tratado sobre el daño por frío Guo Yong 郭雍 1181

伤寒贯珠集 [shāng hán guàn zhū jí]

Cadena de perlas del tratado sobre el daño por frío You Yi 尤怡 1729

伤寒来苏集 [shāng hán lái sū jí]

Colección de escritos sobre la renovación del tratado sobre el daño por frío Ke Qin 柯琴 1674

伤寒六书 [shāng hán liù shū]

Seis textos sobre el daño por frío Tao Hua 陶华 1445

伤寒论 [shāng hán lùn]

Tratado sobre el daño por frío   Zhang Zhong-jing 张仲景   siglo Ⅲ

伤寒论辨证广注 [shāng hán lùn biàn zhèng guǎng zhù]

Anotaciones extensas sobre la diferenciación de síndromes en el tratado sobre el daño por frío   Wang Hu 汪琥   1680

伤寒论类方 [shāng hán lùn lèi fāng]

Categorización de las prescripciones del tratado sobre el daño por frío   Xu Da-chun 徐大椿   1759

伤寒论浅注 [shāng hán lùn qiǎn zhù]

Anotaciones simples sobre el tratado sobre el daño por frío   Chen Nian-zu 陈念组   1803

伤寒论直解 [shāng hán lùn zhí jiě]

Explicaciones directas del tratado sobre el daño por frío   Zhang Xi-ju 张锡驹   1712

伤寒明理论 [shāng hán míng lǐ lùn]

Exposición concisa del tratado sobre el daño por frío   Cheng Wu-ji 成无己   1156

伤寒瘟疫条辨 [shāng hán wēn yì tiáo biàn]

Diferenciación sistemática del daño por frío y epidemias febriles   Yang Xuan 杨璇   1784

伤寒杂病论 [shāng hán zá bìng lùn]

Tratado sobre el daño por frío y enfermedades misceláneas   Zhang Zhong-jing 张仲景   siglo Ⅲ

伤寒指掌 [shāng hán zhǐ zhǎng]

Entendimiento detallado sobre el daño por frío   Wu Kun-an 吴坤安   1796

伤寒总病论 [shāng hán zǒng bìng lùn]

Tratado general sobre las enfermedades por frío   Pang An-shi 庞安时   1100

伤寒直格 [shāng hán zhí gé]

Investigación directa sobre el daño por frío   Liu Wan-su 刘完素   1328

尚论篇 [shàng lùn piān]

Retorno al tratado sobre el daño por frío   Yu Chang 喻昌   1648

神农本草经 [shén nóng běn cǎo jīng]

Clásico de materia médica del agricultor divino   Anónimo Han oriental

神农本草经疏 [shén nóng běn cǎo jīng shū]

Comentario sobre el clásico de materia médica   Miao Xi-yong 缪希雍   1625

神应经 [shén yìng jīng]

Acupuntura clásica milagrosamente efectiva   Chen Hui 陈会   1425

审视瑶函 [shěn shì yáo hán]

Libro precioso de oftalmología   Fu Ren-yu 傅仁宇   1644

圣济经 [shèng jì jīng]
Clásico de la santa benevolencia   Zhao Ji 赵佶   1118

圣济总录 [shèng jì zǒng lù]
Registro comprensivo de los beneficios de los sabios [abreviacion del nombre completo:
Registro comprensivo de los beneficios de los sabios del reino de Zhenghe]   Gobierno
imperial Song del norte 北宋政府   1117

湿热条辨 [shī rè tiáo biàn]
Diferenciación sistemática de desórdenes por calor-humedad   Xue Xue 薛雪
siglo XVIII

十四经发挥 [shí sì jīng fā huī]
Elucidación de los catorce canales   Hua Shou 滑寿   1341

时病论 [shí bìng lùn]
Tratado de enfermedades estacionales   Lei Feng 雷丰   1882

食疗本草 [shí liáo běn cǎo]
Materia médica para la dietoterapia   Meng Shen 孟诜   siglo VIII

食物本草 [shí wù běn cǎo]
La comida como materia médica   Lu He 卢和   1521

食医心鉴 [shí yī xīn jiàn]
Espejo del corazón de dietoterapia   Jiu Yin 咎殷   siglo IX

世补斋医书 [shì bǔ zhāi yī shū]
Textos médicos del studio de Shibu   Lu Mao-xiu 陆懋修   1884

世医得效方 [shì yī dé xiào fāng]
Prescripciones efectivas heredadas por generaciones de médicos   Wei Yi-lin 危亦
林   1345

是斋百一选方 [shì zhāi bǎi yī xuǎn fāng]
Prescripciones selectas de los notables   Wang Qiu 王璆   1196

寿世保元 [shòu shì bǎo yuán]
Longevidad y preservación de la vida   Gong Ting-xian 龚廷贤   1615

蜀本草 [shǔ běn cǎo]
Materia médica de Sichuan   Han Bao-sheng 韩宝升   950

四时病机 [sì shí bìng jī]
Mecanismo de las enfermedades en las cuatro estaciones   Shao Deng-ying 邵登瀛   1749

苏沈良方 [sū shěn liáng fāng]
Prescripciones Finas de Su y Shen   Su Shi 苏轼   1075

素问 [sù wèn]

Preguntas esenciales   Anónimo del periodo de reinos combatientes (457 BC-221 BC)

素问病机气宜保命集 [sù wèn bìng jī qì yí bǎo mìng jí]

Colección de escritos sobre el mecanismo de las enfermedades, situación del qi y preservar la vida discutido en preguntas esenciales   Liu Wan-su 刘完素   1186

素问玄机原病式 [sù wèn xuān jí yuán bìng shì]

Explicación a la misteriosa patogénesis y etiología basado en las preguntas esenciales   Liu Wan-su 刘完素   1182

太平惠民和剂局方 [tài píng huì mín hé jì jú fāng]

Formulario de la farmacia de beneficencia del buró de la gente Taiping 太平惠民局   1151

太平圣惠方 [tài píng shèng huì fāng]

Prescripciones sagradas para el alivio universal   Wang Huai-yin 王怀隐   992

汤头歌诀 [tāng tóu gē jué]

Prescripciones en rimas   Wang Ang 汪昂   1694

汤液本草 [tāng yè běn cǎo]

Materia médica para decocciones   Wang Hao-gu 王好古   1306

唐本草【新修本草】[táng běn cǎo]

Materia Médica de Tang   Su Jing 苏敬   659

铜人俞穴针灸图经 [tóng rén shū xué zhēn jiǔ tú jīng]

Manual ilustrado de puntos de acupuntura en la figura de bronce   Wang Wei-yi 王惟一   1026

通俗伤寒论 [tōng sú shāng hán lùn]

Guía popular al tratado sobre el daño por frío   Yu Gen-chu 俞根初   1776

图经本草 [tú jīng běn cǎo]

Clásico ilustrado de materia médica   Su Song 苏颂   1061

外科精要 [wài kē jīng yào]

Esencia de las enfermedades externas   Chen Zi-ming 陈自明   1263

外科心法 [wài kē xīn fǎ]

Enseñanzas sobre medicina externa   Xue Ji 薛己   1528

外科正宗 [wài kē zhèng zōng]

Manual ortodoxo de medicina externa   Chen Shi-gong 陈实功   1617

外科证治全生集 [wài kē zhèng zhì quán shēng jí]

Manual salvavidas de diagnóstico y tratamiento de enfermedades externas   Wang Wei-de 王维德   1740

外科证治全书 [wài kē zhèng zhì quán shū]

Libro completo de diagnóstico y tratamiento de enfermedades externas Xu Ke-chang 许克昌 1831

外台秘要 [wài tái mì yào]

Esenciales de los arcanos de la biblioteca imperial Wang Tao 王焘 752

万病回春 [wàn bìng huí chūn]

Restauración de la salud de una miríada de enfermedades Gong Ting-xian 龚廷贤 1587

万密斋医学全书 [wàn mì zhāi yī xué quán shū]

Libro médico completo de Wan Mizhai Wan Quan 万全 1549

伪药条辨 [wěi yào tiáo biàn]

Catálogo para diferenciar las materias medicinales falsas Zheng Fen-yang 郑奋扬 1901

卫生易简方 [wēi shēng yì jiǎn fāng]

Prescripciones simples para la salud Zhou Jing 周憬 1905

卫生宝鉴 [wèi shēng bǎo jiàn]

Espejo precioso de la salud Luo Tian-yi 罗天益 1281

卫生家宝方 [wèi shēng jiā bǎo fāng]

Prescripciones caseras atesoradas para la salud Zhu Duan-zhang 朱端章 1184

温病条辨 [wēn bìng tiáo biàn]

Análisis detallado de enfermedades febriles Wu Ju-tong 吴鞠通 1798

温热病指南集 [wēn rè bìng zhǐ nán jí]

Colección de guías para enfermedades febriles Chen Ping-bo 陈平伯 1809

温热逢原 [wēn rè féng yuán]

Encuentro con la fuente de las enfermedades febriles Liu Bao-yi 柳宝诒 1900

温热经纬 [wēn rè jīng wěi]

Latitud y longitud de enfermedades febriles Wang Shi-xiong 王士雄 1852

温热论 [wēn rè lùn]

Tratado de las enfermedades febriles Ye Gui 叶桂 1746

温热暑疫全书 [wēn rè shǔ yì quán shū]

Enfermedades por fiebre de verano y epidémicas Zhou Yang-jun 周杨俊 1679

温疫论 [wēn yì lùn]

Tratado sobre la peste Wu You-xing 吴有性 1642

吴医汇讲 [wú yī huì jiǎng]

Colección de textos de médicos de Wu Tang Da-lie 唐大烈 1792-1801

五十二病方 [wǔ shí èr bìng fāng]

Prescripciones para cincuenta y dos enfermedades   Anónimo del periodo de los reinos combatientes (475BC-221BC)

洗冤录 [xǐ yuān lù]

Registro de corrección de errores   Song Ci 宋慈 1247

先醒斋医学广笔记 [xiān xǐng zhāi yī xué guǎng bǐ jì]

Notas extensas sobre medicina de Xian Xing   Miao Xi-yong 缪希雍   1613

小儿药证直诀 [xiǎo ér yào zhèng zhí jué]

Acceso a las medicinas y síndromes en enfermedades de los niños   Qian Yi 钱乙   1119

新修本草 [xīn xiū běn cǎo]

Nueva materia médica revisada   Su Jing 苏敬   659

袖珍方 [xiù zhēn fāng]

Prescripciones de bolsillo   Li Heng 李恒   1390

徐灵胎医学全书 [xú líng tāi yī xué quán shū]

Libro médico completo de Xu Lingtai   Xu Da-chun 徐大椿   1764

续名医类案 [xù míng yī lèi àn]

Suplemento al registro de casos clasificados de médicos famosos   Wei Zhi-xiu 魏之秀   1770

宣明论方 [xuān míng lùn fāng]

Prescripciones y exposiciones de preguntas esenciales   Liu Wan-su 刘完素   1172

血证论 [xuè zhèng lùn]

Tratado sobre síndromes de la sangre   Tang Zong-hai 唐宗海   1884

验方新编 [yàn fāng xīn biān]

Nueva compilación de prescripciones probadas   Bao Xiang-ao 鲍相璈   1846

疡科心得集 [yáng kē xīn dé jí]

Experiencia obtenida del tratamiento de lesiones externas   Gao Bing-jun 高秉钧   1805

药对 [yào duì]

Combinación de materias medicinales   Xu Zhi-cai 徐之才   Siglo 6

药鉴 [yào jiàn]

Espejo de medicinas   Du Wen-xie 杜文燮   1598

药品化义 [yào pǐn huà yì]

Transformando la importancia de las substancias medicinales   Jia Jiu-ru 贾九如   1644

药谱 [yào pǔ]

Materia médica   Hou Ning-ji 侯宁极   Dinastía Tang

药性本草 [yào xìng běn cǎo]

Propiedades medicinales de la materia médica   Zhen Quan 甄权   600

药性歌诀四百味 [yào xìng gē jué sì bǎi wèi]

Versos sobre las propiedades medicinales de cuatrocientas hierbas　Gong Ting-xian 龚廷贤　Siglo 16

医方集解 [yī fāng jí jiě]

Variorum de prescripciones　Wang Ang 王昂　1682

医方考 [yī fāng kǎo]

Investigaciones sobre prescripciones médicas　Wu Kun 吴昆　1584

医方论 [yī fāng lùn]

Tratado de prescripciones médicas　Fei Bo-xiong 费伯雄　1865

医贯 [yī guàn]

Dominio de la medicina　Zhao Xian-ke 赵献可　1617

医级宝鉴 [yī jí bǎo jiàn]

Espejo precioso para el avance de la medicina　Dong Xi-yuan 董西园 1777

医经溯回集 [yī jīng sù huí jí]

Discurso sobre el retorno a los clásicos médicos　Wang Lü 王履　1368

医林改错 [yī lín gǎi cuò]

Corrección de errores en los trabajos médicos　Wang Qing-ren 王清任　1830

医林纂要探源 [yī lín zuān yào tàn yuán]

Colección de investigaciones sobre los trabajos médicos　Wang Fu 汪绂　1758

医门棒喝 [yī mén bàng hè]

Vara para despertar a los médicos　Zhang Nan 章楠　1825

医门法律 [yī mén fǎ lǜ]

Preceptos para médicos　Yu Chang 喻昌　1658

医学启源 [yī xué qǐ yuán]

Revelaciones de la medicina　Zhang Yuan-su 张元素　1186

医学入门 [yī xué rù mén]

Introducción a la medicina　Li Ting 李挺　1575

医学心悟 [yī xué xīn wù]

Comprensión de la medicina　Cheng Guo-peng 程国彭　1732

医学正宗 [yī xué zhèng zōng]

Linaje ortodóxo de la medicina　Fang Zhao-quan 方肇权　1749

医原 [yī yuán]

Bases de la medicina　Shi Shou-tang 石寿棠　1861

医宗必读 [yī zōng bì dú]

Lecturas obligadas de médicos ancestrales　Li Zhong-zi 李中梓　1637

医宗金鉴 [yī zōng jīn jiàn]

Espejo dorado de los médicos ancestrales   Wu Qian 吴谦   1742

疫疹一得 [yì zhěn yī dé]

Logros respecto a erupciones epidémicas   Yu Lin 余霖   1794

银海精微 [yín hǎi jīng wēi]

Fundamentos de oftalmología   Anónimo siglo XIII

饮膳正要 [yǐn shàn zhèng yào]

Principios de una dieta correcta   Hu Si-hui 忽思慧   1330

幼幼集成 [yòu yòu jí chéng]

Trabajo completo sobre las enfermedades de los niños   Chen Fu-zheng 陈复正   1750

幼幼新书 [yòu yòu xīn shū]

Nuevo libro de pediatría   Liu Fang 刘昉   1132

杂病源流犀烛 [zá bìng yuán liú xī zhú]

Linterna maravillosa para observar el orígen y desarrollo de diversas enfermedades   Shen Jin-ao 沈金鳌   1773

增补评注温病条辨 [zēng bǔ píng zhù wēn bìng tiáo biàn]

Suplemento de anotaciones críticas a la discusión sistemática de enfermedades febriles   Wang Shi-xiong 王士雄   Qing Dinastía

增订伤暑全书 [zēng dìng shāng shǔ quán shū]

Tratado completo revisado y expandido sobre el daño por calor estival   Zhang He-teng 张鹤腾   1623

张氏医通 [zhāng shì yī tōng]

Medicina comprensiva del maestro Zhang   Zhang Lu 张璐   1695

针方六集 [zhēn fāng liù jí]

Principios de acupuntura en seis volúmenes   Wu Kun 吴崑   1618

针灸大成 [zhēn jiǔ dà chéng]

Gran compendio de acupuntura y moxibustión   Yang Ji-zhou 杨继洲   1601

针灸大全 [zhēn jiǔ dà quán]

Gran colección completa sobre acupuntura y moxibustión   Xu Feng 徐凤   1439

针灸甲乙经 [zhēn jiǔ jiǎ yǐ jīng]

Clásico A-B sobre acupuntura y moxibustión   Hung-fu Mi 皇甫谧   259

针灸聚英 [zhēn jiǔ jù yīng]

Antología gloriosa de acupuntura y moxibustión   Gao Wu 高武   1529

针灸问对 [zhēn jiǔ wèn duì]

Preguntas y respuestas de acupuntura y moxibustión   Wang Ji 汪机   1530

针灸资生经 [zhēn jiǔ zī shēng jīng]

Clásico de complementar la vida con acupuntura y moxibustion　Wang Zhi-zhong 王执中　1220

珍珠囊 [zhēn zhú náng]

Bolso de perlas　Zhang Yuan-su 张元素　1186

证类本草 [zhèng lèi běn cǎo]

Materia médica ordenada según el síndrome　Tang Shen-wei 唐慎微　1082

证治准绳 [zhèng zhì zhǔn shéng]

Criterio para la identificación y tratamiento de síndromes　Wang Ken-tang 王肯堂　1602

政和本草 [zhèng hé běn cǎo]

Materia médica del reino de Zhenghe　Gobierno imperial Song del norte 宋政府　1116

政和圣济总录 [zhèng hé shèng jì zǒng lù]

Registro comprensivo de beneficios sagrados del reino de Zhenghe　Gobierno imperial Song del norte 北宋政府　1117

症因脉治 [zhèng yīn mài zhì]

Síntomas, causa, pulso y tratamiento　Qin Jing-ming 秦景明　1706

植物名实图考 [zhí wù míng shí tú kǎo]

Referencia ilustrada de la nomenclatura botánica　Wu Qi-jun 吴其濬　1848

重楼玉钥 [zhòng lóu yù yào]

Llave de jade para la cámara escondida　Zheng Han 郑翰　1838

肘后备急方 [zhǒu hòu bèi jí fāng]

Manual de bolsillo de prescripciones de emergencia　Ge Hong 葛洪　siglo Ⅳ

诸病源候论 [zhū bìng yuán hóu lùn]

Tratado sobre las causas de las manifestaciones de las enfermedades　Chao Yuan-fang 巢元方　610

竹林寺女科秘书 [zhú lín sì nǔ kē mì shū]

Libro del templo secreto del bosque de bambú sobre las enfermedades de las mujeres　Monjes budistas del templo del bosque de bambú　1785

注解伤寒论 [zhù jiě shāng hán lùn]

Anotaciones y explicaciones sobre el tratado sobre el daño por frío　Cheng Wu-ji 成无己　1144

Apéndice 2. Indicaciones de la acupuntura, Organización Mundial de la Salud, Diciembre 1979
附录 2. 一九七九年世界卫生组织推荐针灸治疗的病症

呼吸道疾病 Enfermedades del tracto respiratorio

急性鼻窦炎 Sinusitis aguda

急性鼻炎 Rinitis aguda

感冒 Resfriado común

急性扁桃体炎 Tonsilitis aguda

支气管肺部疾病 Desórdenes broncopulmonares

急性气管炎 Bronquitis aguda

支气管气喘 Asma bronquial

眼科疾病 Desórdenes oculares

急性结膜炎 Conjuntivitis aguda

中心性视网膜炎 Retinitis central

近视（儿童）Miopía (en niños)

单纯性白内障 Catarata (no complicada)

口腔疾病 Desórdenes de la cavidad oral

牙痛 Dolor de diente

拔牙后疼痛 Dolor posterior a extracción dentaria

牙龈炎 Gingivitis

急慢性咽炎 Laringitis aguda y crónica

消化道疾病 Desórdenes gastrointestinales

食道、贲门痉挛 Espasmo del esófago y cardias

呃逆 Hipo

胃下垂 Gastroptosis

急、慢性胃炎 Gastritis aguda y crónica

胃酸过多症 Hiperacidez gástrica

慢性十二指肠溃疡 Úlcera duodenal crónica

急、慢性结肠炎 Colitis aguda y crónica

急性菌痢 Disentería bacilar aguda
便秘 Constipación
腹泻 Diarrea
肠麻痹 Íleo paralítico

神经科疾病 Desórdenes neurológicos

头痛 Cefalea
偏头痛 Migraña
三叉神经痛 Neuralgia del trigémino
面神经麻痹（早期如在 3-6 个月内）Parálisis facial (en los primeros 3-6 meses)
中风后的瘫痪 Parálisis secundaria a un accidente vascular cerebral
周围性神经疾患 Neuropatía periférica
小儿脊髓灰白质炎后遗症（早期如在 6 个月内）Secuelas de poliomielitis (en los primeros seis meses)
美尼尔氏综合症 Enfermedad de Menière
神经性膀胱功能失调 Disfunción urinaria por vejiga neurogénica
遗尿 Enuresis nocturna
肋间神经痛 Neuralgia intercostal

骨科疾病 Desórdenes ortopédicos

颈臂综合症 Síndrome cervicobraquial
肩周炎 Periartritis escapulohumeral
网球肘 Codo del tenista
坐骨神经痛 Ciática
腰痛 Dolor de espalda baja
骨关节炎 Osteoartritis

Apéndice 3. Indicaciones de acupuntura y moxibustión (Documento del suplemento de la conferencia consultiva de la OMS en Milán, 1996)
附录 3. 世界卫生组织针灸顾问会议文件附录 "针灸适应证"（米兰，1996）

一、用类似针灸法或传统疗法随机对照试验的针灸适应证

1.戒酒，2.枯草热，3.竞技综合征，4.面瘫，5.胆绞痛，6.支气管哮喘，7.心神经官能症，8.颈椎病，9.运动系统慢性疼痛（颈、肩、脊柱、膝等），10.抑郁，11.戒毒，12.痛经，13.头痛，14.偏瘫或其他脑病后遗症，15.带状疱疹，16.高血压，17.原发性低血压，18.阳痿（不能射精），19.引产，20.失眠，21.白细胞减少，22.腰痛，23.偏头痛，24.妊娠反应，25.恶心呕吐，26.肩周炎（冻结肩），27.手术后疼痛，28.经前期紧张征，29.神经根疼痛综合征，30.肾绞痛，31.类风湿性关节炎，32.扭伤和劳损，33.下颌关节功能紊乱，34.紧张性头痛，35.戒烟，36.三叉神经痛，37.泌尿道结石

I. Indicaciones probadas de acupuntura y moxibustión obtenidas de ensayos clínicos controlados aleatorios de acupuntura y moxibustión y otras terapias tradicionales.

1. abstinencia en el alcoholismo, 2. polenosis, 3. lesiones deportivas, 4. parálisis facial, 5. cólico biliar, 6. asma bronquial, 7. neurosis, 8. espondilosis cervical, 9. dolor crónico del sistema locumotor que incluye cuello, hombro, columna vertebral, rodilla, etc., 10. depresión, 11. abstinencia de medicamentos, 12. dismenorrea, 13. cefalea, 14. hemiplejia u otras secuelas encefalopáticas, 15. herpes zóster, 16. hipertensión, 17. hipotensión primaria, 18. impotencia (trastorno de eyaculación), 19. inducción del trabajo de parto, 20. insomnio, 21. leucopenia, 22. lumbago, 23. migraña, 24. síntomas gestacionales, 25. náuseas y vómitos, 26. periartritis escapulohumeral (hombro congelado), 27. dolor postoperatorio, 28. síndrome premenstrual, 29. síndrome de compresión de la raíz nerviosa, 30. cólico renal, 31. artritis reumatoide, 32. esguince y sobrecarga, 33. disfunción de la articulación mandibular, 34. cefalea tensional, 35. abstinencia por tabaquismo, 36. neuralgia del trigémino, 37. litiasis en vías urinarias

二、足够数量的病人为样本，但无随机性对照试验的针灸适应证

1.急性扁桃体炎和急性咽喉炎，2.背痛，3.胆道蛔虫症，4.慢性咽炎，5.胎位不正，6.小儿遗尿，7.网球肘，8.胆结石，9.肠道激惹综合征，10.梅尼埃病，11.肌筋膜炎，12.儿童近视，13.单纯性肥胖，14.扁桃体切除术后疼痛，15.精神分裂症，16.坐骨神经痛

II . Indicaciones de acupuntura y moxibustión con muestra suficiente de pacientes pero sin ensayos clínicos controlados aleatorios

1. tonsilitis aguda y laringofaringitis aguda, 2. dolor de espalda, 3. ascariasis biliar, 4. faringitis crónica, 5. presentación fetal no cefálica, 6. enuresis infantil, 7. codo del tenista, 8. cálculos biliares, 9. síndrome del intestino irritable, 10. enfermedad de Menière, 11. miofascitis, 12. miopía infantil, 13. obesidad simple, 14. dolor postoperativo después de la tonsilectomía, 15. esquizofrenia, 16. neuralgia del ciático

三、反复的临床报道，效果明显或有一些试验依据的针灸适应证

1.便秘，2.缺乳，3.泄泻，4.女性不孕，5.胃下垂，6.呃逆，7.尿失禁，8.男性不育(精子缺乏或精子活动力缺乏)，9.无痛分娩，10.尿潴留，11.鼻窦炎

III. Indicaciones de acupuntura y moxibustión con destacados resultados revelados por estudios clínicos o datos empíricos

1. estreñimiento, 2. oligogalactia, 3. diarrea, 4. infertilidad femenina, 5. gastroptosis, 6. hipo, 7. incontinencia urinaria, 8. esterilidad masculina (azoospermia), 9. parto sin dolor, 10. retención urinaria, 11. nasosinusitis

Apéndice 4. Breve cronología de la historia china
附录 4. 中国历史朝代简表

夏（约公元前 2070~ 公元前 1600）   Dinastía Xia (aproximadamente a.C. 2070-a.C. 1600)

商（约公元前 1600~ 公元前 1046）   Dinastía Shang (aproximadamente a.C. 1600-a.C. 1046)

周   Dinastía Zhou

  西周（约公元前 1046~ 公元前 771）   Zhou occidental (aproximadamente a.C. 1046-a.C. 771)

  东周（公元前 770~ 公元前 256）   Zhou oriental (a.C. 770-a.C. 256)

    春秋（公元前 770~ 公元前 476）   Periodo de la primavera y otoño (a.C. 770-a.C. 476)

    战国（公元前 475~ 公元前 221）   Reinos combatientes (a.C. 475-a.C. 221)

秦（公元前 221~ 公元前 207）   Dinastía Qin (a.C. 221-a.C. 207)

汉   Dinastía Han

  西汉（公元前 206~ 公元 24）   Han occidental (a.C. 206-d.C. 24)

  东汉（25~220）   Han oriental (25-220)

三国 魏（220~265）   Tres reinos   Wei (220-265)

    蜀（221~263）   Shu (221-263)

    吴（222~280）   Wu (222-280)

西晋（265~316）   Dinastía Jin occidental (265-316)

东晋（317~420）   Dinastía Jin oriental (317-420)

南北朝   Dinastías del sur y del norte

  南朝 宋（420~479）   Dinastías del sur   Song (420-479)

    齐（479~502）   Qi (479-502)

    梁（502~557）   Liang (502-557)

    陈（557~581）   Chen (557-581)

  北朝 北魏（386~534）   Dinastías del norte   Wei del norte (386-534)

    东魏（534~550）   Wei del este (534-550)

    北齐（550~577）   Qi del Norte (550-577)

    西魏（535~556）   Wei del oeste (535-556)

    北周（557~581）   Zhou del norte (557-581)

隋（581~618）   Dinastía Sui (581-618)

唐（618~907）		Dinastía Tang (618-907)
五代	后梁（907~923）	Cinco Dinastías　Liang posterior (907-923)
	后唐（923~936）	Tang posterior (923-936)
	后晋（936~946）	Jin posterior (936-946)
	后汉（947~950）	Han posterior (947-950)
	后周（951~960）	Zhou posterior (951-960)
宋	北宋（960~1127）	Dinastía Song　Song del norte (960-1127)
	南宋（1127~1279）	Song del sur (1127-1279)
辽（916~1125）		Dinastía Liao (916-1125)
金（1115~1234）		Dinastía Jin (1115-1234)
元（1271~1368）		Dinastía Yuan (1271-1368)
明（1368~1644）		Dinastía Ming (1368-1644)
清（1644~1911）		Dinastía Qing (1644-1911)
中华民国（1912~1949）		República de China (1912-1949)
中华人民共和国（1949~ 现在）		República Popular de China (1949-actualidad)

Apéndice 5. Los troncos celestes y las ramas terrestres
附录 5. 天干地支

天干 Los troncos celestes

甲 [jiǎ] el primero de los diez troncos celestes

乙 [yǐ] el segundo de los diez troncos celestes

丙 [bǐng] el tercero de los diez troncos celestes

丁 [dīng] el cuarto de los diez troncos celestes

戊 [wù] el quinto de los diez troncos celestes

己 [jǐ] el sexto de los diez troncos celestes

庚 [gēng] el séptimo de los diez troncos celestes

辛 [xīn] el octavo de los diez troncos celestes

壬 [rén] el noveno de los diez troncos celestes

癸 [guǐ] el último de los diez troncos celestes

地支 Las ramas terrestres

子 [zǐ] la primera de las doce ramas terrestres

丑 [chǒu] la segunda de las doce ramas terrestres

寅 [yín] la tercera de las doce ramas terrestres

卯 [mǎo] la cuarta de las doce ramas terrestres

辰 [chén] la quinta de las doce ramas terrestres

巳 [sì] la sexta de las doce ramas terrestres

午 [wǔ] la séptima de las doce ramas terrestres

未 [wèi] la octava de las doce ramas terrestres

申 [shēn] la novena de las doce ramas terrestres

酉 [yǒu] la décima de las doce ramas terrestres

戌 [xū] la onceava de las doce ramas terrestres

亥 [hài] la última de las doce ramas terrestres

立春 [lì chūn] inicio de la primavera (primer término solar)

雨水 [yǔ shuǐ] agua de lluvia (segundo término solar)

惊蛰 [jīng zhé] despertar de los insectos (tercer término solar)

春分 [chūn fēn] equinoccio de primavera (cuarto término solar)

清明 [qīng míng] luminosidad pura (quinto término solar)

谷雨 [gǔ yǔ] lluvia sobre el grano (sexto término solar)

立夏 [lì xià] inicio del verano (séptimo término solar)

小满 [xiǎo mǎn] pequeña plenitud (octavo término solar)

芒种 [máng zhòng] grano maduro (noveno término solar)

夏至 [xià zhì] solsticio de verano (décimo término solar)

小暑 [xiǎo shǔ] calor leve (onceavo término solar)

大暑 [dà shǔ] gran calor (doceavo término solar)

立秋 [lì qiū] inicio del otoño (treceavo término solar)

处暑 [chù shǔ] final del calor (catorceavo término solar)

白露 [bái lù] rocío blanco (quinceavo término solar)

秋分 [qiū fēn] equinoccio de otoño (dieciseisavo término solar)

寒露 [hán lù] rocío frío (diecisieteavo término solar)

霜降 [shuāng jiàng] heladas (decimoctavo término solar)

立冬 [lì dōng] inicio del invierno (decimonoveno término solar)

小雪 [xiǎo xuě] nevada leve (vigésimo término solar)

大雪 [dà xuě] grandes nevadas (vigésimo primero término solar)

冬至 [dōng zhì] solsticio de invierno (vigésimo segundo término solar)

小寒 [xiǎo hán] frío leve (vigésimo tercero término solar)

大寒 [dà hán] gran frío (vigésimo cuarto término solar)

Apéndice 7. Instituciones miembros de la Federación Mundial de Sociedades de Medicina China
附录 7. 世界中医药学会联合会会员单位

República de Argentina 阿根廷共和国

Asociación Civil de Acupuntura y Ciencias Chinas Tradicionales
阿根廷中医公会
Fundación para el Desarrollo de la Cultura China
阿根廷中国文化发展基金会

Commonwealth de Australia 澳大利亚联邦

Australian Acupuncture and Chinese Medicine Association Ltd.
澳大利亚针灸中医协会
Australia Research Institute of Combined Chinese and Western Medicine
澳洲中西医结合研究会
Australia Traditional Medicine Acupuncture Association
澳洲中医针灸研究会
Chinese Medicine Unit, Victoria University, Australia.
澳大利亚维多利亚大学中医部
Federation of Chinese Medicine & Acupuncture Societies of Australia Ltd
澳洲全国中医药针灸学会联合会
RMIT University
墨尔本皇家理工大学中医部
The Australian Traditional Chinese Medicine Association
澳洲全国中医药协会
SHXK International Institute of Chinese Medicine
身心康国际中医研究院

Austria 奥地利共和国

Austrian Acupuncture Society (ASS) and Austrian Workgroup of Tuina-Therapy
奥地利针灸学会 (奥地利推拿疗法工作组)
Austrian Association of Acupuncture (MED CHIN)
奥地利针灸学会 (MED CHIN)
Österreichischer Dachverband der professionellen TCM Therapeuten

Österreichische Gesellschaft für Traditionelle Chinesische Medizin
奥地利传统中医协会
TCM Akademie (TCM-Academy)
中医学院

Bélgica 比利时王国

Belgian Acupunctors Federation
比利时针灸联合会
Belgian Association of Phytotherapy (Chinese Herbs)
比利时中草药协会
Belgian Association for Traditional Chinese Medicine
比利时中医药学会
Belgian College of TCM
比利时中医药学院
Centre d'Études de la Médecine Chinoise et d'Acupuncture
比利时中医药培训中心
Faculty Club Alumni OTCG
比利时中国传统医学中心教师校友联合会

Bolivia 玻利维亚共和国

Societies of Chinese Traditional Medicine in Bolivia
玻利维亚中医药学会

República Federal de Brasil 巴西联邦共和国

Brazil Zhong-Yi-Yao Chinese Medicine Association
巴西中医药学会
Brazilian Association of TCM
巴西中医学会
CEIMEC-Centro de Estudo Integrado de Medicina Chinesa com a Medicina Ocidental
巴西圣保罗州西医针灸医生协会
Chinese Medicine and Acupuncture Association of Brazil
巴西中医针灸学会
Instituto Mineiro de Acupuncture Massagens
巴西针灸按摩协会

Bulgaria 保加利亚共和国

National Sports Academy
保加利亚物理治疗针灸学会

Canada 加拿大

Acupuncture-Traditional Chinese Medicine Society of Alberta (A.S.A)
加拿大亚省针灸中医学会
Canadian Association of Acupuncture & Traditional Chinese Medicine
加拿大中医药学会
Canadian Institute of Chinese Medicine Research
加拿大中医药学会
Saskatchewan Acupuncture Association of Canada
加拿大萨斯喀徹温省针灸学会
Tai-e Institute of Traditional Chinese Medicine
太 -e 中医学院
TCM Practitioners & Acupuncturists Society (Pacific Region)
加拿大执业中医师公会
The Canadian Society of Chinese Medicine and Acupuncture
全加中医药针灸协会
The Chinese Medicine and Acupuncture Association of Quebec, Canada
加拿大魁北克中医药针灸学会
United Acupuncturists & TCM Association of British Columbia
卑诗省中医针灸师联合会
World Natural Medicine Foundation (Canada)
加拿大世界自然医学基金会

República de Chile 智利共和国

Centro Médico de Investigación de Acupuntura China en Chile
智利中国医疗研究中心

República Popular China 中华人民共和国

China Association of Acupuncture and Moxibustion
中国针灸学会
China Association of Chinese Medicine
中华中医药学会

Chinese Association of the Integration of Traditional and Western Medicine
中国中西医结合学会

Hong Kong, Región de Administración Especial, República Popular China
中华人民共和国香港特别行政区
Hong Kong Association for Integration of Chinese-Western Medicine
香港中西医结合学会
Hong Kong Association of Higher Education of Chinese Medicine
香港中医药高等教育学会
Hong Kong Association of Traditional Chinese Medicine
香港中医学会
Hong Kong Registered Chinese Medicine Practitioners Association
香港注册中医学会
International Association of Medical Food Therapy
国际药膳食疗学会
International General Chinese Herbalists and Medicine Professionals Association Ltd.
国际中医中药总会
Society for Research of Traditional Chinese Medicine
名医名方研究会
Tung Wah Group of Hospitals
香港东华三院
Xin-Hua Herbalists' and Herb Dealers' Promotion Society
中国香港新华中医药促进会

Macao 中华人民共和国澳门特别行政区
Macao Association of Traditional Chinese Medicine
澳门中医药学会
Macao TCM Consortia
澳门中药业公会

Taiwan 中国台湾
Kao Hsiung Beijing Chinese Medicine University International Professional
Physicians Association
高雄市北京中医药大学国际中医师学会
Chinese Omni-Directional Healthy Keeping in Good Health Research Board

中华全方位养生健康研究会
Health-care Research Association
台湾养生休闲保健协会
Taichung Synthesis Association
台中市接骨协会
Taiwan Health & Management Development Study Association
台湾健康暨管理发展研究会

Checoslovaquia 捷克斯洛伐克 (registro de 2003)
Czechoslovakian Sino-Biology Society
捷克中国生物学协会
TCM Bohemia Organization
捷克波希米亚中医学会

Reino de Dinamarca 丹麦王国
Association of TCM in Denmark
丹麦中医协会

República de Finlandia 芬兰共和国
Nordic Modern Natural Therapeutics Society
北欧现代自然疗法协会

República de Francia 法兰西共和国
Ars Asiatica
亚洲文化学院
Confédération Française de Médecine Traditionelle Chinoise, C. F. M. T. C.
法国中医药联合会
Institute Shao Yang de MTC
法国少阳国际中医药大学
Institut Chuzhen de Médecine Chinoise
法国杵针中医学院
Jade Campus
玉石网络学校
Fédération Pan-Européenne des Spécialistes de Médecine Traditionnelle Chinoise
全欧洲中医药专家联合会

Training and Research Center of Human and Medical Sciences
法国人体精神科学研究中心
Wang Academy of Traditional Chinese Medicine
法国王氏黄家中医学院

Georgia 格鲁吉亚

The Georgian Association of Acupuncturists

República Federal de Alemania 德意志联邦共和国

Arbeitsgemeinschaft für Traditionelle Chinesische Medizin in Deutschland
德国中医传统医药学会
Deutscher Berufsverband für TCM
TCM Akademie
德国中医学院
TCM-Klinik Kötzting
德国魁茨汀中医医院

Gana 加纳共和国

"Adwenpa"Complex Company Limited
Amen Scientific Herbal Hospital
阿盟科学本草医院

Grecia 希腊共和国

Academy of Ancient Greek and Traditional Chinese Medicine
古希腊和中国医学学院
Hellenic Academy of TCM
希腊中医学会

República de Hungría 匈牙利共和国

Hungarian Traditional Chinese Medicine Association
匈牙利中医药学会

Indonesia 印度尼西亚共和国

Ikatan Naturopatis Indonesia
印尼中医学会

República de Irlanda 爱尔兰共和国

Acupuncture and Chinese Medicine Organization (ACMO)

针灸中医药学会

Association of Irish Acupuncturists

爱尔兰针灸联合会

The Acupuncture Foundation（Ireland）

爱尔兰针灸基金会

Israel 以色列国

Israeli Association of Classic Chinese Medicine

以色列中医药学会

República de Italia 意大利共和国

Associazione Medica per lo Studio dell'Agopuntura

意大利针灸中医学会

Centro Europeo di Studi di Medicina Tradizionale Cinese

意大利欧洲中医药中心

Chen's Medicine Corp., Italy

意大利陈氏医药公司

F. I. S. A. Italian Federation of Acupuncture Societies

意大利中医针灸联合会

Istituto Italiano Di Medicina Tradizionale Cinese

意大利中华医药学会

Japón 日本国

Chinese Medicine Academic Society Federation

中医药学会联合会

Japanese Association of Clinical Chinese Medicine

海外辽宁中医会

Japanese Clinical Traditional Chinese Medicine Society

临床中医药学会（辽宁中医学院附属日本中医药学院）

Peking Kaikann Health Center Co. Ltd

北京会馆健康中心株式会社

Beijing University of TCM-Campus of Japan

北京中医药大学日本校

Institute of Materia Medica and Diet Therapy
本草药膳学院
All Japan Chinese Medicine Association
全日本中医学会
International Institute for Systematizing TCM Theories
日本国际传统医学理论研究所
Japan International Association of Diet Therapists
日本国际药膳师会
Japan International Medicinal Diet Association
日本中医食养学会
Japan Chinese Medicine Society
日本中医药研究会

Yugoslavia 南斯拉夫 (registro de 2003)
Balkan Su Jok Therapy Center
南斯拉夫 Balkan Su Jok 治疗中心

Latvia 拉托维亚共和国
Association for Medical Acupuncture & TCM Republic of Latvia
拉托维亚中医针灸协会
Association for Acupuncture and Related Techniques of Latvia
拉托维亚针灸及相关手法学会

Lithuania 立陶宛共和国
Lithuanian Association of Traditional Chinese Medicine
立陶宛中医协会

Malasia 马来西亚
International Traditional Medical Association Penang Malaysia
槟洲国际传统医学会
Overseas Chinese Medical Foundation of Malaysia
马来西亚华人医药总会
Malaysia TCM Practitioner Association
马来西亚专业中医师学会
Federation of Chinese Physicians and Acupuncturists Association of Malaysia

马来西亚中医师暨针灸联合总会（医总）

Estados Unidos Mexicanos 墨西哥合众国

Instituto de Medicina Tradicional China

墨西哥中医药学会

Instituto de Medicina Tradicional China y Acupuntura de México

全国医师及针灸联合会

Nepal 尼泊尔王国

Council of Ayurvedic Medicine

印度草药传统医学会

Nardevi Hospital

Nardevi 医院

Reino de los Países Bajos 荷兰王国

Association of TCM in the Netherlands

荷兰中医药学会

Hwa To University of Traditional Chinese Medicine

Hwa To 中医药大学

Nueva Zelanda 新西兰

New Zealand Register of Acupuncturists Inc.

新西兰注册针灸师学会

New Zealand Chinese Medicine and Acupuncture Society Inc.

新西兰中医药针灸学会

Register of New Zealand Traditional Chinese Medicine Practitioners Inc.

新西兰注册中医师公会

Nigeria 尼日利亚联邦共和国

Nigeria Academy of Natural Medicine

尼中自然医学研究院

Reino de Noruega 挪威王国

The Chinese Organization of Acupuncture and Herbal Medicine

挪威中医协会

Pakistán 巴基斯坦伊斯兰共和国

Homeopathic Medical Association Pakistan

República del Perú 秘鲁共和国

Asociación Peruano-China de Medicina

秘中传统医学协会

República de Portugal 葡萄牙共和国

College of Traditional Chinese Medicine

高等中医学校

Portugal Association of Chinese Medicine

葡萄牙中医协会

Portuguese Association of Acupuncture and Related Disciplines (APA-DA)

葡萄牙针灸及相关学科协会

Corea de Sur 大韩民国

Korea Acupuncture-Moxibustion Society

大韩针灸师协会

The Korean Acupuncture and Moxibustion Society

大韩针灸学会

Traditional Chinese Medicine of Korea Association

大韩中医协会

Korean Oriental Medical Society

大韩韩医学会

韩国东医针灸医学研究院

Korea Dongsuh Acupuncture and Moxibustion Society

韩国东西针灸学会

Korea Ilchim Acupuncture and Moxibustion Society

韩国一针针灸学会

Korea Mudeng Chinese Medicine Acupuncture and Moxibustion Research Institute

韩国无等中医针灸研究所

Korea Dongyang Acupuncture and Moxibustion Society

韩国东洋针灸学会

社会团体高丽健康活法协会

República de Sudáfrica 南非共和国

Southern Africa Traditional Chinese Medicine Academy

南部非洲中医药学会

Rusia 俄罗斯联邦

Holding "Longevity World"

俄罗斯长寿世界控股集团

Li West Enterprise

利维斯特有限公司

RT-Farm Chinese Center

俄罗斯中医药中心

Oriental High Standards LTD

东方高级有限公司

República de Singapur 新加坡共和国

Singapore Association for Promoting Chinese Medicines

新加坡中医药促进会

Society of Traditional Chinese Medicine (Singapore)

新加坡中华医学会

The Singapore Chinese Physicians Association

新加坡中医师公会

Reino de España 西班牙王国

Asociación Científica de Médicos Acupuntores De Sevilla

西班牙塞维利亚皇帝针灸学会

Fundación Europea de Medicina Tradicional China

欧洲中医基金会

Instituto de Acupuntura y Fitoterapia Tradicional China

西班牙中医学院

Asociación Cultural de Acupuntura Oriental

东洋针术教养学会

Surinam 苏里南共和国

Rubing Health Foundation

如兵健康基金会

Suecia 瑞典王国

Neijing Academy of TCM

瑞典内经学会

Swedish Chinese TCM Association

瑞华中医协会

Suiza 瑞士联邦

Association Mondiale de Médecine Traditionnelle Chinoise Branche Helvétique

瑞士中医药学会

Swiss Organization of Professional Chinese Medicine

瑞士中医药协会

Reino de Tailandia 泰王国

Huachiew Chalermprakiet University

泰国华侨崇圣大学

Chinese Medical Association of Thailand

泰国中医药学会

Thailand Association of Traditional Chinese Medicine

泰国中医药协会

Thailand Lianhua Pharmaceuticals Association

泰国联华药业公会

The Chinese Medicine Association of Thailand

泰国中医总会

Emiratos Árabes Unidos 阿拉伯联合酋长国

U.A.E Chinese Medicine Academy

阿联酋中医药协会

**Reino Unido de Gran Bretaña e Irlanda del Norte
大不列颠及北爱尔兰联合王国**

Association of Chinese Medicine Practitioners (ACMP)

英国中医执业医师学会

Body Harmonics Integrated Oriental Medicine Institute

英格兰整体东方医学学会

British Society of Chinese Medicine

英国中医学会

Chinese Medical Institute & Register, London (CMIR)

英国伦敦中医注册学会

General Council of Traditional Chinese Medicine

英国中医药联合总会

The Association of Traditional Chinese Medicine (U.K.)

英国中医药学会

Estados Unidos de América 美利坚合众国

American Association of Chinese Medicine & Acupuncture

美国中医针灸学会

American Association of Integrative Medicine

美国中西整合医药学会

American Association of Oriental Medicine

全美中医公会

American Association of TCM

美国传统中医药协会

American Association of Traditional Chinese Medicine (AATCM) & United Alliance of New York State Licensed Acupuncturist (UANYLA)

美国中医学会暨纽约州针灸执照医师联合公会

American College of Traditional Chinese Medicine

美洲中医学院

American Institute of Chinese Medicine

美国中医药学研究院

Association for Professional Acupuncture in Pennsylvania

Association of Chinese Herbalists Inc.

纽约中医药联合总会

Chicago Acupuncture & Herbs Center

芝加哥中医中心

Chinese Traditional Medical Culture Promote Committee

中华传统医学文化推展委员会

East West Association of Chinese Medicine and Acupuncture U.S.A.

美国纽约东西中医药针灸联合会

Global Voice Learning Solutions

美国环球之音远程医学教育中心

International Institute of Holistic Medicine U.S.A

美国国际整体医学研究所

International Traditional Chinese Medicine Exchange Association

美华盛顿国际传统医学交流协会

Massachusetts Society of Traditional Chinese Medicine

美国麻州中医学会

National Federation of Chinese TCM Organizations U.S.A

全美华裔中医组织联合会

The National Association of Chinese Medicine

全美中医学会

Traditional Chinese Medicine Alumni & Association U.S.A

美国中医药协会 (TCMA) 暨中国旅美中医院校同学会

United California Practitioners of Chinese Medicine

美国加州中医师联合总会

U.S. Association of Chinese Tui Na

美国国际中医推拿手法学会

Washington DC Acupuncture Society, TCM Association of Washington DC

华盛顿特区中医针灸学会, 华盛顿特区传统中国医学学会

World Union of Traditional Medicine

世界传统医学联盟

备注:共 186 个会员团体、56 个国家(地区)。

亚洲:59 个　非洲:4 个　欧洲:67 个　美洲:45 个　大洋洲:11 个

Nota: Existen 186 instituciones miembros de WFCMS en 56 países (regiones).

Las instituciones miembros de WFCMS incluyen 59 en Asia, 4 en África, 67 en Europa, 45 en América y 11 en Oceanía.

REFERENCIAS 参考资料

ISN: Diccionarios y textos de referencia

Diccionarios

A Collection of Chinese-English Traditional Chinese Medicine and Drugs
Qingdao Hai Yang Da Xue Chu Ban Shi
ISBN 7-81026-774-4

Concise Chinese-English Dictionary of Medicine
People's Medical Publishing House, 1979
14CE-1576S

Classified Dictionary of Traditional Chinese Medicine
New World Press, Beijing 1994
ISBN 7-80005-226-5

Traditional Chinese Medicine. Dictionary in Chinese-English and English-Chinese
Tianjin daxue chubanshe, 1994
ISBN: 7-5618-0527-6

Chinese-English Dictionary of Traditional Chinese Medicine
Ou Ming (ed.)
Guangdong Science & Technology Publishing House. Guangzhou, 1998

English-Chinese Chinese-English Dictionary of Chinese Medicine
Nigel Wiseman
Hunan Kexue Chubanshe, 1995

On The Standard Nomenclature of Traditional Chinese Medicine
Xie Zhufan
Foreign Languages Press. Beijing, 2003

A Dictionary of the Huang Di Nei Jing Su Wen
Hermann Tessenow, Paul Unschuld
University of California Press; 1 edition, 2008
ISBN-10: 0520253582

A Practical Dictionary of Chinese Medicine, 2nd edition
N. Wiseman, Feng Ye
Paradigm Publications, 1998
ISBN: 0-912111-54-2

A Comprehensive English-Chinese Medical Dictionary
Qingdao chubanshe, 1988
ISBN: 7-5436-0380-2/Z.24

Chinese-English Chinese Traditional Medical Word-Ocean Dictionary
Shandong renmin chubanshe, 1994
ISBN: 7-203-03329-5

The Chinese-English Medical Dictionary
Renmin weisheng chubanshe, 1995
ISBN: 7-117-00474-6/R.475

A Chinese-English Dictionary
Foreign Language Teaching and Research Press, 1978
ISBN 7-5600-0739-2

International Standard Terminologies on Traditional Medicine in the Western Pacific
Region
World Health Organization, 2007

The New Century Chinese-English Dictionary of Traditional Chinese Medicine.
Zuo Yang Fu
The People's Military Medical Press. Beijing, 2005

Zhongyao Dacidian. Volumen 1, 2 y 3
Shanghai Kexue Jishu Chubanshe, 1975
ISBN: 7-5323-3294-2
ISBN: 7-5323-3296-9
ISBN: 7-5323-3295-0

Xiandai Hanyu Cidian
Shangwu Yingshushuguan, 1996
ISBN: 7-100-01777-7

Diccionario moderno español-chino chino-español
外语教学与研究出版社, 1991
ISBN 7-5600-0779-1

Nuevo diccionario español-chino
Beijing Waiguo Xueyuan Xibanya Yu Ke, 1986

Nuevo diccionario español-chino
Shangwu Yingshuguan, 1994
ISBN: 7-100-01271-6/H.403

Nuevo diccionario chino-español
Shangwu Yingshuguan, 1999
ISBN: 7-100-01835-8/H.535

Sisu diccionario conciso chino-español
Shanghai Wai Yu Jiao Xue Chubanshe, 1992
ISBN 7-81009-592-7/H.335

Breve diccionario chino-español
Editora Comercial, 1983
ISBN: 7-100-00611-2/H.219

Diccionario de medicina chino-español
Waiwen Chubanshe, 2005

ISBN:7-119-04186-X

Breve diccionario de modismos chino-español
Instituto de Estudios Superiores, Beijing 1995
ISBN 7-100-01386-0/H.431

Stedman Bilingüe, Diccionario de ciencias médicas
inglés-español español-inglés
Ed. Médica Panamericana, 1999
ISBN: 950-06-2006-5

Diccionario español de sinónimos y antónimos
F. Sainz de Robles
Aguilar, 1989
ISBN 84-03-27029-1

Diccionario de uso del español
María Moliner
Gredos, 1982
ISBN: 84-249-1344-2

Diccionario terminológico de ciencias médicas, 13 ed
Masson, 1992
ISBN: 84-458-0095-7

Diccionario de la Real Academia Española. 2 Volúmenes
Espasa Calpe, Madrid, 2008
ISBN: 978-84-670-2704-4

Diccionario de ideas afines
Fernando Corripio Pérez
Herder
ISBN: 842542500X

Diccionario abreviado de sinónimos
Fernando Corripio Pérez
Bruguera, 1980
ISBN: 840206860X

Zhongyi da cidian
Li Jingwei 李经伟
Renmin weisheng chubanshe 人民卫生出版社，2000
ISBN: 9787117020596

Hanying shuangjie zhongyi da cidian 汉英双解中医大辞典
Yuan Yixiang 原一祥等，editor
Renmin Weisheng chubanshe 人民卫生出版社，2007
ISBN: 9787117023061

Zhongyi fangji da cidian, 9 vols. 中医方剂大辞典（第九册）
Peng Huairen 彭怀仁，editor
Renmin Weisheng chubanshe 人民卫生出版社, 2000
ISBN: 9787117018913

Zhongguo yixue dacidian 中国医学大辞典
 Xian Guan 谢观
Tianjin kexue jishu chubanshe 天津科学技术出版社，2000
ISBN: 9787530824795

Zhongguo yixue da cidian, 2Vols. 中国医学大辞典（上、下册）

Xieguan 谢观
Shangwu Yingshuguan 商务印书馆，1995
ISBN: 9787801030245

Hanyu da cidian, 22 Vols. 汉语大词典 (22 册)
Luo Zhufeng 羅竹風，editor
Shanghai Cishu chubanshe 上海辞书出版社，2008

ISBN: 9787532625239

Hanyu da cidian 汉语大词典 (缩印本上中下)
Luo Zhufeng 羅竹風，editor
Shanghai Cishu chubanshe 上海辞书出版社，2007
ISBN 7-5432-0013-9

Zhongyao da cidian, 2 Vols. 中药大辞典 (上下册)
Jiangsu xin yixueyuan 江苏新医学院
Shanghai kexue jishu chubanshe 上海科学技术出版社，2004-2005
ISBN: 9787532308422
ISBN: 9787532308439

Huangdi neijing da cidian 黄帝内经大词典
周海平,申洪砚,朱孝轩 editores
Zhong yi gu ji chu ban she 中医古籍出版社，2008
ISBN: 9787801744371

Shanghan zabinglun ziciju da cidian 伤寒杂病论字词句大辞典
Wang Fu 王付，Editor
Xueyuan chubanshe 学苑出版社，2005
ISBN: 9787507724660

Shuowen jiezi 说文解字
Xushen 许慎
Zhonghua shuju 中华书局，2004
ISBN: 9787101002607

Shuowen jiezi zhu 说文解字注
Duan Yucai 段玉裁
Shanghai guji chubanshe 上海古籍出版社
ISBN: 9787532504879

Kangxi zidian 康熙字典
Zhang Yushu 张玉书

Zhonghua shuju 中华书局 , 2004
ISBN: 9787101005189

Manual de terminología chino-español en Medicina Tradicional China
Fundación Europea de Medicina Tradicional China. (Uso Interno)
Barcelona, 1990

Textos de referencia
The English-Chinese Encyclopedia of Practical Traditional Chinese Medicine
21 Volumes
Higher Education Press, Beijing, 1989

A Practical English-Chinese Library of Traditional Chinese Medicine
15 volumes
Publishing House of Shanghai University of Traditional Chinese Medicine, 1988

On the Standard Nomenclature of Traditional Chinese Medicine
Xie Zhufan
Foreign Languages Press, 2003
ISBN/ISSN: 7-119-03339-5

On the Standard Nomenclature of Basic Chinese Medical Terms
Chinese Journal of Integrative Medicine
Publisher Chinese Association of Traditional and Western Medicine, China Academy
of Chinese Medical Sciences
Volume 9, Number 1, 2003
Volume 9, Number 2, 2003

Curso de Medicina Tradicional China (Volúmenes Ⅰ-Ⅲ)
Facultad de medicina china de Beijing. Escuela Superior de Medicina Tradicional
China (ed.)
AIVI, SA. Amposta, 1993
ISBN: 84-88597-00-2

Sistemas de canales y puntos acupunturales
Fundación Europea de Medicina Tradicional China, 1998
DL: B-37.121/98

Medicina Interna
Fundación Europea de Medicina Tradicional China, 1997
DL: B-37.197/97

Pharmacopoeia of the People's Republic of China
Guandong Science and Technology Press, 1992
ISBN: 7-5359-0945-O/R.174

Species Systematization and Quality Evaluation of Commonly Used Chinese
Traditional Drugs
North China Edition, Volumes 1, 2 and 3
Beijing Yike Daxue, 1995
ISBN: 7-81034-205-3/R.205
ISBN: 7-81034-184-7/R.184
ISBN: 7-81034-544-3/R.542

Chinese Herbal Medicine. Materia Medica, 3rd. Edition
Bensky, Clavey, Stöger, Gamble, 2004
ISBN: 0-939616-4-24

Chinese Herbal Medicine. Formulas & Strategies, 2nd edition
Scheid, Bensky, Ellis, Barolet, 2009
ISBN: 978-0-939616-67-1

Chinese Medical Herbology and Pharmacology
J.K Chen, TT Chen
Art of Medicine Press, 2001
ISBN: 0-9740635-0-9

Concise Chinese Materia Medica
Brand, Wiseman

Paradigm Publications, 2008
ISBN 10: 0-912111-82-8

Chinese-English Manual of Common Materia Medica in Traditional Chinese
Medicine
Guandong Science &Technology Publishing House, 1989
ISBN: 962.04.0764.4

Chinese-English Manual of Common-used Prescriptions in Traditional Chinese
Medicine
Guandong Science &Technology Publishing House, 1989
ISBN: 962.04.0763.6

Practical Diagnostics and Therapeutics of Integrated Traditional Chinese and
Western Medicine
Zhongguo Yiyao Keji Chubanshe, 1990
ISBN: 7-5067-0222-3/R.0197

Ling Shu or The Spiritual Pivot
Wu Jin Nuan
University of Hawaii Press, 2002
ISBN-10: 0824826310

Early Chinese Medical Literature. The Mawangdui Medical Manuscripts
D. Harper
Kegan Paul International, 1998
ISBN: 0710305826

Shang Han Lun. On Cold Damage
Mitchell, Feng Ye. N. Wiseman
Paradigm Publications, 1999
ISBN: 0-912111-57-7

Nan-Ching. The Classic of Difficult Issues
P. U. Unschuld

University of California Press, 1986
ISBN: 0-520-05372-9

The Systematic Classic of Acupuncture & Moxibustion
Huang-Fu Mi
Blue Poppy Pr; 1st edition, 2004
ISBN-10: 0936185295

A Manual of Acupuncture.
P. Deadman, M. Al-Khafaji, K. Baker
Journal of Chinese Medicine Publications, 1998
ISBN: 0951054678

ÍNDICE (CON CÓDIGO NUMÉRICO)
索引（所示号码为序码号）

Índice de términos según orden de pinyin
汉语词条拼音索引

A

阿是穴　06-038

阿魏　12-679

嗳气　09-221

艾附暖宫丸　13-308

艾卷灸　11-667

艾条灸　11-666

艾叶　12-338

艾炷灸　11-655

安宫牛黄丸　13-432

安蛔　11-469

安蛔止痛　11-468

安神定志丸　13-424

安神剂　13-421

安神药　12-513

安胎　11-471

安胎药　12-692

安息香　12-551

桉叶　12-106

按法　11-791

按摩　11-779

暗经　03-193

熬　13-107

B

八宝眼药　13-195

八二丹　13-180

八法　11-051

八风　20-381

八纲　10-010

八纲辨证　10-008

八会穴　06-036

八纪　21-058

八角茴香　12-330

八略　13-028

八脉交会穴　06-029

八仙长寿丸　13-383

八邪　20-382

八珍汤　13-338

八珍益母丸　13-341

八阵　13-027

八正　21-057

八正散　13-559

巴豆　12-237

巴戟天　12-587

拔毒　11-723

拔毒膏　13-175

拔毒化腐生肌药　12-683

拔罐法　11-685

拔伸牵引　11-734

白扁豆　12-564

白缠喉　18-199

白丑　12-239

白豆蔻　12-286

白矾　12-680

白果　12-509

白虎承气汤　13-223

白虎加苍术汤　13-156

白虎加桂枝汤　13-155

白虎加人参汤　13-157

白虎汤　13-154

白花蛇舌草　12-160

白环俞　20-020

白及　12-414

白蒺藜　12-529

白降丹　13-189

白芥子　12-484

白金丸　13-597

白睛　04-091

白睛红赤　09-062

白睛混赤　09-064

白睛青蓝　18-046

白睛外膜　04-095

白睛溢血　18-051

白薇　12-164

白茅根　12-401

白膜　18-034

白膜蔽睛　18-049

白膜侵睛　18-048

白内障针拔术　11-726

白前　12-479

白仁　04-093

白散　13-606

白涩症　18-050

白砂苔　09-180

白芍　12-581

白苔　09-179

白头翁　12-172

白头翁汤　13-213

白秃疮　15-087

白薇　12-214

白物　09-423

白鲜皮　12-144

白陷鱼鳞　18-068

白眼　04-092

白英　12-184

白芷　12-086

白珠俱青　18-047

白珠外膜　04-094

白膜　15-116

白术　12-565

百病生于气　08-132

百部　12-508

百虫窝　20-383

百沸汤　13-117

百骸　04-014

百合　12-622

百合病　14-151

百合固金汤　13-359

百会　20-021

百节　04-015

百脉一宗　03-046

百晬内嗽　17-001

柏子仁　12-523

败血冲肺　16-147

败血冲胃　16-148

败血冲心　16-146

扳法　11-803

斑　09-091

斑蝥　12-674

斑疹　09-090

瘢痕灸　11-662

板　04-022

板蓝根　12-155

板牙　17-140

半边莲　12-178

半表半里证　10-027

半刺　11-545

半身不遂　09-054

半身汗出　09-274

半身无汗　09-275

半夏　12-469

半夏白术天麻汤　13-609

半夏厚朴汤　13-461

半夏曲　12-493

半夏泻心汤　13-278

半月板损伤　19-128

半枝莲　12-161

绊舌　09-153

瓣晕苔　09-165

傍针刺　11-570

镑　12-022

包煎　13-100

胞　03-180

胞痹　14-342

胞宫　03-181

胞宫积热证　10-334

胞宫湿热证　10-333

胞宫虚寒证　10-331

胞育　20-022

胞睑　04-080

胞漏　16-067

胞轮振跳　18-010

胞门　03-186

胞生痰核　18-002

胞虚如球　18-016

胞衣　03-195

胞衣不下　16-116

胞衣先破　16-115

胞肿　09-066

胞肿如桃　18-015

胞阻　16-064

保产无忧散　13-349

保和丸　13-620

保元汤　13-317

报刺　11-562

抱龙丸　13-601

抱轮红赤　09-061

抱头火丹　17-113

豹文刺　11-546

暴赤生翳　18-042

暴赤眼后急生翳外障

　　18-041

暴喘　14-112

暴风客热　18-035

暴聋　18-141

暴盲　18-102

暴怒伤阴,暴喜伤阳　07-088

暴泻　14-174

悲胜怒　02-082

悲则气消　08-161

北豆根　12-166

北沙参　12-620

背法　11-802

背部经外穴　20-017

背俞穴　06-026

背者胸中之府　04-039

奔豚汤　13-232

贲门　20-507

本草 01-031
本草学 01-032
本经配穴法 11-643
本经自病 08-482
本神 20-023
崩漏 16-031
崩中 16-033
崩中漏下 16-034
鼻不闻香臭 09-317
鼻疮 18-158
鼻疔 18-155
鼻疳 18-156
鼻疳疮 18-157
鼻槁 18-160
鼻鼽 09-193
鼻衄 09-070
鼻衄 18-161
鼻塞 09-316
鼻息肉 18-167
鼻渊 18-163
鼻针 11-516
鼻痔 18-168
鼻窒 18-159
鼻准 04-149
闭藏 21-019
闭合性损伤 19-155
闭经 16-035
荜茇 12-333
荜澄茄 12-332
萆薢分清饮 13-577
痹病 14-322
避年 16-002
臂丛神经损伤 19-142
臂臑 20-025
髀关 20-024
边头风 14-320
砭刺 11-576
砭镰法 11-497

砭石 11-534
萹蓄 12-303
扁瘊 15-082
扁桃体 20-533
便秘 09-395
便脓血 09-408
便如羊屎 09-398
便溏 09-400
便血 09-108
变瘫 17-051
变痫 17-052
变喑 17-053
变蒸 03-118
变证 10-385
辨证论治 02-103
辨证求因 07-013
辨证取穴 11-635
标本中气 21-064
表寒 08-119
表寒里热 08-123
表寒里热证 10-030
表寒证 10-013
表里辨证 10-011
表里经配穴法 11-644
表里俱寒 08-125
表里俱寒证 10-034
表里俱热 08-124
表里俱热证 10-035
表里俱实 08-050
表里俱实证 10-033
表里俱虚 08-049
表里俱虚证 10-032
表里双解剂 13-282
表里同病 08-469
表气不固 08-043
表热 08-118
表热里寒 08-122
表热里寒证 10-031

表热证 10-014
表实 05-026
表实 08-044
表实里虚 08-048
表实里虚证 10-028
表实证 10-016
表邪 07-030
表邪内陷 08-473
表邪入里 08-474
表虚 08-042
表虚里实 08-047
表虚里实证 10-029
表虚证 10-015
表证 10-012
鳖甲 12-629
鳖甲煎丸 13-487
别异比类 02-047
别煮 13-106
槟榔 12-390
髌骨骨折 19-035
髌骨软化症 19-126
髌骨脱位 19-066
冰硼散 13-188
冰片 12-552
秉风 20-026
并病 08-491
并精而出入者谓之魄
　05-047
并月 16-006
病发于阳 08-017
病发于阴 08-018
病机 08-001
病机十九条 08-508
病机学说 08-005
病脉 09-452
病色 09-035
病色相克 09-043
病势 08-002

病室尸臭　09-227

病为本,工为标　11-039

病位　08-003

病性　08-004

病因　07-014

病因辨证　10-084

病因学说　07-016

剥苔　09-170

薄厥　14-294

薄苔　09-160

薄贴　13-079

簸　12-016

薄荷　12-108

薄荷油　12-107

补法　11-216

补肺固卫　11-080

补肺益气　11-252

补肝阴　11-271

补骨脂　12-593

补火助阳　11-243

补剂　13-019

补母泻子法　11-050

补气　11-222

补气健脾　11-264

补气摄血　11-345

补气生血　11-226

补气药　12-557

补肾阳药　12-584

补虚固涩　11-292

补虚药　12-554

补血　11-229

补血养肝　11-276

补血养心　11-230

补血药　12-571

补阳　11-239

补阳还五汤　13-480

补阳药　12-583

补养剂　13-311

补养气血　11-231

补养心气　11-246

补养药　12-555

补益剂　13-310

补益心脾　11-249

补益药　12-556

补阴　11-232

补阴药　12-611

补中益气　11-260

补中益气汤　13-313

哺乳疳　17-016

不传　08-489

不得前后　09-422

不得偃卧　09-052

不定穴　06-042

不换金正气散　13-551

不及　21-055

不内外因　07-018

不容　20-028

不欲食　09-375

不月　16-008

不孕　16-152

布托牵引　11-772

布指　09-474

步廊　20-027

C

擦法　11-786

擦剂　13-052

踩蹺法　11-796

参伍　09-454

参伍不调　09-455

蚕砂　12-261

蚕矢汤　13-569

仓禀之本　03-060

苍耳子　12-089

苍术　12-285

糙苔　09-163

嘈杂　09-336

草豆蔻　12-283

草果　12-282

草药医生　01-063

侧柏叶　12-399

茶剂　13-049

茶油　12-148

柴葛解肌汤　13-144

柴胡　12-117

柴胡达原饮　13-272

柴胡加龙骨牡蛎汤　13-273

柴胡疏肝散　13-437

掺药　13-063

掺药法　11-481

缠缚疗法　11-491

缠喉风　18-198

缠扎法　11-490

蝉花散　13-534

蝉蜕　12-109

蟾酥　12-548

产后病　16-120

产后大便难　16-136

产后多汗　09-264

产后发痉　16-126

产后发热　16-127

产后腹痛　16-124

产后痉病　16-125

产后痉风　16-151

产后三病　16-142

产后三冲　16-143

产后三急　16-145

产后三禁　11-003

产后三审　16-144

产后身痛　16-128

产后小便不通　16-133

产后小便失禁　16-135

产后小便数与失禁　16-134

产后血崩　16-123

产后血晕　16-122
产后郁冒　16-149
产门　03-188
产难　16-114
产褥　21-022
产育　03-121
颤动舌　09-147
颤震　09-082
长脉　09-498
长强　20-029
肠痹　14-339
肠道湿热证　10-278
肠风　14-268
肠垢　09-409
肠澼　14-022
肠热腑实证　10-277
肠覃　16-167
肠燥津亏证　10-280
常色　09-032
常山　12-666
潮热　09-241
炒　12-035
炒黄　12-037
炒焦　12-038
炒炭　12-039
车前草　12-305
车前子　12-304
掣痛　09-309
臣药　13-031
沉脉　09-489
沉香　12-348
沉香降气汤　13-469
陈皮　12-347
疢难　14-002
成骨不全　19-071
承扶　20-030
承光　20-031
承浆　20-032

承筋　20-033
承灵　20-034
承满　20-035
承泣　20-036
承山　20-037
脿　04-127
痴呆　14-141
迟脉　09-492
持续劳损　19-156
持续痛　09-312
尺骨干骨折　19-022
尺骨上三分之一骨折合并桡
　骨头脱位　19-024
尺骨鹰嘴骨折　19-017
尺骨鹰嘴牵引　11-767
尺神经损伤　19-144
尺泽　20-038
齿　04-135
齿痕舌　09-136
齿衄　09-073
齿龋　18-207
赤白游风　15-041
赤痘　17-099
赤脉传睛　18-029
赤脉贯睛　18-030
赤脉贯目　18-031
赤脉下垂　18-076
赤膜　18-033
赤膜下垂　18-075
赤芍　12-207
赤石脂　12-645
赤小豆　12-299
赤游丹　17-123
瘢瘕　09-076
瘀脉　20-039
冲服　13-105
冲剂　13-047
冲脉　06-070

冲脉者经脉之海　06-072
冲门　20-040
冲任不固证　10-328
冲任失调证　10-329
冲任损伤　08-436
冲洗法　11-488
冲心乘肺　08-403
冲阳　20-041
茺蔚子　12-440
虫白蜡　12-647
虫积肠道证　10-276
虫积化疳证　10-149
虫积证　10-148
虫扰胆腑证　10-310
虫咬皮炎　15-095
重楼　12-193
重寒伤肺　08-238
重舌　17-135
重言　09-197
重阴必阳,重阳必阴　02-024
抽搐　09-075
抽气罐　11-688
抽气罐法　11-696
出针法　11-618
除风益损汤　13-334
除疳热　11-458
除湿散满　11-409
除痰剂　13-588
楮实子　12-627
搐鼻剂　13-062
搐搦　09-077
畜门　04-155
川贝母　12-470
川楝子　12-356
川木通　12-310
川牛膝　12-447
川乌　12-247
川芎　12-433

川芎茶调散　13-512

穿腮毒　18-221

穿腮发　18-220

穿山甲　12-464

穿心莲　12-153

传变　08-463

传道之官　03-151

传化　08-464

传化之府　03-152

传染　08-016

传染　14-068

喘　09-204

喘证　14-111

疮　15-003

疮疡　15-001

疮疡补法　11-710

疮疡补益法　11-711

疮疡和营法　11-719

疮疡解表法　11-712

疮疡理湿法　11-717

疮疡清热法　11-714

疮疡祛痰法　11-716

疮疡通里法　11-713

疮疡透脓法　11-720

疮疡托法　11-708

疮疡托里法　11-709

疮疡温通法　11-715

疮疡消法　11-707

疮疡行气法　11-718

吹喉散　13-187

垂帘翳　18-077

垂盆草　12-327

垂前　20-529

春温　14-070

春夏养阳,秋冬养阴
　21-009

春应中规　09-482

椿皮　12-145

纯阳真人养脏汤　13-409

纯阴结　14-196

唇　04-132

唇风　18-217

唇口　04-133

磁石　12-518

次髎　20-042

刺法灸法学　01-018

刺络拔罐　11-704

刺络法　11-554

刺手　11-539

刺痛　09-298

刺五加　12-594

刺血拔罐　11-703

从化　08-465

从者反治　11-032

腠理　04-004

粗末　12-058

猝发　08-024

卒厥　09-020

促脉　09-514

卒心痛　14-123

卒中　14-135

攒竹　20-043

窜痛　09-299

催气手法　11-596

催乳　12-690

催吐剂　13-627

催吐药　12-663

脆蛇　12-449

淬　12-050

焠刺　11-559

寸关尺　09-465

寸口　09-463

寸口诊法　09-462

搓柄法　11-604

搓法　11-789

搓滚舒筋　11-800

撮口　17-126

挫伤　19-149

锉　12-023

锉散　12-024

错语　09-199

D

达邪透表　11-061

达原饮　13-271

大半夏汤　13-296

大包　20-044

大便干燥　09-396

大便滑脱　09-413

大便硬结　09-397

大补丸　13-364

大补阴丸　13-360

大补元煎　13-345

大补元气　11-225

大柴胡汤　13-284

大肠　03-150

大肠　20-511

大肠寒结　08-383

大肠咳　14-101

大肠热　08-379

大肠热结　08-380

大肠湿热　08-382

大肠实　08-378

大肠实热　08-381

大肠俞　20-045

大肠虚　08-375

大肠虚寒　08-376

大肠液亏　08-377

大承气汤　13-248

大定风珠　13-541

大豆黄卷　12-293

大都　20-046

大敦　20-047

大方　13-008

大腹皮　12-357
大骨空　20-384
大骨枯槁　09-048
大汗　09-261
大汗淋漓　09-262
大赫　20-048
大横　20-049
大黄　12-223
大黄牡丹汤　13-492
大黄䗪虫丸　13-502
大活络丹　13-515
大蓟　12-403
大建中汤　13-295
大结胸证　10-382
大巨　20-050
大厥　14-292
大陵　20-051
大脑性瘫痪　19-095
大七气汤　13-446
大秦艽汤　13-513
大青龙汤　13-148
大青叶　12-154
大肉陷下　09-049
大山楂丸　13-619
大实有羸状　08-041
大头瘟　17-107
大陷胸汤　13-267
大香连丸　13-211
大邪　07-020
大泻刺　11-556
大血藤　12-182
大迎　20-052
大营煎　13-346
大枣　12-569
大钟　20-053
大杼　20-054
大椎　20-055
大眦　04-072

呆病　14-142
代茶饮　13-111
代抵当丸　13-490
代脉　09-513
代杖汤　13-503
带脉　06-073
带脉　20-056
带脉失约　08-298
带下　05-033
带下病　16-058
玳瑁　12-542
戴阳证　08-098
丹毒　15-040
丹剂　13-059
丹痧　17-086
丹参　12-444
丹参饮　13-464
丹药　13-093
单按　09-477
单煎　13-102
单手进针法　11-578
耽胎　16-100
胆　03-134
胆矾　12-664
胆寒　08-354
胆咳　14-102
胆南星　12-475
胆囊　20-385
胆气　03-135
胆气不足　08-356
胆热　08-353
胆实热　08-357
胆俞　20-057
胆虚气怯　08-355
胆郁痰扰证　10-309
胆胀　14-218
胆主决断　03-178
但寒不热　09-236

但热不寒　09-238
但欲寐　09-369
但欲漱水不欲咽　09-374
淡白舌　09-127
淡豆豉　12-112
淡红舌　09-126
淡渗利湿　11-420
淡味渗泄为阳　02-039
淡竹叶　12-128
膻中　20-058
当归　12-579
当归补血汤　13-330
当归建中汤　13-294
当归六黄汤　13-242
当归龙荟丸　13-200
当归拈痛汤　13-564
当归芍药散　13-332
当归四逆汤　13-306
当归饮子　13-333
当阳　20-386
党参　12-563
刀豆　12-366
刀圭　12-079
刀晕　15-146
导赤散　13-196
导引　21-002
导滞通便　11-161
导滞通腑　11-456
捣　12-020
盗汗　09-260
道地药材　12-009
稻芽　12-385
倒经　16-007
得气　11-592
得气　21-066
得神　09-011
得神者生　09-016
灯草灸　11-684

灯火灸　11-677

灯心草　12-307

滴酒法　11-480

滴丸　13-086

涤痰　11-433

涤痰祛瘀　11-437

涤痰汤　13-590

涤痰熄风　11-450

抵当汤　13-489

抵当丸　13-488

骶髂关节损伤　19-140

骶尾部挫伤　19-141

地仓　20-059

地道药材　12-003

地肤子　12-322

地骨皮　12-213

地黄饮子　13-396

地机　20-060

地锦草　12-177

地龙　12-541

地图舌　09-172

地五会　20-061

地榆　12-400

第三腰椎横突综合征
　　19-137

蒂丁　04-145

颠疾　17-054

癫病　14-146

点刺法　11-572

点刺舌　09-139

点穴法　11-792

点眼药法　11-500

电光性眼炎　18-112

电热针　11-528

电针麻醉　11-653

电针仪　11-527

垫棉法　11-479

丁公藤　12-245

丁奚疳　17-012

丁香　12-342

丁香柿蒂汤　13-470

耵耳　18-145

酊剂　13-060

顶颞后斜线　20-435

顶颞前斜线　20-434

顶旁1线　20-436

顶旁2线　20-437

顶中线　20-433

定喘　20-387

定喘汤　13-466

定痫丸　13-610

定志丸　13-394

锭剂　13-053

冬虫夏草　12-589

冬瓜皮　12-300

冬葵果　12-308

冬伤于寒春必温病
　　08-022

冬温　14-081

冬应中权　09-483

冬月伏暑　14-083

动脉　09-505

冻疮　15-136

洞泄　14-173

抖法　11-790

痘　09-098,17-094

痘疮　17-095

督脉　06-068,20-013

督脉阳气不足　08-352

督俞　20-062

毒火攻唇证　10-131

毒性反应　12-064

毒壅上焦证　10-433

毒证　10-127

犊鼻　20-063

独活　12-255

独活寄生汤　13-514

独立守神　21-015

独阴　20-388

独语　09-198

杜仲　12-592

端提捺正　11-742

短刺　11-567

短脉　09-499

短气　09-207

短缩舌　09-151

断耳疮　18-131

断裂伤　19-151

断乳　11-474

断绪　16-155

煅　12-046

对耳轮　20-445

对耳屏　20-447

对屏尖　20-502

对证取穴　11-633

兑端　20-064

顿服　13-108

顿咳　17-108

顿呛　17-097

顿嗽　17-109

多汗　09-263

多梦　09-370

夺汗者无血　11-004

夺血　09-427

夺血者无汗　11-005

堕胎　16-071

E

阿胶鸡子黄汤　13-376

莪术　12-463

鹅不食草　12-098

鹅口　17-034

鹅口疮　17-032

鹅掌风　15-089

额 20-497

额旁1线 20-430

额旁2线 20-431

额旁3线 20-432

额中线 20-429

呃逆 14-162

恶心 09-347

恶露 16-130

恶露不尽 16-131

恶露不绝 16-129

恶露不止 16-132

恶气 07-031

恶色 09-037

恶阻 16-061

腭裂 17-075

颔 04-154

儿茶 12-456

儿茶散 13-178

耳 04-156

耳背 20-450

耳背肺 20-535

耳背肝 20-537

耳背沟 20-539

耳背脾 20-536

耳背肾 20-538

耳背心 20-534

耳闭 18-134

耳疮 18-127

耳垂 20-449

耳疔 18-147

耳根 20-451

耳根毒 18-139

耳根痈 18-149

耳和髎 20-065

耳后附骨痈 18-146

耳甲 20-448

耳尖 20-389

耳尖 20-457

耳菌 18-152

耳壳流痰 18-130

耳廓 04-157

耳聋 09-351

耳聋左慈丸 13-380

耳瘘 18-154

耳轮 20-443

耳门 20-066

耳迷根 20-541

耳鸣 09-350

耳挺 18-153

耳眩晕 18-143

耳穴 06-044

耳蕈 18-151

耳胀 18-132

耳胀痛 18-133

耳针 11-517

耳痔 18-150

耳中 20-452

耳舟 20-444

二白 20-390

二陈汤 13-589

二垫治法 11-760

二纲六变 10-009

二间 20-067

二妙散 13-570

二母宁嗽汤 13-208

二十八脉 09-435

二十四脉 09-434

二味拔毒散 13-173

二仙汤 13-378

二阳并病 08-495

二阴煎 13-372

二至丸 13-390

F

发 15-029

发表剂 13-128

发表药 12-083

发陈 21-006

发汗解表 11-054

发酵 12-052

发泡灸 11-680

发热 09-234

发散风寒药 12-084

发散风热药 12-104

发芽 12-055

发颐 15-039

发之 11-057

发中有补 11-085

乏力 09-346

法随证立 11-048

法于阴阳 21-010

发际 03-172

发际疮 15-009

番泻叶 12-220

翻胃 14-165

烦躁多言 09-018

蕃秀 21-007

反关脉 09-470

反佐 13-034

方 13-007

方从法出 13-005

方寸匕 12-010

方剂 13-001

方剂学 01-033

芳香辟秽 11-408

芳香化湿 11-407

芳香开窍 11-316

防风 12-088

防风通圣散 13-283

防己 12-272

防己黄芪汤 13-583

防己椒目葶苈大黄丸
　13-265

飞扬 20-068

飞扬喉　18-211

非搐　17-047

非化脓灸　11-660

肥疮　15-088

肥儿丸　13-623

肥疳　17-013

肥胖　14-307

腓骨干骨折　19-038

腓总神经损伤　19-146

榧子　12-391

肺　03-029

肺　20-523

肺癌　14-120

肺痹　14-334

肺病辨证　10-233

肺藏气　03-042

肺藏于右　03-032

肺常不足　03-057

肺朝百脉　03-045

肺风痰喘　10-239

肺疳　17-021

肺寒　08-270

肺合大肠　03-201

肺合皮毛　03-052

肺火　08-267

肺津不布　08-276

肺咳　14-097

肺痨　14-117

肺络损伤　08-277

肺脾两虚　08-407

肺脾气虚　08-409

肺气　03-033

肺气不利　08-273

肺气不宣　08-272

肺气上逆　08-274

肺气实　08-265

肺气虚　08-262

肺气虚证　10-234

肺热　08-266

肺热炽盛证　10-240

肺肾气虚　08-411

肺肾气虚证　10-352

肺肾同源　03-213

肺肾同治　11-256

肺肾相生　03-214

肺肾阴虚　08-410

肺肾阴虚证　10-353

肺生皮毛　03-054

肺失清肃　08-275

肺实　08-264

肺实热　08-268

肺俞　20-069

肺司呼吸　03-039

肺为娇脏　03-055

肺为气之主　03-040

肺为水之上源　03-050

肺为阳中之太阴　03-058

肺为贮痰之器　08-279

肺痿　14-119

肺卫证　10-410

肺恶寒　03-056

肺虚　08-261

肺炎喘嗽　17-002

肺阳　03-035

肺阳虚证　10-238

肺阴　03-034

肺阴虚　08-263

肺阴虚证　10-236

肺痈　14-116

肺燥肠闭证　10-250

肺胀　14-115

肺者气之本　03-041

肺主皮毛　03-053

肺主气　03-038

肺主身之皮毛　03-051

肺主肃降　03-037

肺主通调水道　03-048

肺主行水　03-049

肺主宣发　03-036

肺主治节　03-047

分刺　11-555

分利湿邪　11-422

分利水湿　11-423

分娩　03-122

分清泄浊　11-291

分消上下　11-399

粉草薢　12-315

粉刺　15-110

粉膏剂　13-072

忿怒伤肝　07-087

丰隆　20-072

风　07-037

风池　20-070

风赤疮痍　18-006

风毒证　10-128

风府　20-071

风关　09-118

风寒　07-044

风寒表实证　10-017

风寒表虚证　10-018

风寒犯鼻证　10-090

风寒犯肺证　10-241

风寒犯头证　10-091

风寒束表　08-235

风寒束肺　08-271

风寒袭喉证　10-089

风寒袭络证　10-092

风火攻目证　10-097

风火内旋　08-330

风火热毒证　10-136

风厥　14-304

风轮　04-066

风轮赤豆　18-074

风轮风热证　10-313

风轮热毒证 10-315
风轮湿热证 10-314
风轮阴虚证 10-312
风门 20-073
风木之脏 03-083
风气 07-039
风气内动 08-199
风牵偏视 18-115
风热疮 15-107
风热犯鼻证 10-094
风热犯表证 10-019
风热犯耳证 10-095
风热犯肺证 10-242
风热犯头证 10-096
风热喉痹 18-178
风热侵喉证 10-093
风热乳蛾 18-173
风热牙疳 18-225
风热疫毒证 10-126
风瘙痒 15-106
风痧 17-083
风胜行痹证 10-088
风胜则动 08-198
风湿 07-056
风湿犯头证 10-099
风湿凌目证 10-098
风湿袭表证 10-021
风湿相搏 08-236
风市 20-074
风水 14-224
风水相搏证 10-247
风痰 07-105
风痰证 10-199
风团 09-097
风温 14-069
风温痉 14-346
风溪 20-465
风痛 17-058

风瘾 17-085
风雨则伤上 08-231
风燥 07-059
风疹 17-084
风证 10-295
风中经络证 10-087
风中血脉 08-233
枫香脂 12-430
蜂房 12-671
蜂蜡 12-670
蜂蜜 12-226
佛手 12-349
肤胀 14-231
趺阳脉 09-469
跗阳 20-075
伏 12-054
伏龙肝 12-418
伏脉 09-490
伏气 07-067
伏气 14-061
伏气温病 14-060
伏热在里 08-021
伏暑 14-082
伏暑晚发 14-086
伏兔 20-078
伏邪 07-072
伏邪自发 08-023
伏饮 14-313
扶弱 11-001
扶突 20-077
扶正解表 11-079
服食 21-004
服药法 13-115
服药食忌 12-067
氟骨病 19-106
茯苓 12-298
茯苓导水汤 13-585
茯苓桂枝白术甘草汤

13-572
茯神 12-526
浮白 20-076
浮刺 11-568
浮络 06-087
浮脉 09-486
浮萍 12-116
浮郄 20-079
府舍 20-080
釜底抽薪 11-169
釜沸脉 09-532
辅骨 04-023
腑 03-003
腑病治脏 11-045
腑气行于脏 03-208
腑输精于脏 03-206
腐蚀药 12-684
腐苔 09-168
附分 20-082
附骨疽 15-035
附子 12-335
附子理中丸 13-291
附子汤 13-304
附子泻心汤 13-277
复方 13-014
复方大承气汤 13-251
复溜 20-084
复元活血汤 13-481
副作用 12-065
腹 04-045
腹 20-477
腹哀 20-081
腹背阴阳配穴法 11-647
腹结 20-083
腹募穴 06-035
腹通谷 20-085
腹痛 09-291
腹诊 09-547

覆盆子　12-653

G

干疳　17-015

干霍乱　14-034

干姜　12-341

干咳　09-212

干呕　09-216

干漆　12-462

干陷　10-143

干支　21-032

甘草　12-566

甘草干姜茯苓白术汤　13-573

甘草小麦大枣汤　13-427

甘草泻心汤　13-280

甘寒生津　11-140

甘寒益胃　11-129

甘寒滋润　11-139

甘桔汤　13-209

甘露消毒丹　13-563

甘松　12-350

甘遂　12-236

甘温除热　11-290

肝　03-082

肝　20-518

肝癌　14-221

肝痹　14-332

肝藏血　03-091

肝常有余　03-098

肝胆病辨证　10-289

肝胆俱实　08-434

肝胆湿热　08-435

肝胆湿热证　10-311

肝风　08-327

肝风内动　08-328

肝风内动证　10-293

肝疳　17-023

肝寒　08-334

肝合胆　03-203

肝火　08-319

肝火炽盛证　10-302

肝火燔耳证　10-304

肝火犯肺　08-422

肝火犯头证　10-303

肝火上炎　08-320

肝火上炎证　10-301

肝经湿热　08-325

肝经湿热证　10-307

肝经实热　08-323

肝咳　14-095

肝气　03-085

肝气不和　08-317

肝气不舒　08-316

肝气犯脾　08-430

肝气犯胃　08-431

肝气逆　08-333

肝气盛　08-312

肝气实　08-313

肝气虚　08-307

肝气郁结　08-315

肝热　08-321

肝肾亏损　08-420

肝肾同源　03-211

肝肾阴虚　08-421

肝肾阴虚证　10-359

肝生于左　03-084

肝失条达　08-318

肝实热　08-322

肝俞　20-086

肝体阴而用阳　03-096

肝为刚脏　03-097

肝为阳中之少阳　03-101

肝胃不和证　10-358

肝恶风　03-100

肝虚　08-303

肝虚寒　08-305

肝血　03-086

肝血虚　08-308

肝血虚证　10-297

肝阳　03-088

肝阳化风　08-329

肝阳化风证　10-292

肝阳化火　08-311

肝阳偏旺　08-309

肝阳上亢　08-310

肝阳上亢证　10-291

肝阳虚　08-304

肝阳虚证　10-296

肝阴　03-087

肝阴虚　08-306

肝阴虚证　10-290

肝与胆相表里　03-204

肝郁　08-314

肝郁化火证　10-300

肝郁脾虚　08-433

肝郁脾虚证　10-357

肝郁气滞证　10-305

肝郁泄泻　14-183

肝郁血瘀证　10-306

肝者罢极之本　03-099

肝中寒　08-335

肝主风　08-326

肝主谋虑　03-095

肝主身之筋膜　03-094

肝主升发　03-090

肝主疏泄　03-089

肝主血海　03-092

肝着　14-217

疳病　17-007

疳积　17-009

疳积上目　18-125

疳痨　17-010

疳气　17-008

疳眼 18-126
疳肿胀 17-011
感冒 14-004
感冒夹惊 14-013
感冒夹痰 14-010
感冒夹滞 14-012
橄榄 12-200
肛裂 15-125
肛漏 15-127
肛门 20-456
肛痈 15-126
杠板归 12-185
杠杆支撑 11-743
高风内障 18-104
高风雀目 18-106
高风雀目内障 18-105
高风障症 18-107
高骨 04-024
高良姜 12-331
高者抑之 11-332
睾 04-161
膏肓 04-042
膏剂 13-043
膏淋 14-239
膏盲 20-087
膏摩 11-778
膏药 13-065
膏药风 15-097
膏药疗法 11-499
藁本 12-099
割治 11-483
革脉 09-509
格阳 08-093
格阴 08-100
葛根 12-111
葛根黄芩黄连汤 13-214
葛根汤 13-134
葛花 12-118

蛤蚧 12-606
蛤壳 12-494
隔山消 12-384
隔物灸 11-665
膈 04-043
膈关 20-088
膈下逐瘀汤 13-477
膈俞 20-089
根结 06-045
跟 20-469
跟骨骨折 19-041
跟骨牵引 11-770
跟痛症 19-130
更衣丸 13-253
公孙 20-090
功劳叶 12-146
功能复位 11-741
攻补兼施 11-179
攻补兼施治法 11-160
攻里剂 13-245
攻下剂 13-244
攻下药 12-218
攻下逐水 11-176
攻逐水饮 11-177
肱骨干骨折 19-012
肱骨髁间骨折 19-014
肱骨髁上骨折 19-013
肱骨内上髁骨折 19-016
肱骨内上髁炎 19-115
肱骨外科颈骨折 19-011
肱骨外髁骨折 19-015
肱骨外上髁炎 19-116
钩割法 11-727
钩藤 12-540
狗脊 12-278
枸骨叶 12-632
枸杞子 12-614
垢胎 16-009

孤阳不生,独阴不长 02-016
孤阳上出 08-082
箍围疗法 11-487
箍围药 12-685
谷疸 14-214
谷精草 12-132
谷芽 12-387
股骨粗隆间骨折 19-031
股骨干骨折 19-032
股骨颈骨折 19-030
股骨髁部骨折 19-034
股骨髁上骨折 19-033
股骨头缺血性坏死 19-098
股骨下端牵引 11-768
股肿 15-143
骨 03-175
骨痹 14-341
骨槽风 18-218
骨错缝 19-158
骨癫疾 14-149
骨度 04-012
骨度分寸定位法 11-621
骨度折量定位法 11-620
骨疳 17-025
骨鲠 18-202
骨关节结核骨痨 19-088
骨骺分离 19-008
骨骺骨软骨病 19-099
骨节 04-011
骨巨细胞瘤 19-104
骨瘤 19-101
骨盆骨折 19-051
骨盆牵引带牵引 11-775
骨盆悬吊牵引 11-774
骨牵引 11-765
骨肉瘤 19-102
骨软骨瘤 19-103
骨髓瘤 19-105

骨碎补 12-451
骨性关节炎 19-089
骨与关节梅毒 19-087
骨折 19-001
骨者髓之府 04-016
骨针 11-535
骨蒸 09-246
骨蒸发热 09-247
骨质疏松症 19-100
蛊毒 14-220
鼓胀 14-219
槊任 07-095
固崩止带 11-304
固表止汗 11-296
固表止汗药 12-637
固肠丸 13-411
固冲汤 13-419
固定垫 11-758
固定痛 09-302
固经丸 13-418
固精缩尿 11-302
固精缩尿止带药 12-652
固精丸 13-416
固涩剂 13-405
固涩药 12-636
固涩止遗 11-300
固胎丸 13-417
固阴煎 13-374
瓜蒌 12-478
瓜藤缠 15-114
瓜子眼药 13-231
栝楼薤白白酒汤 13-443
栝楼薤白半夏汤 13-442
刮 12-018
刮柄法 11-602
挂线法 11-501
怪脉 09-519
关冲 20-091
关刺 11-547
关格 14-246
关门 20-092
关元 20-093
关元俞 20-094
管针进针法 11-583
贯众 12-157
灌肠法 11-505
灌肠剂 13-056
光明 20-095
广金钱草 12-317
归经 12-006
归来 20-096
归脾汤 13-331
龟背 17-061
龟甲 12-623
龟胸 17-060
鬼胎 16-078
桂苓甘露散 13-562
桂枝 12-103
桂枝茯苓丸 13-485
桂枝加龙骨牡蛎汤 13-404
桂枝芍药知母汤 13-536
桂枝汤 13-132
滚刺筒 11-524
滚法 11-783
滚痰丸 13-596
腘窝囊肿 19-125
过经 08-487
过期不产 16-099
过期妊娠 16-101

H

哈蟆油 12-633
骸 04-013
海风藤 12-268
海金沙 12-321
海马 12-597
海螵蛸 12-655
海泉 20-391
海桐皮 12-274
海藻 12-496
海藻玉壶汤 13-616
寒 07-041
寒包火 08-127
寒毒 07-043
寒格 10-043
寒化 08-501
寒霍乱 14-035
寒极生热热极生寒 08-503
寒厥 14-300
寒凝胞宫证 10-332
寒凝气滞 08-237
寒凝血瘀证 10-104
寒疟 14-043
寒热辨证 10-036
寒热错杂 08-117
寒热格拒 08-092
寒热格拒 13-035
寒热夹杂痞 14-160
寒热平调 11-189
寒热起伏 09-254
寒热如疟 09-253
寒热往来 09-251
寒入血室 08-393
寒疝 14-161
寒胜热 10-044
寒胜痛痹证 10-103
寒胜则浮 08-202
寒湿 07-055
寒湿发黄 08-209
寒湿发黄证 10-116
寒湿困脾 08-301
寒湿困脾证 10-265
寒湿痢 14-025
寒湿内阻证 10-115

寒湿泄泻　14-180
寒湿腰痛　14-254
寒水石　12-124
寒痰证　10-198
寒痰阻肺证　10-243
寒下　11-164
寒下剂　13-247
寒哮　14-110
寒泄　14-168
寒夜啼　17-073
寒因寒用　11-029
寒则气收　08-201
寒战　09-255
寒瘴　14-053
寒者热之　11-013
寒证　10-037
寒滞肝脉证　10-308
寒滞胃肠证　10-283
汗出如油　09-270
汗法　11-053
汗证　14-270
颔厌　20-097
颔颊　04-143
蒿芩清胆汤　13-270
毫针　11-519
诃子　12-644
合病　08-490
合谷　20-098
合谷刺　11-548
合骨　04-034
合欢皮　12-525
合邪　07-035
合穴　06-019
合阳　20-099
合阴　05-020
何人饮　13-350
何首乌　12-578
和法　11-181

和解表里　11-191
和解法　11-180
和解剂　13-268
和解少阳　11-183
和胃降逆　11-336
和血熄风　11-381
和于术数　21-011
和中安神　11-457
河车丸　13-344
核桃仁　12-610
荷叶　12-397
颌　20-528
颌下痈　18-184
颌枕带牵引　11-773
鹤顶　20-392
鹤虱　12-676
黑丑　12-238
黑疸　14-215
黑疔　18-148
黑睛　04-096
黑苔　09-183
黑锡丹　13-393
黑眼　04-097
黑芝麻　12-624
横　08-479
横　09-518
横刺　11-587
横骨　20-100
横指同身寸　11-627
烘焙　12-045
红豆蔻　12-287
红汗　09-281
红蝴蝶疮　15-115
红花　12-442
红景天　12-561
红曲　12-435
红舌　09-128
红丝疔　15-018

红霞映日　18-073
洪脉　09-496
虹彩　04-106
喉痹　18-177
喉底　04-144
喉底痈　18-185
喉鹅　18-172
喉风　18-194
喉关　04-142
喉关痈　18-187
喉核　04-141
喉菌　18-205
喉瘤　18-204
喉痧　17-088
喉癣　18-189
喉嗌　04-130
喉喑　18-192
喉痈　18-182
喉主天气,咽主地气　04-146
后顶　20-101
后伸扳法　11-804
后天之精　05-042
后溪　20-102
后下　13-099
后阴　04-166
厚朴　12-374
厚朴花　12-365
厚朴七物汤　13-455
厚朴三物汤　13-252
厚朴温中汤　13-456
厚苔　09-159
候气　11-595
呼吸补泻　11-611
呼吸精气　21-017
呼吸之门　03-031
狐惑病　14-090
狐疝　15-145
胡黄连　12-211

胡椒　12-334

胡芦巴　12-598

胡荽　12-100

槲寄生　12-265

糊丸　13-082

虎骨木瓜汤　13-527

虎口三关　09-120

虎潜丸　13-379

虎杖　12-168

琥珀　12-517

护精水　04-112

花椒　12-337

花蕊石　12-409

花翳白陷　18-059

华盖　20-103

华盖散　13-131

华山参　12-500

滑剂　13-024

滑精　14-249

滑脉　09-504

滑肉门　20-104

滑石　12-313

滑胎　16-070

滑苔　09-166

滑泄　14-171

化斑　11-113

化斑汤　13-494

化腐　11-724

化腐生肌散　13-182

化积　11-460

化积散　13-622

化橘红　12-360

化脓灸　11-661

化脓性关节炎　19-086

化气利湿　11-400

化气利水　11-427

化气行水　11-426

化湿　11-410

化湿降浊　11-413

化湿行气　11-411

化湿药　12-280

化痰　11-432

化痰开窍　11-312

化痰平喘　11-434

化痰散结　11-463

化痰药　12-468

化痰止咳　11-436

化学性眼外伤　18-111

化血丹　13-496

化瘀消积　11-357

化瘀止血药　12-404

槐花　12-396

槐花散　13-509

槐角　12-395

踝　20-471

踝部骨折　19-039

坏病　10-384

环跳　20-105

环跳疽　15-034

寰枢椎骨折　19-047

缓补　11-219

缓方　13-010

缓攻　11-155

缓剂　13-015

缓脉　09-493

缓下　11-154

肓门　20-106

肓俞　20-107

黄柏　12-140

黄疸　09-040

黄疸　14-202

黄帝内经　01-048

黄耳伤寒　18-140

黄汗　14-314

黄家　07-009

黄精　04-108

黄连　12-139

黄连阿胶汤　13-240

黄连解毒汤　13-161

黄连上清丸　13-185

黄连西瓜霜眼药　13-192

黄膜上冲　18-071

黄脓上冲　18-070

黄胖　14-211

黄芪　12-562

黄芪桂枝五物汤　13-303

黄芪内托散　13-328

黄芩　12-138

黄芩汤　13-212

黄仁　04-104

黄水疮　15-084

黄苔　09-181

黄土汤　13-507

黄药子　12-486

黄液上冲　18-069

黄油症　18-032

黄肿　14-210

灰苔　09-182

恢刺　11-563

回肠　03-148

回乳　11-473

回天再造丸　13-611

回旋灸　11-671

回阳　11-208

回阳固脱　11-215

回阳救急汤　13-299

回阳救逆　11-209

回阳玉龙膏　13-576

蛔疳　17-030

会阳　20-108

会阴　20-109

会宗　20-110

秽浊　07-073

昏厥　09-023

昏瞀 09-364
昏闷无声 09-026
昏蒙 09-025
魂门 20-111
混合痔 15-124
混睛外障 18-061
混睛障 18-060
豁痰开窍 11-313
豁痰熄风 11-379
活络丹 13-516
活络效灵丹 13-486
活血调经药 12-434
活血化瘀 11-347
活血化瘀药 12-419
活血疗伤药 12-448
活血祛瘀药 12-420
活血行气药 12-421
活血止痛药 12-422
火 02-042,02-085
火不生土 08-429
火毒 08-226
火毒内陷证 10-144
火毒证 10-129
火疳 18-045
火罐法 11-690
火候 13-113
火化少阳 21-063
火劫 11-063
火克金 02-057
火麻仁 12-229
火逆 08-225
火热迫肺 08-269
火热证 10-123
火生土 02-050
火盛刑金 08-428
火旺刑金 08-424
火为金之所不胜 02-078
火为水之所胜 02-073

火侮水 02-065
火陷 10-142
火邪 07-060
火郁 08-223
火曰炎上 02-086
火制 12-034
霍乱 14-033
藿香 12-288
藿香正气散 13-550

J

饥不欲食 09-380
奇方 13-012
肌 04-007
肌痹 14-338
肌肤不仁 09-342
肌肤甲错 09-089
肌肤麻木 09-343
鸡骨草 12-175
鸡冠花 12-412
鸡内金 12-386
鸡矢藤 12-383
鸡胸 17-059
鸡血藤 12-577
鸡眼 15-148
积 14-289
积精全神 21-016
积聚 14-288
积雪草 12-320
箕门 20-112
激光针 11-530
激经 16-010
即重不胜 09-056
极泉 20-114
急方 13-011
急风 14-350
急喉风 18-195
急喉喑 18-193

急黄 14-207
急火 13-126
急惊风 17-039
急救回生丹 13-300
急脉 20-113
急下 11-158
急下存阴 11-168
急性化脓性骨髓炎 19-083
急性腰扭伤 19-139
急性子 12-459
急者缓之 11-022
疾脉 09-495
疾徐补泻 11-609
蒺藜 12-531
挤压法 11-752
脊 04-044
脊中 20-115
脊柱侧凸症 19-076
脊柱骨折 19-049
脊柱裂 19-074
剂量 12-078
剂型 13-036
季经 16-003
既病防变 11-008
济川煎 13-260
加辅料炒 12-040
加减葳蕤汤 13-151
加味肾气丸 13-385
加味乌药汤 13-462
加味逍遥散 13-439
夹板固定 11-756
夹挤分骨 11-738
夹脊 20-393
夹食伤寒 14-011
痂 15-120
颊车 20-116
甲子 21-033
瘕 16-163

架火法 11-691
假麻 17-081
假神 09-014
坚者削之 11-016
间气 21-043
间使 20-119
间者并行 11-037
肩 20-467
肩部扭挫伤 19-110
肩关节脱位 19-056
肩胛骨骨折 19-010
肩井 20-117
肩髎 20-118
肩锁关节脱位 19-055
肩外俞 20-120
肩息 09-074
肩袖损伤 19-113
肩髃 20-121
肩贞 20-122
肩中俞 20-123
煎膏 13-070
煎剂 13-038
煎厥 14-293
煎药法 13-096
煎药用水 13-121
拣 12-015
茧唇 15-070
睑废 18-008
睑内结石 18-012
睑生疡 18-014
睑弦 04-084
睑弦赤烂 18-005
间隔灸 11-664
间接暴力 07-103
间接灸 11-663
间日疟 14-046
建里 20-124
建瓴汤 13-539

健脾扶阳 11-261
健脾和胃 11-266
健脾化湿 11-415
健脾化痰 11-447
健脾化浊 11-416
健脾利湿 11-262
健脾丸 13-319
健脾消食 11-265
健脾燥湿 11-263
健忘 14-140
渐聋 18-142
楗 04-017
楗骨 04-025
腱鞘囊肿 19-122
姜黄 12-429
僵蚕 12-537
降逆下气 11-338
降逆止咳平喘 11-342
降气 11-330
降气化痰 11-341
降气平喘 11-334
降气止呃 11-337
降香 12-408
绛舌 09-129
交感 20-475
交骨 04-026
交会穴 06-037
交司时刻 21-060
交通心肾 11-136
交信 20-125
胶囊剂 13-048
椒疮 18-004
角孙 20-126
角窝上 20-483
角窝中 20-485
绞股蓝 12-558
绞痛 09-306
脚湿气 15-090

疖 15-005
疖病 15-006
接触性皮炎 15-096
桔梗 12-498
洁净府 11-428
结核 09-103
结节 20-458
结脉 09-512
结胸 14-315
结阳 14-223
结阴 14-266
结扎法 11-502
结者散之 11-019
睫毛 04-085
截疟 11-186
解表法 11-052
解表剂 13-127
解表散寒 11-071
解表药 12-082
解毒 11-118
解毒除瘴 11-406
解毒杀虫燥湿止痒药 12-667
解肌 11-064
解颅 17-062
解剖复位 11-740
解索脉 09-528
解溪 20-127
解郁泄热 11-133
疥疮 15-094
金 02-044
金疮 18-044
金沸草 12-488
金疳 18-043
金匮要略 01-052
金果榄 12-173
金津 20-394
金克木 02-059

金铃子散　13-202
金门　20-128
金礞石　12-491
金破不鸣　08-280
金气肃杀　02-090
金钱白花蛇　12-252
金钱草　12-326
金生水　02-052
金实不鸣　08-281
金水六君煎　13-593
金水相生　11-257
金锁固精丸　13-415
金为火之所胜　02-075
金为木之所不胜　02-080
金侮火　02-067
金疡　15-147
金银花　12-201
金樱子　12-659
金曰从革　02-089
金针　11-537
金针拨内障　11-725
津　05-034
津枯邪滞　08-188
津枯血燥　08-187
津亏血瘀　08-189
津气　05-035
津气亏虚证　10-189
津伤证　10-188
津脱　08-174
津血同源　05-057
津液　05-032
津液辨证　10-187
津液亏虚证　10-211
筋　04-009
筋痹　14-337
筋粗　19-109
筋癫疾　14-148
筋断　19-108

筋疳　17-026
筋骨并重　11-047
筋瘤　15-064
筋挛　19-096
筋伤　19-107
筋缩　19-097
筋缩　20-129
筋惕肉瞤　09-059
筋痿　14-356
紧喉　18-196
紧脉　09-508
锦灯笼　12-197
近部取穴　11-630
近视　18-116
近血　09-110
进针法　11-577
浸膏　13-068
浸渍法　11-489
噤风　17-127
噤口痢　14-028
京大戟　12-234
京骨　20-130
京门　20-131
经闭　16-036
经别　06-079
经产剂　13-629
经迟　16-018
经刺　11-552
经断复来　16-056
经方　13-002
经间期出血　16-030
经筋　06-081
经尽　08-488
经来遍身浮肿　16-050
经来发热　16-042
经来泄泻　16-048
经乱　16-013
经络　06-001

经络辨证　10-006
经络腧穴按诊　09-546
经络现象　06-003
经络学　01-016
经络学说　06-002
经络证治　06-007
经络之气　05-023
经脉　06-004
经期延长　16-029
经气　06-006
经渠　20-133
经水过多　16-024
经水后期　16-019
经水涩少　16-027
经水先后不定期　16-022
经水先期　16-016
经外奇穴　06-040
经行发热　16-041
经行风疹块　16-057
经行浮肿　16-049
经行腹痛　16-040
经行口糜　16-053
经行膜䐃　16-054
经行情志异常　16-052
经行乳房胀痛　16-051
经行身痛　16-045
经行头痛　16-043
经行吐衄　16-046
经行泄泻　16-047
经行眩晕　16-044
经穴　06-018
经早　16-015
荆芥　12-093
惊风　17-038
惊风四证八候　17-050
惊疳　17-027
惊悸　09-323
惊痫　17-057

惊则气乱　08-163
惊者平之　11-026
惊震内障　18-097
晶珠　04-109
晶膜　15-117
睛不和　09-367
睛带　04-117
睛高突起　18-123
睛明　20-132
睛胀　18-124
睛珠　04-115
精　05-038
精不足者，补之以味　11-236
精冷　09-425
精癃　15-135
精明　04-058
精气　05-039
精气亏虚证　10-050
精气学说　05-002
精窍　04-160
精神内守　21-014
精室　03-104
精脱　08-347
精血同源　05-058
精者身之本　05-040
精珠　04-110
精浊　15-134
井穴　06-015
颈　20-481
颈百劳　20-395
颈骨　04-027
颈痈　15-025
颈椎　20-482
颈椎病　19-132
颈椎侧旋提推法　11-747
颈椎单纯骨折　19-046
颈椎单人旋转复位法
　　11-749

颈椎角度复位法　11-748
胫腓骨干双骨折　19-037
胫骨结节牵引　11-769
胫骨髁骨折　19-036
胫神经损伤　19-147
痉病　14-344
痉厥　09-055
镜面舌　09-173
戾则气泄　08-228
鸠尾　20-134
九刺　11-549
九分散　13-498
九候　09-467
九华膏　13-179
九里香　12-359
九窍　04-056
九痛丸　13-288
九味羌活汤　13-525
九仙散　13-408
九香虫　12-358
九针　11-531
九制大黄丸　13-220
九制香附丸　13-499
久泄　14-175
久泻　14-176
灸法　11-654
韭菜子　12-595
酒疸　14-213
酒剂　13-061
酒煎　13-103
酒客　07-010
酒醴　13-078
酒癖　07-011
酒齄鼻　15-111
救急剂　13-632
救急稀涎散　13-628
居经　16-004
居髎　20-135

菊花　12-120
菊苣　12-312
橘核　12-379
咀　12-056
举按寻　09-475
举元煎　13-314
巨刺　11-558
巨骨　20-136
巨髎　20-137
巨阙　20-138
剧痛　09-305
距骨骨折　19-040
距骨脱位　19-067
聚　14-290
聚泉　20-396
聚星障　18-056
蠲痹汤　13-520
卷柏　12-405
决明子　12-133
绝汗　09-267
绝经前后诸证　16-055
厥逆　09-543
厥逆无脉　09-544
厥阴病证　10-369
厥阴寒厥证　10-404
厥阴蛔厥证　10-406
厥阴热厥证　10-405
厥阴热利　14-031
厥阴俞　20-139
厥证　14-291
君臣佐使　13-029
君药　13-030
皲裂　15-138
皲裂疮　15-137
菌灵芝　12-559
峻补　11-220
峻剂　13-246
峻下　11-156

峻下逐水药 12-230

K

咯血 09-104
开达膜原 11-185
开放性损伤 19-154
开鬼门 11-055
开阖补泻 11-612
开窍 11-311
开窍剂 13-429
开窍药 12-546
开泄 11-077
开中有合 11-084
坎离砂 12-243
亢害承制 02-069
颗粒剂 13-046
髁骨 04-028
咳逆上气 09-210
咳逆倚息 09-053
咳如犬吠 09-213
咳嗽 09-211
咳血 09-105
可保立苏汤 13-354
渴不欲饮 09-373
客气 21-040
客气邪风 07-040
客色 09-034
客忤 17-071
客忤夜啼 17-072
客邪 07-036
客运 21-038
客者除之 11-017
客主加临 21-044
空痛 09-310
孔子大圣知枕中方 13-428
孔最 20-140
恐伤肾 07-082
恐胜喜 07-094

恐则气下 08-162
控涎丹 13-264
芤脉 09-488
口 04-129,20-505
口不仁 09-392
口臭 09-225
口疮 18-213
口淡 09-383
口疳 17-017
口禾髎 20-141
口渴 09-372
口苦 09-384
口麻 09-391
口糜 18-216
口粘腻 09-390
口僻 14-357
口气 09-224
口酸 09-386
口甜 09-385
口味 09-382
口吻疮 17-036
口咸 09-389
口香 09-226
口形六态 04-054
口中和 09-393
叩击法 11-797
枯膜 15-118
苦参 12-143
苦寒清气 11-095
苦寒清热 11-096
苦寒泄热 11-097
苦寒直折 11-088
苦楝皮 12-678
苦温燥湿 11-417
苦辛通降 11-188
苦杏仁 12-512
库房 20-142
胯腹痈 15-027

快药 12-219
髋 04-029
髋 20-473
髋骨 20-397
髋关节脱位 19-064
款冬花 12-505
狂病 14-150
狂言 09-202
揆度奇恒 09-006
溃坚 11-464
溃疡 09-100
昆布 12-472
昆仑 20-143
扩创引流法 11-494

L

蜡丸 13-081
来复汤 13-355
莱菔子 12-371
阑尾 20-398,20-512
烂疔 15-016
烂喉丹痧 17-087
烂喉风 17-090
烂喉痧 17-093
劳风 14-014
劳复 08-028
劳宫 20-144
劳倦 07-101
劳淋 14-240
劳疟 14-044
劳则气耗 08-139
劳者温之 11-027
牢脉 09-491
瘰瘵 14-118
老奴丸 13-395
老鹳草 12-250
烙法 11-496
雷公藤 12-264

雷火神针　11-674
雷头风　14-319
雷丸　12-392
肋骨骨折　19-045
肋骨牵引　11-771
泪　04-090
泪点　04-089
泪窍　04-087
泪泉　04-086
泪堂　04-088
类剥苔　09-171
类搐　17-048
类风湿性关节炎　19-090
类中风　10-232
类中风　14-136
冷汗　09-271
冷泪　18-018
冷秘　14-201
冷痛　09-303
冷哮　14-109
冷哮丸　13-608
冷瘴　14-052
梨状肌综合征　19-123
离经脉　09-523
蠡沟　20-145
里病出表　08-476
里寒　08-121
里寒证　10-023
里喉痈　18-186
里急　09-410
里急后重　09-411
里热　08-120
里热证　10-024
里实　08-046
里实证　10-026
里水　14-226
里虚　08-045
里虚证　10-025

里证　10-022
理法方药　13-006
理筋手法　11-750
理气和胃　11-335
理气剂　13-436
理气健脾　11-324
理气解郁　11-323
理气宽中　11-321
理气通降　11-320
理气药　12-343
理气止痛　11-322
理血法　11-346
理血剂　13-472
理中丸　13-290
历节　14-329
厉兑　20-146
立效散　13-230
利尿通淋药　12-301
利湿　11-397
利湿排石汤　13-567
利湿退黄药　12-323
利湿药　12-290
利水渗湿　11-419
利水渗湿药　12-289
利水消肿药　12-291
沥血腰痛　14-258
疬　07-063
疬风　15-121
疬气　07-064
荔枝核　12-375
栗疡　18-013
痢疾　14-021
连理汤　13-281
连钱草　12-309
连翘　12-202
连舌　17-136
帘珠喉　18-181
帘珠喉痹　18-180

莲花舌　15-068
莲须　12-656
莲子　12-658
莲子心　12-657
廉泉　20-147
廉泉受阻　08-258
膫法　11-498
膫疮　15-140
敛疮生肌　11-721
敛肺定喘　11-298
敛肺涩肠药　12-640
敛肺止咳　11-297
敛汗固表药　12-638
良附丸　13-292
凉肝熄风　11-375
凉膈散　13-163
凉血　11-111
凉血散血　11-112
凉血止血　11-360
凉血止血药　12-394
凉燥　14-093
梁门　20-148
梁丘　20-149
两地汤　13-375
两感　08-470
两面针　12-431
两头尖　12-251
两虚相得乃客其形　08-008
两阳相劫　08-234
两阴交尽　21-059
潦水　13-110
列缺　20-150
裂缝骨折　19-020
裂纹舌　09-141
临产　03-197
临产　16-112
临盆　03-198
临睡服　13-114

鳞屑　15-108
淋　12-029
淋秘　09-416
淋证　14-234
灵道　20-151
灵龟八法　11-641
灵枢　01-050
灵台　20-152
灵墟　20-153
苓甘五味姜辛汤　13-607
苓桂术甘汤　13-571
凌霄花　12-436
凌心射肺　08-402
羚角钩藤汤　13-537
羚羊角　12-539
另煎　13-101
流火　15-042
流金凌木　18-028
流浸膏　13-069
流泪病　18-017
流水　13-120
流痰　15-044
流注　15-036
留罐　11-697
留饮　10-208
留者攻之　11-011
留针　11-617
留针拔罐　11-702
硫黄　12-673
瘤　15-061
六变　09-447
六腑　03-132
六腑下合穴　06-022
六腑以通为用　03-133
六合　06-005
六合定中丸　13-553
六合汤　13-497
六和汤　13-554

六经辨证　10-362
六经病　10-363
六君子汤　13-316
六脉　09-449
六脉垂绝　09-534
六气　21-027
六神丸　13-171
六味地黄丸　13-356
六阳脉　09-451
六一散　13-237
六阴脉　09-450
六淫　07-034
六郁　14-264
六郁汤　13-444
六元　21-045
六月寒　12-102
龙胆草　12-141
龙胆泻肝汤　13-198
龙骨　12-530
龙虎丹　13-532
龙葵　12-183
龙门　04-165
龙眼肉　12-582
癃闭　14-245
蝼蛄疖　15-007
漏　09-101
漏谷　20-154
漏汗　09-265
漏睛　18-020
漏睛疮　18-023
漏睛脓出　18-024
漏芦　12-196
漏胎　16-068
漏下　16-032
漏泄　14-271
芦根　12-126
芦荟　12-221
炉甘石　12-689

鸬鹚瘟　17-114
颅骨牵引　11-766
颅息　20-155
露剂　13-042
鹿角　12-600
鹿角胶　12-574
鹿角霜　12-602
鹿茸　12-601
鹿衔草　12-257
路路通　12-258
率谷　20-233
绿风　18-091
绿风内障　18-090
绿水灌瞳　18-092
绿苔　09-184
轮1　20-459
轮2　20-460
轮3　20-461
轮4　20-462
罗布麻叶　12-533
罗汉果　12-471
罗汉针　11-522
罗勒　12-101
瘰疬　15-043
络刺　11-553
络脉　06-086
络却　20-156
络石藤　12-270
络穴　06-031

M

麻痹舌　09-155
麻促脉　09-524
麻毒　07-074
麻沸汤　13-119
麻风　15-093
麻黄　12-096
麻黄根　12-639

麻黄连翘赤小豆汤 13-558
麻黄汤 13-129
麻黄细辛附子汤 13-150
麻黄杏仁甘草石膏汤
  13-142
麻黄杏仁薏苡甘草汤
  13-130
麻油 12-225
麻疹 17-077
麻疹闭肺 17-079
麻疹陷肺 17-078
麻子仁丸 13-261
马鞭草 12-446
马勃 12-169
马齿苋 12-170
马兜铃 12-510
马脾风 17-046
马钱子 12-454
马桶癣 15-098
马牙 17-139
麦冬 12-634
麦门冬汤 13-362
麦芽 12-382
脉 03-176
脉暴出 09-453
脉痹 14-336
脉癫疾 14-147
脉管 04-035
脉静 09-439
脉膜 04-036
脉逆四时 09-442
脉气 09-438
脉舍神 09-485
脉脱 09-515
脉痿 14-355
脉无胃气 09-444
脉象 09-433
脉象主病 09-445

脉以胃气为本 09-443
脉应四时 09-441
脉者血之府 03-177
脉诊 09-432
脉症合参 09-457
满山红 12-487
慢喉喑 18-200
慢火 13-125
慢惊风 17-040
慢脾风 17-045
慢性化脓性骨髓炎 19-084
慢性腰肌劳损 19-136
蔓荆子 12-110
芒刺舌 09-140
芒硝 12-222
盲 18-078
猫眼疮 15-113
猫爪草 12-362
毛刺 11-557
毛悴色夭 09-087
毛脉合精 05-055
冒 09-359
冒湿 14-018
冒暑 14-076
冒眩 09-360
瞀乱 09-024
玫瑰花 12-346
眉冲 20-157
眉棱骨 04-021
梅核气 18-201
梅花点舌丹 13-190
梅花针 11-523
霉酱苔 09-185
闷 12-053
闷痛 09-297
虻虫 12-461
猛疽 18-188
梦交 09-426

梦遗 14-250
梦呓 09-201
梦游 09-371
泌别清浊 03-149
密蒙花 12-134
密陀僧 12-682
蜜丸 13-085
绵萆薢 12-316
面颊 20-532
面色 09-029
面色黧黑 09-041
面王 04-147
面游风 15-109
面针 11-515
苗窍 04-051
眇目 18-113
明党参 12-631
明灸 11-657
明目剂 13-631
明堂 04-148
命关 09-116
命门 03-103
命门 20-158
命门之火 03-110
缪刺 11-575
膜 04-038
膜原 04-037
摩法 11-785
默默不欲饮食 09-376
没药 12-428
墨旱莲 12-628
母病及子 08-437
母气 02-092
牡丹皮 12-206
牡荆叶 12-490
牡蛎 12-534
牡蛎散 13-407
拇指同身寸 11-626

拇指腕掌关节脱位　19-060
拇指掌指关节脱位　19-062
蹞趾跖趾关节脱位
　19-069
蹞外翻　19-081
木　02-041
木鳖子　12-180
木防己汤　13-599
木芙蓉叶　12-186
木瓜　12-248
木蝴蝶　12-352
木火刑金　08-423
木克土　02-056
木舌　17-137
木生火　02-049
木为金之所胜　02-072
木为土之所不胜　02-077
木侮金　02-064
木喜条达　02-084
木香　12-344
木香槟榔丸　13-451
木香分气汤　13-448
木香化滞散　13-452
木香流气饮　13-450
木香顺气散　13-449
木郁化风　08-332
木郁化火　08-324
木曰曲直　02-083
木贼　12-115
目　04-057
目胞　04-079
目本　04-061
目赤　09-060
目窗　20-159
目劄　18-011
目飞血　09-063
目缝　04-082
目纲　04-121

目裹　04-081
目昏　09-363
目睑重缓　18-009
目窠　04-077
目窠上微肿　09-065
目眶　04-118
目眶骨　04-119
目盲　18-079
目昧　09-366
目内眦　04-071
目偏视　18-114
目锐眦　04-076
目涩　09-365
目上纲　04-122
目上网　04-120
目痛　09-357
目外眦　04-073
目系　04-059
目下纲　04-124
目下网　04-123
目眩　09-358
目痒　09-353
目肿胀　09-067
目珠　04-114
募穴　06-034
暮食朝吐　09-217

N

拿法　11-795
内鼻　20-495
内闭外脱　08-104
内闭外脱证　10-155
内补黄芪汤　13-353
内补鹿茸丸　13-389
内吹乳痈　15-046
内钓　17-042
内毒　08-227
内耳　20-531

内分泌　20-525
内风　08-193
内风证　10-294
内固定　11-776
内关　20-164
内寒　08-200
内踝尖　20-400
内经　01-051
内科疾病　14-001
内伤　07-076
内伤发热　14-277
内生殖器　20-484
内湿　08-203
内庭　20-165
内托黄芪散　13-352
内托生肌散　13-351
内外俱实　08-052
内外俱虚　08-051
内膝眼　20-401
内陷　10-140
内迎香　20-399
内燥　08-211
内燥证　10-122
内障　18-080
内痔　15-122
内痔胶圈套扎法　11-478
内痔结扎法　11-503
内痔枯痔钉疗法　11-477
内痔注射法　11-476
纳呆　09-377
纳干法　11-637
纳谷不香　09-378
纳甲法　11-639
纳气平喘　11-255
纳支法　11-638
纳子法　11-640
奶疳　17-014
奶麻　17-080

南沙参　12-625

难产　16-113

囊痈　15-021

硇砂　12-426

脑　03-166

脑崩　18-166

脑干　20-504

脑户　03-169

脑户　20-160

脑空　20-161

脑漏　18-165

脑衄　18-169

脑渗　18-164

脑髓　03-168

脑髓受伤　08-395

闹羊花　12-244

臑会　20-162

臑俞　20-163

能近怯远证　18-117

能近视不能远视　18-118

能远怯近症　18-120

能远视不能近视　18-121

泥丸　03-167

逆传　08-467

逆传心包　08-468

逆经　16-005

逆者正治　11-020

逆证　10-005

溺白　14-243

溺浊　14-244

腻苔　09-167

拈痛汤　13-565

粘腻苔　09-169

捻衣摸床　09-084

捻转补泻　11-607

捻转法　11-600

碾　12-021

碾挫伤　19-153

尿道　20-454

尿血　09-112

尿浊　09-419

捏法　11-793

捏脊　11-794

颞　20-499

颞颌关节紊乱症　19-157

颞后线　20-439

颞前线　20-438

宁志丸　13-426

凝脂翳　18-058

牛蒡子　12-114

牛黄　12-545

牛黄解毒丸　13-165

牛黄噙化丸　13-183

牛黄清心丸　13-430

牛黄上清丸　13-168

牛黄镇惊丸　13-615

牛皮癣　15-104

扭伤　19-150

浓缩丸　13-087

脓耳　18-135

脓耳变症　18-137

脓耳口眼歪斜　18-138

脓耳眩晕　18-144

脓疱　15-085

脓痰证　10-194

脓证　10-146

弄舌　09-150

弄胎　16-106

弄胎痛　16-107

胬肉扳睛　18-027

胬肉攀睛　18-025

胬肉侵睛　18-026

怒伤肝　07-086

怒胜思　07-093

怒则气上　08-159

女金丹　13-495

女劳疸　14-212

女劳复　08-029

女贞子　12-616

女子胞　03-179

女子以肝为先天　03-093

衄血　09-430

疟　14-040

疟疾　14-039

疟母　14-045

疟邪　07-066

暖肝煎　13-302

O

呕吐　09-215

偶刺　11-561

偶方　13-013

藕节　12-406

P

拍击法　11-798

排脓　11-722

排脓解毒　11-117

排脓托毒　12-691

膀胱　03-153

膀胱　20-514

膀胱咳　14-104

膀胱气化　03-154

膀胱湿热　08-386

膀胱湿热证　10-327

膀胱虚寒　08-385

膀胱虚寒证　10-326

膀胱俞　20-166

胖大海　12-477

胖大舌　09-135

炮姜　12-340

炮制　12-011

炮炙　12-043

泡　12-030

泡腾片 13-094
疱疹 15-074
培土生金 11-283
佩兰 12-284
配伍 12-007
配伍禁忌 12-071
盆腔 20-487
硼砂 12-194
皮痹 14-340
皮部 06-083
皮肤牵引 11-764
皮肤针 11-520
皮肤针法 11-508
皮毛 04-003
皮内针 11-509
皮水 14-225
皮下留针法 11-510
皮质下 20-501
枇杷叶 12-511
脾 03-059
脾 20-520
脾痹 14-333
脾病辨证 10-255
脾不统血 08-292
脾不统血证 10-266
脾不主时 03-078
脾藏肉 03-073
脾藏营，营舍意 03-076
脾常不足 03-080
脾瘅病 14-273
脾肺两虚 08-408
脾肺气虚证 10-354
脾疳 17-022
脾寒 08-296
脾合胃 03-202
脾咳 14-096
脾气 03-062
脾气不固证 10-258

脾气不升 08-286
脾气不舒 08-299
脾气实 08-294
脾气下陷 08-285
脾气虚 08-284
脾气虚证 10-257
脾热 08-297
脾肾阳虚 08-417
脾肾阳虚证 10-355
脾失健运 08-300
脾实 08-293
脾实热 08-295
脾俞 20-167
脾统血 03-071
脾旺不受邪 03-077
脾为后天之本 03-066
脾为生痰之源 08-302
脾为胃行其津液 03-069
脾为至阴 03-061
脾胃不和证 10-274
脾胃俱实 08-415
脾胃湿热 08-416
脾胃为气血生化之源
　　03-068
脾胃虚寒 08-414
脾胃虚弱 08-412
脾胃阳虚证 10-356
脾胃阴虚 08-413
脾胃阴虚证 10-275
脾恶湿 03-079
脾心痛 14-125
脾虚 08-283
脾虚动风证 10-261
脾虚寒 08-289
脾虚气陷证 10-259
脾虚生风 08-290
脾虚湿困 08-291
脾虚水泛证 10-262

脾虚泄泻 14-182
脾阳 03-064
脾阳虚 08-288
脾阳虚证 10-263
脾阴 03-063
脾阴虚 08-287
脾约 14-192
脾约证 10-398
脾主后天 03-067
脾主肌肉 03-074
脾主身之肌肉 03-075
脾主升清 03-070
脾主四肢 03-072
脾主运化 03-065
痞 09-320
痞根 20-402
痞满 09-319
痞证 14-155
片剂 13-039
偏历 20-168
偏全 09-174
偏头风 14-318
偏头痛 14-321
胼胝 15-119
漂 12-032
平补平泻 11-613
平冲降逆 11-339
平刺 11-586
平旦服 13-116
平肝潜阳 11-273
平肝熄风 11-376
平肝熄风药 12-527
平肝药 12-528
平脉 09-437
平脔药 12-688
平气 21-053
平人 09-008
平胃散 13-552

屏尖 20-491

屏间后 20-498

屏间前 20-496

破䐃脱肉 09-051

破气消痞 11-328

破伤风 15-139

破血 11-349

破血消癥 11-358

破血消癥药 12-458

破血逐瘀 11-348

破瘀 11-350

魄户 20-169

仆参 20-170

葡萄胎 16-079

葡萄疫 17-115

蒲公英 12-150

蒲黄 12-407

普济消毒饮子 13-162

Q

七宝美髯丹 13-400

七冲门 04-050

七恶 10-138

七怪脉 09-521

七厘散 13-482

七气汤 13-445

七窍 04-055

七情 07-079

七日风 17-044

七伤 07-078

七损八益 21-018

七星针 11-521

七叶一枝花 12-167

七制香附丸 13-447

期门 20-171

齐刺 11-564

其高者因而越之 11-467

其下者引而竭之 11-162

奇恒之腑 03-165

奇经 06-067

奇经八脉 06-066

奇经纳卦法 11-642

奇穴 06-041

脐疮 17-132

脐风 17-125

脐疝 17-133

脐湿 17-130

脐突 17-131

脐下悸动 09-337

脐血 17-134

脐痈 15-026

脐中不干 17-129

蕲蛇 12-259

气 05-003

气闭 08-155

气闭神厥证 10-227

气闭证 10-170

气不化水 08-186

气不摄血 08-181

气不摄血证 10-167

气冲 20-172

气端 20-403

气分 05-009

气分寒 08-147

气分热 08-148

气分湿热证 10-414

气分证 10-413

气痔 17-018

气关 09-117

气管 20-522

气海 20-173

气海俞 20-174

气户 20-175

气化 05-004

气化不利 08-152

气化无权 08-150

气机 05-005

气机不利 08-149

气机失调 08-151

气机郁滞 08-144

气交 21-056

气街 06-046

气厥 14-303

气厥证 14-296

气口 09-464

气淋 14-235

气瘤 15-062

气轮 04-065

气轮风热证 10-252

气轮湿热证 10-253

气轮血瘀证 10-254

气轮阴虚证 10-251

气门 04-006

气秘 14-199

气逆 08-153

气逆证 10-171

气痞 14-158

气上 08-154

气上冲胸 09-334

气上撞心 09-333

气舍 20-177

气胜形 09-047

气随血脱 08-183

气随血脱证 10-168

气随液脱 08-190

气胎 16-111

气脱 08-137

气脱血脱 08-182

气脱证 10-158

气为血帅 05-053

气雾剂 13-055

气陷 08-156

气陷证 10-157

气行则水行 05-056

气虚 08-133
气虚鼻窍失充证 10-165
气虚不摄 08-136
气虚耳窍失充证 10-166
气虚发热 14-280
气虚发热证 10-164
气虚湿阻证 10-163
气虚水停证 10-162
气虚外感证 10-161
气虚血瘀 08-180
气虚血瘀证 10-159
气虚则寒 08-135
气虚证 10-156
气虚中满 08-134
气穴 20-176
气血辨证 10-153
气血两燔 08-498
气血两燔证 10-415
气血两虚证 10-154
气血失调 08-131
气翳 18-062
气阴亏虚证 10-160
气阴两虚 08-191
气营两燔 08-499
气营两燔证 10-416
气营两清 11-102
气瘿 15-058
气由脏发,色随气华 09-031
气郁 08-145
气郁发热 14-284
气郁化火 08-146
气至病所 11-594
气滞 08-143
气滞水停证 10-190
气滞痰凝咽喉证 10-173
气滞血瘀 08-179
气滞血瘀证 10-172
气滞证 10-169

气主煦之 05-025
髂窝流注 15-037
千金保胎丸 13-336
千金散 13-612
千金子 12-231
千年健 12-246
牵拉肩 19-111
牵牛子 12-233
牵引疗法 11-763
牵正散 13-526
铅丹 12-668
前顶 20-178
前谷 20-179
前后配穴法 11-646
前胡 12-499
前阴 04-158
潜阳 11-234
潜阳熄风 11-373
芡实 12-660
茜草 12-398
羌活 12-091
羌活败毒散 13-523
羌活胜湿汤 13-522
强间 20-180
强硬舌 09-144
强直性脊柱炎 19-091
窍漏证 18-022
切 12-025
切开法 11-492
切诊 09-431
秦艽 12-269
秦艽鳖甲散 13-382
秦皮 12-142
噙化 13-112
青黛 12-156
青娥丸 13-392
青风 18-094
青风内障 18-093

青风藤 12-271
青果 12-174
青蒿 12-212
青蒿鳖甲汤 13-241
青睛 04-099
青灵 20-182
青盲 18-103
青礞石 12-473
青皮 12-369
青舌 09-131
青蛇毒 15-142
青铜针 11-536
青葙子 12-131
青叶胆 12-319
青枝骨折 19-019
青州白丸子 13-592
轻粉 12-675
轻剂 13-021
轻清宣气 11-094
轻下 11-157
轻宣肺气 11-074
轻宣凉燥 11-391
轻宣润燥 11-388
圊血 09-111
清补 11-217
清炒 12-036
清法 11-087
清肺火 11-123
清肝火 11-130
清肝泻肺 11-138
清肝泻火 11-131
清宫 11-114
清宫汤 13-160
清骨散 13-239
清化热痰 11-441
清化暑湿 11-143
清冷渊 20-181
清凉透邪 11-075

清脾散　13-217
清气　11-090
清气法　11-089
清气分热　11-091
清气化痰丸　13-594
清气凉营　11-101
清窍　04-049
清热保津　11-098
清热法　11-086
清热化湿　11-144
清热化痰　11-440
清热化浊　11-403
清热剂　13-152
清热解表　11-192
清热解毒　11-116
清热解毒药　12-149
清热解暑　11-142
清热开窍　11-315
清热利胆　11-132
清热利湿　11-401
清热凉血　11-105
清热凉血药　12-203
清热润肺　11-254
清热生津　11-099
清热熄风　11-378
清热泻火药　12-122
清热宣肺　11-125
清热药　12-121
清热燥湿　11-402
清热燥湿药　12-137
清肾火　11-134
清湿则伤下　08-232
清暑剂　13-234
清暑利湿　11-145
清暑热　11-141
清暑益气　11-147
清暑益气汤　13-236
清胃火　11-126

清胃散　13-219
清胃汤　13-218
清胃泻火　11-127
清相火　11-135
清泄肺热　11-124
清泄少阳　11-184
清心　11-115
清心火　11-121
清心开窍　11-314
清心莲子饮　13-197
清心泻火　11-122
清虚热药　12-209
清阳不升证　10-260
清营　11-104
清营凉血　11-106
清营祛瘀　11-108
清营汤　13-159
清营透疹　11-107
清营泄热　11-103
清燥救肺汤　13-547
清燥润肺　11-389
清者为营,浊者为卫　05-018
琼玉膏　13-548
丘墟　20-183
丘疹　09-096
秋后晚发　14-084
秋时晚发　14-085
秋应中衡　09-484
秋燥　14-091
球后　20-404
觩嚏　18-162
曲鬓　20-184
曲池　20-186
曲骨　20-187
曲泉　20-188
曲牙　04-138
曲垣　20-189
曲泽　20-190

曲差　20-185
驱虫剂　13-624
驱虫药　12-389
屈伸法　11-753
祛风　11-361
祛风化痰　11-438
祛风剂　13-511
祛风胜湿　11-368
祛风湿强筋骨药　12-275
祛风湿清热药　12-263
祛风湿散寒药　12-241
祛风湿药　12-240
祛风通络　11-371
祛寒剂　13-287
祛湿化浊　11-405
祛湿剂　13-549
祛暑化湿　11-146
祛暑剂　13-235
祛痰　11-430
祛痰剂　13-587
祛邪截疟　11-182
祛瘀软坚　11-356
祛瘀生新　11-355
瞿麦　12-314
龋齿　18-206
去火毒　12-057
去宛陈莝　11-178
全不产　16-153
全鹿丸　13-401
全蝎　12-543
拳参　12-198
颧髎　20-191
缺盆　20-192
缺乳　16-139
雀盲　18-081
雀目　18-082
雀啄灸　11-670
雀啄脉　09-533

R

然谷　20-193
染苔　09-186
桡侧伸腕肌腱周围炎
　　19-118
桡尺骨干双骨折　19-021
桡骨干骨折　19-023
桡骨头骨折　19-018
桡骨下端骨折　19-026
桡骨下三分之一骨折合并下
　　桡尺骨关节脱位　19-025
桡神经损伤　19-143
热闭　08-221
热闭心包　08-451
热痹　14-325
热疮　15-073
热毒　07-061
热毒闭肺证　10-249
热毒攻喉证　10-133
热毒攻舌证　10-132
热遏　08-222
热伏冲任　08-394
热化　08-502
热霍乱　14-036
热极动风证　10-299
热极生风　08-195
热结　08-219
热结膀胱　08-387
热结旁流　09-399
热结下焦　08-460
热厥　14-299
热厥证　14-297
热泪　18-019
热淋　14-236
热秘　14-198
热痞　14-159
热迫大肠　08-384

热扰心神证　10-223
热入气分　10-325
热入心包　08-452
热入心包证　10-424
热入血分　08-455
热入营血证　10-423
热伤筋脉　08-230
热伤神明　08-253
热深厥深　08-097
热甚发痉　14-347
热胜则肿　08-229
热盛动风　08-331
热盛动风证　10-427
热盛动血证　10-426
热痰证　10-197
热微厥微　08-096
热哮　14-108
热邪传里　08-475
热邪阻痹证　10-125
热夜啼　17-074
热因热用　11-028
热者寒之　11-014
热瘴　14-051
热证　10-038
热重于湿证　10-419
热灼肾阴　08-344
人胞　03-196
人参　12-570
人参败毒散　13-519
人参定喘汤　13-467
人参固本丸　13-367
人参胡桃汤　13-325
人参丸　13-324
人参养荣汤　13-340
人参养胃汤　13-556
人参再造丸　13-524
人迎　09-468

人迎　20-194
人与天地相参　02-101
人中白散　13-184
忍冬藤　12-176
任脉　06-069
任脉　20-014
妊娠　03-119
妊娠病　16-059
妊娠恶阻　16-060
妊娠腹痛　16-063
妊娠禁忌药　12-068
妊娠咳嗽　16-092
妊娠呕吐　16-062
妊娠失音　16-094
妊娠痫证　16-090
妊娠小便淋痛　16-096
妊娠心烦　16-086
妊娠眩晕　16-088
妊娠肿胀　16-084
日晡潮热　09-242
日月　20-195
荣枯老嫩　09-134
荣气虚则不仁　08-141
容平　21-008
溶化　13-104
溶液　13-074
柔肝　11-275
柔肝药　12-573
揉法　11-784
肉苁蓉　12-590
肉豆蔻　12-646
肉桂　12-591
肉苛　14-348
肉轮　04-063
肉轮风热证　10-287
肉轮气虚证　10-284
肉轮湿热证　10-288
肉轮血虚证　10-285

肉轮血瘀证　10-286

肉烁　14-349

肉痿　14-354

肉瘿　15-059

如水伤心　08-255

濡脉　09-510

濡泄　14-170

乳鹅　18-171

乳蛾　18-170

乳发　15-048

乳房疼痛　09-295

乳根　20-196

乳核　15-050

乳癖　15-049

乳疬　15-052

乳漏　15-053

乳衄　15-055

乳癣　15-051

乳头风　15-054

乳香　12-427

乳岩　15-056

乳痈　15-045

乳汁不通　16-138

乳汁不行　16-137

乳汁自出　16-140

乳汁自涌　16-141

乳中　20-197

褥疮　15-141

软膏　13-071

软骨发育不全　19-072

软坚散结　11-461

软瘫　09-057

蕤仁　12-135

锐眦　04-075

润　12-031

润肠通便　11-174

润而不腻　12-061

润肺止咳　11-390

润苔　09-161

润下　11-159

润下剂　13-257

润下药　12-224

润燥化痰　11-448

润燥剂　11-384

润燥剂　13-544

润燥降气　11-333

润燥止咳　11-395

润燥止渴　11-393

弱脉　09-501

S

塞因塞用　11-031

三白草　12-195

三宝　05-001

三部九候　09-466

三才封髓丹　13-398

三才丸　13-399

三垫治法　11-761

三关　09-115

三黄丸　13-177

三间　20-198

三焦　03-155

三焦　20-524

三焦辨证　10-429

三焦咳　14-103

三焦湿热证　10-430

三焦虚寒　08-391

三焦俞　20-199

三角窝　20-446

三棱　12-466

三棱针法　11-507

三品一条枪　13-176

三七　12-467

三仁汤　13-561

三日疟　14-047

三肾丸　13-402

三生饮　13-603

三圣散　13-613

三十脉　09-436

三物备急丸　13-256

三仙丹　13-307

三阳合病　08-494

三阳络　20-200

三因　07-032

三因学说　07-017

三阴交　20-201

三子养亲汤　13-602

散刺法　11-574

散剂　13-044

散脉　09-487

散中有收　11-083

散者收之　11-023

桑白皮　12-506

桑白皮汤　13-471

桑寄生　12-277

桑菊饮　13-141

桑螵蛸　12-654

桑螵蛸散　13-413

桑椹　12-575

桑杏汤　13-546

桑叶　12-119

桑枝　12-267

色脉合参　09-456

色似胭脂　18-052

涩肠止泻　11-299

涩剂　13-023

涩可固脱　11-294

涩可去脱　11-295

涩脉　09-506

杀虫　11-470

沙棘　12-630

沙苑子　12-609

砂淋　14-241

砂仁　12-281

砂石淋　14-242
痧　17-089
筛　12-017
山慈菇　12-165
山豆根　12-171
山根　04-151
山奈　12-329
山药　12-568
山楂　12-388
山茱萸　12-661
闪罐　11-701
闪火法　11-692
善色　09-036
伤产　16-121
伤风　14-009
伤寒论　01-053
伤寒蓄水证　10-377
伤寒眼　18-036
伤津　08-173
伤湿　14-017
伤食　17-004
伤食泄泻　14-186
伤暑　14-074
伤损筋骨证　10-152
伤阳　08-111
伤阴　08-115
商陆　12-232
商丘　20-202
商曲　20-203
商阳　20-204
上胞下垂　18-007
上耳根　20-540
上关　20-205
上寒下热　08-128
上寒下热证　10-041
上横骨　04-030
上焦　03-156
上焦病证　10-432

上焦如雾　03-162
上焦湿热证　10-431
上焦主纳　03-159
上巨虚　20-206
上厥下竭　08-056
上廉　20-207
上髎　20-208
上屏　20-488
上气　09-209
上热下寒　08-129
上热下寒证　10-042
上盛下虚　08-053
上受　08-019
上损及下　08-477
上脘　20-209
上下配穴法　11-645
上消　14-276
上星　20-210
上虚下实　08-054
上迎香　20-405
上燥则咳　08-388
上燥治气　11-387
上之　11-466
上肢经外穴　20-018
烧山火　11-614
芍药甘草汤　13-381
芍药汤　13-210
少气　09-208
少神　09-012
少冲　20-211
少府　20-212
少腹急结　09-338
少腹如扇　09-339
少腹逐瘀汤　13-478
少海　20-213
少商　20-214
少阳病证　10-366
少阳腑证　10-396

少阳经证　10-395
少阳阳明　10-393
少阴表寒证　10-400
少阴病证　10-368
少阴寒化证　10-402
少阴热化证　10-401
少阴三急下证　10-403
少泽　20-215
舌　04-128
舌　20-527
舌疮　18-215
舌疔　15-010
舌謇　09-145
舌卷囊缩　09-152
舌菌　15-067
舌麻　09-394
舌衄　14-267
舌色　09-125
舌上疮　18-214
舌神　09-124
舌苔　09-157
舌态　09-142
舌下络脉　09-156
舌象　09-123
舌形　09-132
舌诊　09-121
舌质　09-133
舌纵　09-154
蛇串疮　15-075
蛇床子　12-599
蛇丹　15-076
蛇毒内攻证　10-145
蛇腹疔　15-013
蛇头疔　15-015
蛇蜕　12-095
蛇眼疔　15-014
舍脉从症　09-460
舍症从脉　09-461

射干　12-199

射干麻黄汤　13-575

摄领疮　15-105

麝香　12-547

申脉　20-216

伸筋草　12-262

身热不扬　09-244

身热夜甚　09-248

身瞤动　09-058

身体尪羸　09-050

身痛逐瘀汤　13-479

身痒　09-341

身重　09-340

身柱　20-217

参苓白术散　13-320

参苓平胃散　13-321

参芪膏　13-323

参茸汤　13-391

参苏饮　13-149

神　05-043

神不守舍　08-252

神藏　20-218

神道　20-219

神封　20-220

神膏　04-111

神昏　09-019

神机气立　05-045

神机受迫　08-257

神经性关节炎　19-093

神乱　09-015

神门　20-221

神门　20-486

神明　03-023

神明被蒙　08-256

神疲　09-345

神曲丸　13-423

神阙　20-222

神识昏愦　09-022

神水　04-107

神堂　20-223

神庭　20-224

神犀丹　13-172

神志昏愦　09-021

审苗窍　09-069

肾　03-102

肾　20-515

肾膀胱病辨证　10-316

肾痹　14-335

肾不纳气　08-338

肾藏精　03-112

肾藏志　03-128

肾风　14-229

肾疳　17-024

肾合膀胱　03-205

肾火偏亢　08-343

肾间动气　03-111

肾经寒湿证　10-324

肾精　03-106

肾精不足　08-346

肾精不足证　10-317

肾咳　14-098

肾气　03-107

肾气不固　08-339

肾气不固证　10-319

肾气盛　08-350

肾气实　08-349

肾气丸　13-384

肾气虚　08-337

肾气虚证　10-318

肾热　08-351

肾上腺　20-493

肾实　08-348

肾俞　20-225

肾衰　14-259

肾为气之根　03-127

肾为先天之本　03-115

肾为阴中之少阴　03-131

肾恶燥　03-130

肾泄　14-184

肾虚　08-336

肾虚水泛　08-341

肾虚水泛证　10-321

肾虚泄泻　14-185

肾虚腰痛　14-256

肾岩　15-072

肾阳　03-109

肾阳虚　08-340

肾阳虚证　10-320

肾阴　03-108

肾阴虚　08-342

肾阴虚火旺证　10-323

肾阴虚证　10-322

肾者封藏之本　03-117

肾者水脏主津液　03-125

肾者主水　03-124

肾精　03-106

肾主纳气　03-126

肾主身之骨髓　03-129

肾主生殖　03-114

肾主水液　03-123

肾主先天　03-116

肾着　14-343

甚者从之　11-033

甚者独行　11-036

胂　04-008

渗湿于热下　11-421

渗湿止泻　11-429

升降出入　05-006

升降出入无器不有　05-007

升降浮沉　12-005

升降散　13-224

升举中气　11-259

升麻　12-113

升麻葛根汤　13-145

升清固涩　11-288

升清降浊 11-287
升提中气 11-228
升陷汤 13-315
升阳除湿汤 13-555
升阳举陷 11-258
升阳益胃汤 13-318
生地黄 12-208
生化 02-054
生化 21-034
生化汤 13-484
生肌收口药 12-687
生肌玉红膏 13-500
生姜泻心汤 13-279
生津止渴 11-394
生脉散 13-326
生髓育麟丹 13-403
生铁落饮 13-422
生之本本于阴阳 02-027
声波电针 11-526
声电波电针 11-525
声嘎 09-191
圣愈汤 13-343
盛人 07-007
盛胎 16-011
盛者泻之 11-018
失精 14-251
失精家 07-008
失眠 14-139
失荣 15-071
失神 09-013
失神者死 09-017
失笑散 13-491
失笑丸 13-460
失血 09-428
失音 09-192
湿 21-029
湿病 14-020
湿疮 15-099

湿毒 07-050
湿遏热伏 08-458
湿遏卫阳证 10-411
湿化 21-061
湿化太阴 08-459
湿火 08-204
湿霍乱 14-037
湿剂 13-026
湿家 07-006
湿疟 14-050
湿热 07-054
湿热毒蕴证 10-135
湿热发黄 08-210
湿热发黄证 10-120
湿热犯耳证 10-119
湿热浸淫证 10-417
湿热痢 14-026
湿热下注 08-461
湿热泄泻 14-181
湿热腰痛 14-255
湿热郁阻气机证 10-418
湿热蕴脾证 10-264
湿热蒸齿证 10-272
湿热蒸口证 10-118
湿热蒸舌证 10-117
湿热阻滞精室证 10-335
湿伤脾阳 08-206
湿伤脾阴 08-207
湿胜阳微 08-205
湿胜则濡泻 08-208
湿胜着痹证 10-114
湿痰证 10-193
湿郁发热 14-279
湿证 10-113
湿重于热证 10-420
湿浊 07-052
湿阻 14-016
十八反 12-070

十大功劳叶 12-215
十二刺 11-560
十二经别 06-078
十二经筋 06-080
十二经脉 06-048
十二皮部 06-082
十二原 06-028
十二指肠 20-509
十二字分次第手法 11-541
十怪脉 09-520
十灰散 13-506
十剂 13-016
十九畏 12-069
十六郄穴 06-020
十七椎 20-406
十全大补汤 13-339
十三鬼穴 06-024
十三科 01-029
十神汤 13-531
十四法 11-542
十四经 06-008
十四经穴 06-025
十问 09-231
十五络脉 06-084
十五络穴 06-023
十香止痛丸 13-454
十宣 20-407
十枣汤 13-263
石菖蒲 12-553
石蛾 18-176
石膏 12-123
石关 20-227
石斛 12-619
石斛清胃散 13-216
石瘕 16-164
石决明 12-535
石决明散 13-229
石淋 14-238

石榴皮　12-648

石门　20-228

石水　14-228

石韦　12-306

石瘿　15-060

石针　11-532

石阻证　10-150

时病　14-006

时毒　07-068

时毒病　14-063

时毒发颐　17-104

时明时昧　09-027

时气　14-007

时邪　07-069

时行　14-008

时行感冒　14-005

时行戾气　07-070

时行之气　07-071

时疫　14-062

时疫痢　14-024

实　08-031

实按灸　11-672

实喘　14-113

实寒　08-070

实寒证　10-101

实脉　09-503

实秘　14-197

实痞　14-157

实热证　10-124

实邪　07-024

实验针灸学　01-020

实则阳明虚则太阴　08-507

实证　10-047

实中夹虚　08-036

食道　20-506

食窦　20-226

食疳　17-028

食积　17-003

食积泻　14-189

食积证　10-147

食忌　12-066

食厥　14-306

食劳疳黄　14-209

食泄　14-187

食泻　14-188

食已则吐　09-219

史国公浸酒方　13-533

矢气　09-228

使君子　12-677

使药　13-033

视歧　09-361

视物模糊　09-362

视衣　04-113

视瞻昏渺　18-108

试水　16-104

试水症　16-103

试胎　16-102

试月　16-105

拭口　21-024

柿蒂　12-376

嗜偏食　17-005

嗜睡　09-368

收敛止血药　12-410

收涩固脱　11-293

收涩剂　13-406

收涩药　12-635

手背热　09-538

手部疔疮　15-012

手发背　15-031

手骨　04-033

手厥阴心包经　06-062

手厥阴心包经　20-009

手摸心会　11-733

手三里　20-229

手三阳经　06-050

手三阴经　06-051

手少阳三焦经　06-063

手少阳三焦经　20-010

手少阴心经　06-058

手少阴心经　20-005

手术疗法　11-806

手太阳小肠经　06-059

手太阳小肠经　20-006

手太阴肺经　06-054

手太阴肺经　20-001

手五里　20-230

手阳明大肠经　06-055

手阳明大肠经　20-002

手针　11-518

手指同身寸取穴法　11-624

手足汗　09-279

手足厥冷　09-539

手足逆冷　09-540

手足蠕动　09-081

手足心汗　09-278

手足心热　09-537

守气　11-597

首乌藤　12-576

瘦薄舌　09-138

疏表化湿　11-366

疏表润燥　11-370

疏风　11-056

疏风清热　11-365

疏风散寒　11-363

疏风泄热　11-364

疏肝　11-325

疏肝解郁　11-326

疏肝理脾　11-187

疏肝理气　11-327

疏肝利胆　11-329

疏散外风　11-362

疏凿饮子　13-285

舒筋活络　11-352

舒张进针法　11-582

输刺 11-550
输尿管 20-516
输穴 06-017
腧穴 06-013
腧穴学 01-017
腧穴压痛点 09-545
俞府 20-231
俞穴 06-027
熟地黄 12-580
暑必兼湿 07-045
暑闭气机证 10-106
暑病 14-073
暑风 14-351
暑秽 14-078
暑霍乱 14-038
暑兼寒湿证 10-110
暑痉 14-345
暑厥 14-305
暑疟 14-049
暑气 21-030
暑热动风证 10-107
暑热证 10-108
暑入阳明 08-449
暑伤肺络证 10-248
暑伤津气证 10-112
暑湿 14-072
暑湿困阻中焦证 10-111
暑湿流注 15-038
暑湿袭表证 10-020
暑湿证 10-109
暑温 14-071
暑易入心 07-046
暑瘵 14-077
暑证 10-105
暑中阳邪 07-048
暑中阴邪 07-047
鼠妇 12-423
鼠乳 15-080

薯蓣丸 13-186
束骨 20-232
刷 12-019
栓剂 13-051
水 02-045
水 14-230
水不涵木 08-426
水不化气 08-185
水疱 17-101
水道 20-234
水痘 17-098
水毒 07-051
水泛丸 13-083
水飞 12-033
水分 20-235
水沟 20-236
水罐法 11-694
水寒射肺证 10-360
水红花子 12-460
水花 17-102
水火共制 12-047
水火既济 03-210
水火未济 08-425
水火之脏 03-105
水煎 13-097
水克火 02-060
水亏火旺 08-427
水陆二仙丹 13-414
水轮 04-067
水轮络瘀精亏证 10-344
水轮气虚血瘀证 10-342
水轮气虚证 10-337
水轮实热证 10-338
水轮痰火证 10-339
水轮痰湿证 10-340
水轮血脉瘀阻证 10-343
水轮阴亏证 10-341
水逆 10-379

水牛角 12-179
水疱 17-100
水气 14-222
水气凌心 08-401
水气凌心证 10-361
水泉 20-237
水疝 15-133
水生木 02-053
水停气阻 08-192
水停证 10-210
水突 20-238
水土不服 21-065
水丸 13-084
水为火之所不胜 02-081
水为土之所胜 02-076
水侮土 02-068
水泻 09-402
水曰润下 02-091
水制 12-027
水蛭 12-465
水肿 09-088
顺传 08-466
顺证 10-004
数堕胎 16-072
数脉 09-494
丝瓜络 12-273
丝竹空 20-239
丝状疣 15-083
司天 21-041
司外揣内 09-005
思伤脾 07-084
思胜恐 07-091
思则气结 08-160
撕裂伤 19-152
死产 16-119
死鹅核 18-175
死胎不下 16-075
四白 20-240

四渎　20-241
四缝　20-408
四关　04-047
四海　06-047
四极　04-046
四君子汤　13-312
四苓散　13-580
四六风　17-128
四满　20-242
四妙丸　13-568
四妙勇安汤　13-166
四磨汤　13-441
四逆　09-542
四逆加人参汤　13-298
四逆散　13-440
四逆汤　13-297
四气　12-008
四神聪　20-409
四神丸　13-410
四生丸　13-508
四时五脏阴阳　03-008
四乌鲗骨一蘆茹丸　13-501
四物汤　13-329
四性　12-063
四饮　14-308
四诊　09-002
四诊合参　09-007
四肢拘急　09-078
四肢逆冷　09-541
四肢微急　09-079
四眦　04-070
松花粉　12-147
松节　12-260
苏合香　12-550
苏合香丸　13-435
苏木　12-452
苏子降气汤　13-465
素髎　20-243

素问　01-049
宿食　17-006
宿翳　18-063
粟疮　18-003
酸甘化阴　11-238
酸苦涌泄为阴　02-038
酸痛　09-311
酸枣仁　12-522
随神往来者谓之魂　05-046
随证取穴　11-634
岁会　21-049
孙络　06-085
飧水泄　14-179
飧泄　14-177
飧泻　14-178
损伤　19-002
损者温之　11-024
娑罗子　12-363
缩泉丸　13-412
所不胜　02-071
所胜　02-070
锁肛痔　15-130
锁骨　20-468
锁骨骨折　19-009
锁喉风　18-197
锁喉痈　15-024
锁阳　12-607

T

胎禀　07-004
胎不长　16-077
胎赤　17-118
胎疸　17-122
胎动不安　16-069
胎毒　07-109
胎寒　17-119
胎患内障　18-098
胎黄　17-121

胎教　21-020
胎漏　16-066
胎气上逆　16-080
胎怯　17-117
胎热　17-120
胎弱　17-116
胎水肿满　16-082
胎死不下　16-074
胎萎不长　16-076
胎位不正　16-098
胎养　21-021
胎衣　03-194
胎孕　03-120
苔色　09-178
苔质　09-158
太白　20-244
太冲　20-245
太过　21-054
太和汤　13-118
太息　09-223
太溪　20-246
太阳　02-035
太阳　20-410
太阳表实证　10-371
太阳表虚证　10-373
太阳病证　10-364
太阳腑证　10-375
太阳经证　10-370
太阳伤寒证　10-372
太阳少阳并病　08-493
太阳蓄水证　10-376
太阳蓄血证　10-380
太阳阳明　10-392
太阳阳明并病　08-492
太阳中风证　10-374
太乙　20-247
太乙神针　11-673
太乙天符　21-052

太阴病证 10-367
太阴中风证 10-399
太渊 20-248
太子参 12-567
泰山磐石散 13-342
痰 07-104
痰包 18-222
痰核 09-102
痰核 15-069
痰核留结证 10-202
痰火扰神证 10-225
痰火扰心 08-259
痰厥 14-301
痰蒙心包 08-260
痰蒙心神证 10-224
痰气互结证 10-206
痰热动风证 10-203
痰热厥证 14-298
痰热内闭证 10-204
痰热内扰证 10-205
痰热壅肺证 10-245
痰湿 07-107
痰湿犯耳证 10-200
痰痫 17-055
痰饮 14-309
痰证 10-192
痰浊犯头证 10-201
痰浊阻肺 08-278
痰阻精室证 10-336
檀香 12-367
弹柄法 11-603
弹法 11-799
弹筋法 11-751
弹石脉 09-527
弹响指 19-121
汤方 13-003
汤剂 13-037
汤头 13-004

汤液 13-075
汤液醪醴 13-076
溏结不调 09-407
溏泄 14-169
糖浆 13-089
烫 12-041
桃核承气汤 13-473
桃仁 12-439
陶罐 11-687
陶道 20-249
特定穴 06-033
提按端挤 11-736
提插补泻 11-608
提插法 11-599
提捏进针法 11-581
提脓祛腐药 12-686
体表解剖标志定位法
　　11-619
体征 09-004
体质 07-001
天白蚁 18-191
天池 20-250
天冲 20-251
天窗 20-252
天钓 17-043
天鼎 20-253
天冬 12-617
天符 21-048
天府 20-254
天癸 03-113
天花粉 12-127
天井 20-255
天灸 11-678
天葵子 12-181
天髎 20-256
天麻 12-544
天麻钩藤饮 13-540
天麻丸 13-528

天南星 12-482
天年 21-013
天气通于肺 03-043
天泉 20-257
天人相应 02-102
天容 20-258
天受 08-015
天枢 20-259
天台乌药散 13-463
天突 20-260
天王补心丹 13-365
天溪 20-261
天仙藤 12-354
天仙子 12-355
天哮呛 17-096
天行暴赤 18-039
天行赤热 18-038
天行赤眼 18-037
天行赤眼暴翳 18-040
天应穴 06-043
天牖 20-262
天竺黄 12-483
天柱 20-263
天宗 20-264
恬淡虚无 21-005
填精益髓 11-278
挑 12-014
挑刺法 11-573
调和气血 11-343
调和营卫 11-072
调胃承气汤 13-250
条剂 13-041
条口 20-265
龆龀 04-140
贴敷疗法 11-486
贴棉法 11-693
贴熁 11-482
铁苋 12-188

听宫　20-266

听会　20-267

葶苈大枣泻肺汤　13-206

葶苈子　12-504

聤耳　18-136

艇角　20-513

艇中　20-519

通鼻窍　11-729

通草　12-311

通腑泄热　11-167

通关丸　13-605

通剂　13-018

通经活络　11-351

通里　20-268

通利小便　11-424

通淋排石　11-425

通淋药　12-302

通络止痛　11-353

通脾泻胃汤　13-193

通窍　11-730

通窍活血汤　13-476

通天　20-269

通调水道　03-044

通因通用　11-030

通幽汤　13-259

同身寸　11-623

同岁会　21-051

同天符　21-050

瞳人　04-102

瞳人干缺　18-088

瞳仁　04-103

瞳神　04-100

瞳神干缺　18-087

瞳神焦小　18-086

瞳神紧小　18-083

瞳神缺陷　18-089

瞳神缩小　18-084

瞳神细小　18-085

瞳子　04-101

瞳子髎　20-270

筒灸　11-683

痛痹　14-323

痛风　14-330

痛风性关节炎　19-092

痛经　16-039

痛无定处　09-300

痛泻要方　13-274

头风　10-100

头风　14-317

头汗　09-273

头颈部穴　20-015

头临泣　20-271

头颅骨　04-020

头窍阴　20-272

头痛　09-282

头维　20-273

头项强痛　09-283

头者精明之府　03-173

头针　11-514

头中鸣响　09-313

头重　09-314

头重脚轻　09-315

投火法　11-686

透表　11-058

透关射甲　09-119

透脓散　13-181

透热转气　11-110

透天凉　11-615

透邪　11-060

透泄　11-059

透营转气　11-109

透疹　11-062

突起睛高　18-122

土　02-043

土贝母　12-492

土鳖虫　12-455

土不制水　08-418

土茯苓　12-162

土荆皮　12-681

土克水　02-058

土木香　12-364

土生金　02-051

土生万物　02-088

土为木之所胜　02-074

土为水之所不胜　02-079

土侮木　02-066

土壅木郁　08-432

土爱稼穑　02-087

土燥水竭　08-419

吐纳　21-003

吐弄舌　09-148

吐舌　09-149

吐酸　09-388

吐血　09-106

兔唇　17-076

菟丝子　12-585

推法　11-787

推罐　11-700

推拿　11-780

推拿按摩师　01-060

推拿手法学　01-022

推拿学　01-021

推寻　09-476

退赤散　13-233

退翳明目　11-728

吞食梗塞　09-381

吞酸　09-387

臀　20-476

臀肌挛缩症　19-124

臀痈　15-022

托盘疔　15-019

脱肛　15-128

脱汗　09-268

脱疽　15-144

脱力黄 14-208
脱气 08-138
脱位 19-052
脱阳 08-112
脱液 08-175
脱阴 08-116
脱营失精 14-287
唾血 09-107

W

瓦楞子 12-481
歪斜舌 09-146
喎僻 09-071
外鼻 20-492
外吹乳痈 15-047
外耳 20-490
外风 07-038
外风证 10-085
外感 07-033
外感发热 14-015
外感温病 14-057
外感热病 14-003
外固定 11-755
外固定器固定 11-762
外关 20-274
外寒 07-042
外寒里热证 10-081
外寒里饮 08-126
外踝尖 20-411
外劳宫 20-412
外陵 20-275
外丘 20-276
外伤目络证 10-151
外伤性截瘫 19-050
外伤瘀滞证 10-184
外生殖器 20-455
外湿 07-049
外燥 07-057

外燥证 10-121
外障 18-054
外治法 11-475
外痔 15-123
丸剂 13-045
完带汤 13-578
完谷不化 09-406
完骨 04-018
完骨 20-277
晚发 08-025
脘痞 09-329
腕 20-464
腕骨 20-278
腕关节扭伤 19-120
腕管综合征 19-119
腕舟骨骨折 19-027
尪痹 14-328
亡津液 08-177
亡阳 08-110
亡阳证 10-075
亡阴 08-114
亡阴证 10-074
王不留行 12-445
王宫 04-152
往来寒热 09-252
望恶露 09-085
望色 09-028
望神 09-010
望月经 09-086
望诊 09-009
望指纹 09-113
威灵仙 12-254
微波针灸 11-529
微脉 09-502
微热 09-250
微丸 13-088
微邪 07-025
微饮 10-209

微者逆之 11-015
煨 12-044
维道 20-279
癓 16-162
癓瘕 16-161
尾闾 04-031
苇茎汤 13-598
委陵菜 12-192
委阳 20-280
委中 20-281
委中毒 15-028
萎黄 09-039
痿躄 14-353
痿病 14-352
痿黄 14-206
痿软舌 09-143
卫表不固证 10-235
卫表证 10-409
卫出于下焦 05-021
卫分 05-015
卫分证 10-408
卫气 05-014
卫气不和 08-442
卫气同病 08-497
卫气同病证 10-412
卫气虚则不用 08-140
卫气营血辨证 10-407
卫气郁阻 08-448
卫弱营强 08-444
卫阳被遏 08-447
卫营同病 08-500
未病先防 11-007
畏光 09-354
畏寒 09-237
胃 03-136
胃 20-508
胃不和 08-370
胃不和则卧不安 08-371

胃仓　20-282
胃肠病辨证　10-256
胃肠气滞证　10-282
胃反　14-164
胃寒　08-361
胃火炽盛　08-369
胃火燔龈证　10-271
胃火上升　08-368
胃家　08-033
胃家实　08-446
胃津　03-140
胃咳　14-099
胃口　03-137
胃纳呆滞　08-372
胃气　03-081
胃气不降　08-363
胃气上逆　08-362
胃气虚　08-364
胃气虚证　10-267
胃气主降　03-146
胃热　08-360
胃热炽盛证　10-270
胃热消谷　08-367
胃神根　09-440
胃实　08-359
胃俞　20-283
胃痛　09-289
胃脘痛　09-288
胃脘下俞　20-413
胃虚　08-358
胃阳　03-138
胃阳虚　08-365
胃阳虚证　10-269
胃阴　03-139
胃阴虚　08-366
胃阴虚证　10-268
胃者水谷之海　03-144
胃主腐熟　03-142

胃主降浊　03-145
胃主受纳　03-141
温病　14-055
温病学　01-054
温补　11-218
温补命门　11-242
温补脾肾　11-270
温补脾胃　11-203
温补肾阳　11-280
温补下元　11-281
温补心阳　11-247
温补阳气　11-240
温胆汤　13-591
温毒　14-054
温法　11-195
温肺化痰　11-443
温肺化饮　11-442
温肺散寒　11-207
温粉　13-095
温和灸　11-669
温化寒痰　11-444
温化痰涎　11-445
温化痰饮　11-446
温经散寒　11-210
温经汤　13-483
温经行滞　11-211
温经止痛　11-212
温经止血药　12-416
温灸器灸　11-676
温里　11-194
温里法　11-193
温里剂　13-286
温里祛寒　11-200
温里散寒　11-201
温里药　12-328
温溜　20-284
温疟　14-042
温脾汤　13-255

温热病　14-056
温肾纳气　11-285
温肾助阳　11-279
温胃散寒　11-202
温下　11-170
温下寒积　11-172
温下剂　13-254
温下药　12-217
温邪上受首先犯肺　08-020
温阳　11-196
温阳利水　11-418
温阳通便　11-171
温阳益气　11-241
温疫　14-066
温运脾阳　11-204
温燥　14-092
温针灸　11-675
温中　11-197
温中和胃　11-268
温中祛寒　11-198
温中散寒　11-199
温中燥湿　11-205
温中止呕　11-206
瘟　14-065
瘟毒下注证　10-134
瘟黄　14-203
瘟疫　14-067
文火　13-123
闻诊　09-188
问汗　09-256
问诊　09-230
蹉跌　19-007
卧胎　16-109
乌鸡丸　13-348
乌梅　12-649
乌梅丸　13-625
乌梢蛇　12-249
乌蛇胆　12-485

乌头汤 13-309
乌药 12-351
乌珠 04-098
屋漏脉 09-529
屋翳 20-285
无瘢痕灸 11-659
无根苔 09-175
无汗 09-258
无极丹 13-238
无名异 12-424
无头疽 15-033
毋逆天时是谓至治 11-046
吴茱萸 12-336
吴茱萸汤 13-293
蜈蚣 12-538
五倍子 12-650
五不男 14-260
五不女 16-154
五步推运 21-037
五藏六腑皆令人咳 08-440
五常 21-026
五迟 17-065
五处 20-286
五刺 11-544
五夺 08-130
五膈散 13-458
五更咳 09-214
五更泄 14-190
五宫 02-099
五官 04-052
五过 11-616
五华 03-010
五积散 13-457
五加皮 12-279
五决 09-446
五劳 07-077
五淋散 13-560
五苓散 13-579

五轮 04-062
五轮八廓 04-068
五脉 09-448
五皮饮 13-584
五仁丸 13-258
五软 17-067
五色 09-030
五色主病 09-038
五善 10-137
五神 05-044
五声 02-096
五十动 09-479
五时 02-094
五枢 20-287
五输穴 06-014
五态 07-012
五体 04-001
五脱 08-109
五味 02-097
五味偏嗜 07-096
五味消毒饮 13-167
五味子 12-651
五邪 07-026
五心烦热 09-245
五行 02-040
五行相乘 02-061
五行相克 02-055
五行相生 02-048
五行相侮 02-063
五行学说 02-046
五虚 08-034
五液 05-036
五疫 14-064
五音 02-098
五音建运,太少相生 21-036
五硬 17-138
五阅 04-053
五运 21-025

五脏 03-006
五脏化液 03-011
五脏所藏 03-012
五脏所恶 03-009
五脏相关 03-215
五脏应四时 03-007
五脏之长 03-030
五汁饮 13-371
五志 02-095
五志过极 07-080
五志化火 07-081
五子衍宗丸 13-397
午后潮热 09-243
午时茶 13-135
武火 13-124
恶风 09-235
恶寒 09-233
恶寒发热 09-232
恶热 09-239
戊己丸 13-276
物损真睛 18-109
误搐 17-049
鹜溏 09-401

X

西河柳 12-087
西红花 12-443
西洋参 12-615
吸促 09-205
吸远 09-206
息胞 16-117
息肉 09-099
息肉痔 15-129
犀黄丸 13-170
犀角地黄汤 13-504
溪黄草 12-324
熄风 11-372
熄风化痰 11-449

熄风止痉　11-383
熄风止痉药　12-536
豨莶草　12-266
膝　20-472
膝顶法　11-745
膝关　20-288
膝关节创伤性滑膜炎　19-127
膝关节脱位　19-065
膝交叉韧带损伤　19-129
膝内翻　19-079
膝外翻　19-080
膝眼　20-414
膝阳关　20-289
膝者筋之府　04-041
洗　12-028
洗剂　13-064
喜怒不节则伤脏　07-090
喜怒伤气,寒暑伤形　07-089
喜伤心　07-085
喜胜忧　07-092
喜则气缓　08-158
细脉　09-497
细辛　12-092
郄会配穴　11-651
郄门　20-290
郄穴　06-021
虾蟆温　17-106
虾游脉　09-530
侠白　20-291
侠溪　20-292
下耳根　20-542
下法　11-152
下关　20-293
下合穴　06-030
下颌关节脱位　19-053
下喉痈　18-183
下极　04-153

下极俞　20-415
下焦　03-158
下焦病证　10-437
下焦如渎　03-164
下焦湿热　08-462
下焦湿热证　10-436
下焦主出　03-161
下巨虚　20-294
下厥上冒　08-055
下利　14-167
下利清谷　09-405
下廉　20-295
下髎　20-296
下屏　20-489
下气　11-331
下气消痰　11-340
下乳　11-472
下手八法　11-543
下损及上　08-478
下胎毒法　11-120
下脘　20-297
下消　14-274
下瘀血汤　13-474
下燥则结　08-390
下燥治血　11-386
下者举之　11-223
下之　11-153
下肢经外穴　20-019
夏季热　17-069
夏枯草　12-129
夏天无　12-191
夏应中矩　09-481
仙方活命饮　13-164
仙鹤草　12-415
仙灵脾　12-596
仙茅　12-588
先表后里　11-034
先煎　13-098

先里后表　11-035
先天性胫骨假关节　19-078
先天性髋关节脱位　19-077
先天性马蹄内翻足　19-082
先天性斜颈　19-073
先天之精　05-041
弦脉　09-507
痫病　14-143
线剂　13-040
陷谷　20-298
陷者升之　11-224
相恶　12-073
相反　12-072
相杀　12-074
相使　12-076
相思子　12-665
相畏　12-075
相须　12-077
香附　12-373
香加皮　12-297
香薷　12-094
香橼　12-372
项背拘急　09-349
相火妄动　08-345
消长化退　09-177
消导剂　13-618
消导药　12-381
消法　11-451
消风散　13-518
消谷善饥　09-379
消渴　14-272
消泺　20-299
消痞化积　11-459
消食导滞　11-453
消食化滞　11-454
消食剂　13-617
消食药　12-380
消痰　11-431

消痰平喘　11-435
消痰软坚　11-462
消瘰汤　13-228
逍遥散　13-275
硝石　12-294
小便黄赤　09-414
小便浑浊　09-418
小便淋漓　09-420
小便频数　09-415
小便涩痛　09-417
小便失禁　09-421
小柴胡汤　13-269
小产　16-073
小肠　03-147
小肠　20-510
小肠咳　14-100
小肠实热　08-374
小肠虚寒　08-373
小肠俞　20-300
小承气汤　13-249
小大不利治其标　11-038
小儿麻痹后遗症　19-094
小儿麻痹证　17-112
小儿牛黄散　13-600
小儿桡骨头半脱位　19-058
小儿暑温　17-110
小方　13-009
小骨空　20-416
小海　20-301
小户嫁痛　16-176
小茴香　12-339
小蓟　12-402
小蓟饮子　13-505
小建中汤　13-289
小结胸证　10-383
小青龙汤　13-604
小通草　12-318
小温经汤　13-301

小陷胸汤　13-595
小邪　07-021
小续命汤　13-517
小营煎　13-335
小眦　04-074
哮　14-105
哮病　14-107
哮喘　14-106
歇止脉　09-511
协热利　14-032
邪伏膜原证　10-421
邪害空窍　08-027
邪留三焦　08-392
邪气　07-015
邪气盛则实精气夺则虚
　　08-009
邪正消长　08-011
邪之所凑其气必虚　08-010
胁痛　14-216
胁痛里急　09-287
挟持进针法　11-580
斜扳法　11-805
斜刺　11-589
斜飞脉　09-471
泄剂　13-020
泄热存阴　11-100
泄热和胃　11-128
泄卫透热　11-076
泄泻　14-166
泻白散　13-205
泻肺汤　13-207
泻肝汤　13-203
泻黄散　13-221
泻火剂　13-153
泻火解毒　11-119
泻南补北　11-137
泻脑汤　13-194
泻青丸　13-199

泻热导滞　11-165
泻下不爽　09-412
泻下法　11-151
泻下剂　13-243
泻下如注　09-403
泻下泄热　11-166
泻下药　12-216
泻下逐饮　11-175
薤白　12-368
蟹睛证　18-064
蟹目　18-065
蟹目疼痛外障　18-066
龋齿　18-226
心　03-013
心　20-521
心包络　03-014
心痹　14-331
心病辨证　10-213
心藏神　03-022
心常有余　03-026
心恶热　03-027
心烦喜呕　09-328
心肺气虚　08-396
心肺气虚证　10-347
心肝火旺　08-399
心肝血虚　08-398
心肝血虚证　10-349
心疳　17-020
心汗　09-276
心合小肠　03-200
心慌　09-324
心火亢盛　08-247
心火亢盛证　10-220
心火内炽　08-249
心火内焚　08-248
心火上炎　08-250
心火上炎证　10-221
心悸　09-322

心咳　14-094

心孔　03-015

心愦愦　09-327

心脉痹阻证　10-222

心脾两虚　08-397

心脾两虚证　10-348

心气　03-016

心气不固　08-239

心气不宁　08-241

心气不收　08-242

心气不足　08-240

心气盛　08-246

心气虚证　10-217

心气血两虚证　10-219

心肾不交　08-400

心肾不交证　10-351

心肾相交　03-209

心肾阳虚证　10-350

心俞　20-302

心为阳中之太阳　03-028

心胃火燔　08-405

心下急　09-332

心下逆满　09-331

心下痞　09-335

心下支结　09-330

心虚胆怯　08-404

心悬痛　09-286

心血　03-017

心血不足　08-245

心血虚证　10-218

心血瘀阻　08-254

心阳　03-018

心阳不足　08-244

心阳虚脱证　10-216

心阳虚证　10-215

心移热小肠证　10-231

心移热于小肠　08-406

心阴　03-019

心阴不足　08-243

心阴虚证　10-214

心营过耗　08-450

心有所忆谓之意　05-048

心者生之本　03-025

心中憺憺大动　09-326

心中澹澹大动　09-325

心中结痛　09-290

心主惊　08-251

心主身之血脉　03-020

心主血脉　03-021

心主言　03-024

辛而不烈　12-062

辛甘发散为阳　02-037

辛甘化阳　11-214

辛寒清气　11-092

辛寒生津　11-093

辛开苦降　11-190

辛开苦泄　11-078

辛凉解表　11-073

辛凉解表药　12-105

辛凉平剂　13-138

辛凉轻剂　13-137

辛凉重剂　13-139

辛温解表　11-070

辛温解表药　12-085

辛温开窍　11-317

辛夷　12-090

新感　14-058

新感温病　14-059

新加黄龙汤　13-262

新翳　18-067

新制柴连汤　13-226

囟　03-170

囟会　20-303

囟门　03-171

囟填　17-064

囟陷　17-063

行痹　14-324

行间　20-304

行气　11-318

行气导滞　11-455

行气止痛　11-319

行针（法）　11-590

形　04-002

形不足者，温之以气　11-227

形气相得　09-044

形气相失　09-045

形胜气　09-046

形与神俱　21-012

醒脾化湿　11-414

杏苏散　13-545

胸　20-479

胸痹　14-122

胸腹部穴　20-016

胸廓出口综合征　19-134

胸锁关节脱位　19-054

胸痛　09-284

胸乡　20-305

胸胁苦满　09-321

胸腰椎骨折　19-048

胸中窒　09-318

胸椎　20-480

胸椎小关节错缝　19-133

雄黄　12-672

熊胆　12-163

休息痢　14-029

修事　12-013

修治　12-012

羞明　09-355

羞明畏日　09-356

虚　08-030

虚喘　14-114

虚寒痢　14-027

虚火喉痹　18-179

虚火乳蛾　18-174

虚火上炎　08-080
虚火灼龈证　10-345
虚劳　14-285
虚痨　14-286
虚里疼痛　09-285
虚脉　09-500
虚秘　14-200
虚痞　14-156
虚实　08-032
虚实辨证　10-045
虚实夹杂　08-035
虚实真假　08-037
虚陷　10-141
虚邪　07-027
虚邪贼风　07-028
虚者补之　11-012
虚证　10-046
徐长卿　12-256
徐发　08-026
续断　12-603
蓄水证　10-378
蓄血　09-429
蓄血证　10-381
宣痹汤　13-566
宣痹通络　11-354
宣痹通阳　11-213
宣表化湿　11-367
宣毒发表汤　13-147
宣肺　11-067
宣肺化痰　11-369
宣肺止咳　11-068
宣肺止咳平喘　11-069
宣剂　13-017
宣气化湿　11-404
玄参　12-621
玄府　04-005
玄府不通　08-282
悬灸　11-668

悬厘　20-307
悬颅　20-308
悬旗风　18-212
悬枢　20-309
悬饮　14-310
悬钟　20-310
旋耳疮　18-128
旋覆代赭汤　13-468
旋覆花　12-495
旋后肌综合征　19-114
旋前圆肌综合征　19-112
旋转法　11-754
旋转复位法　11-746
旋转屈伸　11-735
璇玑　20-306
癣　15-086
眩晕　14-126
穴　06-011
穴位　06-012
穴位结扎法　11-504
穴位结扎法　11-513
穴位埋线　11-512
穴位注射疗法　11-511
雪胆　12-187
雪口　17-033
雪莲花　12-276
雪上一支蒿　12-253
血　05-027
血分　05-029
血分热毒　08-456
血分瘀热　08-454
血分证　10-425
血府逐瘀汤　13-475
血疳　17-019
血海　20-311
血寒　08-166
血寒证　08-167
血寒证　10-186

血竭　12-450
血精　09-424
血厥　14-302
血淋　14-237
血瘤　15-063
血轮　04-064
血轮实热证　10-230
血轮虚热证　10-229
血逆　08-170
血热证　08-168
血热证　10-185
血实宜决之　11-359
血室　06-071
血随气逆　08-184
血胎　16-110
血脱　08-169
血脱证　10-178
血为气母　05-054
血虚　08-164
血虚肠燥证　10-279
血虚发热　14-281
血虚风燥证　10-175
血虚寒凝证　10-176
血虚生风　08-196
血虚生风证　10-298
血虚挟瘀证　10-177
血虚证　10-174
血翳包睛　18-072
血瘀　08-165
血瘀发热　14-278
血瘀风燥证　10-182
血瘀舌下证　10-180
血瘀水停证　10-183
血瘀证　10-179
血余炭　12-413
血燥生风　08-194
血证　14-265
血主濡之　05-031

熏洗剂 13-054

循法 11-601

循经传 08-484

循经感传 06-009

循经皮肤病 15-077

循经性感觉异常 06-010

循经性疼痛 10-007

循衣摸床 09-083

Y

押手 11-540

鸦胆子 12-159

鸭跖草 12-190

牙 20-526

牙槽风 18-219

牙疳 18-223

牙疳散 13-222

牙䶦 14-269

牙宣 18-210

牙齩痈 18-209

牙痛 18-208

哑门 20-312

亚乎奴 12-457

亚麻子 12-228

咽喉 20-494

咽喉癣 18-190

咽嗌 04-131

延胡索 12-432

岩 15-066

岩白菜 12-489

沿皮刺 11-588

颜面部疔疮 15-011

偃刀脉 09-526

眼 20-530

眼保健操 11-777

眼带 04-116

眼粪 04-126

眼疳 17-029

眼睑 04-078

眼帘 04-105

眼屎 04-125

眼系 04-060

眼弦 04-083

厌食 17-031

燕口 17-035

燕口疮 17-037

扬刺 11-565

羊肝丸 13-204

阳 02-002

阳白 20-313

阳斑 09-093

阳病入阴 08-471

阳病治阴 11-043

阳常有余,阴常不足 08-068

阳池 20-314

阳道实,阴道虚 02-026

阳毒 14-089

阳乏于上 08-058

阳浮而阴弱 08-445

阳辅 20-315

阳纲 20-316

阳谷 20-317

阳和汤 13-305

阳化气,阴成形 02-028

阳黄 14-204

阳交 20-318

阳结 14-193

阳绝 09-459

阳陵泉 20-319

阳络伤则血外溢 08-172

阳明病外证 10-390

阳明病证 10-365

阳明腑证 10-389

阳明经证 10-386

阳明蓄血证 10-394

阳明者五脏六腑之海
03-143

阳明中风 10-387

阳明中寒 10-388

阳气 02-005

阳气者若天与日 02-034

阳跷脉 06-075

阳人 07-002

阳杀阴藏 02-019

阳生阴长 02-018

阳生于阴 02-014

阳胜则阴病 02-031

阳胜则阴病 07-100

阳盛 08-066

阳盛格阴 08-101

阳盛伤阴 08-091

阳盛阴衰 08-090

阳盛则热 08-067

阳事 04-159

阳暑 14-079

阳水 14-232

阳损及阴 08-087

阳损及阴证 10-078

阳脱 08-113

阳亡阴竭 08-105

阳微结 14-194

阳微阴弦 09-516

阳为气阴为味 02-036

阳维脉 06-077

阳痿 14-252

阳溪 20-320

阳痫 14-145

阳邪 07-022

阳虚 08-073

阳虚发热 14-283

阳虚寒凝证 10-059

阳虚漏汗 09-266

阳虚气滞证 10-055

阳虚湿阻证 10-056

阳虚水泛　08-178
阳虚水泛证　10-057
阳虚痰凝证　10-058
阳虚外感证　10-060
阳虚阴盛　08-089
阳虚则寒　08-074
阳虚证　10-054
阳证　10-053
阳证似阴　08-103
阳中求阴　11-041
阳中之阳　02-010
阳中之阴　02-009
疡　15-002
疡医　01-064
洋金花　12-507
烊化　13-109
养肝　11-274
养肝阴　11-272
养老　20-321
养生康复　21-001
养心安神　11-310
养心安神药　12-521
养血熄风　11-380
养血药　12-572
养阴和胃　11-269
养阴清肺汤　13-361
养阴清热　11-149
养阴润肺　11-253
养阴药　12-613
养阴增液　11-396
漾乳　17-142
腰骶椎　20-478
腰骨　04-032
腰奇　20-417
腰软　09-348
腰痛　09-292
腰痛点　20-418
腰眼　20-419

腰阳关　20-323
腰宜　20-420
腰俞　20-322
腰者肾之府　04-040
腰椎间盘突出症　19-135
腰椎退行性滑脱　19-159
腰椎椎管狭窄症　19-138
摇摆触碰　11-737
摇柄法　11-605
摇法　11-801
药　12-001
药毒　15-101
药膏　13-066
药罐　11-705
药酒　13-077
药露　13-080
药捻　13-090
药苔　09-187
药筒拔法　11-706
药物灸　11-679
药线　13-092
药线引流法　11-495
药性　12-059
药用植物学　01-036
药熨疗法　11-484
噎膈　14-163
野菊花　12-152
夜明砂　12-136
夜热早凉　09-249
夜啼　17-070
液　05-037
液门　20-324
液脱　08-176
液脱证　10-191
腋汗　09-277
腋痈　15-023
一垫治法　11-759
一夫法　11-628

一贯煎　13-370
一粒金丹　13-493
一钱匕　12-080
一日六十六穴法　11-652
一阴煎　13-368
一指禅推法　11-781
一字　12-081
一字金丹　13-174
医古文　01-046
胰胆　20-517
遗精　14-248
遗尿　17-068
乙癸同源　03-212
以法统方　11-049
以痛为输　06-039
噫气　09-222
譩譆　20-325
异位妊娠　16-065
异物梗喉　18-203
呓语　09-200
抑强　11-002
易黄汤　13-420
疫疔　15-017
疫毒　07-065
疫毒痢　14-030
疫喉痧　17-092
疫疠　07-062
疫痧　17-091
疫疹　17-082
益火补土　11-250
益母草　12-438
益气聪明汤　13-327
益气固表　11-081
益气活血　11-344
益气摄精　11-303
益气养阴　11-245
益胃汤　13-366
益阴固表　11-082

益智仁　12-642

逸者行之　11-025

意舍　20-327

意之所存谓之志　05-049

溢乳　17-141

溢饮　14-311

薏苡附子败酱散　13-169

薏苡仁　12-295

翳　18-055

翳风　20-326

翳明　20-421

翳如称星　18-057

因虑而处物谓之智　05-052

因其轻而扬之　11-066

因其衰而彰之　11-221

因其重而减之　11-163

因思而远慕谓之虑　05-051

因志而存变谓之思　05-050

阴　02-001

阴斑　09-094

阴包　20-328

阴病出阳　08-472

阴病治阳　11-042

阴疮　16-171

阴吹　16-177

阴刺　11-569

阴道　03-187

阴毒　14-088

阴毒证　10-130

阴谷　20-330

阴汗　09-280

阴户　04-162

阴户痛　16-174

阴户肿痛　16-175

阴黄　14-205

阴极似阳　08-099

阴交　20-331

阴结　14-195

阴竭阳脱　08-107

阴竭阳脱证　10-079

阴静阳躁　02-025

阴绝　09-458

阴菌　16-159

阴亏于前　08-083

阴廉　20-332

阴陵泉　20-333

阴络伤则血内溢　08-171

阴门　04-163

阴门瘙痒　16-168

阴平阳秘,精神乃治　02-030

阴气　02-006

阴器痛　09-294

阴跷脉　06-074

阴人　07-003

阴生于阳　02-015

阴胜则阳病　02-032

阴胜则阳病　07-099

阴盛　08-069

阴盛格阳　08-094

阴盛格阳证　10-076

阴盛生内寒　08-071

阴盛阳衰　08-088

阴市　20-335

阴暑　14-080

阴水　14-233

阴损及阳　08-086

阴损及阳证　10-077

阴挺　16-160

阴痛　16-172

阴脱　16-158

阴维脉　06-076

阴痿　14-253

阴郄　20-336

阴下竭阳上厥　08-062

阴痛　14-144

阴陷于下　08-057

阴邪　07-023

阴虚　08-075

阴虚鼻窍失濡证　10-069

阴虚动血证　10-065

阴虚发热　14-282

阴虚风动　08-197

阴虚火旺　08-079

阴虚火旺证　10-063

阴虚津亏证　10-066

阴虚内热　08-078

阴虚内热证　10-064

阴虚生内热　08-081

阴虚湿热证　10-068

阴虚水停证　10-070

阴虚外感证　10-067

阴虚血瘀证　10-071

阴虚咽喉失濡证　10-237

阴虚阳亢　08-077

阴虚阳亢证　10-062

阴虚则热　08-076

阴虚证　10-061

阴血亏虚证　10-072

阴阳　02-003

阴阳辨证　10-051

阴阳调和　02-022

阴阳毒　14-087

阴阳对立　02-012

阴阳否隔　08-063

阴阳乖戾　08-059

阴阳互不相抱　08-108

阴阳互根　02-013

阴阳交　08-064

阴阳交　14-154

阴阳交感　02-011

阴阳俱虚　08-085

阴阳离决,精气乃绝　02-033

阴阳两虚　08-084

阴阳两虚证　10-073
阴阳偏盛　08-065
阴阳偏衰　08-072
阴阳平衡　02-021
阴阳气并竭　08-106
阴阳胜复　08-061
阴阳失调　08-060
阴阳消长　02-017
阴阳学说　02-004
阴阳易　14-261
阴阳之要,阳密乃固　02-029
阴阳转化　02-020
阴阳自和　02-023
阴痒　09-344
阴证　10-052
阴之五宫伤在五味　07-097
阴中求阳　11-040
阴中痛　16-173
阴中之阳　02-008
阴中之阴　02-007
阴肿　16-170
阴焕　16-169
茵陈　12-325
茵陈蒿汤　13-557
茵陈五苓散　13-581
萌胎　16-108
殷门　20-334
淫羊藿　12-586
银柴胡　12-210
银花解毒汤　13-191
银翘散　13-140
银杏叶　12-425
银针　11-538
龈　04-136
龈交　20-337
引火归原　11-286
引流法　11-493
饮　07-106

饮留胃肠证　10-281
饮食自倍肠胃乃伤　07-098
饮停心包证　10-228
饮停胸胁证　10-246
饮证　10-207
隐白　20-338
隐痛　09-307
隐性感传　11-598
隐疹　15-103
瘾疹　15-102
印堂　20-422
婴儿瘛　17-041
婴儿湿疮　15-100
罂粟壳　12-641
膺窗　20-339
迎随补泻　11-610
迎香　20-340
荥穴　06-016
营出于中焦　05-022
营分　05-030
营分证　10-422
营气　05-016
营卫　05-017
营卫不和　08-443
营血　05-028
营阴耗损　08-453
营阴郁滞　08-441
营在脉中,卫在脉外　05-019
蝇翅黑花　18-101
蝇影飞越　18-100
瘿　15-057
硬膏　13-073
硬化性骨髓炎　19-085
硬肿症　17-124
痈　15-020
痈疡剂　13-630
涌泉　20-341
涌吐法　11-465

涌吐剂　13-626
涌吐药　12-662
忧伤肺　07-083
幽门　20-342
由实转虚　08-506
由虚转实　08-505
油风　15-112
油膏　13-067
油汗　09-269
油捻灸　11-682
疣　15-078
疣目　15-079
游走痛　09-301
有根苔　09-176
有汗　09-257
有头疽　15-032
右归丸　13-387
右归饮　13-386
瘀痰证　10-195
瘀血　07-108
瘀血犯头证　10-181
瘀血痫　17-056
瘀血腰痛　14-257
瘀阻胞宫证　10-330
瘀阻脑络证　10-226
瘀阻胃络证　10-273
余甘子　12-205
余热未清证　10-428
鱼际　20-343
鱼翔脉　09-531
鱼腥草　12-158
鱼腰　20-423
禹白附　12-480
禹余粮　12-643
语声低微　09-189
语声重浊　09-190
语言謇涩　09-203
玉门　04-164

玉女煎 13-215

玉屏风散 13-322

玉容散 13-530

玉容丸 13-529

玉堂 20-344

玉液 20-424

玉液汤 13-347

玉真散 13-614

玉枕 20-345

玉竹 12-618

郁病 14-262

郁火 08-224

郁金 12-370

郁李仁 12-227

郁冒 16-150

郁证 14-263

彧中 20-346

预知子 12-378

欲解时 08-496

渊腋 20-347

芫花 12-235

元气 05-011

元神之府 03-174

元真脱泄 08-142

原络配穴 11-650

原气 05-010

原穴 06-032

圆癣 15-091

圆翳 18-096

圆翳内障 18-095

缘中 20-503

远部取穴 11-631

远道刺 11-551

远道取穴 11-632

远视 18-119

远血 09-109

远志 12-524

哕 09-220

月骨前脱位 19-059

月华丸 13-363

月季花 12-437

月经 03-189

月经病 16-001

月经不调 16-012

月经过多 16-023

月经过少 16-025

月经后期 16-017

月经愆期 16-021

月经涩少 16-026

月经先后无定期 16-020

月经先期 16-014

月蚀疮 18-129

月事 03-191

月事不来 16-038

月水 03-192

月水不通 16-037

月水过多 16-028

月信 03-190

越婢汤 13-143

越经传 08-485

越鞠保和丸 13-621

越鞠丸 13-438

云门 20-348

云雾移睛 18-099

运气同化 21-047

运针 11-591

熨法 11-485

熨剂 13-057

熨药 12-242

Z

再经 08-486

再造散 13-521

在皮者汗而发之 11-065

在泉 21-042

赞刺 11-571

脏 03-002

脏腑 03-001

脏腑辨证 10-212

脏腑传变 08-481

脏腑兼病辨证 10-346

脏腑相合 03-199

脏腑之气 05-024

脏象 03-004

脏行气于腑 03-207

脏躁 16-165

脏真 03-005

藏结 14-191

藏厥 14-295

早泄 14-247

灶心土 12-417

皂角刺 12-474

燥 21-028

燥毒 07-058

燥干清窍 08-218

燥化阳明 08-214

燥剂 13-025

燥结 08-212

燥裂苔 09-164

燥气 21-031

燥气伤肺 08-215

燥热 08-213

燥热伤肺 08-457

燥胜则干 08-217

燥湿 11-398

燥湿化痰 11-439

燥湿健脾 11-412

燥苔 09-162

燥痰证 10-196

燥邪犯肺证 10-244

燥者濡之 11-021

燥自上伤 08-216

泽兰 12-441

泽泻 12-292

泽泻汤　13-586

贼邪　07-029

增液润下　11-173

增液汤　13-369

扎带　11-757

铡　12-026

痄腮　17-103

谵妄　09-195

谵语　09-194

战汗　09-272

章门　20-349

樟脑　12-669

掌骨骨折　19-028

掌推法　11-788

掌指关节脱位　19-061

胀痛　09-296

障　18-053

瘴毒　07-075

瘴疟　14-048

朝食暮吐　09-218

照海　20-350

折顶回旋　11-739

折骨绝筋　19-005

折骨列肤　19-004

折伤　19-003

折疡　19-006

辄筋　20-351

浙贝母　12-497

针刺角度　11-584

针刀医学　01-023

针感　11-593

针剂　13-050

针灸　11-506

针灸师　01-059

针灸学　01-015

针灸治疗学　01-019

针石　11-533

针眼　18-001

珍珠　12-519

珍珠母　12-532

真寒假热　08-102

真寒假热证　10-039

真睛破损　18-110

真热假寒　08-095

真热假寒证　10-040

真实假虚　08-039

真实假虚证　10-049

真头痛　14-316

真武汤　13-574

真心痛　14-124

真虚假实　08-038

真虚假实证　10-048

真牙　04-137

真脏脉　09-522

真脏色　09-042

真珠丸　13-542

诊尺肤　09-535

诊法　09-001

诊虚里　09-536

枕　20-500

枕骨　04-019

枕上旁线　20-441

枕上正中线　20-440

枕秃　09-068

枕下旁线　20-442

疹　09-092

振法　11-782

镇肝熄风　11-377

镇肝熄风汤　13-538

镇惊　11-309

镇惊安神　11-308

镇惊安神药　12-515

镇痉止抽　11-382

镇静安神药　12-514

镇摄肾气　11-301

镇心安神　11-306

震颤法　11-606

癥　16-162

癥瘕　16-161

蒸　12-049

拯阳理劳汤　13-388

拯阴理劳汤　13-373

整体观念　02-100

怔忡　14-121

正常脉象　09-480

正常舌象　09-122

正骨　01-009

正骨八法　11-732

正骨手法　11-731

正经　06-049

正门　04-134

正疟　14-041

正气　05-008

正水　14-227

正邪　07-019

正邪分争　08-007

正邪相争　08-006

正阳阳明　10-391

正营　20-352

正中神经损伤　19-145

证　10-001

证候　10-002

证候错杂　10-082

证候相兼　10-080

证候真假　10-083

证型　10-003

郑声　09-196

症状　09-003

支沟　20-353

支饮　14-312

支正　20-354

知母　12-125

栀子　12-130

栀子豉汤　13-225

栀子胜奇散　13-535

脂瘤　15-065

直肠　20-453

直刺　11-585

直接暴力　07-102

直接灸　11-656

直针刺　11-566

直中　08-483

跖　04-048

跖跗关节脱位　19-068

跖骨骨折　19-043

跖痛症　19-131

跖疣　15-081

止咳平喘药　12-501

止泪补肝散　13-337

止嗽散　13-133

止血药　12-393

指　20-463

指寸定位法　11-622

指法　09-472

指骨骨折　19-029

指间关节脱位　19-063

指目　09-473

指切进针法　11-579

指纹诊法　09-114

枳壳　12-353

枳实　12-377

枳实导滞丸　13-453

趾　20-470

趾骨骨折　19-044

至宝丹　13-433

至宝锭　13-136

至虚有盛候　08-040

至阳　20-357

至阴　20-358

志室　20-356

制化　02-062

制霜　12-051

治病必求于本　11-009

治风剂　13-510

治痿独取阳明　11-010

治未病　11-006

治燥剂　13-543

炙　12-042

秩边　20-355

智齿　04-139

滞下　14-023

滞颐　17-105

稚阴稚阳　07-005

中草药　01-034

中成药学　01-035

中冲　20-359

中都　20-360

中渎　20-361

中封　20-362

中府　20-363

中寒　14-138

中寒证　10-102

中极　20-364

中焦　03-157

中焦病证　10-435

中焦如沤　03-163

中焦湿热证　10-434

中焦主化　03-160

中魁　20-425

中髎　20-365

中膂俞　20-366

中满分消汤　13-459

中满者泻之于内　11-452

中气　05-013

中气下陷　08-157

中泉　20-426

中枢　20-367

中庭　20-368

中脘　20-369

中恶　14-153

中西医结合　01-055

中西医结合医师　01-061

中消　14-275

中药　12-002

中药化学　01-037

中药鉴别学　01-039

中药炮炙学　01-040

中药师　01-058

中药性能　12-004

中药学　01-030

中药药剂学　01-041

中药药理学　01-038

中药制剂分析　01-042

中医　01-056

中医儿科学　01-007

中医耳鼻喉科学　01-011

中医妇科学　01-006

中医肛肠病学　01-013

中医各家学说　01-045

中医骨伤科学　01-008

中医护理学　01-028

中医护士　01-062

中医基础理论　01-002

中医急诊学　01-014

中医康复学　01-025

中医内科学　01-004

中医皮肤病学　01-012

中医师　01-057

中医食疗学　01-026

中医外科学　01-005

中医文献学　01-044

中医学　01-001

中医眼科学　01-010

中医养生学　01-024

中医药膳学　01-027

中医医案　01-047

中医医史学　01-043

中医诊断学　01-003

中燥则渴　08-389
中燥增液　11-385
中指同身寸　11-625
中渚　20-370
中注　20-371
钟乳石　12-608
肿疡　15-004
肿胀舌　09-137
中恶　14-152
中风　14-128
中风闭证　14-133
中风病　14-127
中风后遗症　10-086
中风脱证　14-134
中腑　14-132
中寒　14-137
中经　14-129
中络　14-130
中湿　14-019
中暑　14-075
中脏　14-131
重剂　13-022
重可去怯　11-307
重听　09-352
重痛　09-308
重镇安神　11-305
重镇安神药　12-516
舟车丸　13-266
周荣　20-372
周时　13-122
肘　20-466
肘关节扭挫伤　19-117
肘关节脱位　19-057
肘尖　20-427
肘髎　20-373
朱雀丸　13-425
朱砂　12-520
朱砂莲　12-189

侏儒症　17-066
珠子参　12-626
诸暴强直,皆属于风　08-521
诸病胕肿,疼酸惊骇,皆属
　于火　08-524
诸病水液,澄澈清冷,皆属
　于寒　08-526
诸病有声,鼓之如鼓,皆属
　于热　08-523
诸风掉眩,皆属于肝　08-517
诸寒收引,皆属于肾　08-512
诸寒之而热者取之阴
　11-237
诸禁鼓栗如丧神守,皆属于
　火　08-522
诸痉项强,皆属于湿　08-527
诸厥固泄,皆属于下　08-515
诸逆冲上,皆属于火　08-518
诸呕吐酸,暴注下迫,皆属
　于热　08-519
诸气膹郁,皆属于肺　08-510
诸热瞀瘛,皆属于火　08-516
诸热之而寒者取之阳
　11-044
诸涩枯涸,干劲皴揭,皆属
　于燥　08-528
诸湿肿满,皆属于脾　08-511
诸痛痒疮,皆属于心　08-513
诸痿喘呕,皆属于上　08-514
诸躁狂越,皆属于火　08-520
诸胀腹大,皆属于热　08-509
诸转反戾,水液混浊,皆属
　于热　08-525
猪苓　12-296
猪苓汤　13-582
猪牙皂　12-549
竹罐　11-689
竹节参　12-560

竹茹　12-476
竹叶柳蒡汤　13-146
竹叶石膏汤　13-158
逐月养胎法　21-023
主客　21-046
主客浑受　08-014
主客交　08-013
主客交浑　08-012
主客原络配穴法　11-649
主气　21-039
主色　09-033
主运　21-035
煮　12-048
煮罐法　11-695
注射剂　13-058
注泄　14-172
痓夏　17-111
筑宾　20-374
转胞　16-166
转豆脉　09-525
转矢气　09-229
转筋　09-080
壮热　09-240
椎弓峡部裂及脊椎滑脱
　19-075
准头　04-150
灼痛　09-304
浊邪　07-053
着痹　14-326
著痹　14-327
着肤灸　11-658
滋补肾阴　11-282
滋膵汤　13-227
滋而不腻　12-060
滋肾益阴　11-284
滋水涵木　11-289
滋水清肝饮　13-377
滋养肝肾　11-277

滋阴补阳　11-244

滋阴降火　11-150

滋阴潜阳　11-233

滋阴清火　11-148

滋阴润肺　11-251

滋阴润燥　11-392

滋阴熄风　11-374

滋阴养心　11-248

滋阴养血　11-235

滋阴药　12-612

滋阴益胃　11-267

子病及母　08-439

子处　03-184

子盗母气　08-438

子烦　16-087

子宫　03-182

子宫　20-428

子宫脱出　16-157

子宫脱垂　16-156

子淋　16-097

子满　16-083

子门　03-185

子气　02-093

子嗽　16-093

子死腹中　16-118

子痰　15-132

子午流注　21-062

子午流注针法　11-636

子痫　16-091

子悬　16-081

子喑　16-095

子痈　15-131

子晕　16-089

子脏　03-183

子肿　16-085

紫白癜风　15-092

紫斑　09-095

紫草　12-204

紫宫　20-375

紫河车　12-605

紫花地丁　12-151

紫金锭　13-434

紫金牛　12-502

紫舌　09-130

紫石英　12-604

紫苏梗　12-361

紫苏叶　12-097

紫菀　12-503

紫雪　13-431

自汗　09-259

自灸　11-681

自利清水　09-404

自啮　09-072

自然标志定位法　11-629

自然铜　12-453

眦　04-069

眦漏　18-021

宗筋　04-010

宗气　05-012

棕榈炭　12-411

总按　09-478

纵　08-480

纵　09-517

走罐　11-699

走黄　10-139

走马牙疳　18-224

足蹬膝顶　11-744

足发背　15-030

足跟痛　09-293

足厥阴肝经　06-065

足厥阴肝经　20-012

足临泣　20-376

足窍阴　20-377

足三里　20-378

足三阳经　06-052

足三阴经　06-053

足少阳胆经　06-064

足少阳胆经　20-011

足少阴肾经　06-061

足少阴肾经　20-008

足太阳膀胱经　06-060

足太阳膀胱经　20-007

足太阴脾经　06-057

足太阴脾经　20-004

足通谷　20-379

足五里　20-380

足阳明胃经　06-056

足阳明胃经　20-003

足趾间关节脱位　19-070

足舟骨骨折　19-042

晬时　08-504

左归丸　13-357

左归饮　13-358

左金丸　13-201

左右配穴法　11-648

佐药　13-032

坐板疮　15-008

坐骨神经　20-474

坐骨神经损伤　19-148

坐罐　11-698

坐药　13-091

Índice de las materias médicas en pinyin
中药拼音索引

A

Aiye　艾叶　12-338

Anxixiang　安息香　12-551

Anye　桉叶　12-106

Awei　阿魏　12-679

B

Badou　巴豆　12-237

Baibiandou　白扁豆　12-564

Baibu　百部　12-508

Baichou　白丑　12-239

Baidoukou　白豆蔻　12-286

Baifan　白矾　12-680

Baiguo　白果　12-509

Baihe　百合　12-622

Baihuasheshecao　白花蛇舌草　12-160

Baiji　白及　12-414

Baijiezi　白芥子　12-484

Baijili　白蒺藜　12-529

Bailian　白蔹　12-164

Baimaogen　白茅根　12-401

Baiqian　白前　12-479

Baishao　白芍　12-581

Baitouweng　白头翁　12-172

Baiwei　白薇　12-214

Baixianpi　白鲜皮　12-144

Baiying　白英　12-184

Baizhi　白芷　12-086

Baizhu　白术　12-565

Baiziren　柏子仁　12-523

Bajiaohuixiang　八角茴香　12-330

Bajitian　巴戟天　12-587

Banbianlian　半边莲　12-178

Banlangen　板蓝根　12-155

Banmao　斑蝥　12-674

Banxia　半夏　12-469

Banxiaqu　半夏曲　12-493

Banzhilian　半枝莲　12-161

Beidougen　北豆根　12-166

Beishashen　北沙参　12-620

Bianxu　萹蓄　12-303

Bibo　荜茇　12-333

Bichengqie　荜澄茄　12-332

Biejia　鳖甲　12-629

Binglang　槟榔　12-390

Bingpian　冰片　12-552

Bohe　薄荷　12-108

Boheyou　薄荷油　12-107

Buguzhi　补骨脂　12-593

C

Cang'erzi　苍耳子　12-089

Cangzhu　苍术　12-285

Cansha　蚕砂　12-261

Caodoukou　草豆蔻　12-283

Caoguo　草果　12-282

Cebaiye　侧柏叶　12-399

Chaihu　柴胡　12-117

Changshan　常山　12-666

Chansu　蟾酥　12-548

Chantui　蝉蜕　12-109

Chayou　茶油　12-148

Chenpi　陈皮　12-347

Chenxiang　沉香　12-348

Cheqiancao　车前草　12-305

Cheqianzi　车前子　12-304

Chishao　赤芍　12-207

Chishizhi　赤石脂　12-645

Chixiaodou　赤小豆　12-299

Chongbaila　虫白蜡　12-647

Chonglou　重楼　12-193

Chongweizi　茺蔚子　12-440

Chuanbeimu　川贝母　12-470

Chuanlianzi　川楝子　12-356

Chuanmutong　川木通　12-310

Chuanniuxi　川牛膝　12-447

Chuanshanjia　穿山甲　12-464

Chuanwu　川乌　12-247

Chuanxinlian　穿心莲　12-153

Chuanxiong　川芎　12-433

Chuipencao　垂盆草　12-327

Chunpi　椿皮　12-145

Chushizi　楮实子　12-627

Cishi　磁石　12-518

Ciwujia　刺五加　12-594

Cuishe　脆蛇　12-449

D

Dadouhuangjuan　大豆黄卷　12-293

Dafupi　大腹皮　12-357

Dahuang　大黄　12-223

Daimao　玳瑁　12-542

Daji　大蓟　12-403

Dandouchi　淡豆豉　12-112

Danfan　胆矾　12-664

Danggui　当归　12-579

Dangshen　党参　12-563

Dannanxing　胆南星　12-475

Danshen　丹参　12-444

Danzhuye　淡竹叶　12-128

Daodou　刀豆　12-366

Daoya　稻芽　12-385

Daqingye　大青叶　12-154

Daxueteng　大血藤　12-182

Dazao　大枣　12-569

Dengxincao　灯心草　12-307

Difuzi　地肤子　12-322

Digupi　地骨皮　12-213

Dijincao　地锦草　12-177

Dilong　地龙　12-541

Dinggongteng　丁公藤　12-245

Dingxiang　丁香　12-342

Diyu　地榆　12-400

Dongchongxiacao　冬虫夏草　12-589

Dongguapi　冬瓜皮　12-300

Dongkuiguo　冬葵果　12-308

Duhuo　独活　12-255

Duzhong　杜仲　12-592

E

Ebushicao　鹅不食草　12-098

Ercha　儿茶　12-456

Ezhu　莪术　12-463

F

Fangfeng　防风　12-088

Fangji　防己　12-272

Fanxieye　番泻叶　12-220

Feizi　榧子　12-391

Fenbixie　粉草薢　12-315

Fengfang　蜂房　12-671

Fengla　蜂蜡　12-670

Fengmi　蜂蜜　12-226

Fengxiangzhi　枫香脂　12-430

Foshou　佛手　12-349

Fuling　茯苓　12-298

Fulonggan　伏龙肝　12-418

Fupenzi　覆盆子　12-653

Fuping　浮萍　12-116

Fushen　茯神　12-526

Fuzi　附子　12-335

G

Gancao 甘草 12-566

Gangbangui 杠板归 12-185

Ganjiang 干姜 12-341

Ganlan 橄榄 12-200

Ganqi 干漆 12-462

Gansong 甘松 12-350

Gansui 甘遂 12-236

Gaoben 藁本 12-099

Gaoliangjiang 高良姜 12-331

Gegen 葛根 12-111

Gejie 蛤蚧 12-606

Geqiao 蛤壳 12-494

Geshanxiao 隔山消 12-384

Gonglaoye 功劳叶 12-146

Gouguye 枸骨叶 12-632

Gouji 狗脊 12-278

Gouqizi 枸杞子 12-614

Gouteng 钩藤 12-540

Gualou 瓜蒌 12-478

Guangjinqiancao 广金钱草 12-317

Guanzhong 贯众 12-157

Guijia 龟甲 12-623

Guizhi 桂枝 12-103

Gujingcao 谷精草 12-132

Gusuibu 骨碎补 12-451

Guya 谷芽 12-387

H

Haifengteng 海风藤 12-268

Haijinsha 海金沙 12-321

Haima 海马 12-597

Haitongpi 海桐皮 12-274

Haipiaoxiao 海螵蛸 12-655

Haizao 海藻 12-496

Hamayou 哈蟆油 12-633

Hanshuishi 寒水石 12-124

Hehuanpi 合欢皮 12-525

Heichou 黑丑 12-238

Heizhima 黑芝麻 12-624

Heshi 鹤虱 12-676

Heshouwu 何首乌 12-578

Hetaoren 核桃仁 12-610

Heye 荷叶 12-397

Hezi 诃子 12-644

Hongdoukou 红豆蔻 12-287

Honghua 红花 12-442

Hongjingtian 红景天 12-561

Hongqu 红曲 12-435

Houpo 厚朴 12-374

Houpohua 厚朴花 12-365

Huaihua 槐花 12-396

Huaijiao 槐角 12-395

Huajiao 花椒 12-337

Huajuhong 化橘红 12-360

Huangbo 黄柏 12-140

Huanglian 黄连 12-139

Huangqi 黄芪 12-562

Huangqin 黄芩 12-138

Huangyaozi 黄药子 12-486

Huaruishi 花蕊石 12-409

Huashanshen 华山参 12-500

Huashi 滑石 12-313

Huhuanglian 胡黄连 12-211

Hujiao 胡椒 12-334

Hujisheng 槲寄生 12-265

Huluba 胡芦巴 12-598

Huomaren 火麻仁 12-229

Huoxiang 藿香 12-288

Hupo 琥珀 12-517

Husui 胡荽 12-100

Huzhang 虎杖 12-168

J

Jiangcan 僵蚕 12-537

Jianghuang 姜黄 12-429

Jiangxiang 降香 12-408

Jiaogulan 绞股蓝 12-558

Jiegeng 桔梗 12-498

Jiguanhua 鸡冠花 12-412

Jigucao 鸡骨草 12-175

Jili 蒺藜 12-531

Jindenglong 锦灯笼 12-197

Jineijin 鸡内金 12-386

Jinfeicao 金沸草 12-488

Jingdaji 京大戟 12-234

Jingjie 荆芥 12-093

Jinguolan 金果榄 12-173

Jinmengshi 金礞石 12-491

Jinqianbaihuashe 金钱白花蛇 12-252

Jinqiancao 金钱草 12-326

Jinqiaomai 金荞麦 12-193

Jinyingzi 金樱子 12-659

Jinyinhua 金银花 12-201

Jishiteng 鸡矢藤 12-383

Jiucaizi 韭菜子 12-595

Jiulixiang 九里香 12-359

Jiuxiangchong 九香虫 12-358

Jixingzi 急性子 12-459

Jixuecao 积雪草 12-320

Jixueteng 鸡血藤 12-577

Juanbai 卷柏 12-405

Juemingzi 决明子 12-133

Juhe 橘核 12-379

Juhua 菊花 12-120

Junlingzhi 菌灵芝 12-559

Juqu 菊苣 12-312

K

Kanlisha 坎离砂 12-243

Kuandonghua 款冬花 12-505

Kulianpi 苦楝皮 12-678

Kunbu 昆布 12-472

Kushen 苦参 12-143

Kuxingren 苦杏仁 12-512

L

Laifuzi 莱菔子 12-371

Laoquancao 老颧草 12-250

Leigongteng 雷公藤 12-264

Leiwan 雷丸 12-392

Liangmianzhen 两面针 12-431

Liangtoujian 两头尖 12-251

Lianqiancao 连钱草 12-309

Lianqiao 连翘 12-202

Lianxu 莲须 12-656

Lianzi 莲子 12-658

Lianzixin 莲子心 12-657

Lingxiaohua 凌霄花 12-436

Lingyangjiao 羚羊角 12-539

Liuyuehan 六月寒 12-102

Liuhuang 硫黄 12-673

Lizhihe 荔枝核 12-375

Longdancao 龙胆草 12-141

Longgu 龙骨 12-530

Longkui 龙葵 12-183

Longyanrou 龙眼肉 12-582

Loulu 漏芦 12-196

Luganshi 炉甘石 12-689

Lugen 芦根 12-126

Luhui 芦荟 12-221

Lujiao 鹿角 12-600

Lujiaojiao 鹿角胶 12-574

Lujiaoshuang 鹿角霜 12-602

Lulutong 路路通 12-258

Luobumaye 罗布麻叶 12-533

Luohanguo 罗汉果 12-471

Luole 罗勒 12-101

Luoshiteng 络石藤 12-270

Lurong 鹿茸 12-601

Luxiancao 鹿衔草 12-257

M

Mabiancao 马鞭草 12-446

Mabo 马勃 12-169

Machixian 马齿苋 12-170

Madouling 马兜铃 12-510

Mahuang 麻黄 12-096

Mahuanggen 麻黄根 12-639

Maidong 麦冬 12-634

Maiya 麦芽 12-382

Mangxiao 芒硝 12-222

Manjingzi 蔓荆子 12-110

Manshanhong 满山红 12-487

Maozhaocao 猫爪草 12-362

Maqianzi 马钱子 12-454

Mayou 麻油 12-225

Meiguihua 玫瑰花 12-346

Mengchong 虻虫 12-461

Mianbixie 绵萆薢 12-316

Mimenghua 密蒙花 12-134

Mingdangshen 明党参 12-631

Mituoseng 密陀僧 12-682

Mohanlian 墨旱莲 12-628

Moyao 没药 12-428

Mubiezi 木鳖子 12-180

Mudanpi 牡丹皮 12-206

Mufurongye 木芙蓉叶 12-186

Mugua 木瓜 12-248

Muhudie 木蝴蝶 12-352

Mujingye 牡荆叶 12-490

Muli 牡蛎 12-534

Muxiang 木香 12-344

Muzei 木贼 12-115

N

Nanshashen 南沙参 12-625

Naosha 硇砂 12-426

Naoyanghua 闹羊花 12-244

Niubangzi 牛蒡子 12-114

Niuhuang 牛黄 12-545

Nuzhenzi 女贞子 12-616

O

Oujie 藕节 12-406

P

Pangdahai 胖大海 12-477

Paojiang 炮姜 12-340

Peilan 佩兰 12-284

Pengsha 硼砂 12-194

Pipaye 枇杷叶 12-511

Pugongying 蒲公英 12-150

Puhuang 蒲黄 12-407

Q

Qiancao 茜草 12-398

Qiandan 铅丹 12-668

Qianghuo 羌活 12-091

Qianhu 前胡 12-499

Qianjinzi 千金子 12-231

Qiannianjian 千年健 12-246

Qianniuzi 牵牛子 12-233

Qianshi 芡实 12-660

Qingdai 青黛 12-156

Qingfen 轻粉 12-675

Qingfengteng 青风藤 12-271

Qingguo 青果 12-174

Qinghao 青蒿 12-212

Qingmengshi 青礞石 12-473

Qingpi 青皮 12-369

Qingxiangzi 青葙子 12-131

Qingyedan 青叶胆 12-319

Qinjiao 秦艽 12-269

Qinpi 秦皮 12-142

Qishe 蕲蛇 12-259

Qiyeyizhihua 七叶一枝花 12-167

Quanshen 拳参 12-198

Quanxie 全蝎 12-543

Qumai 瞿麦 12-314

R

Rendongteng 忍冬藤 12-176

Renshen 人参 12-570

Roucongrong 肉苁蓉 12-590

Roudoukou 肉豆蔻 12-646

Rougui 肉桂 12-591

Ruiren 蕤仁 12-135

Ruxiang 乳香 12-427

S

Sanbaicao 三白草 12-195

Sangshen 桑椹 12-575

Sangbaipi 桑白皮 12-506

Sangjisheng 桑寄生 12-277

Sangpiaoxiao 桑螵蛸 12-654

Sangye 桑叶 12-119

Sangzhi 桑枝 12-267

Sanleng 三棱 12-466

Sanqi 三七 12-467

Shaji 沙棘 12-630

Shancigu 山慈菇 12-165

Shandougen 山豆根 12-171

Shanglu 商陆 12-232

Shannai 山奈 12-329

Shanyao 山药 12-568

Shanzha 山楂 12-388

Shanzhuyu 山茱萸 12-661

Sharen 砂仁 12-281

Shayuanzi 沙苑子 12-609

Shechuangzi 蛇床子 12-599

Shegan 射干 12-199

Shengdihuang 生地黄 12-208

Shengma 升麻 12-113

Shenjincao 伸筋草 12-262

Shetui 蛇蜕 12-095

Shexiang 麝香 12-547

Shichangpu 石菖蒲 12-553

Shidagonglaoye 十大功劳叶 12-215

Shidi 柿蒂 12-376

Shigao 石膏 12-123

Shihu 石斛 12-619

Shijueming 石决明 12-535

Shijunzi 使君子 12-677

Shiliupi 石榴皮 12-648

Shiwei 石韦 12-306

Shouwuteng 首乌藤 12-576

Shudihuang 熟地黄 12-580

Shufu 鼠妇 12-423

Shuihonghuazi 水红花子 12-460

Shuiniujiao 水牛角 12-179

Shuizhi 水蛭 12-465

Sigualuo 丝瓜络 12-273

Songhuafen 松花粉 12-147

Songjie 松节 12-260

Suanzaoren 酸枣仁 12-522

Suhexiang 苏合香 12-550

Sumu 苏木 12-452

Suoluozi 娑罗子 12-363

Suoyang 锁阳 12-607

T

Taizishen 太子参 12-567

Tanxiang 檀香 12-367

Taoren 桃仁 12-439

Tiandong 天冬 12-617

Tianhuafen 天花粉 12-127

Tiankuizi 天葵子 12-181

Tianma 天麻 12-544

Tiannanxing 天南星 12-482

Tianxianteng 天仙藤 12-354

Tianxianzi 天仙子 12-355

Tianzhuhuang 天竺黄 12-483

Tiexian　铁苋　12-188

Tinglizi　葶苈子　12-504

Tongcao　通草　12-311

Tubeimu　土贝母　12-492

Tubiechong　土鳖虫　12-455

Tufuling　土茯苓　12-162

Tujingpi　土荆皮　12-681

Tumuxiang　土木香　12-364

Tusizi　菟丝子　12-585

W

Walengzi　瓦楞子　12-481

Wangbuliuxing　王不留行　12-445

Weilingcai　委陵菜　12-192

Weilingxian　威灵仙　12-254

Wubeizi　五倍子　12-650

Wugong　蜈蚣　12-538

Wujiapi　五加皮　12-279

Wumei　乌梅　12-649

Wumingyi　无名异　12-424

Wushaoshe　乌梢蛇　12-249

Wushedan　乌蛇胆　12-485

Wuweizi　五味子　12-651

Wuyao　乌药　12-351

Wuzhuyu　吴茱萸　12-336

X

Xiakucao　夏枯草　12-129

Xiangfu　香附　12-373

Xiangjiapi　香加皮　12-297

Xiangru　香薷　12-094

Xiangsizi　相思子　12-665

Xiangyuan　香橼　12-372

Xianhecao　仙鹤草　12-415

Xianlingpi　仙灵脾　12-596

Xianmao　仙茅　12-588

Xiaohuixiang　小茴香　12-339

Xiaoji　小蓟　12-402

Xiaoshi　硝石　12-294

Xiaotongcao　小通草　12-318

Xiatianwu　夏天无　12-191

Xiebai　薤白　12-368

Xiheliu　西河柳　12-087

Xihonghua　西红花　12-443

Xihuangcao　溪黄草　12-324

Xinyi　辛夷　12-090

Xiongdan　熊胆　12-163

Xionghuang　雄黄　12-672

Xixiancao　豨莶草　12-266

Xixin　细辛　12-092

Xiyangshen　西洋参　12-615

Xuanfuhua　旋覆花　12-495

Xuanshen　玄参　12-621

Xuchangqing　徐长卿　12-256

Xuduan　续断　12-603

Xuedan　雪胆　12-187

Xuejie　血竭　12-450

Xuelianhua　雪莲花　12-276

Xueshangyizhihao　雪上一支蒿　12-253

Xueyutan　血余炭　12-413

Y

Yadanzi　鸦胆子　12-159

Yahunu　亚乎奴　12-457

Yamazi　亚麻子　12-228

Yanbaicai　岩白菜　12-489

Yangjinhua　洋金花　12-507

Yanhusuo　延胡索　12-432

Yazhicao　鸭跖草　12-190

Yejuhua　野菊花　12-152

Yemingsha　夜明砂　12-136

Yimucao　益母草　12-438

Yinchaihu　银柴胡　12-210

Yinchen　茵陈　12-325

Yingsuqiao　罂粟壳　12-641

Yinxingye　银杏叶　12-425

Yinyanghuo　淫羊藿　12-586

Yiyiren　薏苡仁　12-295

Yizhiren　益智仁　12-642

Yuanhua　芫花　12-235

Yuanzhi　远志　12-524

Yubaifu　禹白附　12-480

Yuejihua　月季花　12-437

Yuganzi　余甘子　12-205

Yujin　郁金　12-370

Yuliren　郁李仁　12-227

Yuxingcao　鱼腥草　12-158

Yuyuliang　禹余粮　12-643

Yuzhizi　预知子　12-378

Yuzhu　玉竹　12-618

Z

Zaojiaoci　皂角刺　12-474

Zaoxintu　灶心土　12-417

Zelan　泽兰　12-441

Zexie　泽泻　12-292

Zhangnao　樟脑　12-669

Zhebeimu　浙贝母　12-497

Zhenzhu　珍珠　12-519

Zhenzhumu　珍珠母　12-532

Zhimu　知母　12-125

Zhiqiao　枳壳　12-353

Zhishi　枳实　12-377

Zhizi　栀子　12-130

Zhongrushi　钟乳石　12-608

Zhujieshen　竹节参　12-560

Zhuling　猪苓　12-296

Zhuru　竹茹　12-476

Zhusha　朱砂　12-520

Zhushalian　朱砂莲　12-189

Zhuyazao　猪牙皂　12-549

Zhuzishen　珠子参　12-626

Zicao　紫草　12-204

Ziheche　紫河车　12-605

Zihuadiding　紫花地丁　12-151

Zijinniu　紫金牛　12-502

Zirantong　自然铜　12-453

Zishiying　紫石英　12-604

Zisugeng　紫苏梗　12-361

Zisuye　紫苏叶　12-097

Ziwan　紫菀　12-503

Zonglutan　棕榈炭　12-411

Índice de las prescripciones en pinyin
方剂拼音索引

A

Ai Fu Nuangong Wan　艾附暖宫丸　13-308

Angong Niuhuang Wan　安宫牛黄丸　13-432

Anshen Dingzhi Wan　安神定志丸　13-424

B

Ba Er Dan　八二丹　13-180

Babao Yanyao　八宝眼药　13-195

Badu Gao　拔毒膏　13-175

Bai San　白散　13-606

Baihe Gujin Tang　百合固金汤　13-359

Baihu Chengqi Tang　白虎承气汤　13-223

Baihu Jia Cangzhu Tang　白虎加苍术汤　13-156

Baihu Jia Guizhi Tang　白虎加桂枝汤　13-155

Baihu Jia Renshen Tang　白虎加人参汤　13-157

Baihu Tang　白虎汤　13-154

Baijiang Dan　白降丹　13-189

Baijin Wan　白金丸　13-597

Baitouweng Tang　白头翁汤　13-213

Banxia Baizhu Tianma Tang　半夏白术天麻汤　13-609

Banxia Houpo Tang　半夏厚朴汤　13-461

Banxia Xiexin Tang　半夏泻心汤　13-278

Baochan Wuyou San　保产无忧散　13-349

Baohe Wan　保和丸　13-620

Baoyuan Tang　保元汤　13-317

Baxian Changshou Wan　八仙长寿丸　13-383

Bazhen Tang　八珍汤　13-338

Bazhen Yimu Wan　八珍益母丸　13-341

Bazheng San　八正散　13-559

Bentun Tang　奔豚汤　13-232

Biejiajian Wan　鳖甲煎丸　13-487

Bingpeng San　冰硼散　13-188

Bixie Fenqing Yin　萆薢分清饮　13-577

Buhuanjin Zhengqi San　不换金正气散　13-551

Buyang Huanwu Tang　补阳还五汤　13-480

Buzhong Yiqi Tang　补中益气汤　13-313

C

Canshi Tang　蚕矢汤　13-569

Chai Ge Jieji Tang　柴葛解肌汤　13-144

Chaihu Dayuan Yin　柴胡达原饮　13-272

Chaihu Jia Longgu Muli Tang　柴胡加龙骨牡蛎汤　13-273

Chaihu Shugan San　柴胡疏肝散　13-437

Chan Hua San　蝉花散　13-534

Chenxiang Jiangqi Tang　沉香降气汤　13-469

Chuanxiong Chatiao San　川芎茶调散　13-512

Chufeng Yisun Tang　除风益损汤　13-334

Chuihou San　吹喉散　13-187

Chunyang Zhenren Yangzang Tang　纯阳真人养脏汤　13-409

D

Da Banxia Tang　大半夏汤　13-296

Da Bu Wan　大补丸　13-364

Da Buyin Wan　大补阴丸　13-360

Da Buyuan Jian　大补元煎　13-345

Da Chaihu Tang　大柴胡汤　13-284

Da Chengqi Tang　大承气汤　13-248

Da Dingfeng Zhu　大定风珠　13-541

Da Huoluo Dan　大活络丹　13-515

Da Jianzhong Tang　大建中汤　13-295

Da Qinjiao Tang　大秦艽汤　13-513

Da Qiqi Tang　大七气汤　13-446

Da Shanzha Wan　大山楂丸　13-619

Da Xiang Lian Wan　大香连丸　13-211

Da Ying Jian　大营煎　13-346

Dahuang Mudan Tang　大黄牡丹汤　13-492

Dahuang Zhechong Wan　大黄䗪虫丸　13-502

Daididang Wan　代抵当丸　13-490

Daizhang Tang　代杖汤　13-503

Danggui Buxue Tang　当归补血汤　13-330

Danggui Jianzhong Tang　当归建中汤　13-294

Danggui Liuhuang Tang　当归六黄汤　13-242

Danggui Long Hui Wan　当归龙荟丸　13-200

Danggui Niantong Tang　当归拈痛汤　13-564

Danggui Shaoyao San　当归芍药散　13-332

Danggui Sini Tang　当归四逆汤　13-306

Danggui Yinzi　当归饮子　13-333

Danshen Yin　丹参饮　13-464

Daochi San　导赤散　13-196

Da Qinglong Tang　大青龙汤　13-148

Da Xianxiong Tang　大陷胸汤　13-267

Dayuan Yin　达原饮　13-271

Didang Tang　抵当汤　13-489

Didang Wan　抵当丸　13-488

Dihuang Yinzi　地黄饮子　13-396

Dingchuan Tang　定喘汤　13-466

Dingxian Wan　定痫丸　13-610

Dingxiang Shidi Tang　丁香柿蒂汤　13-470

Dingzhi Wan　定志丸　13-394

Ditan Tang　涤痰汤　13-590

Duhuo Jisheng Tang　独活寄生汤　13-514

E

Ejiao Jizihuang Tang　阿胶鸡子黄汤　13-376

Ercha San　儿茶散　13-178

Erchen Tang　二陈汤　13-589

Erlong Zuoci Wan　耳聋左慈丸　13-380

Ermiao San　二妙散　13-570

Ermu Ningsou Tang　二母宁嗽汤　13-208

Erwei Badu San　二味拔毒散　13-173

Erxian Tang　二仙汤　13-378

Eryin Jian　二阴煎　13-372

Erzhi Wan　二至丸　13-390

F

Fangfeng Tongsheng San　防风通圣散　13-283

Fangji Huangqi Tang　防己黄芪汤　13-583

Fangji Jiaomu Tingli Dahuang Wan　防己椒目葶苈大黄丸　13-265

Fei'er Wan　肥儿丸　13-623

Fufang Da Chengqi Tang　复方大承气汤　13-251

Fuling Daoshui Tang　茯苓导水汤　13-585

Fuling Guizhi Baizhu Gancao Tang　茯苓桂枝白术甘草汤　13-572

Fuyuan Huoxue Tang　复元活血汤　13-481

Fuzi Lizhong Wan　附子理中丸　13-291

Fuzi Tang　附子汤　13-304

Fuzi Xiexin Tang　附子泻心汤　13-277

G

Gan Jie Tang　甘桔汤　13-209

Gancao Ganjiang Fuling Baizhu Tang　甘草干姜茯苓白术汤　13-573

Gancao Xiaomai Dazao Tang　甘草小麦大枣汤　13-427

Gancao Xiexin Tang　甘草泻心汤　13-280

Ganlu Xiaodu Dan　甘露消毒丹　13-563

Gegen Huangqin Huanglian Tang　葛根黄芩黄连汤　13-214

Gegen Tang　葛根汤　13-134

Gengyi Wan　更衣丸　13-253

Gexia Zhuyu Tang　膈下逐瘀汤　13-477

Gualou Xiebai Baijiu Tang　栝楼薤白白酒汤　13-443

Gualou Xiebai Banxia Tang　栝楼薤白半夏汤　13-442

Guazi Yanyao　瓜子眼药　13-231

Guchang Wan　固肠丸　13-411

Guchong Tang　固冲汤　13-419

Gui Ling Ganlu San　桂苓甘露散　13-562

Guipi Tang　归脾汤　13-331

Guizhi Fuling Wan　桂枝茯苓丸　13-485

Guizhi Jia Longgu Muli Tang　桂枝加龙骨牡蛎汤　13-404

Guizhi Shaoyao Zhimu Tang　桂枝芍药知母汤　13-536

Guizhi Tang　桂枝汤　13-132

Gujing Wan　固精丸　13-416

Gujing Wan　固经丸　13-418

Guntan Wan　滚痰丸　13-596

Gutai Wan　固胎丸　13-417

Guyin Jian　固阴煎　13-374

H

Haizao Yuhu Tang　海藻玉壶汤　13-616

Hao Qin Qingdan Tang　蒿芩清胆汤　13-270

He Ren Yin　何人饮　13-350

Heche Wan　河车丸　13-344

Heixi Dan　黑锡丹　13-393

Houpo Qiwu Tang　厚朴七物汤　13-455

Houpo Sanwu Tang　厚朴三物汤　13-252

Houpo Wenzhong Tang　厚朴温中汤　13-456

Huaban Tang　化斑汤　13-494

Huafu Shengji San　化腐生肌散　13-182

Huagai San　华盖散　13-131

Huaihua San　槐花散　13-509

Huaji San　化积散　13-622

Huanglian Ejiao Tang　黄连阿胶汤　13-240

Huanglian Jiedu Tang　黄连解毒汤　13-161

Huanglian Shangqing Wan　黄连上清丸　13-185

Huanglian Xiguashuang Yanyao　黄连西瓜霜眼药　13-192

Huangqi Guizhi Wuwu Tang　黄芪桂枝五物汤　13-303

Huangqi Neituo San　黄芪内托散　13-328

Huangqin Tang　黄芩汤　13-212

Huangtu Tang　黄土汤　13-507

Huaxue Dan　化血丹　13-496

Hugu Mugua Tang　虎骨木瓜汤　13-527

Huitian Zaizao Wan　回天再造丸　13-611

Huiyang Jiuji Tang　回阳救急汤　13-299

Huiyang Yulong Gao　回阳玉龙膏　13-576

Huoluo Dan　活络丹　13-516

Huoluo Xiaoling Dan　活络效灵丹　13-486

Huoxiang Zhengqi San　藿香正气散　13-550

Huqian Wan　虎潜丸　13-379

J

Jiajian Weirui Tang　加减葳蕤汤　13-151

Jianling Tang　建瓴汤　13-539

Jianpi Wan　健脾丸　13-319

Jiawei Shenqi Wan　加味肾气丸　13-385

Jiawei Wuyao Tang 加味乌药汤 13-462

Jiawei Xiaoyao San 加味逍遥散 13-439

Jichuan Jian 济川煎 13-260

Jijiu Huisheng Dan 急救回生丹 13-300

Jinlingzi San 金铃子散 13-202

Jinshui Liujun Jian 金水六君煎 13-593

Jinsuo Gujing Wan 金锁固精丸 13-415

Jiufen San 九分散 13-498

Jiuhua Gao 九华膏 13-179

Jiuji Xixian San 救急稀涎散 13-628

Jiutong Wan 九痛丸 13-288

Jiuwei Qianghuo Tang 九味羌活汤 13-525

Jiuxian San 九仙散 13-408

Jiuzhi Dahuang Wan 九制大黄丸 13-220

Jiuzhi Xiangfu Wan 九制香附丸 13-499

Juanbi Tang 蠲痹汤 13-520

Juyuan Jian 举元煎 13-314

K

Kebao Lisu Tang 可保立苏汤 13-354

Kongxian Dan 控涎丹 13-264

Kongzi Dasheng Zhi Zhenzhong Fang 孔子
大圣知枕中方 13-428

L

Laifu Tang 来复汤 13-355

Laonu Wan 老奴丸 13-395

Lengxiao Wan 冷哮丸 13-608

Liang Fu Wan 良附丸 13-292

Liangdi Tang 两地汤 13-375

Liangge San 凉膈散 13-163

Lianli Tang 连理汤 13-281

Ling Gan Wuwei Jiang Xin Tang 苓甘五味
姜辛汤 13-607

Ling Gui Zhu Gan Tang 苓桂术甘汤 13-571

Lingjiao Gouteng Tang 羚角钩藤汤 13-537

Lishi Paishi Tang 利湿排石汤 13-567

Liuhe Dingzhong Wan 六合定中丸 13-553

Liuhe Tang 六合汤 13-497

Liuhe Tang 六和汤 13-554

Liujunzi Tang 六君子汤 13-316

Liushen Wan 六神丸 13-171

Liuwei Dihuang Wan 六味地黄丸 13-356

Liuyi San 六一散 13-237

Liuyu Tang 六郁汤 13-444

Lixiao San 立效散 13-230

Lizhong Wan 理中丸 13-290

Longdan Xiegan Tang 龙胆泻肝汤 13-198

Longhu Dan 龙虎丹 13-532

M

Mahuang Lianqiao Chixiaodou Tang 麻黄连
翘赤小豆汤 13-558

Mahuang Tang 麻黄汤 13-129

Mahuang Xingren Gancao Shigao Tang 麻
黄杏仁甘草石膏汤 13-142

Mahuang Xingren Yiyi Gancao Tang 麻黄
杏仁薏苡甘草汤 13-130

Mahuang Xixin Fuzi Tang 麻黄细辛附子
汤 13-150

Maimendong Tang 麦门冬汤 13-362

Maziren Wan 麻子仁丸 13-261

Meihua Dianshe Dan 梅花点舌丹
13-190

Mufangji Tang 木防己汤 13-599

Muli San 牡蛎散 13-407

Muxiang Binglang Wan 木香槟榔丸
13-451

Muxiang Fenqi Tang 木香分气汤 13-448

Muxiang Huazhi San 木香化滞散 13-452

Muxiang Liuqi Yin 木香流气饮 13-450

Muxiang Shunqi San 木香顺气散 13-449

N

Neibu Huangqi Tang 内补黄芪汤 13-353

Neibu Lurong Wan 内补鹿茸丸 13-389

Neituo Huangqi San　内托黄芪散　13-352

Neituo Shengji San　内托生肌散　13-351

Niantong Tang　拈痛汤　13-565

Ningzhi Wan　宁志丸　13-426

Niuhuang Jiedu Wan　牛黄解毒丸　13-165

Niuhuang Qingxin Wan　牛黄清心丸　13-430

Niuhuang Qinhua Wan　牛黄嘣化丸　13-183

Niuhuang Shangqing Wan　牛黄上清丸　13-168

Niuhuang Zhenjing Wan　牛黄镇惊丸　13-615

Nuangan Jian　暖肝煎　13-302

NuJin Dan　女金丹　13-495

P

Pingwei San　平胃散　13-552

Puji Xiaodu Yinzi　普济消毒饮子　13-162

Q

Qianghuo Baidu San　羌活败毒散　13-523

Qianghuo Shengshi Tang　羌活胜湿汤　13-522

Qianjin Baotai Wan　千金保胎丸　13-336

Qianjin San　千金散　13-612

Qianzheng San　牵正散　13-526

Qibao Meiran Dan　七宝美髯丹　13-400

Qili San　七厘散　13-482

Qing'e Wan　青娥丸　13-392

Qinggong Tang　清宫汤　13-160

Qinggu San　清骨散　13-239

Qinghao Biejia Tang　青蒿鳖甲汤　13-241

Qingpi San　清脾散　13-217

Qingqi Huatan Wan　清气化痰丸　13-594

Qingshu Yiqi Tang　清暑益气汤　13-236

Qingwei San　清胃散　13-219

Qingwei Tang　清胃汤　13-218

Qingxin Lianzi Yin　清心莲子饮　13-197

Qingying Tang　清营汤　13-159

Qingzao Jiufei Tang　清燥救肺汤　13-547

Qingzhou Bai Wanzi　青州白丸子　13-592

Qinjiao Biejia San　秦艽鳖甲散　13-382

Qiongyu Gao　琼玉膏　13-548

Qiqi Tang　七气汤　13-445

Qizhi Xiangfu Wan　七制香附丸　13-447

Quanlu Wan　全鹿丸　13-401

R

Renshen Baidu San　人参败毒散　13-519

Renshen Dingchuan Tang　人参定喘汤　13-467

Renshen Guben Wan　人参固本丸　13-367

Renshen Hutao Tang　人参胡桃汤　13-325

Renshen Wan　人参丸　13-324

Renshen Yangrong Tang　人参养荣汤　13-340

Renshen Yangwei Tang　人参养胃汤　13-556

Renshen Zaizao Wan　人参再造丸　13-524

Renzhongbai San　人中白散　13-184

S

Sancai Fengsui Dan　三才封髓丹　13-398

Sancai Wan　三才丸　13-399

Sang Ju Yin　桑菊饮　13-141

Sang Xing Tang　桑杏汤　13-546

Sangbaipi Tang　桑白皮汤　13-471

Sangpiaoxiao San　桑螵蛸散　13-413

Sanhuang Wan　三黄丸　13-177

Sanpin Yitiaoqiang　三品一条枪　13-176

Sanren Tang　三仁汤　13-561

Sanshen Wan　三肾丸　13-402

Sansheng San　三圣散　13-613

Sansheng Yin　三生饮　13-603

Sanwu Beiji Wan　三物备急丸　13-256

Sanxian Dan　三仙丹　13-307

Sanzi Yangqin Tang　三子养亲汤　13-602

Shaofu Zhuyu Tang　少腹逐瘀汤　13-478

Shaoyao Gancao Tang　芍药甘草汤　13-381

Shaoyao Tang　芍药汤　13-210

Shegan Mahuang Tang　射干麻黄汤　13-575

Shen Ling Baizhu San　参苓白术散　13-320

Shen Ling Pingwei San　参苓平胃散　13-321

Shen Qi Gao　参芪膏　13-323

Shen Rong Tang　参茸汤　13-391

Shen Su Yin　参苏饮　13-149

Shenghua Tang　生化汤　13-484

Shengji Yuhong Gao　生肌玉红膏　13-500

Shengjiang San　升降散　13-224

Shengjiang Xiexin Tang　生姜泻心汤　13-279

Shengma Gegen Tang　升麻葛根汤　13-145

Shengmai San　生脉散　13-326

Shengsui Yulin Dan　生髓育麟丹　13-403

Shengtieluo Yin　生铁落饮　13-422

Shengxian Tang　升陷汤　13-315

Shengyang Chushi Tang　升阳除湿汤　13-555

Shengyang Yiwei Tang　升阳益胃汤　13-318

Shengyu Tang　圣愈汤　13-343

Shenqi Wan　肾气丸　13-384

Shenqu Wan　神曲丸　13-423

Shentong Zhuyu Tang　身痛逐瘀汤　13-479

Shenxi Dan　神犀丹　13-172

Shiguogong Jinjiu Fang　史国公浸酒方　13-533

Shihu Qingwei San　石斛清胃散　13-216

Shihui San　十灰散　13-506

Shijueming San　石决明散　13-229

Shiquan Dabu Tang　十全大补汤　13-339

Shishen Tang　十神汤　13-531

Shixiang Zhitong Wan　十香止痛丸　13-454

Shixiao San　失笑散　13-491

Shixiao Wan　失笑丸　13-460

Shizao Tang　十枣汤　13-263

Shuilu Erxian Dan　水陆二仙丹　13-414

Shuyu Wan　薯蓣丸　13-186

Shuzao Yinzi　疏凿饮子　13-285

Sijunzi Tang　四君子汤　13-312

Siling San　四苓散　13-580

Simiao Wan　四妙丸　13-568

Simiao Yong'an Tang　四妙勇安汤　13-166

Simo Tang　四磨汤　13-441

Sini Jia Renshen Tang　四逆加人参汤　13-298

Sini San　四逆散　13-440

Sini Tang　四逆汤　13-297

Sishen Wan　四神丸　13-410

Sisheng Wan　四生丸　13-508

Siwu Tang　四物汤　13-329

Siwuzeigu Yiluru Wan　四乌鲗骨一蘆茹丸　13-501

Suhexiang Wan　苏合香丸　13-435

Suoquan Wan　缩泉丸　13-412

Suzi Jiangqi Tang　苏子降气汤　13-465

T

Taishan Panshi San　泰山磐石散　13-342

Taohe Chengqi Tang　桃核承气汤　13-473

Tianma Gouteng Yin　天麻钩藤饮　13-540

Tianma Wan　天麻丸　13-528

Tiantai Wuyao San　天台乌药散　13-463

Tianwang Buxin Dan 天王补心丹 13-365

Tiaowei Chengqi Tang 调胃承气汤 13-250

Tingli Dazao Xiefei Tang 葶苈大枣泻肺汤 13-206

Tongguan Wan 通关丸 13-605

Tongpi Xiewei Tang 通脾泻胃汤 13-193

Tongqiao Huoxue Tang 通窍活血汤 13-476

Tongxieyao Fang 痛泻要方 13-274

Tongyou Tang 通幽汤 13-259

Tounong San 透脓散 13-181

Tuichi San 退赤散 13-233

W

Wandai Tang 完带汤 13-578

Weijing Tang 苇茎汤 13-598

Wendan Tang 温胆汤 13-591

Wenjing Tang 温经汤 13-483

Wenpi Tang 温脾汤 13-255

Wuge San 五膈散 13-458

Wuji Dan 无极丹 13-238

Wuji San 五积散 13-457

Wuji Wan 戊己丸 13-276

Wuji Wan 乌鸡丸 13-348

Wulin San 五淋散 13-560

Wuling San 五苓散 13-579

Wumei Wan 乌梅丸 13-625

Wupi Yin 五皮饮 13-584

Wuren Wan 五仁丸 13-258

Wushi Cha 午时茶 13-135

Wutou Tang 乌头汤 13-309

Wuwei Xiaodu Yin 五味消毒饮 13-167

Wuzhi Yin 五汁饮 13-371

Wuzhuyu Tang 吴茱萸汤 13-293

Wuzi Yanzong Wan 五子衍宗丸 13-397

X

Xianfang Huoming Yin 仙方活命饮 13-164

Xiao Chaihu Tang 小柴胡汤 13-269

Xiao Chengqi Tang 小承气汤 13-249

Xiao Jianzhong Tang 小建中汤 13-289

Xiao Qinglong Tang 小青龙汤 13-604

Xiao Wenjing Tang 小温经汤 13-301

Xiao Xianxiong Tang 小陷胸汤 13-595

Xiao Xuming Tang 小续命汤 13-517

Xiao'er Niuhuang San 小儿牛黄散 13-600

Xiaofeng San 消风散 13-518

Xiaoji Yinzi 小蓟饮子 13-505

Xiaoyao San 逍遥散 13-275

Xiaoyi Tang 消瘿汤 13-228

Xiaoying Jian 小营煎 13-335

Xiayuxue Tang 下瘀血汤 13-474

Xiebai San 泻白散 13-205

Xiefei Tang 泻肺汤 13-207

Xiegan Tang 泻肝汤 13-203

Xiehuang San 泻黄散 13-221

Xienao Tang 泻脑汤 13-194

Xieqing Wan 泻青丸 13-199

Xihuang Wan 犀黄丸 13-170

Xijiao Dihuang Tang 犀角地黄汤 13-504

Xing Su San 杏苏散 13-545

Xinjia Huanglong Tang 新加黄龙汤 13-262

Xinzhi Chai Lian Tang 新制柴连汤 13-226

Xuanbi Tang 宣痹汤 13-566

Xuandu Fabiao Tang 宣毒发表汤 13-147

Xuanfu Daizhe Tang 旋覆代赭汤 13-468

Xuefu Zhuyu Tang 血府逐瘀汤 13-475

Y

Yagan San 牙疳散 13-222

Yanggan Wan 羊肝丸 13-204

Yanghe Tang 阳和汤 13-305

Yangyin Qingfei Tang 养阴清肺汤 13-361

Yiguan Jian 一贯煎 13-370

Yihuang Tang 易黄汤 13-420

Yilijin Dan 一粒金丹 13-493

Yinchen Wuling San 茵陈五苓散 13-581

Yinchenhao Tang 茵陈蒿汤 13-557

Yinhua Jiedu Tang 银花解毒汤 13-191

Yinqiao San 银翘散 13-140

Yiqi Congming Tang 益气聪明汤 13-327

Yiwei Tang 益胃汤 13-366

Yiyi Fuzi Baijiang San 薏苡附子败酱散 13-169

Yiyin Jian 一阴煎 13-368

Yizijin Dan 一字金丹 13-174

Yougui Wan 右归丸 13-387

Yougui Yin 右归饮 13-386

Yuebi Tang 越婢汤 13-143

Yuehua Wan 月华丸 13-363

Yueju Baohe Wan 越鞠保和丸 13-621

Yueju Wan 越鞠丸 13-438

Yunu Jian 玉女煎 13-215

Yupingfeng San 玉屏风散 13-322

Yurong San 玉容散 13-530

Yurong Wan 玉容丸 13-529

Yuye Tang 玉液汤 13-347

Yuzhen San 玉真散 13-614

Z

Zaizao San 再造散 13-521

Zengye Tang 增液汤 13-369

Zexie Tang 泽泻汤 13-586

Zhengan Xifeng Tang 镇肝熄风汤 13-538

Zhengyang Lilao Tang 拯阳理劳汤 13-388

Zhengyin Lilao Tang 拯阴理劳汤 13-373

Zhenwu Tang 真武汤 13-574

Zhenzhu Wan 真珠丸 13-542

Zhibao Dan 至宝丹 13-433

Zhibao Ding 至宝锭 13-136

Zhilei Bugan San 止泪补肝散 13-337

Zhishi Daozhi Wan 枳实导滞丸 13-453

Zhisou San 止嗽散 13-133

Zhizi Chi Tang 栀子豉汤 13-225

Zhizi Shengqi San 栀子胜奇散 13-535

Zhongman Fenxiao Tang 中满分消汤 13-459

Zhouche Wan 舟车丸 13-266

Zhuling Tang 猪苓汤 13-582

Zhuque Wan 朱雀丸 13-425

Zhuye Liu Bang Tang 竹叶柳蒡汤 13-146

Zhuye Shigao Tang 竹叶石膏汤 13-158

Zicui Tang 滋膵汤 13-227

Zijin Ding 紫金锭 13-434

Zishui Qinggan Yin 滋水清肝饮 13-377

Zixue 紫雪 13-431

Zuogui Wan 左归丸 13-357

Zuogui Yin 左归饮 13-358

Zuojin Wan 左金丸 13-201

Índice de puntos acupunturales en pinyin
穴位拼音索引

B

Bafeng	八风	EX-EI10	20-381
Baichongwo	百虫窝	EX-EI3	20-383
Baihuanshu	白环俞	V 30	20-020
Baihui	百会	DU 20	20-021
Baohuang	胞肓	V 53	20-022
Baxie	八邪	EX-ES9	20-382
Benmen	贲门	CO 3; Cardias	20-507
Benshen	本神	VB 13	20-023
Biantaoti	扁桃体	LO 7, 8, 9; Amígdala	20-533
Biguan	髀关	E 31	20-024
Binao	臂臑	IG 14	20-025
Bingfeng	秉风	ID 12	20-026
Bulang	步廊	R 22	20-027
Burong	不容	E 19	20-028

C

Changqiang	长强	DU 1	20-029
Chengfu	承扶	V 36	20-030
Chengguang	承光	V 6	20-031
Chengjiang	承浆	REN 24	20-032
Chengjin	承筋	V 56	20-033
Chengling	承灵	VB 18	20-034
Chengman	承满	E 20	20-035
Chengqi	承泣	E 1	20-036
Chengshan	承山	V 57	20-037
Chimai	瘛脉	SJ 18	20-039
Chize	尺泽	P 5	20-038
Chongmen	冲门	B 12	20-040
Chongyang	冲阳	E 42	20-041
Chuiqian	垂前	LO 4; Lóbulo anterior de la aurícula	20-529
Ciliao	次髎	V 32	20-042

Cuanzhu	攒竹	V 2	20-043

D

Dabao	大包	B 21	20-044
Dachang	大肠	CO 7; Intestino Grueso	20-511
Dachangshu	大肠俞	V 25	20-045
Dadu	大都	B 2	20-046
Dadun	大敦	H 1	20-047
Dagukong	大骨空	EX-ES5	20-384
Dahe	大赫	R 12	20-048
Daheng	大横	B 15	20-049
Daimai	带脉	VB 26	20-056
Daju	大巨	E 27	20-050
Daling	大陵	PC 7	20-051
Dangyang	当阳	EX-CC2	20-386
Dannang	胆囊	EX-EI6	20-385
Danshu	胆俞	V 19	20-057
Danzhong	膻中	REN 17	20-058
Daying	大迎	E 5	20-052
Dazhong	大钟	R 4	20-053
Dazhu	大杼	V 11	20-054
Dazhui	大椎	D 14	20-055
Dicang	地仓	E 4	20-059
Diji	地机	B 8	20-060
Dingchuan	定喘	EX-P1	20-387
Dingnie Houxiexian	顶颞后斜线	POVT7; Línea parieto temporal oblicua posterior	20-435
Dingnie Qianxiexian	顶颞前斜线	AOVT6 Línea parieto temporal oblicua anterior	20-434
Dingpangxian Ⅰ	顶旁1线	LV8 1ª línea lateral del vértex	20-436
Dingpangxian Ⅱ	顶旁2线	LV9 2ª línea lateral del vértex	20-437
Dingzhongxian	顶中线	MV5 Línea medial del vértex	20-433
Diwuhui	地五会	VB 42	20-061
Dubi	犊鼻	E 35	20-063
Duiduan	兑端	DU 27	20-064
Duierlun	对耳轮	Zona del antehélix (AH)	20-445
Duierping	对耳屏	Zona del antitrago (AT)	20-447
Duipingjian	对屏尖	AT 1, 2, 4i; Ápex del antitrago	20-502

| Dushu | 督俞 | V 16 | 20-062 |
| Duyin | 独阴 | EX-EI11 | 20-388 |

E

E	额	AT 1; Frente	20-497
Epangxian Ⅰ	额旁1线	LF2 1ª línea lateral de la frente	20-430
Epangxian Ⅱ	额旁2线	LF3 2ª línea lateral de la frente	20-431
Epangxian Ⅲ	额旁3线	LF4 3ª línea lateral de la frente	20-432
Erbai	二白	EX-ES2	20-390
Erbei	耳背	Superficie posterior de la aurícula (P)	20-450
Erbeifei	耳背肺	P 2; Pulmón en la superficie dorsal	20-535
Erbeigan	耳背肝	P 4; Hígado en la superficie posterior	20-537
Erbeigou	耳背沟	SP; Surco en la superficie dorsal	20-539
Erbeipi	耳背脾	P 3; Bazo en la superficie dorsal	20-536
Erbeishen	耳背肾	P 5; Riñón en la superficie posterior	20-538
Erbeixin	耳背心	P 1; Corazón en la superficie dorsal	20-534
Erchui	耳垂	Lóbulo (LO)	20-449
Ergen	耳根	Raíz auricular (R)	20-451
Erheliao	耳和髎	SJ 22	20-065
Erjia	耳甲	Zona de la concha (CO)	20-448
Erjian	二间	IG 2	20-067
Erjian	耳尖	EX-CC6	20-389
Erjian	耳尖	HX 6.7i; Ápex de la aurícula	20-457
Erlun	耳轮	Zona del hélix (HX)	20-443
Ermen	耳门	SJ 21	20-066
Ermigen	耳迷根	R 2; Raíz del vago auricular	20-541
Erzhong	耳中	HX 1; Centro de la aurícula	20-452
Erzhou	耳舟	Zona de la escafa; zona de la fosa escafoides (FE)	20-444
Ezhongxian	额中线	MF 1 Línea frontal media	20-429

F

Fei	肺	CO 14; Pulmón	20-523
Feishu	肺俞	V 13	20-069
Feiyang	飞扬	V 58	20-068
Fengchi	风池	VB 20	20-070
Fengfu	风府	DU 16	20-071
Fenglong	丰隆	E 40	20-072

Fengmen	风门	V 12	20-073
Fengshi	风市	VB 31	20-074
Fengxi	风溪	FE 1, 2i; Arroyo del viento	20-465
Fu	腹	AH 8; Abdomen	20-477
Fuai	腹哀	B 16	20-081
Fubai	浮白	VB 10	20-076
Fufen	附分	V 41	20-082
Fujie	腹结	B 14	20-083
Fuliu	复溜	R 7	20-084
Fushe	府舍	B 13	20-080
Futonggu	腹通谷	R 20	20-085
Futu	扶突	IG 18	20-077
Futu	伏兔	E 32	20-078
Fuxi	浮郄	V 38	20-079
Fuyang	跗阳	V 59	20-075

G

Gan	肝	CO 12; Hígado	20-518
Gangmen	肛门	HX 5; Ano	20-456
Ganshu	肝俞	V 18	20-086
Gaohuang	膏肓	V 43	20-087
Geguan	膈关	V 46	20-088
Gen	跟	AH 1; Talón	20-469
Geshu	膈俞	V 17	20-089
Gongsun	公孙	B 4	20-090
Guanchong	关冲	SJ 1	20-091
Guangming	光明	VB 37	20-095
Guanmen	关门	E 22	20-092
Guanyuan	关元	REN 4	20-093
Guanyuanshu	关元俞	V 26	20-094
Guilai	归来	E 29	20-096

H

Haiquan	海泉	EX-CC11	20-391
Hanyan	颔厌	VB 4	20-097
He	颌	LO 3; Mandíbula	20-528
Heding	鹤顶	EX-EI2	20-392
Hegu	合谷	IG 4	20-098

Henggu	横骨	R 11	20-100
Heyang	合阳	V 55	20-099
Houding	后顶	D 19	20-101
Houxi	后溪	ID 3	20-102
Huagai	华盖	REN 20	20-103
Huai	踝	AH 3; Tobillo	20-471
Huangmen	肓门	V 51	20-106
Huangshu	肓俞	R 16	20-107
Huantiao	环跳	VB 30	20-105
Huaroumen	滑肉门	E 24	20-104
Huiyang	会阳	V 35	20-108
Huiyin	会阴	REN 1	20-109
Huizong	会宗	SJ 7	20-110
Hunmen	魂门	V 47	20-111

J

Jiache	颊车	E 6	20-116
Jiaji	夹脊	EX-P2	20-393
Jian	肩	FE 4, 5; Hombro	20-467
Jianjing	肩井	VB 21	20-117
Jianli	建里	REN 11	20-124
Jianliao	肩髎	SJ 14	20-118
Jianshi	间使	PC 5	20-119
Jianwaishu	肩外俞	ID 14	20-120
Jianyu	肩髃	IG 15	20-121
Jianzhen	肩贞	ID 9	20-122
Jianzhongshu	肩中俞	ID 15	20-123
Jiaogan	交感	AH 6a; Simpático	20-475
Jiaosun	角孙	SJ 20	20-126
Jiaowoshang	角窝上	FT 1; Fosa triangular superior	20-483
Jiaowozhong	角窝中	FT 3; Fosa triangular mediana	20-485
Jiaoxin	交信	R 8	20-125
Jiejie	结节	HX 8; Tubérculo	20-458
Jiexi	解溪	E 41	20-127
Jimai	急脉	H 12	20-113
Jimen	箕门	B 11	20-112
Jing	颈	AH 12; Cuello	20-481
Jingbailao	颈百劳	EX-CC15	20-395

Jinggu	京骨	V 64	20-130
Jingmen	京门	VB 25	20-131
Jingming	睛明	V 1	20-132
Jingqu	经渠	P 8	20-133
Jingzhui	颈椎	AH 13; Vértebras cervicales	20-482
Jinjin	金津	EX-CC12	20-394
Jinmen	金门	V 63	20-128
Jinsuo	筋缩	D 8	20-129
Jiquan	极泉	C 1	20-114
Jiuwei	鸠尾	REN 15	20-134
Jizhong	脊中	D 6	20-115
Jueyinshu	厥阴俞	V 14	20-139
Jugu	巨骨	IG 16	20-136
Juliao	居髎	VB 29	20-135
Juliao	巨髎	E 3	20-137
Juquan	聚泉	EX-CC10	20-396
Juque	巨阙	REN 14	20-138

K

Kongzui	孔最	P 6	20-140
Kou	口	CO 1; Boca	20-505
Kouheliao	口禾髎	IG 19	20-141
Kuan	髋	AH 5; Cadera	20-473
Kuangu	髋骨	EX-EI1	20-397
Kufang	库房	E 14	20-142
Kunlun	昆仑	V 60	20-143

L

Lanwei	阑尾	EX-EI7	20-398
Lanwei	阑尾	CO 6, 7i; Apéndice	20-512
Laogong	劳宫	PC 8	20-144
Liangmen	梁门	E 21	20-148
Liangqiu	梁丘	E 34	20-149
Lianquan	廉泉	REN 23	20-147
Lidui	厉兑	E 45	20-146
Lieque	列缺	P 7	20-150
Ligou	蠡沟	H 5	20-145
Lingdao	灵道	C 4	20-151

Lingtai	灵台	DU 10	20-152
Lingxu	灵墟	R 24	20-153
Lougu	漏谷	B 7	20-154
Luner	轮2	HX 10; Hélix 2	20-460
Lunsan	轮3	HX 11; Hélix 3	20-461
Lunsi	轮4	HX 12; Hélix 4	20-462
Lunyi	轮1	HX 9; Hélix 1	20-459
Luoque	络却	V 8	20-156
Luxi	颅息	SJ 19	20-155

M

Meichong	眉冲	V 3	20-157
Mianjia	面颊	LO 5, 6i; Mejilla	20-532
Mingmen	命门	DU 4	20-158
Muchuang	目窗	VB 16	20-159

N

Naogan	脑干	AT 3, 4i; Tronco del encéfalo	20-504
Naohu	脑户	DU 17	20-160
Naohui	臑会	SJ 13	20-162
Naokong	脑空	VB 19	20-161
Naoshu	臑俞	ID 10	20-163
Neibi	内鼻	TG 4; Nariz interna	20-495
Neier	内耳	LO 6; Oído interno	20-531
Neifenmi	内分泌	CO 18; Endocrino	20-525
Neiguan	内关	PC 6	20-164
Neihuaijian	内踝尖	EX-EI8	20-400
Neishengzhiqi	内生殖器	FT 2; Genitales internos	20-484
Neiting	内庭	E 44	20-165
Neixiyan	内膝眼	EX-EI4	20-401
Neiyingxiang	内迎香	EX-CC9	20-399
Niaodao	尿道	HX 3; Uretra	20-454
Nie	颞	AT 2; Sien	20-499
Niehouxian	颞后线	TP11 Línea temporal posterior	20-439
Nieqianxian	颞前线	LV10 3ª línea lateral del vértex	20-438

P

Pangguang	膀胱	CO 9; Vejiga	20-514

Pangguangshu	膀胱俞	V 28	20-166
Penqiang	盆腔	FT 5; Pelvis	20-487
Pi	脾	CO 13; Bazo	20-520
Pianli	偏历	IG 6	20-168
Pigen	痞根	EX-P4	20-402
Pingjian	屏尖	TG 1p; Ápex del trago	20-491
Pingjianhou	屏间后	AT 11; Muesca intertragal posterior	20-498
Pingjianqian	屏间前	TG 21; Muesca intertragal anterior	20-496
Pishu	脾俞	V 20	20-167
Pizhixia	皮质下	AT 4; Subcortex	20-501
Pohu	魄户	V 42	20-169
Pucan	仆参	V 61	20-170

Q

Qianding	前顶	DU 21	20-178
Qiangjian	强间	DU 18	20-180
Qiangu	前谷	ID 2	20-179
Qichong	气冲	E 30	20-172
Qiduan	气端	EX-EI12	20-403
Qiguan	气管	CO 16; Tráquea	20-522
Qihai	气海	REN 6	20-173
Qihaishu	气海俞	V 24	20-174
Qihu	气户	E 13	20-175
Qimen	期门	H 14	20-171
Qinglengyuan	清冷渊	SJ 11	20-181
Qingling	青灵	C 2	20-182
Qishe	气舍	E 11	20-177
Qiuhou	球后	EX-CC7	20-404
Qiuxu	丘墟	VB 40	20-183
Qixue	气穴	R 13	20-176
Quanliao	颧髎	ID 18	20-191
Qubin	曲鬓	VB 7	20-184
Qucha	曲差	V 4	20-185
Quchi	曲池	IG 11	20-186
Quepen	缺盆	E 12	20-192
Qugu	曲骨	REN 2	20-187
Ququan	曲泉	H 8	20-188
Quyuan	曲垣	ID 13	20-189

Quze	曲泽	PC 3	20-190

R

Rangu	然谷	R 2	20-193
Renying	人迎	E 9	20-194
Riyue	日月	VB 24	20-195
Rugen	乳根	E 18	20-196
Ruzhong	乳中	E 17	20-197

S

Sanjian	三间	IG 3	20-198
Sanjiao	三焦	CO 17; Sanjiao	20-524
Sanjiaoshu	三焦俞	V 22	20-199
Sanjiaowo	三角窝	Zona de la fosa triangular (FT)	20-446
Sanyangluo	三阳络	SJ 8	20-200
Sanyinjiao	三阴交	B 6	20-201
Shang'ergen	上耳根	R 1; Raíz superior de la aurícula	20-540
Shangguan	上关	VB 3	20-205
Shangjuxu	上巨虚	E 37	20-206
Shanglian	上廉	IG 9	20-207
Shangliao	上髎	V 31	20-208
Shangping	上屏	TG 1; Trago superior	20-488
Shangqiu	商丘	B 5	20-202
Shangqu	商曲	R 17	20-203
Shangwan	上脘	REN 13	20-209
Shangxing	上星	DU 23	20-210
Shangyang	商阳	IG 1	20-204
Shangyingxiang	上迎香	EX-CC8	20-405
Shaochong	少冲	C 9	20-211
Shaofu	少府	C 8	20-212
Shaohai	少海	C 3	20-213
Shaoshang	少商	P 11	20-214
Shaoze	少泽	ID 1	20-215
She	舌	LO 2; Lengua	20-527
Shen	肾	CO 10; Riñón	20-515
Shencang	神藏	R 25	20-218
Shendao	神道	DU 11	20-219
Shenfeng	神封	R 23	20-220

Shenmai	申脉	V 62	20-216
Shenmen	神门	C 7	20-221
Shenmen	神门	FT 4; Shenmen; Puerta del espíritu	20-486
Shenque	神阙	REN 8	20-222
Shenshangxian	肾上腺	TG 2p; Glándula adrenal	20-493
Shenshu	肾俞	V 23	20-225
Shenting	神庭	DU 24	20-224
Shentang	神堂	V 44	20-223
Shenzhu	身柱	DU 12	20-217
Shidao	食道	CO 2; Esófago	20-506
Shidou	食窦	B 17	20-226
Shierzhichang	十二指肠	CO 5; Duodeno	20-509
Shiguan	石关	R 18	20-227
Shimen	石门	REN 5	20-228
Shiqizhui	十七椎	EX-P8	20-406
Shixuan	十宣	EX-ES11	20-407
Shousanli	手三里	IG 10	20-229
Shouwuli	手五里	IG 13	20-230
Shuaigu	率谷	VB 8	20-233
Shufu	俞府	R 27	20-231
Shugu	束骨	V 65	20-232
Shuidao	水道	E 28	20-234
Shuifen	水分	REN 9	20-235
Shuigou	水沟	DU 26	20-236
Shuiquan	水泉	R 5	20-237
Shuitu	水突	E 10	20-238
Shuniaoguan	输尿管	CO 9, 10i; Uretra	20-516
Sibai	四白	E 2	20-240
Sidu	四渎	SJ 9	20-241
Sifeng	四缝	EX-ES10	20-408
Siman	四满	R 14	20-242
Sishencong	四神聪	EX-CC1	20-409
Sizhukong	丝竹空	SJ 23	20-239
Suliao	素髎	DU 25	20-243
Suogu	锁骨	FE 6; Clavícula	20-468

T

| Taibai | 太白 | B 3 | 20-244 |

Taichong	太冲	H 3	20-245
Taixi	太溪	R 3	20-246
Taiyang	太阳	EX-CC5	20-410
Taiyi	太乙	E 23	20-247
Taiyuan	太渊	P 9	20-248
Taodao	淘道	DU 13	20-249
Tianchi	天池	PC 1	20-250
Tianchong	天冲	VB 9	20-251
Tianchuang	天窗	ID 16	20-252
Tianding	天鼎	IG 17	20-253
Tianfu	天府	P 3	20-254
Tianjing	天井	SJ 10	20-255
Tianliao	天髎	SJ 15	20-256
Tianquan	天泉	PC 2	20-257
Tianrong	天容	ID 17	20-258
Tianshu	天枢	E 25	20-259
Tiantu	天突	REN 22	20-260
Tianxi	天溪	B 18	20-261
Tianyou	天牖	SJ 16	20-262
Tianzhu	天柱	V 10	20-263
Tianzong	天宗	ID 11	20-264
Tiaokou	条口	E 38	20-265
Tinggong	听宫	ID 19	20-266
Tinghui	听会	VB 2	20-267
Tingjiao	艇角	CO 8; Ángulo superior de la concha	20-513
Tingzhong	艇中	CO 6, 10i; Centro superior de la concha	20-519
Tongli	通里	C 5	20-268
Tongtian	通天	V 7	20-269
Tongziliao	瞳子髎	VB 1	20-270
Toulinqi	头临泣	VB 15	20-271
Touqiaoyin	头窍阴	VB 11	20-272
Touwei	头维	E 8	20-273
Tun	臀	AH 7; Glúteo	20-476

W

Waibi	外鼻	TG 1, 2i; Nariz externa	20-492
Waier	外耳	TG 1u; Oído externo	20-490
Waiguan	外关	SJ 5	20-274

Waihuaijian	外踝尖	EX-EI9	20-411
Wailaogong	外劳宫	EX-ES8	20-412
Wailing	外陵	E 26	20-275
Waiqiu	外丘	VB 36	20-276
Waishengzhiqi	外生殖器	HX 4; Genitales externos	20-455
Wan	腕	FE 2; Muñeca	20-464
Wangu	完骨	VB 12	20-277
Wangu	腕骨	ID 4	20-278
Wei	胃	CO 4; Estómago	20-508
Weicang	胃仓	V 50	20-282
Weidao	维道	VB 28	20-279
Weishu	胃俞	V 21	20-283
Weiwanxiashu	胃脘下俞	EX-P3	20-413
Weiyang	委阳	V 39	20-280
Weizhong	委中	V 40	20-281
Wenliu	温溜	IG 7	20-284
Wuchu	五处	V 5	20-286
Wushu	五枢	VB 27	20-287
Wuyi	屋翳	E 15	20-285

X

Xi	膝	AH 4; Rodilla	20-472
Xiabai	侠白	P 4	20-291
Xiaergen	下耳根	R 3; Raíz inferior de la aurícula	20-542
Xiaguan	下关	E 7	20-293
Xiajishu	下极俞	EX-P5	20-415
Xiajuxu	下巨虚	E 39	20-294
Xialian	下廉	IG 8	20-295
Xialiao	下髎	V 34	20-296
Xiangu	陷谷	E 43	20-298
Xiaochang	小肠	CO 6; Intestino Delgado	20-510
Xiaochangshu	小肠俞	V 27	20-300
Xiaogukong	小骨空	EX-ES6	20-416
Xiaohai	小海	ID 8	20-301
Xiaoluo	消泺	SJ 12	20-299
Xiaping	下屏	TG 2; Trago inferior	20-489
Xiawan	下脘	REN 10	20-297
Xiaxi	侠溪	VB 43	20-292

Xiguan	膝关	H 7	20-288
Ximen	郄门	PC 4	20-290
Xin	心	CO 15; Corazón	20-521
Xingjian	行间	H 2	20-304
Xinhui	囟会	DU 22	20-303
Xinshu	心俞	V 15	20-302
Xiong	胸	AH 10; Tórax	20-479
Xiongxiang	胸乡	B 19	20-305
Xiongzhui	胸椎	AH 11; Vértebras torácicas	20-480
Xiyan	膝眼	EX-EI5	20-414
Xiyangguan	膝阳关	VB 33	20-289
Xuanji	璇玑	REN 21	20-306
Xuanli	悬厘	VB 6	20-307
Xuanlu	悬颅	VB 5	20-308
Xuanshu	悬枢	DU 5	20-309
Xuanzhong	悬钟	VB 39	20-310
Xuehai	血海	B 10	20-311

Y

Ya	牙	LO 1; Dientes	20-526
Yamen	哑门	DU15	20-312
Yan	眼	LO 5; Ojo	20-530
Yangbai	阳白	VB 14	20-313
Yangchi	阳池	SJ 4	20-314
Yangfu	阳辅	VB 38	20-315
Yanggang	阳纲	V 48	20-316
Yanggu	阳谷	ID 5	20-317
Yangjiao	阳交	VB 35	20-318
Yanglao	养老	ID 6	20-321
Yanglingquan	阳陵泉	VB 34	20-319
Yangxi	阳溪	IG 5	20-320
Yanhou	咽喉	TG 3; Faringe laringe	20-494
Yaodizhui	腰骶椎	AH 9; Vértebra lumbosacra	20-478
Yaoqi	腰奇	EX-P9	20-417
Yaoshu	腰俞	DU 2	20-322
Yaotongdian	腰痛点	EX-ES7	20-418
Yaoyan	腰眼	EX-P7	20-419
Yaoyangguan	腰阳关	DU 3	20-323

Yaoyi	腰宜	EX-P6	20-420
Yemen	液门	SJ 2	20-324
Yidan	胰胆	CO 11; Páncreas y Vesícula Biliar	20-517
Yifeng	翳风	SJ 17	20-326
Yiming	翳明	EX-CC14	20-421
Yinbai	隐白	B 1	20-338
Yinbao	阴包	H 9	20-328
Yindu	阴都	R 19	20-329
Yingchuang	膺窗	E 16	20-339
Yingu	阴谷	R 10	20-330
Yingxiang	迎香	IG 20	20-340
Yinjiao	阴交	REN 7	20-331
Yinjiao	龈交	D 28	20-337
Yinlian	阴廉	H 11	20-332
Yinlingquan	阴陵泉	B 9	20-333
Yinmen	殷门	V 37	20-334
Yinshi	阴市	E 33	20-335
Yintang	印堂	EX-CC3	20-422
Yinxi	阴郄	C 6	20-336
Yishe	意舍	V 49	20-327
Yixi	譩喜	V 45	20-325
Yongquan	涌泉	R 1	20-341
Youmen	幽门	R 21	20-342
Yuanye	渊腋	VB 22	20-347
Yuanzhong	缘中	AT 2, 3, 4i; Pared central	20-503
Yuji	鱼际	P 10	20-343
Yunmen	云门	P 2	20-348
Yutang	玉堂	REN 18	20-344
Yuyao	鱼腰	EX-CC4	20-423
Yuye	玉液	EX-CC13	20-424
Yuzhen	玉枕	V 9	20-345
Yuzhong	彧中	R 26	20-346

Z

Zhangmen	章门	H 13	20-349
Zhaohai	照海	R 6	20-350
Zhejin	辄筋	VB 23	20-351
Zhen	枕	AT 3; Occipucio	20-500

Zhengying	正营	VB 17	20-352
Zhenshang Pangxian	枕上旁线	SLO13 Línea supero lateral del occipucio	20-441
Zhenshang Zhengzhongxian	枕上正中线	SMO12 Línea supero medial del occipucio	20-440
Zhenxia Pangxian	枕下旁线	ILO14 Línea infero lateral del occipucio	20-442
Zhi	指	FE 1; Dedo	20-463
Zhi	趾	AH 2; Dedo del pie	20-470
Zhibian	秩边	V 54	20-355
Zhichang	直肠	HX 2; Recto	20-453
Zhigou	支沟	SJ 6	20-353
Zhishi	志室	V 52	20-356
Zhiyang	至阳	DU 9	20-357
Zhiyin	至阴	V 67	20-358
Zhizheng	支正	ID 7	20-354
Zhongchong	中冲	PC 9	20-359
Zhongdu	中都	H 6	20-360
Zhongdu	中渎	VB 32	20-361
Zhongfeng	中封	H 4	20-362
Zhongfu	中府	P 1	20-363
Zhongji	中极	REN 3	20-364
Zhongkui	中魁	EX-ES4	20-425
Zhongliao	中髎	V 33	20-365
Zhonglvshu	中膂俞	V 29	20-366
Zhongquan	中泉	EX-ES3	20-426
Zhongshu	中枢	D 7	20-367
Zhongting	中庭	REN 16	20-368
Zhongwan	中脘	REN 12	20-369
Zhongzhu	中渚	SJ 3	20-370
Zhongzhu	中注	R 15	20-371
Zhou	肘	FE 3; Codo	20-466
Zhoujian	肘尖	EX-ES1	20-427
Zhouliao	肘髎	IG 12	20-373
Zhourong	周荣	B 20	20-372
Zhubin	筑宾	R 9	20-374
Zigong	紫宫	REN 19	20-375
Zigong	子宫	EX-TA1	20-428

Zulinqi	足临泣	VB 41	20-376
Zuogushenjing	坐骨神经	AH 6; Nervio ciático	20-474
Zuqiaoyin	足窍阴	VB 44	20-377
Zusanli	足三里	E 36	20-378
Zutonggu	足通谷	V 66	20-379
Zuwuli	足五里	H 10	20-380

Índice de nombres farmacéuticos en latín
拉丁药名索引

A

Agkistrodon 蕲蛇 12-259

Aloe 芦荟 12-221

Alumen 白矾 12-680

Arillus Longan 龙眼肉 12-582

Arisaema cum Bile 胆南星 12-475

Armadillidium Vulgare 鼠妇 12-423

Aspongopus 九香虫 12-358

B

Benzoinum 安息香 12-551

Bombyx Batryticatus 僵蚕 12-537

Borneolum Syntheticum 冰片 12-552

Borax 硼砂 12-194

Bulbus Allii Macrostemonis 薤白 12-368

Bulbus Fritillariae Cirrhosae 川贝母
  12-470

Bulbus Fritillariae Thunbergii 浙贝母
  12-497

Bulbus Lilii 百合 12-622

Bungarus Parvus 金钱白花蛇 12-252

C

Cacumen Platycladi 侧柏叶 12-399

Cacumen Tamaricis 西河柳 12-087

Calamina 炉甘石 12-689

Calcitum 寒水石 12-124

Calculus Bovis 牛黄 12-545

Calomelas 轻粉 12-675

Calyx Kaki 柿蒂 12-376

Calyx seu Fructus Physalis 锦灯笼 12-197

Camphora 樟脑 12-669

Carapax Eretmochelydis 玳瑁 12-542

Carapax et Plastrum Testudinis 龟甲 12-623

Carapax Trionycis 鳖甲 12-629

Catechu 儿茶 12-456

Caulis Bambusae in Taeniam 竹茹 12-476

Caulis Clematidis Armandii 川木通
  12-310

Caulis Erycibes 丁公藤 12-245

Caulis Lonicerae Japonicae 忍冬藤
  12-176

Caulis Paederiae 鸡矢藤 12-383

Caulis Perillae 紫苏梗 12-361

Caulis Piperis Kadsurae 海风藤 12-268

Caulis Polygoni Multiflori 首乌藤 12-576

Caulis Sargentodoxae 大血藤 12-182

Caulis Sinomenii 青风藤 12-271

Caulis Spatholobi 鸡血藤 12-577

Caulis Trachelospermi 络石藤 12-270

Cera Chinensis 虫白蜡 12-647

Cera Flava 蜂蜡 12-670

Chalcanthitum 胆矾 12-664

Cinnabaris 朱砂 12-520

Colla Corus Cervi 鹿角胶 12-574

Concha Arcae 瓦楞子 12-481

Concha Haliotidis 石决明 12-535

Concha Margaritifera 珍珠母 12-532

Concha Meretricis seu Cyclinae 蛤壳
  12-494

Concha Ostreae 牡蛎 12-534

Concretio Silicea Bambusae 天竺黄
  12-483

Cordyceps　冬虫夏草　12-589

Cornu Bubali　水牛角　12-179

Cornu Cervi　鹿角　12-600

Cornu Cervi Degelatinatum　鹿角霜
　12-602

Cornu Cervi Pantotrichum　鹿茸　12-601

Cornu Saigae Tataricae　羚羊角　12-539

Cortex Acanthopanax Radicis　紫苏梗
　12-279

Cortex Ailanthi　椿皮　12-145

Cortex Albizziae　合欢皮　12-525

Cortex Cinnamomi　肉桂　12-591

Cortex Dictamni　白鲜皮　12-144

Cortex Erythrinae　海桐皮　12-274

Cortex Eucommiae　杜仲　12-592

Cortex Fraxini　秦皮　12-142

Cortex Lycii　地骨皮　12-213

Cortex Magnoliae Officinalis　厚朴　12-374

Cortex Meliae　苦楝皮　12-678

Cortex Mori　桑白皮　12-506

Cortex Moutan Radicis　牡丹皮　12-206

Cortex Periplocae　香加皮　12-297

Cortex Phellodendri　黄柏　12-140

Cortex Pseudolaricis　土荆皮　12-681

Crinis Carbonisatus　血余炭　12-413

E

Endoconcha Sepiae　海螵蛸　12-655

Endothelium Corneum Gigeriae Galli　鸡内
金　12-386

Esclerotium Omphaliae Lapidescens　雷丸
　12-392

Eupolyphaga seu Steleophaga　土鳖虫
　12-455

Excrementum Bombycis Mori　蚕砂　12-261

Exocarpium Benincasae　冬瓜皮　12-300

Exocarpium Citri Grandis　化橘红　12-360

F

Feaces Vespertilionis　夜明砂　12-136

Fel Ursi　熊胆　12-163

Fel Zaocydis　乌蛇胆　12-485

Flos Buddlejae　密蒙花　12-134

Flos Campsis　凌霄花　12-436

Flos Carthami　红花　12-442

Flos Caryophylli　丁香　12-342

Flos Celosiae Cristatae　鸡冠花　12-412

Flos Chrysanthemi　菊花　12-120

Flos Chrysanthemi Indici　野菊花　12-152

Flos Daturae　洋金花　12-507

Flos Eriocauli　谷精草　12-132

Flos Farfarae　款冬花　12-505

Flos Genkwa　芫花　12-235

Flos Inulae　旋覆花　12-495

Flos Lonicerae Japonicae　金银花　12-201

Flos Magnoliae　辛夷　12-090

Flos Magnoliae Officinalis　厚朴花　12-365

Flos Puerariae　葛花　12-118

Flos Rhododendri Mollis　闹羊花　12-244

Flos Rosae Chinensis　月季花　12-437

Flos Rosae Rugosae　玫瑰花　12-346

Flos Sophorae　槐花　12-396

Fluoritum　紫石英　12-604

Folium Apocyni Veneti　罗布麻叶　12-533

Folium Artemisiae Argyi　艾叶　12-338

Folium Eriobotryae　枇杷叶　12-511

Folium et Cacumen Murrayae　九里香
　12-359

Folium Eucalypti　桉叶　12-106

Folium Ginkgo　银杏叶　12-425

Folium Hibisci Mutabilis　木芙蓉叶　12-186

Folium Ilicis　功劳叶　12-146

Folium Ilicis Cornutae　枸骨叶　12-632

Folium Isatidis　大青叶　12-154

Folium Mahoniae　十大功劳叶　12-215

Folium Mori　桑叶　12-119

Folium Nelumbinis　荷叶　12-397

Folium Perillae　紫苏叶　12-097

Folium Pyrrosiae　石韦　12-306

Folium Rhododendri Daurici　满山红　12-487

Folium Sennae　番泻叶　12-220

Folium Viticis Negundo　牡荆叶　12-490

Fructus Akebiae　预知子　12-378

Fructus Galangae　红豆蔻　12-287

Fructus Alpiniae Oxyphyllae　益智仁　12-642

Fructus Amomi Kravanh　白豆蔻　12-286

Fructus Ammomi Villosi　砂仁　12-281

Fructus Anisi Stellati　八角茴香　12-330

Fructus Arctii　牛蒡子　12-114

Fructus Aristolochiae　马兜铃　12-510

Fructus Aurantii　枳壳　12-353

Fructus Aurantii Immaturus　枳实　12-377

Fructus Broussonetiae　楮实子　12-627

Fructus Bruceae　鸦胆子　12-159

Fructus Canarii　青果　12-174

Fructus Canarii Albi　橄榄　12-200

Fructus Cannabis　火麻仁　12-229

Fructus Carpesii　鹤虱　12-676

Fructus Chaenomelis　木瓜　12-248

Fructus Chebulae　诃子　12-644

Fructus Citri　香橼　12-372

Fructus Citri Sarcodactylis　佛手　12-349

Fructus Cnidii　蛇床子　12-599

Fructus Corni　山茱萸　12-661

Fructus Crataegi　山楂　12-388

Fructus Crotonis　巴豆　12-237

Fructus Evodiae　吴茱萸　12-336

Fructus Foeniculi　小茴香　12-339

Fructus Forsythiae　连翘　12-202

Fructus Gardeniae　栀子　12-130

Fructus Gleditsiae Abnormalis　猪牙皂
　12-549

Fructus Hippophae　沙棘　12-630

Fructus Hordei Germinatus　麦芽　12-382

Fructus Jujubae　大枣　12-569

Fructus Kochiae Scopariae　地肤子　12-322

Fructus Leonuri　茺蔚子　12-440

Fructus Ligustri Lucidi　女贞子　12-616

Fructus Liquidambaris　路路通　12-258

Fructus Litseae　荜澄茄　12-332

Fructus Lycii　枸杞子　12-614

Fructus Malvae　冬葵果　12-308

Fructus Toosendan　川楝子　12-356

Fructus Momordicae　罗汉果　12-471

Fructus Mori　桑椹　12-575

Fructus Mume　乌梅　12-649

Fructus Oryzae Germinatus　稻芽　12-385

Fructus Phyllanthi　余甘子　12-205

Fructus Piperis Longi　荜茇　12-333

Fructus Piperis　胡椒　12-334

Fructus Polygoni Orientalis　水红花子
　12-460

Fructus Psoraleae　补骨脂　12-593

Fructus Quisqualis　使君子　12-677

Fructus Rosae Laevigatae　金樱子　12-659

Fructus Rubi　覆盆子　12-653

Fructus Schisandrae Chinensis　五味子
　12-651

Fructus Setariae Germinatus　谷芽　12-387

Fructus Sophorae　槐角　12-395

Fructus Tribuli　白蒺藜　12-529

Fructus Tribuli　蒺藜　12-531

Fructus Trichosanthis　瓜蒌　12-478

Fructus Tsaoko　草果　12-282

Fructus Viticis　蔓荆子　12-110

Fructus Xanthii　苍耳子　12-089

G

Galla Chinensis　五倍子　12-650

Ganoderma Lucidum seu Japonicum　菌灵
　芝　12-559

Gecko　蛤蚧　12-606

Gypsum Fibrosum　石膏　12-123

H

Halloysitum Rubrum　赤石脂　12-645

Herba Abri　鸡骨草　12-175

Herba Acalyphae Australis　铁苋　12-188

Herba Agrimoniae　仙鹤草　12-415

Herba Andrographitis　穿心莲　12-153

Herba Ardisiae Japonicae　紫金牛　12-502

Herba Aristolochiae　天仙藤　12-354

Herba Artemisiae Annuae　青蒿　12-212

Herba Artemisiae Scopariae　茵陈　12-325

Herba Bergeniae　岩白菜　12-489

Herba Caryopteridis Terniflorae　六月寒
　12-102

Herba Centellae　积雪草　12-320

Herba Centipedae　鹅不食草　12-098

Herba Cichorii　菊苣　12-312

Herba Cirsii　小蓟　12-402

Herba Cissampelotis　亚乎奴　12-457

Herba Cistanches　肉苁蓉　12-590

Herba Commelinae Communis　鸭跖草
　12-190

Herba Coriandri Sativi cum Radice　胡荽
　12-100

Herba Cynomorii　锁阳　12-607

Herba Dendrobii　石斛　12-619

Herba Desmodii　广金钱草　12-317

Herba Dianthi　瞿麦　12-314

Herba Ecliptae　墨旱莲　12-628

Herba Ephedrae　麻黄　12-096

Herba Epimedii　淫羊藿　12-586

Herba Epimedii　仙灵脾　12-596

Herba Equiseti Hiemalis　木贼　12-115

Herba Erodii seu Geranii　老鹳草　12-250

Herba Eupatorii　佩兰　12-284

Herba Euphorbiae Humifusae　地锦草
12-177

Herba Glechomae　连钱草　12-309

Herba Gynostemmatis Pentaphilli　绞股蓝
　12-558

Herba Hedyotis　白花蛇舌草　12-160

Herba Houttuyniae　鱼腥草　12-158

Herba Inulae　金沸草　12-488

Herba Leonuri　益母草　12-438

Herba Lobeliae Chinensis　半边莲
　12-178

Herba Lophatheri　淡竹叶　12-128

Herba Lycopi　泽兰　12-441

Herba Lycopodii　伸筋草　12-262

Herba Lysimachiae　金钱草　12-326

Herba Menthae　薄荷　12-108

Herba Moslae　香薷　12-094

Herba Ocimi Basilici　罗勒　12-101

Herba Plantaginis　车前草　12-305

Herba Pogostemonis　藿香　12-288

Herba Polygoni Avicularis　萹蓄　12-303

Herba Polygoni Perfoliati　杠板归　12-185

Herba Portulacae　马齿苋　12-170

Herba Potentillae Chinensis　委陵菜
　12-192

Herba Pyrolae　鹿衔草　12-257

Herba Rabdosiae Serrae　溪黄草　12-324

Herba Rhodiolae　红景天　12-561

Herba Saussureae cum Flore　雪莲花
　12-276

Herba Schizonepetae　荆芥　12-093

Herba Scutellariae Barbatae　半枝莲
　12-161

Herba Sedi　垂盆草　12-327

Herba Selaginellae　卷柏　12-405

Herba seu Radix Cirsii Japonici　大蓟　12-403

Herba Siegesbeckiae　豨莶草　12-266

Herba Solani Lyrati　白英　12-184

Herba Solani Nigri　龙葵　12-183

Herba Spirodelae　浮萍　12-116

Herba Swertiae Mileensis　青叶胆　12-319

Herba Taraxaci　蒲公英　12-150

Herba Taxilli　桑寄生　12-277

Herba Verbenae　马鞭草　12-446

Herba Violae　紫花地丁　12-151

Herba Visci　槲寄生　12-265

Hippocampus　海马　12-597

Hirudo　水蛭　12-465

I

Indigo Naturalis　青黛　12-156

L

Lapis Chloriti　青礞石　12-473

Lapis Micae Aureus　金礞石　12-491

Lasiosphaera seu Calvatia　马勃　12-169

Lignum Aquilariae Resinatum　沉香　12-348

Lignum Dalbergiae Odoriferae　降香　12-408

Lignum Pini Nodi　松节　12-260

Lignum Santali Albi　檀香　12-367

Lignum Sappan　苏木　12-452

Limonitum　禹余粮　12-643

Lithargyrum　密陀僧　12-682

Lumbricus　地龙　12-541

M

Magnetitum　磁石　12-518

Margarita　珍珠　12-519

Medulla Junci　灯心草　12-307

Medulla Stachyuri　小通草　12-318

Medulla Tetrapanacis　通草　12-311

Mel　蜂蜜　12-226

Minium　铅丹　12-668

Mirabilitum　芒硝　12-222

Monascus in Oryzae Fructus　红曲　12-435

Moschus　麝香　12-547

Mylabris　斑蝥　12-674

Myrrha　没药　12-428

N

Natrii Sulfas　芒硝　12-222

Nidus Vespae　蜂房　12-671

Nodus Nelumbinis Rhizomatis　藕节　12-406

Nux Prinsepiae　蕤仁　12-135

O

Oleum Camelliae　茶油　12-148

Oleum Menthae Dementholatum　薄荷油　12-107

Oleum Sesami　麻油　12-225

Olibanum　乳香　12-427

Ootheca Mantidis　桑螵蛸　12-654

Ophicalcitum　花蕊石　12-409

Ophisaurus　脆蛇　12-449

Os Draconis　龙骨　12-530

Oviductus Ranae　哈蟆油　12-633

P

Pericarpium Arecae　大腹皮　12-357

Pericarpium Citri Reticulatae　陈皮　12-347

Pericarpium Citri Reticulatae Viride　青皮　12-369

Pericarpium Granati　石榴皮　12-648

Pericarpium Papaveris　罂粟壳　12-641

Pericarpium Zanthoxyli　花椒　12-337

Periostracum Cicadae　蝉蜕　12-109

Periostracum Serpentis　蛇蜕　12-095

Petiolus Trachycarpi Carbonisatus　棕榈炭　12-411

Placenta Hominis　紫河车　12-605

Plumula Nelumbinis　莲子心　12-657

Pollen Pini　松花粉　12-147

Pollen Typhae　蒲黄　12-407

Polyporus　猪苓　12-296

Poria 茯苓 12-298

Pseudobulbus Cremastrae seu Pleiones 山慈菇 12-165

Pyritum 自然铜 12-453

Pyrolusitum 无名异 12-424

R

Radix Aconiti Carmichaeli 川乌 12-247

Radix Aconiti Kongboensis 雪上一支蒿 12-253

Radix Aconiti Lateralis Praeparata 附子 12-335

Radix Adenophorae 南沙参 12-625

Radix Ampelopsis 白蔹 12-164

Radix Angelicae Dahuricae 白芷 12-086

Radix Angelicae Pubescentis 独活 12-255

Radix Angelicae Sinensis 当归 12-579

Radix Aristolochiae 青木香 12-345

Radix Aristolochiae Kaempferi 朱砂莲 12-189

Radix Arnebiae 紫草 12-204

Radix Asparagi 天冬 12-617

Radix Asteris 紫菀 12-503

Radix Astragali seu Hedysari 黄芪 12-562

Radix Aucklandiae 木香 12-344

Radix Bupleuri 柴胡 12-117

Radix Changii 明党参 12-631

Radix Clematidis 威灵仙 12-254

Radix Codonopsis 党参 12-563

Radix Curcumae 郁金 12-370

Radix Cyathulae 川牛膝 12-447

Radix Cynanchi Atrati 白薇 12-214

Radix Cynanchi Auriculati 隔山消 12-384

Radix Cynanchi Paniculati 徐长卿 12-256

Radix Dichroae 常山 12-666

Radix Dipsaci 续断 12-603

Radix Ephedrae 麻黄根 12-639

Radix et Caulis Acanthopanacis Senticosi 刺五加 12-594

Radix et Rhizoma Asari 细辛 12-092

Radix et Rhizoma Nardostachyos 甘松 12-350

Radix Notoginseng 三七 12-467

Radix et Rhizoma Rhei 大黄 12-223

Radix Euphorbiae Kansui 甘遂 12-236

Radix Euphorbiae Pekinensis 京大戟 12-234

Radix Tripterygii Wilfordii 雷公藤 12-264

Radix Gentianae 龙胆草 12-141

Radix Gentianae Macrophyllae 秦艽 12-269

Radix Ginseng 人参 12-570

Radix Glehniae 北沙参 12-620

Radix Glycyrrhizae 甘草 12-566

Radix Hemsleyae Amabilis 雪胆 12-187

Radix Inulae 土木香 12-364

Radix Isatidis 板蓝根 12-155

Radix Linderae 乌药 12-351

Radix Lithospermi 紫草 12-204

Radix Morindae Officinalis 巴戟天 12-587

Radix Ophiopogonis 麦冬 12-634

Radix Paeoniae Alba 白芍 12-581

Radix Paeoniae Rubra 赤芍 12-207

Radix Panacis Quinquefolii 西洋参 12-615

Radix Peucedani 前胡 12-499

Radix Physochlainae 华山参 12-500

Radix Phytolaccae 商陆 12-232

Radix Platycodonis 桔梗 12-498

Radix Polygalae 远志 12-524

Radix Polygoni Multiflori 何首乌 12-578

Radix Pseudostellariae 太子参 12-567

Radix Puerariae 葛根 12-111

Radix Pulsatillae 白头翁 12-172

Radix Ranunculi Ternati 猫爪草 12-362

Radix Rehmanniae Praeparata 熟地黄 12-580

Radix Rehmanniae Recens 生地黄 12-208

Radix Rhapontici Uniflorum 漏芦 12-196

Radix Rubiae 茜草 12-398

Radix Salviae Miltiorrhizae 丹参 12-444

Radix Sanguisorbae 地榆 12-400

Radix Saposhnikoviae 防风 12-088

Radix Scrophulariae 玄参 12-621

Radix Scutellariae 黄芩 12-138

Radix Semiaquilegiae 天葵子 12-181

Radix Sophorae Flavescentis 苦参 12-143

Radix Sophorae Tonkinensis 山豆根 12-171

Radix Stellariae 银柴胡 12-210

Radix Stemonae 百部 12-508

Radix Stephaniae Tetrandrae 防己 12-272

Radix Tinosporae 金果榄 12-173

Radix Trichosanthis 天花粉 12-127

Radix Zanthoxyli 两面针 12-431

Ramulus Cinnamomi 桂枝 12-103

Ramulus Mori Albae 桑枝 12-267

Ramulus Uncariae cum Uncis 钩藤 12-540

Realgar 雄黄 12-672

Resina Ferulae 阿魏 12-679

Resina Liquidambaris 枫香脂 12-430

Resina Toxicodendri 干漆 12-462

Retinervus Luffae Fructus 丝瓜络 12-273

Rhizoma Acori Tatarinowii 石菖蒲 12-553

Rhizoma Alismatis 泽泻 12-292

Rhizoma Alpiniae Officinarum 高良姜 12-331

Rhizoma Anemarrhenae 知母 12-125

Rhizoma Anemones Raddenae 两头尖 12-251

Rhizoma Arisaematis 天南星 12-482

Rhizoma Atractylodis 苍术 12-285

Rhizoma Atractylodis Macrocephalae 白术 12-565

Rhizoma Belamcandae 射干 12-199

Rhizoma Bistortae 拳参 12-198

Rhizoma Blechni 贯众 12-157

Rhizoma Bletillae 白及 12-414

Rhizoma Bolbostemmatis 土贝母 12-492

Rhizoma Cibotii 狗脊 12-278

Rhizoma Cimicifugae 升麻 12-113

Rhizoma Coptidis 黄连 12-139

Rhizoma Corydalis 延胡索 12-432

Rhizoma Corydalis Decumbentis 夏天无 12-191

Rhizoma Curculiginis 仙茅 12-588

Rhizoma Curcumae 莪术 12-463

Rhizoma Curcumae Longae 姜黄 12-429

Rhizoma Cynanchi Stauntonii 白前 12-479

Rhizoma Cyperi 香附 12-373

Rhizoma Dioscoreae 山药 12-568

Rhizoma Dioscoreae Bulbiferae 黄药子 12-486

Rhizoma Dioscoreae Hypoglaucae 粉草薢 12-315

Rhizoma Dioscoreae Septemlobae 绵草薢 12-316

Rhizoma Drynariae 骨碎补 12-451

Rhizoma et Radix Notopterygii 羌活 12-091

Rhizoma Gastrodiae 天麻 12-544

Rhizoma Homalomenae 千年健 12-246

Rhizoma Imperatae 白茅根 12-401

Rhizoma Kaempferiae 山柰 12-329

Rhizoma Ligustici 藁本 12-099

Rhizoma Ligustici Chuanxiong 川芎 12-433

Rhizoma Menispermi 北豆根 12-166

Rhizoma Panacis Japonici 竹节参 12-560

Rhizoma Panacis Majoris 珠子参 12-626

Rhizoma Paridis 重楼 12-193

Rhizoma Phragmitis 芦根 12-126

Rhizoma Picrorhizae 胡黄连 12-211

Rhizoma Pinelliae 半夏 12-469

Rhizoma Pinelliae Fermentata 半夏曲 12-493

Rhizoma Polygonati Odorati 玉竹 12-618

Rhizoma Polygoni Cuspidati 虎杖 12-168

Rhizoma seu Herba Saururi Chinensis 三白
草 12-195

Rhizoma Smilacis Glabrae 土茯苓 12-162

Rhizoma Sparganii 三棱 12-466

Rhizoma Zingiberis 干姜 12-341

Rhizoma Zingiberis Praeparata 炮姜 12-340

S

Sal Ammoniacum 硇砂 12-426

Sal Nitri 硝石 12-294

Sanguis Draconis 血竭 12-450

Sargassum 海藻 12-496

Sclerotium Poriae Paradicis 茯神 12-526

Scolopendra 蜈蚣 12-538

Scorpio 全蝎 12-543

Semen Abri Precatorii 相思子 12-665

Semen Aesculi 娑罗子 12-363

Semen Allii Tuberosi 韭菜子 12-595

Semen Alpiniae Katsumadai 草豆蔻
12-283

Semen Arecae 槟榔 12-390

Semen Armeniacae Amarum 苦杏仁 12-512

Semen Astragali Complanati 沙苑子 12-609

Semen Canavaliae 刀豆 12-366

Semen Cassiae 决明子 12-133

Semen Celosiae 青葙子 12-131

Semen Citri Reticulatae 橘核 12-379

Semen Coicis 薏苡仁 12-295

Semen Cuscutae 菟丝子 12-585

Semen Descurainiae 葶苈子 12-504

Semen Dolichoris Album 白扁豆 12-564

Semen Euphorbiae 千金子 12-231

Semen Euryales 芡实 12-660

Semen Ginkgo 白果 12-509

Semen Glycines Germinatus 大豆黄卷
12-293

Semen Hyoscyami 天仙子 12-355

Semen Impatientis 急性子 12-459

Semen Juglandis 核桃仁 12-610

Semen Lepidii 葶苈子 12-504

Semen Lini 亚麻子 12-228

Semen Litchi 荔枝核 12-375

Semen Momordicae 木鳖子 12-180

Semen Myristicae 肉豆蔻 12-646

Semen Nelumbinis 莲子 12-658

Semen Oroxyli 木蝴蝶 12-352

Semen Persicae 桃仁 12-439

Semen Phaseoli 赤小豆 12-299

Semen Pharbitidis 牵牛子 12-233

Semen Pharbitidis 黑丑 12-238

Semen Pharbitidis 白丑 12-239

Semen Plantaginis 车前子 12-304

Semen Platycladi 柏子仁 12-523

Semen Pruni 郁李仁 12-227

Semen Raphani 莱菔子 12-371

Semen Sesami Nigri 黑芝麻 12-624

Semen Sinapis 白芥子 12-484

Semen Sojae Preparatum 淡豆豉 12-112

Semen Sterculiae Lychnophorae 胖大海
12-477

Semen Strychni 马钱子 12-454

Semen Torreyae 榧子 12-391

Semen Trigonellae 胡芦巴 12-598

Semen Vaccariae 王不留行 12-445

Semen Ziziphi Spinosae 酸枣仁 12-522

Spica Prunellae 夏枯草 12-129

Spina Gleditsiae 皂角刺 12-474

Spora Lygodii 海金沙 12-321

Squama Manitis 穿山甲 12-464

Stalactitum 钟乳石 12-608

Stamen Nelumbinis 莲须 12-656

Stigma Croci 西红花 12-443

Styrax 苏合香 12-550

Succinum 琥珀 12-517

Sulfur 硫黄 12-673

T

Tabanus 虻虫 12-461

Talcum 滑石 12-313

Terra Flava Usta 灶心土 12-417

Terra Flava Usta 伏龙肝 12-418

Thallus Eckloniae 昆布 12-472

Thallus Laminariae 昆布 12-472

Tuber Typhonii 禹白附 12-480

V

Venenum Bufonis 蟾酥 12-548

Z

Zaocys Dhumnades 乌梢蛇 12-249

Índice alfabético español
西班牙文索引

A

A calor profundo, mayor frío profundo 08-097

A calor tenue, más frío tenue 08-096

A cocer más tarde 13-099

A cocer primeramente 13-098

Abdomen 04-045

Abdominalgia 09-291, 09-410

Ablandar las durezas y dispersar las anudaciones 11-461

Aborto inducido 16-071

Aborto tardío 16-073

Abortos espontáneos habituales 16-070

Abrasamiento interno por fuego de Corazón 08-248, 08-249

Abrir con picante, descargar con amargo 11-078

Abrir el espacio pleurodiafragmático 11-185

Abrir los poros sudoríparos 11-055

Abrir y descargar 11-077

Absceso anal 15-126

Absceso con cabeza 15-032

Absceso en la fosa ilíaca 15-037

Absceso en la garganta 18-182

Absceso en vaina (de tendón) 15-013

Absceso escrotal 15-021

Absceso facial profundo 15-011

Absceso gingival 18-208

Absceso múltiple 15-036

Absceso múltiple por humedad estival 15-038

Absceso ominoso en la garganta 18-188

Absceso periamigdalar 18-187

Absceso postauricular; Absceso subperióesteo postauricular 18-149

Absceso pulmonar 14-116

Absceso retrofaríngeo 18-185, 18-186

Absceso sin cabeza 15-033

Absceso submandibular 18-184

Acatisia 09-052

Acción contraria como tratamiento usual 11-020

Acercamiento entre qi anfitrión y qi huespued 21-044

Ácido y dulce transforman el yin 11-238

Aclarar el Corazón y abrir los orificios para inducir la resucitación 11-314

Acné 15-110

Acondroplasia 19-072

Actividad mental 05-043

Actividades mentales y configuración del qi 05-045

Acumulación 14-289

Acumulación alimentaria; retención de alimentos 17-003

Acumulación de sangre 09-429

Acumulación inferior requiriendo drenaje 11-162

Acumulación sólida y pesada requiriendo dispersión 11-163

Acumular esencias y completar el espíritu 21-016

Acupuntor   01-059

Acupuntura facial   11-515

Acupuntura horaria   11-636

Acupuntura por microondas   11-529

Acupuntura y moxibustión   11-506

Acupuntura y moxibustión (Estudio de) 01-015

Acupuntura y moxibustión experimental (Estudio de)   01-020

Acutomología (Estudio de); Técnicas de incisión y ablación (Estudio de); Acupotomía 01-023

Adaptarse a las leyes de la naturaleza   21-011

Adicción al alcohol   07-011

Administración oral   13-108

Administrar antes de acostarse   13-114

Admitir el qi para aliviar la disnea   11-255

Aerosol   13-055

Afección externa   07-033

Afección externa por doble insuficiencia 08-008

Afonía durante el embarazo 16-094, 16-095

Afonía postconvulsiva   17-053

Afta, afta bucal   18-213, 18-216

Aftas bucales   17-032

Aftas bucales durante la menstruación 16-053

Agalactia   16-137, 16-138, 16-139

Agarrar   11-795

Agarrar y presionar   11-752

Agarrar, levantar y recolocar correctamente 11-742

Ageusia   09-383

Agitación de brazos y piernas   09-081

Agitación frenética del fuego ministerial 08-345

Aglomeración   14-290

Agobio en los cinco corazones; Agobio en pecho, palmas y plantas   09-245

Agobio y vómito   09-328

Agotamiento de yang; Colapso de yang 09-459

Agotamiento de yin; Colapso de yin 09-458

Agua   02-045, 14-230

Agua corriente de río   13-120

Agua de lluvia   13-110

Agua genera Madera   02-053

Agua humecta hacia abajo; Agua humedece y desciende   02-091

Agua para elaborar la decocción   13-121

Agua tóxica   07-051

Agua y Fuego no se han asistido   08-425

Aguja de cobre   11-536

Aguja de hueso   11-535

Aguja de oro   11-537

Aguja de piedra   11-532

Aguja de plata   11-538

Aguja dérmica   11-520

Aguja electrotérmica   11-528

Aguja filiforme   11-519

Aguja flor de ciruelo   11-523

Aguja luohan   11-522

Agujas intradérmicas   11-509

Agujetas   09-311

AH 1; Talón   20-469

AH 10; Tórax   20-479

AH 11; Vértebras torácicas   20-480

AH 12; Cuello   20-481

AH 13; Vértebras cervicales   20-482

AH 2; Dedo del pie   20-470

AH 3; Tobillo   20-471

AH 4; Rodilla   20-472

AH 5; Cadera   20-473

AH 6; Nervio ciático   20-474

AH 6a; Simpático   20-475

AH 7; Glúteo   20-476

AH 8; Abdomen   20-477

AH 9; Vértebra lumbosacra   20-478

Al calor se le atribuyen las distensiones en las que el abdomen se agranda   08-509

Al diferenciar los síndromes se busca la causa 07-013

Al vapor   12-049

Alcohólico   07-010

Alimentar el Corazón, calmar el espíritu 11-310

Alimentar el Hígado   11-274

Alimentar el yin de Hígado   11-272

Alimentar el yin y extinguir el viento   11-374

Alimentar el yin y humedecer la sequedad 11-392

Alimentar el yin y suplementar los líquidos 11-396

Alimentar el yin y tonificar el yang   11-244

Alimentar el yin, armonizar el Estómago 11-269

Alimentar el yin, eliminar el calor   11-149

Alimentar el yin, humedecer el Pulmón 11-253

Alimentar el yin, reducir fuego   11-150

Alimentar la sangre y extinguir el viento 11-380

Aliviar la sequedad fría mediante difusión ligera   11-391

Alopecia areata   15-112

Alopecia de almohada   09-068

Alteraciones emocionales durante la menstruación   16-052

Alternancia de fiebre y escalofríos   09-254

Alzar el qi del centro   11-228

Alzar el yang puro y consolidar la esencia 11-288

Amarilleo   10-139

Amarillo superficial   09-039

Amenorrea   16-008, 16-035, 16-036, 16-037, 16-038

Amígdala, amígdalas   04-141

Amigdalitis   18-170, 18-171, 18-172

Amigdalitis por fuego por deficiencia 18-174, 18-175

Amigdalitis por viento calor   18-173

Amnesia   14-140

Análisis   09-454

Análisis de la formulación en medicina china 01-042

Análisis de las cuatro observaciones 09-007

Análisis de pulso y síntomas   09-457

Análisis de pulso y tez   09-456

Anasarca   14-231

Anestesia acupuntural por estimulación eléctrica   11-653

Anfitrión y huésped se confunden 08-012, 08-014

Anfitrión y huésped se intercambian 08-013

Ángulo de la inserción   11-584

Ángulo del ojo; Canto del ojo   04-069

Ángulo mandibular   04-138

Anhidrosis (Ausencia de sudoración) 09-258

Anhidrosis en medio cuerpo   09-275

Ano   04-166

Anorexia   09-377, 17-031

Anosmia   09-317

Anquiloglosia   09-153

Anquiloglosia; Lengua rígida   17-136

Antagonismo   12-072

Anudación torácica   14-315

Anudación yang   14-193

Anudación yin   14-195

Anudaciones secas; Heces caprinas secas
   08-212

Anudamiento yang   14-223

Anudamiento yin   14-266

Anuria y vómito   14-246

AOVT6 Línea parieto temporal oblicua
   anterior   20-434

Apaciguar al feto   11-471

Apaciguar las ascaris   11-469

Aparato reproductor femenino   03-181

Apertura de la muñeca; Pulso radial
   09-463

Apertura del qi; Pulso radial   09-464

Apilamiento auricular   18-150

Apilar la Tierra para generar Metal   11-283

Apisonar   11-796

Aplacar el Corazón, calmar el espíritu
   11-306

Aplacar el Hígado y extinguir el viento
   11-377

Aplacar el susto   11-309

Aplacar el susto, pacificar el espíritu
   11-308

Aplacar la convulsión, detener el temblor
   11-382

Aplicación de compresas calientes (Técnica)
   11-485

Aplicación de enemas rectales   11-505

Aplicación de pomadas   11-778

Aplicación de tiras adhesivas   11-482

Aplicación de ventosas   11-685

Aplicación de ventosas con agua   11-694

Aplicación de ventosas con bolas de algodón
   encendidas   11-693

Aplicación directa de la fuerza; Fuerza
   violenta directa   07-102

Aplicación indirecta de la fuerza; Fuerza
   violenta e indirecta   07-103

Apófisis estiloides del radio   04-024

Apuntalar con una palanca   11-743

Arco palpebral; Borde del párpado
   04-083, 04-084

Arco superciliar; Borde supraorbital
   04-021

Armonía entre yin yang   02-022

Armonización dentro de la apertura
   11-084

Armonizar qi y sangre   11-343

Armonizar el centro y apaciguar el espíritu
   11-457

Armonizar el Estómago y descender el
   contraflujo   11-336

Armonizar el shaoyang   11-183

Armonizar exterior e interior   11-191

Armonizar la sangre y extinguir el viento
   11-381

Armonizar lo nutricio y defensivo   11-072

Arrancar toxinas   11-723

Arremetiendo contra el Corazón y
   aprovechándose del Pulmón   08-403

Articulación   04-011

Articulación sacrococcígea   04-026

Artralgia   14-322, 14-323

Artralgia fija; Artralgia por humedad; Bi por
   humedad   14-326, 14-327

Artralgia obstinada   14-328

Artralgia por calor   14-325

Artralgia por frío; Bi por frío   14-323

Artralgia por viento   14-330

Artritis   15-033

Artritis gotosa; Gota   19-092

Artritis neuropática   19-093

Artritis reumatoide   14-328, 19-090

Artritis supurativa   19-086

Ascender lo claro, descender lo turbio
   11-287

Ascender, descender, exteriorizar e
   interiorizar   12-005

Ascenso del qi   08-154, 09-209

Ascenso del fuego de Estómago   08-368

Ascenso, descenso, salida y entrada
   05-006

Asentar la ventosa   11-698

Asimilación del movimiento y del qi   21-047

Asma   14-106

Aspecto de la lengua   09-123

Aspecto del pulso   09-433

Aspecto del qi   05-009

Aspecto normal de la lengua   09-122

Astringencia dentro de la dispersión   11-083

Astringir el Pulmón para calmar la disnea
   11-298

Astringir el Pulmón para detener la tos
   11-297

Astringir los intestinos para detener la diarrea
   11-299

Astringir para detener el colapso
   11-293, 11-294

AT 1, 2, 4i; Ápex del antitrago   20-502

AT 1; Frente   20-497

AT 11; Muesca intertragal posterior
   20-498

AT 2, 3, 4i; Pared central   20-503

AT 2; Sien   20-499

AT 3, 4i; Tronco del encéfalo   20-504

AT 3; Occipucio   20-500

AT 4; Subcortex   20-501

Atacando al Corazón y disparando al Pulmón
   08-402

Ataque apoplectiforme   10-232

Ataque directo   08-483

Ataque directo al yangming   10-391

Atrofia gingival   18-210

Atrofia muscular; Flacidez muscular
   14-354

Atrofia óptica   18-103

Atrofia pulmonar   14-119

Atrofia; flacidez   14-352, 14-353

Atropellamiento   09-324

Aumentar los fluidos para combatir la
   sequedad del centro   11-385

Aumentar los fluidos para hidratar los
   intestinos   11-173

Auriculopuntura   11-517

Avenidas del qi   06-046

Aventar   12-016

Aversión al calor   09-239

Aversión al frío   09-233

Aversión al frío con fiebre   09-232

Aversión al viento   09-235

Aversiones de las cinco Vísceras   03-009

Ayudar al Fuego, reforzar la Tierra   11-250

Ayudar al qi y alimentar el yang   11-245

B

B 1   20-338

B 10   20-311

B 11   20-112

B 12   20-040

B 13   20-080

B 14   20-083
B 15   20-049
B 16   20-081
B 17   20-226
B 18   20-261
B 19   20-305
B 2   20-046
B 20   20-372
B 21   20-044
B 3   20-244
B 4   20-090
B 5   20-202
B 6   20-201
B 7   20-154
B 8   20-060
B 9   20-333
Babeo infantil   17-105
Balancear y golpear   11-737
Base del ojo   04-061
Bastón milagroso de moxa Fuego del trueno
   11-674
Bastón milagroso de moxa taiyi   11-673
Bazo   03-059
Bazo es la base del Cielo posterior; Bazo es
   el fundamento de lo adquirido   03-066
Bazo representa el yin máximo / supremo
   03-061
Bazo rige el Cielo posterior; Bazo rige los
   fundamentos adquiridos   03-067
Bazo rige transporte y transformación
   03-065
Bazo y Estómago ambos en exceso   08-415
Bazo y Estómago son la fuente de generación
   y transformación de qi y sangre   03-068
Bebida   07-106
Bebida de Frusta Ferri   13-422
Bebida de Radix Rehmanniae   13-396

Bebida de Radix Salviae Miltiorrhizae
   13-464
Bebida de Radix Saussureae para que fluya
   el qi   13-450
Bebida para alcanzar la fuente   13-271
Bebida para restaurar lo izquierdo   13-358
Beneficiar el Estómago con dulce frío   11-129
Beneficiar el qi, consolidar la esencia   11-303
Beneficiar el qi, consolidar la superficie
   11-081
Beneficiar el qi, vitalizar la sangre   11-344
Beneficiar el yin, consolidar la superficie
   11-082
Bibliografía de la medicina china (Estudio
   de)   01-044
Blefaritis marginal   18-005
Blefaroptosis   18-007, 18-008, 18-009
Bloqueo al tragar   09-381
Boca   04-129
Boca adormecida   09-392
Boca adormecida; Boca con parestesias
   09-391
Boca pastosa   09-390
Bocio   15-057
Bocio de qi   15-058
Borde del cuero cabelludo; Línea de
   nacimiento del pelo   03-172
Botánica fitoterapéutica (Estudio de)
   01-036
Buen sabor de boca   09-226
Buscar el pulso   09-476

C

C 1   20-114
C 2   20-182
C 3   20-213
C 4   20-151

C 5   20-268

C 6   20-336

C 7   20-221

C 8   20-212

C 9   20-211

Cabeza pesada y pies ligeros   09-315

Cabeza sudorosa   09-273

Cadera   04-029

Calambre; Espasmo   09-080

Calcinar   12-046

Cálculo de la conjuntiva palpebral
   18-012, 18-013, 18-014

Calentar los meridianos para dispersar el
   frío   11-210

Calentar el centro   11-197

Calentar el centro para detener el vómito
   11-206

Calentar el centro para secar la humedad
   11-205

Calentar el centro, armonizar el Estómago
   11-268

Calentar el centro, dispersar el frío   11-199

Calentar el centro, eliminar el frío   11-198

Calentar el Estómago, dispersar el frío
   11-202

Calentar el interior   11-194

Calentar el interior, dispersar el frío   11-201

Calentar el interior, eliminar el frío   11-200

Calentar el Pulmón y transformar el Tan
   11-443

Calentar el Pulmón y transformar las fluxiones
   11-442

Calentar el Pulmón, dispersar el frío   11-207

Calentar el Riñón para ayudar al yang   11-279

Calentar el Riñón para mejorar la recepción
   del qi   11-285

Calentar el yang   11-196

Calentar el yang y evacuar el agua   11-418

Calentar el yang, beneficiar al qi   11-241

Calentar el yang, movilizar las heces   11-171

Calentar meridianos para detener el dolor
   11-212

Calentar meridianos para movilizar
   estancamientos   11-211

Calentar y activar el yang de Bazo   11-204

Calentar y reforzar Bazo y Riñón   11-270

Calentar y reforzar el mingmen   11-242

Calentar y reforzar el yang de Corazón
   11-247

Calentar y tonificar   11-218

Calentar y tonificar Bazo y Estómago   11-203

Calentar y tonificar el Qi Primigenio en el
   jiao inferior   11-281

Calentar y tonificar el yang de Riñón   11-280

Calentar y tonificar el yang qi   11-240

Calentar y transformar el frío y el Tan   11-444

Calentar y transformar el Tan y las fluxiones
   11-445, 11-446

Calidez canicular   14-071

Calidez invernal   14-081

Calidez primaveral   14-070

Calles del qi; Avenidas el qi   06-046

Callo, callosidad   15-119

Calmar el arrebato y descender el contraflujo
   11-339

Calmar el Hígado y esconder el yang
   11-273

Calmar el Hígado y extinguir el viento
   11-376

Calmar Hígado, regular Bazo   11-187

Calor anudado   08-219

Calor anudado con heces fluidas   09-399

Calor anudado en el Intestino Grueso
   08-380

Calor anudado en Vejiga   08-387

Calor arriba y frío abajo   08-129

Calor atascado   08-222

Calor de Hígado en exceso   08-322

Calor de Pulmón   08-266

Calor en Bazo   08-297

Calor en el dorso de la mano   09-538

Calor en el interior; Calor interno   08-120

Calor en Estómago   08-360

Calor en Hígado   08-321

Calor en Intestino Grueso   08-379

Calor en la capa del qi   08-148

Calor en la superficie y en el interior; Calor
    en exterior e interior   08-124

Calor en la superficie, frío en el interior;
    Calor en el exterior con frío en el interior
    08-122

Calor en la superficie; Calor externo   08-118

Calor en palmas, plantas y zona precordial
    09-537

Calor en Riñón   08-351

Calor en sangre   08-168

Calor en Vesícula Biliar   08-353

Calor encerrado   08-221

Calor fetal   17-120

Calor humedad en Bazo y en Estómago
    08-416

Calor humedad en el Intestino Grueso
    08-382

Calor humedad en el jiao inferior   08-462

Calor humedad en Hígado y Vesícula Biliar
    08-435

Calor humedad en Vejiga   08-386

Calor humedad se vierten hacia abajo
    08-461

Calor húmedo en el meridiano de Hígado
    08-325

Calor húmedo; Humedad calor   07-054

Calor latente por obstrucción de humedad
    08-458

Calor por exceso en Bazo   08-295

Calor por exceso en el Intestino Grueso
    08-381

Calor por exceso en el meridiano de Hígado
    08-323

Calor por exceso en Pulmón   08-268

Calor real con frío falso   08-095

Calor reprimido   08-220

Calor tóxico   07-061

Calor tóxico en la capa sanguínea   08-456

Calor-sequedad; Calor seco   08-213

Cambios de la saburra en la parte cubierta
    09-177

Campanilleo en la cabeza; Zumbido en la
    cabeza   09-313

Cáncer de hígado   14-221

Cáncer de pulmón   14-120

Cáncer en labio   15-070

Cáncer, carcinoma   15-066

Candidiasis bucal   17-032, 17-033, 17-034

Canícula   14-073

Canícula latente   14-082

Canícula latente durante los meses de invierno
    14-083

Canícula latente otoñal   14-085, 14-086

Canícula yang   07-048

Canícula yin   07-047

Cansancio exhaustivo   07-101

Canto externo   04-075

Canto externo del ojo   04-071, 04-073, 04-076

Capa defensiva; Aspecto defensivo   05-015

Capa del qi   05-009

Capa nutricia; Capa reconstructiva   05-030

Capa sanguínea   05-029

Capacidad reproductiva; Agua celestial
03-113

Cápsula   13-048

Caquexia con degradación ósea; Osteocaquexia
09-048

Carbonizar   12-046

Carbunclo   15-032

Carbunclo axilar (Linfadenitis purulenta
aguda axilar)   15-023

Carbunclo bloqueando la garganta   15-024

Carbunclo cervical (Linfadenitis purulenta
aguda cervical)   15-025

Carbunclo en Huantiao   15-034

Carbunclo inguinal (Linfadenitis purulenta
aguda inguinal)   15-027

Carbunclo pegado al hueso   15-035

Carbunclo; Absceso   15-020

Carcinoma anorectal   15-130

Carcinoma auricular   18-152

Carcinoma del pene   15-072

Carcinoma en la garganta   18-205

Carcinoma en la lengua   15-067, 15-068

Carcinoma mamario   15-056

Carcinoma renal   15-072

Carencia de yang en lo alto   08-058

Caries dental   18-206, 18-207

Casos clínicos en medicina china   01-047

Catarata con nébula circular; Catarata
senil   18-095, 18-096

Catarata congénita   18-098

Catarata traumática   18-097

Catorce meridianos   06-008

Catorce métodos (de punción)   11-542

Causa de la enfermedad   07-014

Causas ni internas ni externas   07-018

Cauterización   11-496

Cefalea   09-282

Cefalea crónica   09-543

Cefalea estrepitosa   14-319

Cefalea menstrual   16-043

Cefalea recurrente   14-317

Cefalea verdadera   14-316

Cefalea y rigidez cervical   09-283

Ceguera   18-078, 18-079

Ceguera binocular   18-113

Ceguera monocular   18-113

Ceguera nocturna; Nictalopía   18-081, 18-082

Ceguera súbita   18-102

Cepillar   12-019

Cerebelo   03-166, 03-169

Cerebro; Asiento del dantian superior
03-167

Cerebro; Médula cerebral   03-168

Cerumen impactado   18-145

Cérvix   03-185

Chalazion   18-002

Chong mai; Vaso impetuoso; Vaso penetrante
06-070

Ciclo menstrual   03-189

Ciclo menstrual irregular   16-020, 16-021,
16-022

Cierre del qi   08-155

Cierre interno con deserción externa   08-104

Cinco agotamientos   08-130

Cinco arcas   02-099

Cinco colores (de la tez)   09-030

Cinco constancias   21-026

Cinco constituciones   07-012

Cinco cuerpos; Cinco constituyentes del
cuerpo   04-001

Cinco deserciones; Cinco colapsos   08-109

Cinco emociones   02-095

Cinco errores   11-616

Cinco espíritus   05-044

Cinco esplendores; Cinco apariencias externas   03-010

Cinco estaciones   02-094

Cinco extenuaciones   07-077

Cinco flacideces   17-067

Cinco humores   05-036

Cinco infertilidades femeninas   16-154

Cinco insuficiencias   08-034

Cinco movimientos   21-025

Cinco notas   02-098

Cinco órbitas y ocho zonas; Cinco ruedas y ocho regiones (extraoculares)   04-068

Cinco órbitas; Cinco ruedas   04-062

Cinco órganos de los sentidos   04-052

Cinco orientaciones   02-099

Cinco palacios   02-099

Cinco patógenos   07-026

Cinco procesos; Cinco fases; Cinco movimientos; Cinco elementos   02-040

Cinco pulsos   09-448

Cinco punciones   11-544

Cinco puntos shu; Cinco puntos transporte   06-014

Cinco retrasos   17-065

Cinco rigideces   17-138

Cinco sabores   02-097

Cinco signos favorables   10-137

Cinco sonidos   02-096

Cinco tipos de esterilidad masculina   14-260

Cinco tipos de pestilencias   14-064

Cinco valoraciones   09-446

Cinco Vísceras; Cinco sistemas zang; Cinco órganos zang   03-006

Cincuenta latidos   09-479

Claridad del espíritu; Claridad mental   03-023

CO 1; Boca   20-505

CO 10; Riñón   20-515

CO 11; Páncreas y Vesícula Biliar   20-517

CO 12; Hígado   20-518

CO 13; Bazo   20-520

CO 14; Pulmón   20-523

CO 15; Corazón   20-521

CO 16; Tráquea   20-522

CO 17; Sanjiao   20-524

CO 18; Endocrino   20-525

CO 2; Esófago   20-506

CO 3; Cardias   20-507

CO 4; Estómago   20-508

CO 5; Duodeno   20-509

CO 6, 10i; Centro superior de la concha   20-519

CO 6, 7i; Apéndice   20-512

CO 6; Intestino Delgado   20-510

CO 7; Intestino Grueso   20-511

CO 8; Ángulo superior de la concha   20-513

CO 9, 10i; Uretra   20-516

CO 9; Vejiga   20-514

Cocción   12-048

Cóccix   04-031

Cocer con vino   13-103

Cocer en envoltura   13-100

Cocer individualmente   13-102

Cocer por separado   13-101, 13-106

Coherencia entre el físico y el qi   09-044

Colapso de líquidos y humores   08-177

Colapso de yang   08-110

Colapso del yin   08-114

Colapso por inversión   09-543

Colaterales flotantes; Venas visibles en la superficie   06-087

Colaterales nietos; Colaterales pequeños; Colaterales menudos   06-085

Cólera   14-033

Cólera calor   14-036

Cólera frío   14-035

Cólera humedad   14-037

Cólera por calor canicular   14-038

Cólera seco   14-034

Cólico abdominal por frío   14-161

Cólico durante el embarazo   16-064

Cólico vesical y disuria en embarazo
16-166

Colirio de los ocho ingredientes preciosos
13-195

Colirio de Rhizoma Coptidis y Mirabilitum
13-192

Colocación de los dedos   09-474

Color de la lengua   09-125

Color de la saburra   09-178

Color real de la Víscera   09-042

Columna vertebral   04-044

Combinación de puntos de lado izquierdo
derecho   11-648

Combinación de puntos del mismo
meridiano   11-643

Combinación de puntos delanteros y
traseros   11-646

Combinación de puntos fuente y luo
(colateral)   11-650

Combinación de puntos hendidura y
confluencia   11-651

Combinación de puntos según el interior y
exterior   11-644

Combinación de puntos superiores e
inferiores   11-645

Combinación de puntos yin yang dorsales
y ventrales   11-647

Combinación huésped-anfitrión de puntos
fuente y luo (colateral)   11-649

Combinaciones   12-007

Combinaciones prohibidas   12-071

Combinar equilibradamente frío y calor
11-189

Comida retenida   17-006

Como el agua daña el Corazón   08-255

Composición de la prescripción de acuerdo
al método terapéutico   13-005

Comunicación y regulación de las vías del
agua   03-044

Con el fuego intenso el qi se fuga   08-228

Con el miedo el qi cae   08-162

Con el susto el qi se desordena   08-163

Con el yang el qi se transforma, y el yin le
da forma   02-028

Con la alegría el qi se relaja   08-158

Con la cólera el qi sube   08-159

Con la pena el qi se consume   08-161

Con la reflexión el qi se anuda   08-160

Concepto holístico   02-100

Concordancia del pulso con las cuatro
estaciones   09-441

Concurrencia del síndrome   10-080

Condiciones quirúrgicas   15-002

Cóndilos de la rodilla   04-023

Condrodistrofia calcificante congénita;
Condrodistrofia punctata; Epífisis
punteada   19-099

Condromalacia rotuliana   19-126

Conectar Corazón con Riñón   11-136

Conectores del ojo (con el cerebro)
04-059, 04-060

Confluencia supraocular   04-120

Confusión de la mente   08-256

Confusión mental   09-021, 09-022, 09-
024, 09-025

Congelación   15-136

Congestión   09-320

Congestión abdominal durante la regla   16-040

Congestión epigástrica   09-335

Congestión nasal   09-316

Congestión torácica   09-318

Congestión y repleción   09-319

Conjuntiva bulbar   04-094, 04-095

Conjuntivitis   09-060

Conjuntivitis aguda contagiosa   18-037, 18-038, 18-039

Conjuntivitis angular   18-029, 18-030, 18-031

Conjuntivitis flictenular   15-147, 18-044

Conjunto de articulaciones   04-015

Consolidar la superficie y detener el sudor   11-296

Consolidar y astringir el qi de Riñón   11-301

Consolidar y astringir para detener las pérdidas   11-300

Constitución; Complexión   07-001

Constricción de Hígado e insuficiencia de Bazo   08-433

Constricción del qi de Hígado   08-314

Consumo simultáneo de qi, yin y yang   08-106

Consunción de líquidos en Intestino Grueso   08-377

Consunción del ying yin   08-453

Consunción inferior   14-274, 14-276

Consunción media   14-275

Contagio; Infección   08-016

Contra-restricción   08-479

Contracción de los músculos del glúteo   19-124

Contracciones falsas   16-106, 16-107

Contractura; Contractura del tendón   19-097

Contraindicaciones dietéticas   12-066

Contraindicaciones durante el embarazo   12-068

Control de tiempo y temperatura   13-113

Control y generación   02-062

Controlar el desarrollo de la enfermedad existente   11-008

Contusión   19-149

Contusión del coxis   19-141

Contusión y esguince de codo   19-117

Contusión y esguince de hombro   19-110

Convergencia anual   21-049

Convergencia anual común   21-051

Conversión del exceso en insuficiencia   08-506

Conversión del frío en exceso   08-505

Conversión entre yin yang   02-020

Convulsión   09-075, 09-076, 09-077

Convulsión (infantil)   17-038

Convulsión (infantil) aguda   17-039

Convulsión (infantil) crónica   17-040

Convulsión aguda por (trastorno del) Bazo; Asma agudo infantil   17-046

Convulsión con cólico visceral   17-042

Convulsión con ojos hacia arriba   17-043

Convulsión crónica por (trastorno del) el Bazo   17-045

Convulsión de los siete días; Tétanos neonatal   17-044

Convulsión infantil   17-041

Convulsión por tratamiento erróneo; Convulsión iatrogénica   17-049

Convulsión sin viento   17-047

Convulsiones por calor canicular   14-345

Convulsiones por calor extremo   14-347

Convulsiones por viento calidez   14-346

Convulsiones posparto   16-125, 16-126, 16-151

Corazón vibrante; Fibrilación   09-327

Corazón; Corazón-mente   03-013

Correspondencia anual común   21-050

Correspondencia anual en año convergente
21-052

Correspondencias de las cinco Vísceras con
las cuatro estaciones   03-007

Cortar   12-025

Costra, escara   15-120

Coxitis supurativa   15-034

Cráneo   04-020

Cráneo separado; Fontanelas abiertas
17-062

Craneopuntura   11-514

Crecimiento intrauterino retardado   16-109

Cristalino   04-108

Cristalino; Globo ocular   04-110

Cristalización   12-051

Cruce entre yin y yang   08-064

Cruces del qi   21-056

Cuadro complejo de frío y calor   08-117

Cuando el Estómago no está armonizado el
sueño no se apacigua   08-371

Cuando el frío congela el qi se retiene
08-237

Cuando el Metal está en exceso no suena
08-281

Cuando el Metal se quiebra no suena
08-280

Cuando el Qi Defensivo está en insuficiencia
hay flacidez   08-140

Cuando el qi deserta la sangre deserta
08-182

Cuando el qi está en insuficiencia hay frío
08-135

Cuando el qi está en insuficiencia no
contiene   08-136

Cuando el Qi Patógeno exubera hay
exceso, cuando hay carencia de qi de las
esencias hay insuficiencia   08-009

Cuando el Qi Reconstructivo está en
insuficiencia hay entumecimiento
08-141

Cuando el qi se mueve, el agua se mueve
05-056

Cuando el yin está en insuficiencia, el yang
se subleva   08-077

Cuando en invierno, uno es dañado por
el frío, en primavera [se producirán]
necesariamente enfermedades cálidas
08-022

Cuando la alegría y la cólera son irregulares
dañan a las arcas   07-090

Cuando los colaterales yang se dañan, la
sangre se derrama exteriormente
08-172

Cuando los colaterales yin se dañan, la
sangre se derrama internamente
08-171

Cuando predomina el calor hay hinchazón
08-229

Cuando predomina el viento hay agitación
08-198

Cuando predomina la humedad el yang se
atenúa   08-205

Cuando predomina la humedad hay
deposiciones acuosas   08-208

Cuando predomina la sequedad hay
desecación   08-217

Cuando uno dobla la cantidad de alimentos,
se dañan el estómago y los intestinos
07-098

Cuando yang se contrae, yin se almacena
02-019

Cuando yang disminuye afecta a yin 08-087

Cuando yang está en insuficiencia hay frío 08-074

Cuando yang está en insuficiencia yin exubera 08-089

Cuando yang exubera daña a yin 08-091

Cuando yang exubera hay calor 08-067

Cuando yang exubera repele a yin 08-101

Cuando yang exubera yin se debilita 08-090

Cuando yang predomina el yin enferma 02-031

Cuando yang predomina, yin enferma 07-100

Cuando yang se escapa yin se consume 08-105

Cuando yang se genera, yin crece 02-018

Cuando yin disminuye afecta a yang 08-086

Cuando yin exubera genera frío en el interior 08-071

Cuando yin exubera repele a yang 08-094

Cuando yin exubera yang se debilita 08-088

Cuando yin predomina, yang enferma 02-032

Cuando yin se agota yang deserta 08-107

Cuando yin se extralimita se parece a yang 08-099

Cuando yin vence yang enferma 07-099

Cuando yin y yang se disgregan, el qi de las esencias se agota 02-033

Cuatro articulaciones; Conjunto de codos y rodillas 04-047

Cuatro cantos 04-070

Cuatro diagnósticos; Cuatro observaciones 09-002

Cuatro extremidades 04-046

Cuatro fluxiones; Cuatro yin 14-308

Cuatro inversiones 09-542

Cuatro mares 06-047

Cuatro propiedades 12-063

Cuatro qi 12-008

Cuatro síndromes y ocho manifestaciones de la convulsión infantil 17-050

Cubrir y empapar 12-054

Cuchara cuadrada de un cun 12-010

Cuchara de medición 12-079

Cuerpo extraño en la faringe 18-203

Cuerpo tabético con artrocele 09-050

Cun (o medida) corporal 11-623

Cun, guan, chi 09-465

Custodiar el qi 11-597

Custodiar las esencias y el espíritu en el interior 21-014

D

DU 14 20-055

DU 19 20-101

DU 28 20-337

DU 6 20-115

DU 7 20-367

DU 8 20-129

Dacriocistitis aguda 18-023

Dacriocistitis crónica 18-020, 18-021, 18-022, 18-024

Dacriorrea 18-017

Dai mai; Vaso cinturón 06-073

Dañar a yang 08-111

Dañar al yin 08-115

Dañar los líquidos 08-173

Daño ocular por frío 18-036

Daño químico al ojo 18-111

Daoyin; ejercicios de conducción y atracción 21-002

Debilidad de la defensa y fortaleza de la nutrición 08-444

Debilidad fetal 17-116, 17-117

Debilidad lumbar 09-348

Debilitamiento renal 14-259

Decocción 07-106,13-075

Decocción (preparación) 13-037, 13-038

Decocción armonizadora del yang 13-305

Decocción bai fei 13-117

Decocción compuesta mayor para coordinar el qi 13-251

Decocción con Bulbus Lili para consolidar el Metal 13-359

Decocción concentrada de Radix Ginseng y Radix Astragali 13-323

Decocción de alivio universal para eliminar toxinas 13-162

Decocción de cinco ingredientes con Radix Astragali y Ramulus Cinnamomi 13-303

Decocción de cinco ingredientes para eliminar toxinas 13-167

Decocción de cinco jugos 13-371

Decocción de cinco pieles 13-584

Decocción de Colla Corii Asini y yema de huevo 13-376

Decocción de Cornu Rhinoceri y Radix Rehmanniae Praeparata 13-504

Decocción de Cornu Saigae Tataricae y Ramulus Uncariae cum Uncis 13-537

Decocción de Cortex Magnoliae Officinalis con siete ingredientes 13-455

Decocción de Cortex Magnoliae Officinalis para calentar el centro 13-456

Decocción de Cortex seu Radicis Mori 13-471

Decocción de cuatro ingredientes molidos 13-441

Decocción de cuatro materias 13-329

Decocción de diez Fructus Zizyphi Jujubae 13-263

Decocción de diez ingredientes milagrosos 13-531

Decocción de dos ingredientes maduros 13-589

Decocción de dos yin 13-372

Decocción de emergencia para recuperar el yang 13-299

Decocción de Excrementum Bombycis Mori 13-569

Decocción de Flos Caryophylli y Calyx Kaki 13-470

Decocción de Flos Inulae y Hematitum 13-468

Decocción de Flos Lonicerae para eliminar toxicidad 13-191

Decocción de Folium Lophatheri y Gypsum Fibrosum 13-158

Decocción de Folium Lophatheri, Cortex Salicis Babylonicae y Fructus Arctii 13-146

Decocción de Folium Mori Albae y Semen Pruni Armeniacae 13-546

Decocción de Folium Mori y Flos Chrysanthemi 13-141

Decocción de Folium Perillae y Radix Ginseng 13-149

Decocción de Fructis Trichosanthes, Bulbus Alii and Radix Pinelliae 13-442

Decocción de Fructus Evodiae 13-293

Decocción de Fructus Gardeniae y Semen Sojae Praeparatum 13-225

Decocción de Fructus Perillae para descender el qi 13-465

Decocción de Herba Artemisia Annuae y Caparax Trionycis 13-241

Decocción de Herba Artemisia Annuae y Radix Scutellariae para depurar la Vesícula Biliar 13-270

Decocción de Herba Artemisiae Capillaris 13-557

Decocción de Herba Ephedrae Sinicae 13-129

Decocción de Herba Ephedrae Sinicae, Herba Asari y Radix Aconiti Carmichaeli Praeparata 13-150

Decocción de Herba Ephedrae Sinicae, Semen Pruni Armeniacae, Semen Coicis y Radix Glycyrrhizae 13-130

Decocción de Herba Ephedrae, Fructus Forsythiae y Semen Phaseoli 13-558

Decocción de Herba Ephedrae Sínicae, Semen Pruni Armeniacae, Gypsum Fibrosum y Radix Glycyrrhizae 13-142

Decocción de las cuatro rebeldías 13-297

Decocción de la dama de jade 13-215

Decocción de la esclava de Yue 13-143

Decocción de la tierra amarilla 13-507

Decocción de las cuatro maravillas que apaciguan a los valientes 13-166

Decocción de las cuatro rebeldías con Panacis Ginseng 13-298

Decocción de las cuatro rebeldías con Radix Angelicae 13-306

Decocción de las ocho perlas 13-338

Decocción de Lignum Aquilariae Resinatum para descender el qi 13-469

Decocción de los cuatro nobles 13-312

Decocción de los diez grandes tónicos 13-339

Decocción de los dos inmortales 13-378

Decocción de los inmortales para devolver la vida 13-164

Decocción de los nueve sabores con Radix Notopterygii 13-525

Decocción de los seis nobles 13-316

Decocción de los siete caballeros del metal y del agua 13-593

Decocción de los siete qi 13-445

Decocción de Os Tigris y Fructus Chaenomelis 13-527

Decocción de Pinellia Ternata para drenar el Corazón 13-278

Decocción de Radix Aconiti Lateralis Praeparata para drenar el Corazón 13-277

Decocción de Radix Aconiti Lateralis Praeparata 13-304

Decocción de Radix Aconiti Praeparata 13-309

Decocción de Radix Angelicae 13-333

Decocción de Radix Angelicae para reducir el dolor 13-564

Decocción de Radix Angelicae Pubescentis y Ramulus Loranthi (Herba Taxilli) 13-514

Decocción de Radix Angelicae y seis amarillos 13-242

Decocción de Radix Astragali para tonificar el interior 13-353

Decocción de Radix Bupleuri con Os Draconis y Concha Ostrae 13-273

Decocción de Radix Bupleuri para alcanzar la fuente 13-272

Decocción de Radix Bupleuri y Radix Puerariae para liberar los músculos

13-144

Decocción de Radix Cocculus Trilobus; Decocción de Radix Stephaniae Tetrandrae 13-599

Decocción de Radix Coptidis y Colla Corii Asini 13-240

Decocción de Radix et Rhizoma Rhei y de Cortex Moutan 13-492

Decocción de Radix Gentianae Scabrae para drenar el Hígado 13-198

Decocción de Radix Ginseng para nutrir al estómago 13-556

Decocción de Radix Ginseng y Cornu Cervi Parvum 13-391

Decocción de Radix Ginseng y Semen Juglandis 13-325

Decocción de Radix Glycyrrhizae para drenar el Corazón 13-280

Decocción de Radix Glycyrrhizae y Radix Platycodii 13-209

Decocción de Radix Glycyrrhizae, Fructus Tritici y Fructus Zizyphi 13-427

Decocción de Radix Glycyrrhizae, Rhizoma Zingiberis, Sclerotium Poriae, y Rhizoma Atractylodis Macrocephalae 13-573

Decocción de Radix Notopterygii para eliminar toxicidad 13-523

Decocción de Radix Notopterygii para superar la humedad 13-522

Decocción de Radix Ophiopogonis 13-362

Decocción de Radix Paeoniae 13-210

Decocción de Radix Paeoniae y Radix Glycyrrhizae 13-381

Decocción de Radix Polygoni Multiflori y Radix Ginseng 13-350

Decocción de Radix Puerariae 13-134

Decocción de Radix Puerariae, Radix Scutellariae y Radix Coptidis 13-214

Decocción de Radix Pulsatillae 13-213

Decocción de Radix Rehmanniae Praeparata y Cortex Lycii 13-375

Decocción de Radix Saussureae para separar qi 13-448

Decocción de Radix Scutellariae 13-212

Decocción de Radix Stephaniae Tetrandrae y Radix Astragali Membranacei 13-583

Decocción de Ramulus Cinnamomi Cassiae 13-132

Decocción de Ramulus Cinnamomi con Os Draconis y Concha Ostrae 13-404

Decocción de Ramulus Cinnamomi, Radix Paeoniae y Rhizoma Anemarrhenae 13-536

Decocción de resistencia y aguante 13-489

Decocción de Rhizoma Alismatis 13-586

Decocción de Rhizoma Belamcandae y Herba Ephedrae 13-575

Decocción de Rhizoma Cimicifugae y Radix Puerariae 13-145

Decocción de Rhizoma Coptidis para eliminar la toxicidad 13-161

Decocción de Rhizoma Dioscoreae Hypoglaucae para aclarar la orina turbia 13-577

Decocción de Rhizoma Gastrodiae y Ramulus Uncariae cum Uncis 13-540

Decocción de Rhizoma Phragmitis Communis 13-598

Decocción de Rhizoma Pinellae y Cortex Magnoliae Officinalis 13-461

Decocción de Rhizoma Pinelliae Ternatae, Rhizoma Atractylodes Macrocephalae y Rhizoma Gastrodiae 13-609

Decocción de Rhizoma Zingiberis Recens para drenar el Corazón   13-279

Decocción de Sclerotium Polypori Umbellati   13-582

Decocción de Sclerotium Poriae para reconducir el agua   13-585

Decocción de Sclerotium Poriae, Radix Glycyrrhizae, Fructus Schizandrae, Rhizoma Zingiberis y Herba Asari   13-607

Decocción de Sclerotium Poriae, Ramulus Cinnamomi, Rhizoma Atractylodis Macrocephalae y Radix Glycyrrhizae   13-571

Decocción de Sclerotium Poriae, Ramulus Cinnamomi, Rhizoma Atractylodis Macrocephalae y Radix Glycyrrhizae   13-572

Decocción de Semen Nelumbinis Nuciferae para depurar el calor   13-197

Decocción de Semen Persicae para sostener el qi   13-473

Decocción de Semen Trichosanthes, Bulbus Alli Macrostemi y licor blanco   13-443

Decocción de tres ingredientes con Magnolia Officinalis   13-252

Decocción de tres ingredientes crudos   13-603

Decocción de tres semillas   13-561

Decocción de tres semillas para alimentar a los padres   13-602

Decocción del fluido de jade   13-347

Decocción del guerrero auténtico   13-574

Decocción del hombre verdadero para tonificar el yang puro de los órganos zang   13-409

Decocción del matraz de jade con Herba Sargassi   13-616

Decocción del primer yin   13-368

Decocción del retorno   13-355

Decocción del tigre blanco   13-154

Decocción del tigre blanco con Radix Ginseng   13-157

Decocción del tigre blanco con Ramulus Cinnamomi Cassiae   13-155

Decocción del tigre blanco con Rhizoma Atractylodis   13-156

Decocción del tigre blanco para coordinar el qi   13-223

Decocción depuradora del Estómago   13-218

Decocción drenante del Hígado   13-203

Decocción drenante del Pulmón   13-207

Decocción drenante del Pulmón con Semen Lipidii y Fructus Ziziphi   13-206

Decocción drenante y encauzadora   13-285

Decocción en agua   13-097

Decocción fortificante del centro con Radix Angelicae   13-294

Decocción ma fei   13-119

Decocción mayor de los siete qi   13-446

Decocción mayor de Radix Bupleuri   13-284

Decocción mayor de Radix Gentianae Macrophillae   13-513

Decocción mayor del dragón azulverdoso   13-148

Decocción mayor para coordinar el qi   13-248

Decocción mayor para la obstrucción del pecho   13-267

Decocción mayor para tonificar el Qi Primigenio   13-345

Decocción menor de Herba Cirsii   13-505

Decocción menor de Radix Bupleuri   13-269

Decocción menor del dragón azul-verdoso

13-604

Decocción menor fortificante del centro
13-289

Decocción menor para calentar la regla
13-301

Decocción menor para coordinar el qi
13-249

Decocción menor para desobstruir el tórax
13-595

Decocción menor para prolongar la vida
13-517

Decocción modificada de Polygonatum
Odoratum 13-151

Decocción nutriente de Radix Ginseng
13-340

Decocción nutriente del páncreas 13-227

Decocción para abrir el píloro 13-259

Decocción para activar la sangre y abrir
orificios 13-476

Decocción para alimentar el Agua y depurar
el Hígado 13-377

Decocción para alzar el Qi Primigenio
13-314

Decocción para alzar el yang y beneficiar
el Estómago 13-318

Decocción para alzar el yang y resolver la
humedad 13-555

Decocción para apaciguar el Hígado y
calmar el viento 13-538

Decocción para armonizar los seis 13-497

Decocción para armonizar los seis 13-554

Decocción para aumentar los fluidos 13-369

Decocción para beneficiar el Estómago
13-366

Decocción para beneficiar el qi y la inteligencia
13-327

Decocción para calentar el Bazo 13-255

Decocción para calentar el Hígado
13-302

Decocción para calentar la regla 13-483

Decocción para calmar la tos con Rhizoma
Anemarrhenae y Bulbus Fritillariae
13-208

Decocción para consolidar el chongmai
13-419

Decocción para consolidar el yin 13-374

Decocción para curar sabiamente 13-343

Decocción para depurar el palacio
13-160

Decocción para detener la disnea 13-466

Decocción para detener la disnea con
Panax Ginseng 13-467

Decocción para detener la leucorrea
13-578

Decocción para dispersar la estasis
subdiafragmática 13-477

Decocción para dispersar la estasis y
combatir el dolor generalizado 13-479

Decocción para dispersar las obstrucciones
dolorosas 13-566

Decocción para eliminar calor en ying
13-159

Decocción para eliminar el viento y beneficiar
lo dañado 13-334

Decocción para eliminar la estasis
13-474

Decocción para eliminar la estasis de la
mansión de la sangre 13-475

Decocción para eliminar la estasis del
hipogastrio 13-478

Decocción para eliminar la sequedad y
rescatar el Pulmón 13-547

Decocción para eliminar las cataratas
13-228

Decocción para eliminar toxinas y resolver el exterior   13-147

Decocción para excretar humedad y expulsar cálculos   13-567

Decocción para fortalecer el techo   13-539

Decocción para la generación y transformación 13-484

Decocción para la resurrección inmediata 13-354

Decocción para levantar lo hundido 13-315

Decocción para limpiar Tan   13-590

Decocción para los seis estancamientos 13-444

Decocción para nutrir el yin y depurar el Pulmón   13-361

Decocción para nutrir los fluidos   13-260

Decocción para preservar el Qi Primordial 13-317

Decocción para purgar el calor de Bazo y de Estómago   13-193

Decocción para purgar el calor tóxico del cerebro   13-194

Decocción para recuperar el Bazo 13-331

Decocción para reducir el dolor   13-565

Decocción para regular el Estómago y coordinar el qi   13-250

Decocción para restaurar el origen y activar la sangre   13-481

Decocción para restaurar la derecha 13-386

Decocción para salvar el yang y arreglar la fatiga   13-388

Decocción para salvar el yin y arreglar la fatiga   13-373

Decocción para separar y dispersar la repleción del centro   13-459

Decocción para suprimir las obstrucciones 13-520

Decocción para sustituir el bastón   13-503

Decocción para tonificar el yang y recuperar los cinco   13-480

Decocción para transformar las máculas 13-494

Decocción para transformar lo amarillo 13-420

Decocción para tratar el síndrome de lechoncillo corriendo   13-232

Decocción que beneficia al qi y depura el calor estival   13-236

Decocción que calienta la Vesícula Biliar 13-591

Decocción reconstructora mayor   13-346

Decocción reconstructora menor   13-335

Decocción reguladora con Radix Coptidis 13-281

Decocción suplementada de Radix Linderae 13-462

Decocción tai he   13-118

Decocción tonificante de la sangre con Radix Angelicae   13-330

Decocción vinculante   13-370

Dedo en gatillo; Dedo en resorte   19-121

Deducir el movimiento a través de los cinco pasos   21-037

Deglución ácida   09-387

Degradación y atrofia muscular   09-051

Del shaoyang al yangming   10-393

Del taiyang al yangming   10-392

Delirio   09-195

Demacración con carnes colgantes   09-049

Demencia   14-141, 14-142

Dentición permanente   04-140

Depleción de Hígado y Riñón   08-420

Deposiciones blandas   14-170

Deposiciones líquidas   14-169

Depositaria de transferencia y transformación   03-152

Depósito del hijo   03-183

Depresión y estancamiento del mecanismo del qi   08-144

Depurar ambos, el qi y lo nutricio   11-102

Depurar calor estival   11-141

Depurar el calor de Corazón   11-121

Depurar el calor de la capa qi   11-091

Depurar el calor y eliminar la humedad   11-145

Depurar el calor y nutrir el qi   11-147

Depurar el Corazón   11-115

Depurar el Corazón, drenar el fuego   11-122

Depurar el Estómago, drenar el fuego   11-127

Depurar el fuego de Estómago   11-126

Depurar el fuego de Pulmón   11-123

Depurar el fuego ministerial   11-135

Depurar el palacio   11-114

Depurar el qi   11-090

Depurar el qi con amargo-frío   11-095

Depurar el qi con picante-frío   11-092

Depurar el qi, refrescar lo nutricio   11-101

Depurar fuego de Hígado   11-130

Depurar fuego del Riñón   11-134

Depurar Hígado, purgar fuego   11-131

Depurar Hígado, purgar Pulmón   11-138

Depurar la sequedad y humedecer el Pulmón   11-389

Depurar lo nutricio   11-104

Depurar lo nutricio, dispersar la estasis   11-108

Depurar lo nutricio, drenar el calor   11-103

Depurar lo nutricio, promover la recepción   11-107

Depurar lo nutricio, refrescar la sangre   11-106

Depurar y dispersar el qi con (materias) ligeras   11-094

Depurar y drenar el calor de Pulmón   11-124

Depurar y drenar el shaoyang   11-184

Depurar y tonificar   11-217

Depurar y transformar calor y Tan   11-441

Depurar y transformar el calor- humedad   11-143

Dermatitis de contacto   15-096

Dermatitis de contacto en glúteos   15-098

Dermatitis de parche   15-097

Dermatitis medicamentosa   15-101

Dermatitis por insectos   15-095

Dermatitis seborreica facial   15-109

Dermatología en medicina china   01-012

Dermatosis a lo largo de los meridianos   15-077

Derrumbamiento de qi de Bazo   08-285

Derrumbamiento del qi   08-156

Desacuerdo entre yin y yang   08-060

Desambientado   21-065

Desarmonía del qi de Estómago   08-370

Desarmonía del Qi Defensivo   08-442

Desarmonía del qi de Hígado   08-317

Desarmonía entre Qi Nutritivo y Qi Defensivo   08-443

Desarrollo espontáneo del patógeno latente   08-023

Desarrollo lento   08-026

Desarrollo repentino   08-024

Desarrollo tardío de la malaria a finales de otoño   14-084

Desbloquear los colaterales para detener el dolor   11-353

Desbloquear los meridianos, vitalizar los colaterales   11-351

Descarga seminal durante el sueño   14-250

Descascarillar   12-022

Descender el contraflujo y bajar el qi   11-338

Descender el contraflujo, detener la tos, aliviar la disnea   11-342

Descender el qi   11-330, 11-331

Descender el qi para aliviar la disnea   11-334

Descender el qi para detener el hipo   11-337

Descender el qi, reducir el Tan   11-340

Descender el qi, transformar el Tan   11-341

Desequilibrio del mecanismo del qi   08-151

Desequilibrio entre qi y sangre   08-131

Desequilibrio entre yin y yang   08-059

Desequilibrio entre yin y yang   08-108

Deserción de humores   08-175

Deserción de las esencias   08-347

Deserción de líquidos   08-174

Deserción de qi   08-138

Deserción de sangre   08-169

Deserción de yang; Yang deserta   08-112

Deserción del Qi Nutritivo y pérdidas seminales   14-287

Deserción del yin   08-116

Desgana de hablar y comer   09-376

Deshacer el estancamiento   11-057

Deshidratación de la sangre   09-427

Deslizar la ventosa   11-699

Desorden menstrual   16-013

Despabilar el Bazo y transformar la humedad   11-414

Destilado   13-042

Desvanecimiento   16-150

Desvanecimiento posparto   16-149

Desviación de la boca   14-357

Desviación de ojos y boca   09-071

Detener el colapso astringiendo   11-295

Detener el dolor apaciguando a las ascaris   11-468

Detener la lactación   11-473

Detener la metrorragia y la leucorrea   11-304

Devolver el fuego a su fuente   11-286

Diaforesis (Transpirar, transpiración)   09-257

Diaforesis nocturna   09-260

Diaforesis para tratar síndrome superficial   11-065

Diafragma   04-043

Diagnóstico en medicina china   01-003

Diagnóstico por el abdomen   09-547

Diagnóstico por el pulso   09-432

Diagnóstico por la lengua   09-121

Diagnóstico por palpación   09-431

Diarrea   14-166, 14-167

Diarrea acuosa   09-402

Diarrea al llegar la menstruación   16-048

Diarrea con fiebre   14-032

Diarrea con heces acuosas; Diarrea líquida   09-404

Diarrea con heces como los patos   09-401

Diarrea con restos de alimentos   09-405

Diarrea con sensación de defecación incompleta   09-412

Diarrea crónica   14-175, 14-176

Diarrea de Riñón   14-184

Diarrea durante la menstruación   16-047

Diarrea explosiva   09-403

Diarrea lientérica   14-177, 14-178

Diarrea lientérica acuosa   14-179

Diarrea matinal antes del amanecer   14-190

Diarrea penetrante   14-173

Diarrea por acumulación alimenticia   14-189

Diarrea por constricción de Hígado   14-183

Diarrea por frío   14-168

Diarrea por frío humedad   14-180

Diarrea por humedad calor   14-181

Diarrea por indigestión   14-186, 14-187, 14-188

Diarrea por insuficiencia de Bazo   14-182

Diarrea por insuficiencia de Riñón   14-185

Diarreas acuosas   14-172

Diarreas efluyentes   14-171

Diarreas repentinas   14-174

Diecinueve temores   12-069

Dieciocho antagonismos   12-070

Dieciséis puntos xi; Dieciséis puntos hendidura   06-020

Dientes   04-135

Dieta   07-095

Dietas medicinales en medicina china (Estudio de)   01-027

Dietética en medicina china (Estudio de) 01-026

Diez cuestiones   09-231

Diez fórmulas   13-016

Diez pulsos extraños   09-520

Diferenciación de los síndromes según la insuficiencia o el exceso   10-045

Diferenciación de síndromes en la enfermedad pulmonar   10-233

Diferenciación de síndromes en las enfermedades del Bazo   10-255

Diferenciación de síndromes en las enfermedades del Corazón   10-213

Diferenciación de síndromes en las enfermedades del Estómago y los

Intestinos   10-256

Diferenciación de síndromes en las enfermedades del Hígado y de la Vesícula Biliar   10-289

Diferenciación de síndromes en las enfermedades del Riñón y de la Vejiga   10-316

Diferenciación de síndromes en las enfermedades mixtas de Vísceras y Entrañas   10-346

Diferenciación de síndromes según las cuatro capas; Diferenciación de síndromes según wèi-qì-yíng-xuè   10-407

Diferenciación de síndromes según el qi y la sangre   10-153

Diferenciación de síndromes según las Vísceras y las Entrañas   10-212

Diferenciación de síndromes según los líquidos orgánicos   10-187

Diferenciación de síndromes según los meridianos y colaterales   10-006

Diferenciación de síndromes según los ocho principios   10-008

Diferenciación de síndromes según sanjiao   10-429

Diferenciación del síndrome según el calor y el frío   10-036

Diferenciación del síndrome según el yin y el yang   10-051

Diferenciación según la superficie o el interior   10-011

Diferenciación y tratamiento de los síndromes de los meridianos   06-007

Diferenciar el síndrome y discutir el tratamiento 02-103

Diferenciar y catalogar   02-047

Dificultad defecatoria posparto   16-136

Difteria   18-199

Difundir el qi y transformar la humedad
   11-404

Difundir por la superficie y transformar la
   humedad   11-367

Digestión rápida y hambre inmediata
   09-379

Diplopia   09-361

Discordancia del pulso con las cuatro
   estaciones   09-442

Disentería   14-021, 14-022, 14-023, 14-031

Disentería con descansos; Disentería
   recurrente   14-029

Disentería con rechazo de ingesta   14-028

Disentería epidémica   14-024

Disentería epidémica tóxica   14-030

Disentería por calor humedad   14-026

Disentería por frío en insuficiencia   14-027

Disentería por humedad frío   14-025

Disfagia   09-203, 14-163

Disforia   09-364

Disforia durante el embarazo
   16-086, 16-087

Disforia y logorrea   09-018

Disgenesia fetal   16-076, 16-077

Disipar el viento   11-056

Disipar para tratar la enfermedad leve
   11-066

Dislocación   19-052

Dismenorrea   16-039

Disnea   09-204

Disnea por exceso   14-113

Disnea por insuficiencia   14-114

Disnea violenta   14-112

Disolución   13-109

Disolver   13-104

Disolver en la boca   13-112

Disolver la equimosis   11-113

Disolver la estasis, dispersar masas   11-357

Dispareunia   16-176

Dispepsia   17-004

Dispersar el viento   11-361

Dispersar el viento externo   11-362

Dispersar el viento y el frío   11-363

Dispersar el viento, drenar el calor   11-364

Dispersar el viento, eliminar el calor   11-365

Dispersar la estasis, promover la regeneración
   11-355

Dispersar la estasis, reblandecer masas
   duras   11-356

Dispersar las obstrucciones movilizando el
   yang   11-213

Distensión cutánea   14-231

Distensión de hombro   19-111

Distensión de la Vesícula Biliar   14-218

Distensión del globo ocular   18-124

Distensión dolorosa de las mamas durante
   la menstruación   16-051

Distensión pulmonar   14-115

Distensión timpánica   14-219

Distocia   16-113, 16-114

Disuria dolorosa   09-417

Disuria por estranguria   09-416

Disuria y estreñimiento   09-422

Doble abrasamiento del qi y de la sangre
   08-498

Doble abrasamiento del qi y del Qi Nutritivo
   08-499

Doble afección   08-470

Doble fractura de radio y cúbito   19-021

Doble insuficiencia de Bazo y de Pulmón
   08-408

Doble insuficiencia de Corazón y Bazo
   08-397

Doble insuficiencia de Pulmón y de Bazo 08-407

Doble insuficiencia de qi y yin   08-191

Doble insuficiencia de yin y yang   08-084

Doce formas de punciones   11-560

Doce meridianos   06-048

Doce meridianos divergentes   06-078

Doce meridianos tendinosos; Doce meridianos musculotendinosos   06-080

Doce palabras secuenciadas mientras se manipula la aguja   11-541

Doce puntos yuan; Doce puntos fuente 06-028

Doce secciones dérmicas   06-082

Dolor abdominal del embarazo   16-063

Dolor abdominal posparto   16-124

Dolor agudo   09-298, 09-305

Dolor cólico   09-306

Dolor con sensación de distensión   09-296

Dolor con sensación de distensión auricular 18-132, 18-133

Dolor corporal durante la menstruación 16-045

Dolor corporal posparto   16-128

Dolor costal agudo   09-287

Dolor de Corazón y Bazo   14-125

Dolor de talón; Talalgia   19-130

Dolor desgarrador   09-309

Dolor e hinchazón vulvar   16-175

Dolor en los genitales   09-294

Dolor en lugar fijo   09-302

Dolor frío   09-303

Dolor genital   16-172

Dolor lumbar por estasis sanguínea 14-257, 14-258

Dolor lumbar por humedad y calor   14-255

Dolor lumbar por humedad y frío   14-254

Dolor lumbar por insuficiencia en el Riñón 14-256

Dolor metatarsiano   19-131

Dolor migratorio   09-299, 09-301

Dolor opresivo   09-297

Dolor pectoral por impedimento   14-122

Dolor persistente   09-312

Dolor pesado   09-308

Dolor por debilidad interior; Dolor precordial 09-285

Dolor por viento   14-330

Dolor precordial irradiando hacia arriba 09-286

Dolor precordial por trastorno de Bazo 14-125

Dolor repentino de Corazón   14-123, 14-124

Dolor severo en tórax y abdomen   09-543

Dolor sin localización fija; Dolor migratorio 09-300

Dolor en el recorrido del meridiano   10-007

Dolor sordo   09-307

Dolor torácico; Dolor precordial   09-284

Dolor urente   09-304

Dolor vacío   09-310

Dolor vaginal   16-172

Dolor vulvar   16-173, 16-174, 16-176

Dos principios y seis variaciones   10-009

Dosis   12-078

Dotación fetal   07-004

Drenaje   11-493

Drenaje con almohadillas de algodón 11-479

Drenaje con hilo medicinal   11-495

Drenaje supurativo   11-494

Drenar el calor mediante amargo-frío 11-097

Drenar el calor, armonizar el Estómago 11-128

Drenar el calor, preservar el yin   11-100

Drenar el pus y eliminar toxinas   12-691

Drenar la humedad   11-397

DU 23   04-148

Du mai; Vaso gobernador   06-068, 20-013

DU 1   20-029

DU 10   20-152

DU 11   20-219

DU 12   20-217

DU 13   20-249

DU 15   20-312

DU 16   20-071

DU 17   20-160

DU 18   20-180

DU 2   20-322

DU 20   20-021

DU 21   20-178

DU 22   20-303

DU 23   20-210

DU 24   20-224

DU 25   20-243

DU 26   20-236

DU 27   20-064

DU 3   20-323

DU 4   20-158

DU 5   20-309

DU 9   20-357

Dulce y tibio alivia el calor   11-290

E

E 1   20-036

E 10   20-238

E 11   20-177

E 12   20-192

E 13   20-175

E 14   20-142

E 15   20-285

E 16   20-339

E 17   20-197

E 18   20-196

E 19   20-028

E 2   20-240

E 20   20-035

E 21   20-148

E 22   20-092

E 23   20-247

E 24   20-104

E 25   20-259

E 26   20-275

E 27   20-050

E 28   20-234

E 29   20-096

E 3   20-137

E 30   06-046, 20-172

E 31   20-024

E 32   20-078

E 33   20-335

E 34   20-149

E 35   20-063

E 36   20-378

E 37   20-206

E 38   20-265

E 39   20-294

E 4   20-059

E 40   20-072

E 41   20-127

E 42   20-041

E 43   20-298

E 44   20-165

E 45   20-146

E 5   20-052

E 6   20-116

E 7   20-293

E 8   20-273

E 9   20-194

Eclampsia   16-091

Eclampsia del embarazo   16-090

Eczema   15-099

Eczema auricular   18-128, 18-129

Eczema infantil   15-100

Edema   09-088, 14-222, 14-230

Edema cutáneo   14-225

Edema de piernas en la embarazada   02-093

Edema durante la menstruación   16-049

Edema en el embarazo   16-084, 16-085

Edema general durante la menstruación   16-050

Edema interno   14-226

Edema palpebral   09-066

Edema palpebral inflamatorio   18-015

Edema palpebral leve   09-065

Edema palpebral no inflamatorio   18-016

Edema por insuficiencia de Riñón   08-341

Edema por insuficiencia de yang   08-178

Edema por predominio de frío   08-202

Edema por viento   14-224

Edema por viento en Riñón   14-229

Edema rocoso   14-228

Edema típico   14-227

Edema y distensión ocular; Oftalmia   09-067

Edema yang   14-232

Edema yin   14-233

Efectos secundarios   12-065

Ejercicios preventivos para los ojos   11-777

El Agua es invicta por el Fuego   02-081

El Agua es vencida por la Tierra   02-076

El Agua insulta a la Tierra   02-068

El Agua no nutre a la Madera   08-426

El agua no se transforma en qi   08-185

El agua se detiene y el qi se obstruye   08-192

El Agua somete el Fuego   02-060

El Bazo almacena la reconstrucción, la reconstrucción hospeda la ideación   03-076

El Bazo es la fuente de producción de Tan   08-302

El Bazo está con frecuencia en insuficiencia   03-080

El Bazo falla en el transporte   08-300

El Bazo gobierna la sangre   03-071

El Bazo mantiene la carne (masa muscular)   03-073

El Bazo mueve los fluidos del Estómago   03-069

El Bazo no controla la sangre   08-292

El Bazo no rige en una estación concreta   03-078

El Bazo rige el ascenso de lo puro   03-070

El Bazo rige los cuatro miembros   03-072

El Bazo rige los músculos   03-074

El Bazo rige los músculos del cuerpo   03-075

El Bazo se empareja con Estómago   03-202

El Bazo teme la humedad   03-079

El calor abrasa el yin de Riñón   08-344

El calor atasca el Pericardio   08-451

El calor daña a los tendones (músculos)   08-230

El calor daña la claridad del espíritu   08-253

El calor de Estómago consume los granos   08-367

El calor extremo genera viento   08-195

El calor exuberante agita el viento   08-331

El calor hostiga al Intestino Grueso   08-384

El calor latente está en el interior   08-021

El calor patógeno se transmite al interior
08-475

El calor penetra en el Pericardio   08-452

El calor penetra en la capa sanguínea
08-455

El calor se anuda al jiao inferior   08-460

El calor se esconde en chong mai y ren mai
08-394

El calor seco daña al Pulmón   08-457

El chong mai es el mar de los jingmai
06-072

El cielo y el hombre resuenan entre sí
02-102

El Corazón atesora el espíritu; El Corazón
guarda el espíritu   03-022

El Corazón con frecuencia está en demasía;
El Corazón tiende a la demasía   03-026

El Corazón es el fundamento de la vida
03-025

El Corazón representa al taiyang dentro de
yang   03-028

El Corazón rige el espíritu y los vasos
sanguíneos   03-020

El Corazón rige el habla   03-024

El Corazón rige el susto   08-251

El Corazón rige los vasos sanguíneos   03-021

El Corazón se empareja con Intestino Delgado
03-200

El Corazón teme el calor   03-027

El Corazón transmite el calor al Intestino
Delgado   08-406

El Corazón y el Riñón no interactúan
08-400

El dai mai pierde la regulación de los
meridianos   08-298

El espíritu no mantiene su residencia
08-252

El Estómago es el mar del agua y los
alimentos   03-144

El Estómago rige el descenso de lo turbio
03-145

El Estómago rige la absorción   03-141

El Estómago rige la fermentación y cocción
03-142

El exceso de alegría daña al Corazón
07-085

El exceso de alegría y la cólera dañan al
qi, el frío y la canícula dañan a la forma
(cuerpo)   07-089

El exceso es del yangming, la insuficiencia
del taiyin   08-507

El frío conlleva a la retracción del qi
08-201

El frío envuelve al fuego   08-127

El frío extremo genera calor, el calor
extremo genera frío   08-503

El frío húmedo estorba el qi   08-301

El frío intenso daña al Pulmón   08-238

El frío penetra en el Útero   08-393

El fuego con Tan molesta al Corazón
08-259

El fuego de Corazón flamea hacia arriba
08-250

El fuego de Hígado flamea hacia arriba
08-320

El fuego de Hígado invade al Pulmón
08-422

El fuego de Madera castiga al Metal
08-423

El fuego de Riñón tiende a sublevarse
08-343

El fuego en insuficiencia flamea hacia

arriba   08-080

El Fuego es invicto por el Metal   02-078

El Fuego es vencido por el Agua   02-073

El Fuego exubera y castiga al Metal
08-428

El fuego flamea hacia arriba; El fuego
flamea y asciende   02-086

El Fuego insulta al Agua   02-065

El Fuego no genera Tierra   08-429

El Fuego somete el Metal   02-057

El Hígado atesora la sangre; El Hígado
guarda la sangre   03-091

El Hígado es golpeado por el frío   08-335

El Hígado es la base del aguante; El
Hígado es la base de la resistencia a la
fatiga   03-099

El Hígado está con frecuencia en demasía;
El Hígado tiende con frecuencia a la
demasía   03-098

El Hígado falla en propagarse y ramificarse
08-318

El Hígado nace en la izquierda   03-084

El Hígado representa el Cielo anterior
de la mujer; El Hígado representa el
fundamento congénito de la mujer
03-093

El Hígado rige el ascenso y la expansión
03-090

El Hígado rige el mar de la sangre   03-092

El Hígado rige el viento   08-326

El Hígado rige la fluidez y el drenaje; El
Hígado es responsable de que flujos y
evacuación transcurran libremente
03-089

El Hígado rige la planificación y la estrategia
03-095

El Hígado rige los tendones y ligamentos

del cuerpo   03-094

El Hígado se empareja con Vesícula Biliar
03-203

El Hígado teme el viento   03-100

El hijo enfermo afecta a la madre   08-439

El hijo roba el qi de la madre   08-438

El hombre participa con el Cielo y la Tierra
02-101

El Metal es invicto por la Madera   02-080

El Metal es vencido por el Fuego   02-075

El Metal insulta al Fuego   02-067

El Metal somete la Madera   02-059

El miedo daña al Riñón   07-082

El miedo vence a la alegría   07-094

El patógeno perjudica los orificios vacuos
08-027

El pensamiento daña al Bazo   07-084

El pensamiento vence al miedo   07-091

El Pulmón atesora el qi; El Pulmón guarda
el qi   03-042

El Pulmón con frecuencia está en insuficiencia;
El Pulmón tiende a la insuficiencia   03-057

El Pulmón es el fundamento del qi
03-041

El Pulmón es el receptáculo del Tan
08-279

El Pulmón es el regente del qi; Función del
Pulmón de regir el qi   03-040

El Pulmón es la fuente superior del agua /
los líquidos   03-050

El Pulmón es una Víscera delicada
03-055

El Pulmón está a cargo de la respiración
03-039

El Pulmón falla en refrescar y purificar
08-275

El Pulmón genera la piel y el vello   03-054

El Pulmón representa al yang dentro de taiyin 03-058

El Pulmón rige el orden y la regulación 03-047

El Pulmón rige el qi; Función del Pulmón de regir el qi 03-038

El Pulmón rige la circulación del agua / los líquidos 03-049

El Pulmón rige la difusión y emisión; Función del Pulmón de difundir y emitir 03-036

El Pulmón rige la piel y el vello 03-053

El Pulmón rige la purificación y el descenso; Función del Pulmón de purificar y descender 03-037

El Pulmón rige la regulación de los pasos del agua; El Pulmón gobierna la regulación de las vías de los líquidos 03-048

El Pulmón se atesora en la derecha 03-032

El Pulmón se conecta a todos los vasos 03-045

El Pulmón se empareja con Intestino Grueso 03-201

El Pulmón se relaciona con la piel y el vello 03-052

El Pulmón teme el frío 03-056

El qi acuoso ataca el Corazón 08-401

El qi alcanza el lugar de la enfermedad 11-594

El Qi Central se derrumba hacia abajo 08-157

El qi de Bazo está restringido 08-299

El qi de Bazo no asciende 08-286

El qi de Estómago es la base del pulso 09-443

El qi de Estómago no desciende 08-363

El qi de Estómago rige el descenso 03-146

El qi de Hígado invade el Bazo 08-430

El qi de Hígado invade el Estómago 08-431

El qi de Pulmón asciende en inversión 08-274

El Qi Defensivo y el Qi Nutritivo sufren la misma enfermedad 08-500

El qi del cielo se comunica a través del Pulmón; El qi celeste se comunica con el Pulmón 03-043

El qi del Metal purifica y desciende 02-090

El qi del Pulmón no difunde 08-272

El qi deserta 08-137

El qi deserta con la sangre 08-183

El qi deserta con los líquidos 08-190

El qi es el comandante de la sangre 05-053

El qi no contiene la sangre 08-181

El qi no se transforma en agua 08-186

El Qi Nutritivo del Corazón está demasiado consumido 08-450

El Qi Patógeno y el Qi Recto crecen y menguan 08-011

El qi predomina sobre la forma 09-047

El qi rige el recalentamiento 05-025

El qi seco daña el Pulmón 08-215

El Riñón atesora la memoria (zhi); El Riñón atesora la voluntad (zhi); El Riñón guarda la intención (zhi) 03-128

El Riñón atesora las esencias; El Riñón guarda las esencias 03-112

El Riñón es la base de cerrar y atesorar; El Riñón es la base de la contención y del atesoramiento 03-117

El Riñón es la base del Cielo anterior; El Riñón es el fundamento de lo congénito 03-115

El Riñón es la raíz del qi   03-127

El Riñón es la Víscera de las aguas y rige los líquidos   03-125

El Riñón no atrae el qi   08-338

El Riñón representa el yin dentro de shaoyin 03-131

El Riñón rige el Cielo anterior; El Riñón rige lo congénito   03-116

El Riñón rige la captación del qi   03-126

El Riñón rige la reproducción   03-114

El Riñón rige las aguas   03-124

El Riñón rige las médulas óseas   03-129

El Riñón rige los líquidos   03-123

El Riñón se empareja con Vejiga   03-205

El Riñón teme la sequedad   03-130

El Tan nubla el Pericardio   08-260

El tratamiento de la enfermedad debe concentrarse en su raíz   11-009

El veterano de las cinco Vísceras   03-030

El viento de Hígado agita el interior 08-328

El viento frío amarra al Pulmón   08-271

El viento golpea los vasos sanguíneos 08-233

El viento que se agita en el interior   08-199

El viento se agita por insuficiencia de yin   08-197

El viento y el frío amarran la superficie 08-235

El viento y el fuego se arremolinan en el interior   08-330

El viento y la lluvia dañan lo alto   08-231

El yang de Hígado se transforma en calor 08-311

El yang de Hígado se transforma en viento 08-329

El yang flota y el yin está débil   08-445

El yang qi es como el cielo y el sol   02-034

El yangming es el mar de las cinco Vísceras y las seis Entrañas   03-143

El yin en insuficiencia conlleva al calor 08-076

El yin extremo se transforma en yang y el yang extremo se transforma en yin 02-024

Elevar el yang y alzar lo hundido   11-258

Eliminar acumulación fría mediante purgación tibia   11-172

Eliminar la amenaza estancada   11-178

Eliminar calor transformando el qi   11-110

Eliminar el calor con amargo-frío   11-096

Eliminar el calor en la malnutrición infantil 11-458

Eliminar el calor estimulando la Vesícula Biliar   11-132

Eliminar el calor estival   11-142

Eliminar el calor para liberar la superficie 11-192

Eliminar el calor y abrir los orificios 11-315

Eliminar el calor y eliminar la humedad 11-401

Eliminar el calor y eliminar las toxinas 11-116

Eliminar el calor y extinguir el viento 11-378

Eliminar el calor y secar la humedad 11-402

Eliminar el calor y transformar el Tan 11-440

Eliminar el calor y transformar la humedad

11-144

Eliminar el calor y transformar la turbidez
11-403

Eliminar el calor y ventilar el Pulmón
11-125

Eliminar el calor, generar fluidos　11-099

Eliminar el calor, humedecer el Pulmón
11-254

Eliminar el calor, preservar los fluidos
11-098

Eliminar el calor, refrescar la sangre
11-105

Eliminar el Tan　11-430

Eliminar el Tan, inducir la resucitación abriendo los orificios　11-313

Eliminar el viento y transformar el Tan
11-438

Eliminar la enfermedad en lo alto a través del vómito　11-467

Eliminar la humedad y disipar la plenitud gástrica　11-409

Eliminar la humedad y transformar la turbidez　11-405

Eliminar la obstrucción, abrir los pasos de los colaterales　11-354

Eliminar las toxinas fuego　12-057

Eliminar lo patógeno para prevenir la malaria　11-182

Eliminar lo perverso mediante depuración fría　11-075

Eliminar los alimentos catabolizando la retención　11-454

Eliminar los alimentos reconduciendo la retención　11-453

Eliminar pus　11-722

Eliminar Tan y extinguir viento　11-379

Eliminar toxinas　11-118

Eliminar toxinas y expulsar la malaria
11-406

Elongación lumbar crónica　19-136

Emaciación muscular　14-349

Embarazo ectópico　16-065

Embarazo prolongado　16-099, 16-100, 16-101

Emparejamiento de Vísceras y Entrañas; Relación entre Vísceras y Entrañas
03-199

Emplasto de nueve flores　13-179

Emplasto para remover toxinas　13-175

Emplazamiento de hijo　03-184

Empujar　11-787

Empujar la ventosa　11-700

Empujar y agarrar (tuina)　11-780

Empuje digital　11-781

Empuje palmar　11-788

En el cuerpo el Pulmón rige la piel y el vello
03-051

En enfermedades de calor, donde aparece más calor tratándolas con frío, se elegirá nutrir el yin　11-237

En gran exceso se dan apariencias victoriosas
08-041

En insuficiencia de la esencia, usar tónicos de sabor denso　11-236

En insuficiencia extrema hay indicios de exuberancia　08-040

En las fuentes　21-042

Enanismo　17-066

Encargado celestial　21-041

Encerrar y almacenar　21-019

Encía, encías　04-136

Encuentro del cuerpo y del espíritu　21-012

Encuentro entre yin y yang　14-154

Enema　13-056

Énfasis en tendones y huesos   11-047

Enfermedad   14-002

Enfermedad común de la defensa y del qi   08-497

Enfermedad consuntiva   14-285

Enfermedad consuntiva   14-286

Enfermedad convulsiva   14-344

Enfermedad de Behcet   14-090

Enfermedad de los seis meridianos   10-363

Enfermedad del jueyin   10-369

Enfermedad del lirio   14-151

Enfermedad del shaoyang   10-366

Enfermedad del shaoyin   10-368

Enfermedad del taiyang   10-364

Enfermedad del taiyin   10-367

Enfermedad del yangming   10-365

Enfermedad eruptiva epidémica   17-082

Enfermedad estacional   14-006

Enfermedad febril por afección externa   14-003

Enfermedad febril por calor   14-055

Enfermedad maligna   10-384

Enfermedad por calor externo   14-057

Enfermedad por calor intenso   14-056

Enfermedad por estancamiento; Depresión   14-262

Enfermedad por humedad   14-020

Enfermedades combinadas   08-490

Enfermedades combinadas de los tres yang   08-494

Enfermedades de medicina interna   14-001

Enfermedades epidémicas estacionales   07-071

Enfermedades mostradas por los cinco colores   09-038

Enfermedades por impedimento   14-322

Enfermedades posparto   16-120

Enfermedades reveladas por aspectos del pulso   09-445

Enfermedades simultáneas   08-491

Enfermería en medicina china (Estudio de)   01-028

Enfermero/a en medicina china   01-062

Enfriar el Hígado y extinguir el viento   11-375

Enfriar la sangre y detener la hemorragia   11-360

Engorro canicular   14-076

Engorro húmedo   14-018

Engrosamiento tendinoso   19-109

Enjuagar   12-032

Enjuague   11-488

Ensueños múltiples   09-370

Entender la situación al palpar   11-733

Entrañas; Sistemas fu; Órganos fu   03-003

Entrecejo   04-148

Entumecimiento muscular   14-348

Enuresis   17-068

Epicondilitis humeral externa   19-116

Epicondilitis humeral interna   19-115

Epidemia estacional   14-008, 14-062

Epididimitis y orquitis   15-131

Epigastralgia severa   09-290

Epigastralgia; Dolor epigástrico   09-288

Epiglotitis aguda   18-183

Epilepsia   14-143, 17-054

Epilepsia ósea   14-149

Epilepsia por estasis sanguínea   17-056

Epilepsia por flema   17-055

Epilepsia por susto   17-057

Epilepsia por viento   17-058

Epilepsia postconvulsiva   17-052

Epilepsia tendinosa   14-148

Epilepsia vascular   14-147

Epilepsia yang   14-145

Epilepsia yin   14-144

Epistaxis   09-070, 09-281, 09-430

Epistaxis severa   18-169

Equidad en la tonificación y la dispersión
   11-613

Erisipela   15-040

Erisipela craneal   17-113

Erisipela en la tibia   15-042

Erisipela errática   17-123

Eritema fetal   17-118

Eritema multiforme   15-113

Eritema nodosum   15-114

Erosión de la garganta   18-189

Erosión pseudotineal de la garganta
   18-190, 18-191

Eructo, eructar   09-221, 09-222

Erupción   09-098

Erupción del sarampión   17-089

Escaldar   12-041

Escalofríos sin fiebre   09-236

Escalofríos y fiebre como de malaria
   09-253

Escalofríos; piel de gallina   09-255

Escama   15-108

Escarlatina   17-087, 17-088, 17-091, 17-
   092, 17-093

Escasez de qi   09-208

Escleritis en fase avanzada   18-046,
   18-047

Escleroderma neonatal   17-124

Esclerótica   04-091, 04-092, 04-093

Escoliosis   19-076

Esconder el yang   11-234

Escrófula   15-043

Esencia del cielo anterior; Esencias innatas;
   Esencias congénitas   05-041

Esencia del cielo posterior; Esencias
   adquiridas   05-042

Esencia turbia; Prostatitis crónica   15-134

Esencias   05-038

Esencias claras; Esencias puras; Punto V 1
   04-058

Esencias del Riñón   03-106

Esguince   19-150

Esguince de la muñeca   19-120

Esguince lumbar agudo   19-139

Esguince persistente   19-156

Espalda de tortuga; Joroba   17-061

Espasmo de los miembros   09-078

Espasmo de nuca y espalda   09-349

Espasmo del párpado; Blefaroespasmo
   18-010

Espasmo leve de los miembros   09-079

Espasmo muscular   19-096

Espasmos hipogástricos   09-338

Esperanza de vida natural   21-013

Esperar el qi   11-595

Esperma frío   09-425

Espermatorrea   14-248, 14-249, 14-251

Espina bífida; Mielodisplasia   19-074

Espíritu   05-043

Espíritu desordenado   09-015

Espondilitis anquilosante   19-091

Espondilolistesis degenerativa lumbar
   19-159

Espondilosquisis y espondilolistesis
   19-075

Esqueleto   04-013, 04-014

Establecer lo anormal y lo normal   09-006

Establecer por uno mismo la custodia del
   espíritu   21-015

Establecimiento de los movimientos según las cinco notas, en los cuales los excesos y las carencias se generan entre sí 21-036

Estancamiento de calor en la capa sanguínea 08-454

Estancamiento de Hígado   14-217

Estancamiento de qi   08-143

Estasis de sangre   08-165

Estasis sanguínea; Estancamiento sanguíneo 07-108

Estenosis medular lumbar   19-138

Esterilidad   16-155

Estimulador eléctrico para uso acupuntural 11-527

Estimulador sónico y eléctrico para uso acupuntural   11-525, 11-526

Estómago   03-136

Estomatitis angular; Perleche   17-035, 17-036, 17-037

Estomatitis gangrenosa aguda   18-224

Estrabismo   18-114

Estranguria   12-029, 14-234

Estranguria durante el embarazo 16-096, 16-097

Estranguria por agotamiento   14-240

Estranguria por calor   14-236

Estranguria por qi   14-235

Estranguria por sangre   14-237

Estranguria quilosa   14-239

Estranguria urolítica   14-238, 14-241, 14-242

Estreñimiento   09-395, 14-191

Estreñimiento de Bazo   14-192

Estreñimiento por calor   14-198

Estreñimiento por exceso   14-197

Estreñimiento por frío   14-201

Estreñimiento por insuficiencia   14-200

Estreñimiento por qi   14-199

Estreñimiento yang   14-193

Estreñimiento yin   14-195

Estruma carnoso   15-059

Estruma pétreo; Carcinoma tiroideo 15-060

Estudio de las enfermedades febriles 01-054

Etiología   07-016

Evacuación por calor en jueyin   14-031

Evacuar el agua y filtrar la humedad 11-419

Evacuar el agua y la humedad   11-423

Evacuar la humedad con sustancias suaves 11-420

Evacuar la humedad patógena   11-422

EX-CC1   20-409

EX-CC10   20-396

EX-CC11   20-391

EX-CC12   20-394

EX-CC13   20-424

EX-CC14   20-421

EX-CC15   20-395

EX-CC3   20-422

EX-CC4   20-423

EX-CC5   20-410

EX-CC6   20-389

EX-CC7   20-404

EX-CC8   20-405

EX-CC9   20-399

EX-EI1   20-397

EX-EI10   20-381

EX-EI11   20-388

EX-EI12   20-403

EX-EI2   20-392

EX-EI3   20-383

EX-EI4   20-401

EX-EI5   20-414

EX-EI6   20-385

EX-EI7   20-398

EX-EI8   20-400

EX-EI9   20-411

EX-ES1   20-427

EX-ES10   20-408

EX-ES11   20-407

EX-ES2   20-390

EX-ES3   20-426

EX-ES4   20-425

EX-ES5   20-384

EX-ES6   20-416

EX-ES7   20-418

EX-ES8   20-412

EX-ES9   20-382

EX-P1   20-387

EX-P2   20-393

EX-P3   20-413

EX-P4   20-402

EX-P5   20-415

EX-P6   20-420

EX-P7   20-419

EX-P8   20-406

EX-P9   20-417

EX-TA1   20-428

Examen de la menstruación   09-086

Examen de la vitalidad; Valoración de la
    vitalidad   09-010

Examen de vénula digital   09-114

Examen; Inspección   09-009

EX-CC2   20-386

Excesivo   21-054

Exceso de Bazo   08-293

Exceso de calor en Intestino Delgado
    08-374

Exceso de calor en Vesícula Biliar   08-357

Exceso de Estómago   08-359

Exceso de frío   08-070

Exceso de qi de Bazo   08-294

Exceso de qi de Pulmón   08-265

Exceso del qi de Hígado   08-313

Exceso del qi de Riñón   08-349

Exceso del Riñón   08-348

Exceso en el Estómago y en los Intestinos
    08-446

Exceso en el interior   08-046

Exceso en el Intestino Grueso   08-378

Exceso en la superficie   08-044

Exceso en la superficie, insuficiencia en el
    interior   08-048

Exceso en las depositarias relacionadas con
    el Estómago   08-033

Exceso entre las cinco emociones   07-080

Exceso interno y externo   08-050

Exceso verdadero con insuficiencia falsa
    08-039

Exceso; Plenitud; Plétora   08-031

Expeler la suciedad con sustancias aromáticas
    11-408

Expulsar agua mediante purgación
    11-176

Expulsar de lo nutricio transformando el
    qi   11-109

Expulsar el calor y transformar la humedad
    11-146

Expulsar el patógeno a través de la superficie
    11-058

Expulsar el patógeno de arriba y abajo,
    respectivamente   11-399

Expulsar el patógeno externo   11-017,
    11-057, 11-061

Expulsar el pus y eliminar el veneno
    11-117

Expulsar el viento y abrir los pasos de los colaterales   11-371

Expulsar el viento y eliminar la humedad 11-368

Expulsar fluidos retenidos mediante purgación drástica   11-175

Expulsar líquidos mediante purgación 11-177

Expulsar lo patógeno   11-060

Expulsar y drenar   11-059

Extenuación reincidente en la mujer 08-029

Extenuación reincidente; Recaída   08-028

Extinguir el viento   11-372

Extinguir el viento y detener la convulsión 11-383

Extinguir el viento y transformar el Tan 11-449

Extracción de catarata con aguja de metal 11-725, 11-726

Extracción de la nébula para mejorar la visión   11-728

Extracto   13-068

Extracto blando   13-070

Extracto líquido   13-069

Exuberancia arriba, insuficiencia abajo 08-053

Exuberancia de fuego de Corazón   08-247

Exuberancia de fuego de Estómago 08-369

Exuberancia de qi y sangre   08-246

Exuberancia de yang   08-066

Exuberancia de yin   08-069

Exuberancia del qi de Hígado   08-312

Exuberancia del qi de Riñón   08-350

Eyaculación precoz   14-247

F

Fallo renal   14-259

Falsa vitalidad   09-014

Falta de aclimatación al verano   17-111

Falta de placer por la comida   09-378

Falta de vitalidad   09-012

Faringe   04-131

Faringitis   18-177

Faringitis hipertrófica crónica   18-181

Faringitis membranosa; Faringitis hipertrófica crónica   18-180

Faringitis por fuego por deficiencia; Faringitis crónica   18-179

Faringitis por viento calor; Faringitis aguda 18-178

Farmacéutica en medicina china (Estudio de)   01-041

Farmacéutico en medicina china   01-058

Farmacología en medicina china (Estudio de)   01-038

Fasciculaciones/ Mioclonía   09-059

Fasciculaciones/ Mioclonía; Movimientos musculares involuntarios   09-058

Fase avanzada de otitis supurante   18-137

Fatiga mental   09-345

FE 1, 2i; Arroyo del viento   20-465

FE 1; Dedo   20-463

FE 2; Muñeca   20-464

FE 3; Codo   20-466

FE 4, 5; Hombro   20-467

FE 6; Clavícula   20-468

Febrícula por insuficiencia de qi   14-280

Febrícula por insuficiencia de sangre 14-281

Fémur   04-017, 04-025

Fenómeno jingluo   06-003

Fermentación 12-052

Fibroadenoma mamario 15-050

Fibula y radio 04-023

Fiebre 09-234

Fiebre agravada por la noche 09-248

Fiebre de verano 17-069

Fiebre durante la regla 16-042

Fiebre elevada 09-240

Fiebre estival infecciosa infantil (Encefalitis B epidémica infantil) 17-110

Fiebre héctica; Fiebre intermitente vespertina 09-242

Fiebre intermitente por la tarde 09-243

Fiebre intermitente; Oleadas de fiebre 09-241

Fiebre leve; Febrícula 09-250

Fiebre nocturna que cede al amanecer 09-249

Fiebre oculta 09-244

Fiebre ósea 09-246

Fiebre ósea con fiebre perceptible 09-247

Fiebre por afección externa 14-015

Fiebre por estasis sanguínea 14-278

Fiebre por insuficiencia de yang 14-283

Fiebre por insuficiencia de yin 14-282

Fiebre por lesión interna 14-277

Fiebre por represión de la humedad 14-279

Fiebre por represión de qi 14-284

Fiebre sin (sensación de) frío; Fiebre sin escalofríos 09-238

Fiebre y frío alternados; Alternancia de fiebre y escalofríos 09-251

Fiebre y frío alternados; Alternancia de fiebre y escalofríos 09-252

Fiebres de crecimiento; Fiebres intermitentes infantiles 03-118

Fiebres posparto 16-127

Fijación con dos parches 11-760

Fijación con férula 11-756

Fijación con tres parches 11-761

Fijación con un fijador externo 11-762

Fijación con un parche 11-759

Fijación externa 11-755

Fijación interna 11-776

Fijar la esencia y reducir la micción 11-302

Filtrar la humedad excretando el calor 11-421

Filtrar la humedad y detener la diarrea 11-429

Físico; Aspecto físico 04-002

Fístula 09-101

Fístula anal 15-127

Fístula auricular 18-154

Fístula mamaria 15-053

Fisura anal 15-125

Fisura palpebral 04-082

Fitoterapeuta; Médico herbalista 01-063

Flacidez de los vasos 14-355

Flacidez tendinosa 14-356

Flatus vaginalis 16-177

Fleboterapia 11-554

Flebotomía y aplicación de ventosa 11-704

Flemón en el dorso de la mano 15-031

Flemón en el dorso del pie 15-030

Flemón glúteo 15-022

Flemón; Celulitis 15-029

Flexionar y estirar 11-753

Floreciente, marchita, dura, tierna 09-134

Fluidos del Estómago 03-140

Flujo de flema 15-044

Flujo y reflujo entre el medio día y la media noche 21-062

Fluorosis esquelética 19-106

Fluxión de Tan 14-309

Fluxión pleural   14-310

Fluxión recurrente   14-313

Fluxión subcutánea   14-311

Fluxión torácica   14-312

Fluxiones leves   10-209

Foliculitis abscendens et suffodiens   15-007

Foliculitis conjuntiva   18-003

Foliculitis múltiple en la línea capilar   15-009

Fontanela   03-170, 03-171

Fontanela abultada   17-064

Fontanela hundida   17-063

Forma de administración   13-115

Forma de la lengua   09-132

Formación de ocho tácticas   13-027

Fórmula dispersante del frío   13-287

Fórmula humectante de la sequedad
    11-384

Fórmula para calentar el interior   13-286

Fortalecer el Bazo y transformar el Tan
    11-447

Fortalecer el Bazo y transformar la humedad
    11-415

Fortalecer el Bazo y transformar la turbidez
    11-416

Forúnculo auricular externo   18-147, 18-148

Forúnculo nasal   18-155

Forúnculo negro   18-148

Forúnculo palmar   15-019

Forúnculo pestilente (Ántrax cutáneo)
    15-017

Forúnculo, grano   15-005

Forunculosis   15-006

Forunculosis glútea   15-008

Fosa nasal   04-155

Fotofobia   09-354, 09-355, 09-356

Fractura   19-001, 19-003, 19-007

Fractura abierta   19-004

Fractura cerrada   19-005

Fractura clavicular   19-009

Fractura complicada con infección   19-006

Fractura costal   19-045

Fractura de astrágalo   19-040, 19-041

Fractura de atlas y axis   19-047

Fractura de cabeza de radio   19-018

Fractura de columna toracolumbar   19-048

Fractura de cóndilo tibial   19-036

Fractura de dedo del pie   19-044

Fractura de escafoides   19-027

Fractura de escafoides del tarso   19-042

Fractura de falange   19-029

Fractura de la rótula   19-035

Fractura de los cóndilos femorales   19-034

Fractura de maléolo   19-039

Fractura de metacarpo   19-028

Fractura de metatarso   19-043

Fractura de raquis   19-049

Fractura de tibia y peroné   19-037

Fractura del cuello anatómico del húmero
    19-011

Fractura del cuello femoral   19-030

Fractura del epicóndilo interno del húmero
    19-016

Fractura del troquín; Fractura del epicóndilo
    externo del húmero   19-015

Fractura del troquiter   19-013

Fractura diafisaria del húmero   19-012

Fractura diafisaria distal de radio con
    luxación radiocubital distal; Fractura-
    luxación de Galeazzi   19-025

Fractura diafisaria de cúbito   19-022

Fractura diafisaria de radio   19-023

Fractura diafisaria de tibia   19-038

Fractura diafisaria proximal de cúbito con
    luxación de la cabeza de radio; Fractura-

luxación de Monteggia 19-024

Fractura en tallo verde 19-019

Fractura escapular 19-010

Fractura femoral intertrocantérea 19-031

Fractura fisurada 19-020

Fractura intercondilar del húmero 19-014

Fractura intertrocantérea 19-032

Fractura pélvica 19-051

Fractura supracondilea de fémur 19-033

Fractura vertebral cervical simple 19-046

Fractura de la extremidad distal del radio 19-026

Fractura de olécranon 19-017

Freír con adyuvantes removiendo constantemente 12-040, 12-042

Freír en poco líquido 12-036

Freír en poco líquido removiendo constantemente 12-035

Freír en poco líquido removiendo constantemente hasta carbonizar 12-039

Freír en poco líquido removiendo constantemente hasta dorar 12-037

Freír en poco líquido removiendo constantemente hasta tostar 12-038

Fricción y rotación axial 11-789

Friccionar 11-786

Frío 07-041

Frío anudado en el Intestino Grueso 08-383

Frío arriba y calor abajo 08-128

Frío en Bazo 08-296

Frío en el centro 14-137, 14-138

Frío en el interior; Frío interno 08-121

Frío en Estómago 08-361

Frío en Hígado 08-334

Frío en la capa del qi 08-147

Frío en la superficie con calor en el interior; Frío en el exterior con calor en el interior 08-123

Frío en la superficie y en el interior; Frío en exterior e interior 08-125

Frío en la superficie; Frío externo 08-119

Frío en las cuatro extremidades por inversión 09-541

Frío en las extremidades por inversión 09-543

Frío en las extremidades por inversión y pulso imperceptible 09-544

Frío en Pulmón; Frío de Pulmón 08-270

Frío en sangre 08-166, 08-167

Frío en Vesícula Biliar 08-354

Frío externo 07-042

Frío externo con retenciones internas de líquidos 08-126

Frío fetal 17-119

Frío interno 08-200

Frío inverso de los miembros 14-291

Frío patógeno 07-021

Frío real con calor falso 08-102

Frío tóxico 07-043

Frío y calor se repelen 08-092

Frío y humedad dañan lo bajo 08-232

Frío e insuficiencia en Intestino Delgado 08-373

Frío e insuficiencia en Intestino Grueso 08-376

FT 1; Fosa triangular superior 20-483

FT 2; Genitales internos 20-484

FT 3; Fosa triangular mediana 20-485

FT 4; Shenmen; Puerta del espíritu 20-486

FT 5; Pelvis 20-487

Fuego 02-042, 02-085

Fuego castiga a Metal 08-424

Fuego de Hígado   08-319

Fuego de Mingmen; Fuego de la Puerta de la vida   03-110

Fuego de Pulmón   08-267

Fuego fuerte   13-124, 13-126

Fuego genera Tierra   02-050

Fuego húmedo; Humedad fuego   08-204

Fuego lento   13-125

Fuego patógeno   07-060

Fuego reprimido   08-223

Fuego reprimido; Reprimir el fuego 08-224

Fuego se transforma en shaoyang   21-063

Fuego suave   13-123

Fuego tórrido en Corazón y en Estómago 08-405

Fuego tóxico   08-226

Fuego vigoroso en Corazón e Hígado 08-399

Fuego y calor hostigan al Pulmón   08-269

Fuerza disminuida   09-346

G

Galactogogo   12-690

Galactorrea   16-140, 16-141

Gangrena digital   15-144

Gangrena ulcerada (Gangrena gaseosa) 15-016

Gaohuang; Espacio intercardiodiafragmático 04-042

Garganta cerrada   18-196

Gastralgia   09-289

Generación mutua de Metal y Agua 11-257

Generación y transformación   21-034, 02-054

Generar líquidos para detener la sed 11-394

Genitales externos   04-158

Genitales externos masculinos   04-159

Genu valgum   19-080

Genu varum   19-079

Gestación   03-119, 03-120

Ginecología en medicina china   01-006

Gingivitis ulcerosa   18-223

Gingivitis ulcerosa por viento calor 18-225

Gingivorragia   09-073

Glándula lacrimal   04-086

Glaucoma agudo por viento; Glaucoma agudo cerrando el ángulo   18-090, 18-091, 18-092

Glaucoma del viento azul; Glaucoma abriendo el ángulo   18-093, 18-094

Globo histérico   18-201

Globo ocular   04-109, 04-114, 04-115

Golpe a las Entrañas   14-132

Golpe a las Vísceras   14-131

Golpe a los meridianos   14-129, 14-130

Golpe apoplético   14-136

Golpe de frío   14-137

Golpe de frío al yangming   10-388

Golpe de humedad   14-019

Golpe de viento agudo   14-350

Golpe de viento al yangming   10-387

Golpe de viento; Apoplejía   14-127, 14-128

Golpe maligno   14-152

Golpe repentino (Apoplejía)   14-135

Gota   14-330

Gran canto; Canto interno del ojo   04-072

Gran decocción de Rhizoma Pinellae 13-296

Gran decocción fortificante del centro 13-295

Gran patógeno   07-020

Gran píldora de Fructus Crataegui   13-619

Gran prescripción   13-008

Gran tonificación del Qi Primordial
   11-225

Granulado para infusión   13-047

Gránulo   13-046

Gripe; Influenza   14-005

Grupo muscular   04-008

Guiño frecuente   18-011

Gusto   09-382

Gusto ácido (en la boca)   09-386

Gusto amargo (en la boca)   09-384

Gusto dulce (en la boca)   09-385

Gusto normal   09-393

Gusto salado (en la boca)   09-389

H

H 1   20-047

H 10   20-380

H 11   20-332

H 12   20-113

H 13   20-349

H 14   04-006, 20-171

H 2   20-304

H 3   20-245

H 4   20-362

H 5   20-145

H 6   20-360

H 7   20-288

H 8   20-188

H 9   20-328

Habitación de la sangre   06-071

Habla delirante   09-194

Habla en sueños   09-200, 09-201

Habla maníaca   09-202

Hacer brotar   12-055

Halitosis   09-225

Hallux valgus   19-081

Hambre sin apetito   09-380

Heces caprinas   09-398

Heces duras   09-397

Heces pútridas   09-409

Heces secas   09-396

Heces sueltas   09-400

Heces sueltas y secas alternadas   09-407

Heloma; Duricia; Callo   15-148

Hemangioma; angioma   15-063

Hematemesis   09-106, 09-107

Hematohidrosis   09-281

Hematoma del paladar superior   18-211

Hematoma uvular   18-212

Hematoquezia   09-108, 09-111, 14-022,
   14-268

Hematoquezia purulenta   09-408

Hematospermia   09-424

Hematuria   09-112

Hemiplejía   09-054

Hemoptisis   09-104, 09-105

Hemoptisis y epistaxis durante la menstruación
   16-046

Hemorragia   09-428

Hemorragia distal   09-109

Hemorragia lingual   14-267

Hemorragia masiva   09-427

Hemorragia postmenopáusica   16-056

Hemorragia proximal   09-110

Hemorragia subconjuntiva   18-051, 18-052

Hemorroide externa   15-123

Hemorroide interna   15-122

Hemorroide mixta   15-124

Herida   19-002

Herida abierta   19-154

Herida cerrada   19-155

Herida contusiva por aplastamiento 19-153

Herida incisa   15-147

Herida rompiendo el globo ocular   18-109, 18-110

Hernia inguinal   15-145

Hernia umbilical   17-131, 17-133

Herpes simple   15-073

Herpes zóster   15-075, 15-076

Hervir   12-041, 13-107

Hervir las ventosas (método)   11-695

Hidratar intestinos para movilizar heces 11-174

Hidrocele   15-133

Hierba medicinal en medicina china; Hierba medicinal china   01-034

Hígado   03-082, 06-071

Hígado es una Víscera inflexible   03-097

Hígado representa al yang dentro de shaoyang 03-101

Hígado y Riñón tienen la misma fuente 03-211, 03-212

Hígado y Vesícula Biliar ambos en exceso 08-434

Higiene en medicina china (Estudio de) 01-024

Higiene y convalecencia; higiene y rehabilitación   21-001

Hilo medicamentoso   13-040, 13-090, 13-092

Hinchazón amarillenta   14-208, 14-209, 14-210, 14-211

Hinchazón vulvar   16-170

Hiperactividad del yang de Hígado 08-309

Hiperemia ciliar   09-061

Hiperemia de la conjuntiva bulbar   09-063

Hiperemia de la conjuntiva ocular 09-062

Hiperemia turbia de la conjuntiva ocular 09-064

Hiperhidrosis; Sudoración profusa   09-261

Hipermenorragia   16-023, 16-024

Hipermenorrea   16-028

Hipermetropía   18-119

Hipermetropía   18-120, 18-121

Hiperplasia de glándula mamaria   15-051

Hiperplasia de la próstata   15-135

Hipertrofia de las amígdalas   18-176

Hipo   09-220, 14-162

Hipoacusia   09-352

Hipocondralgia   14-216

Hipomenorrea   16-025, 16-026, 16-027

Hipopion   18-069, 18-070, 18-071

Histeria   16-165

Historia de la medicina china (Estudio de)   01-043

Hornear   12-045

Huangdi Neijing; Tratado del Emperador Amarillo; Clásico interno del emperador amarillo   01-048

Hueso   03-175

Hueso atascado en la garganta   18-202

Hueso de la cadera   04-028

Hueso de la mano   04-033

Hueso occipital; Occipucio   04-019

Hueso prominente   04-024

Huesos de la órbita   04-119

Humedad   21-029

Humedad canicular   14-072

Humedad con Tan; Flema humedad 07-107

Humedad externa   07-049

Humedad fría; Frío humedad   07-055

Humedad interna 08-203

Humedad tóxica 07-050

Humedad turbia 07-052

Humedad umbilical 17-129

Humedad umbilical 17-130

Humectante sin ser grasiento 12-061

Humedecer 12-031

Humedecer el Pulmón y detener la tos 11-390

Humedecer la sequedad mediante difusión suave 11-388

Humedecer la sequedad para detener la sed 11-393

Humedecer la sequedad para detener la tos 11-395

Humedecer la sequedad y transformar el Tan 11-448

Humedecer la sequedad, descender el qi 11-333

Humor acuoso 04-107

Humor vítreo 04-111

Humor vítreo 04-112

Humores 05-037

HX 1; Centro de la aurícula 20-452

HX 10; Hélix 2 20-460

HX 11; Hélix 3 20-461

HX 12; Hélix 4 20-462

HX 2; Recto 20-453

HX 3; Uretra 20-454

HX 4; Genitales externos 20-455

HX 5; Ano 20-456

HX 6-7i; Ápex de la aurícula 20-457

HX 8; Tubérculo 20-458

HX 9; Hélix 1 20-459

I

Ictericia 09-040, 14-202

Ictericia aguda 14-207

Ictericia alcohólica 14-213

Ictericia alimentaria 14-214

Ictericia fetal 14-203, 17-121, 17-122

Ictericia negra 14-215

Ictericia por calor-humedad 08-210

Ictericia por frío humedad 08-209, 10-116

Ictericia por inmoderación sexual 14-212

Ictericia yang 14-204

Ictericia yin 14-205

ID 1 20-215

ID 10 20-163

ID 11 20-264

ID 12 20-026

ID 13 20-189

ID 14 20-120

ID 15 20-123

ID 16 20-252

ID 17 20-258

ID 18 20-191

ID 19 20-266

ID 2 20-179

ID 3 20-102

ID 4 20-278

ID 5 20-317

ID 6 20-321

ID 7 20-354

ID 8 20-301

ID 9 20-122

Identificación de materia médica en medicina china (Estudio de) 01-039

Identificación de síndromes según la etiología 10-084

IG 1 20-204

IG 10 20-229

IG 11 20-186

IG 12 20-373

IG 13   20-230

IG 14   20-025

IG 15   20-121

IG 16   20-136

IG 17   20-253

IG 18   20-077

IG 19   20-141

IG 2   20-067

IG 20   20-340

IG 3   20-198

IG 4   20-098

IG 5   20-320

IG 6   20-168

IG 7   20-284

IG 8   20-295

IG 9   20-207

Íleon   03-148

ILO14 Línea infero lateral del occipucio
   20-442

Imágenes de las Vísceras   03-004

Impedimento cutáneo   14-340

Impedimento de la Vejiga; Bi de Vejiga
   14-342

Impedimento de los vasos   14-336

Impedimento del Bazo; Bi de Bazo   14-333

Impedimento del Corazón; Bi de Corazón
   14-331

Impedimento del Hígado; Bi de Hígado
   14-332

Impedimento del Pulmón; Bi de Pulmón
   14-334

Impedimento del Riñón; Bi de Riñón
   14-335

Impedimento intestinal   14-339

Impedimento migratorio; Artralgia errática;
   Bi errático   14-324

Impedimento muscular   14-338

Impedimento óseo   14-341

Impedimento tendinoso   14-337

Impétigo   15-084

Implantación de catgut en los puntos de
   acupuntura   11-512

Impotencia   14-252, 14-253

Inapetencia; anorexia   09-375

Incisión   11-492

Incoherencia del Qi Superficial; Qi
   Superficial carece de firmeza   08-043

Incoherencia entre el físico y el qi   09-045

Incomodidad epigástrica   09-332, 09-336

Incomodidad torácica en el embarazo
   16-081

Incompatibilidades dietéticas al uso de
   materias medicinales   12-067

Incomunicación de los poros   08-282

Inconsciencia   09-019

Inconsciencia y mutismo   09-026

Inconsistencia del qi de Corazón   08-239

Incontinencia del qi de Riñón; Inconsistencia
   del qi de Riñón   08-339

Incontinencia fecal   09-413

Incontinencia urinaria   09-421

Incontinencia urinaria posparto   16-135

Incontinencia urinaria y fecal   09-422

Incontractibilidad de qi de Corazón   08-242

Incumplimiento de la transformación del
   qi   08-150

Inducir la resucitación abriendo los orificios
   11-311

Infección   14-068

Infección a través del aire o del agua
   08-015

Infección intracraneal otogénica   18-140

Infección postauricular; Absceso subperiósteo
   postauricular   18-139, 18-146

Infertilidad 16-152

Infertilidad primaria 16-153

Inhalación y exhalación 21-003

Inhalar el Qi Esencial; inhalar el aire puro
21-017

Inhibición de la transformación del qi
08-152

Inhibición de los mecanismos del qi
08-149

Inhibición del qi de Pulmón 08-273

Inhibir el ascenso violento 11-332

Inhibir el exceso 11-002

Inserción (a dos manos) pinzando la aguja
11-580

Inserción de aguja con una mano 11-578

Inserción de la aguja con cánula 11-583

Inserción de la aguja con presión digital
11-579

Inserción de la aguja pellizcando y
levantando la piel 11-581

Inserción de la aguja tensando la piel
11-582

Inserción oblicua 11-589

Inserción transversa subcutánea 11-588

Insertar y extraer (Técnica) 11-599

Insolación; Golpe canicular 14-075

Insomnio 14-139

Inspección de la tez 09-028

Inspección de los loquios 09-085

Inspección de los órganos sensoriales
09-069

Inspección de vénula digital 09-113

Insuficiencia arriba, exceso abajo 08-054

Insuficiencia de Agua y exuberancia de
Fuego 08-427

Insuficiencia de Bazo 08-283

Insuficiencia de Corazón y timidez de

Vesícula Biliar 08-404

Insuficiencia de Estómago 08-358

Insuficiencia de Hígado 08-303

Insuficiencia de las esencias del Riñón
08-346

Insuficiencia de Pulmón 08-261

Insuficiencia de qi 08-133

Insuficiencia de qi de Bazo 08-284

Insuficiencia de qi de Bazo y de Estómago
08-412

Insuficiencia de qi de Corazón 08-240

Insuficiencia de qi de Corazón y Pulmón
08-396

Insuficiencia de qi de Hígado 08-307

Insuficiencia de qi de Pulmón 08-262

Insuficiencia de qi de Pulmón y de Bazo
08-409

Insuficiencia de qi de Pulmón y de Riñón
08-411

Insuficiencia de Qi de Riñón 08-337

Insuficiencia de qi y estasis sanguínea
08-180

Insuficiencia de qi y repleción del centro;
Plenitud abdominal por insuficiencia de
qi 08-134

Insuficiencia de qi y sangre 08-245

Insuficiencia de Riñón 08-336

Insuficiencia de sangre 08-164

Insuficiencia de sangre de Corazón e
Hígado 08-398

Insuficiencia de sangre de Hígado 08-308

Insuficiencia de Vesícula Biliar y timidez
del qi 08-355

Insuficiencia de yang 08-073

Insuficiencia de yang de Bazo 08-288

Insuficiencia de yang de Bazo y de Riñón
08-417

Insuficiencia de yang de Corazón   08-244

Insuficiencia de yang de Hígado   08-304

Insuficiencia de yin   08-075

Insuficiencia de yin de Bazo   08-287

Insuficiencia de yin de Bazo y de Estómago   08-413

Insuficiencia de yin de Corazón   08-243

Insuficiencia de yin de Estómago   08-366

Insuficiencia de yin de Hígado   08-306

Insuficiencia de yin de Hígado y de Riñón   08-421

Insuficiencia de yin de Pulmón   08-263

Insuficiencia de yin de Pulmón y de Riñón   08-410

Insuficiencia de yin y calor interno   08-078

Insuficiencia de yin y fuego poderoso   08-079

Insuficiencia del qi de Estómago   08-364

Insuficiencia del qi de Vesícula Biliar   08-356

Insuficiencia del yang de Estómago   08-365

Insuficiencia del yang de Riñón   08-340

Insuficiencia del yang qi en el du mai   08-352

Insuficiencia del yin de Riñón   08-342

Insuficiencia dentro de exceso   08-036

Insuficiencia en el interior   08-045

Insuficiencia en Intestino Grueso   08-375

Insuficiencia en la superficie   08-042

Insuficiencia en la superficie, exceso en el interior   08-047

Insuficiencia interna y externa   08-051

Insuficiencia real con exceso falso   08-038

Insuficiencia y exceso   08-032

Insuficiencia y exceso se entremezclan   08-035

Insuficiencia y frío de Bazo   08-289

Insuficiencia y frío de Bazo y de Estómago   08-414

Insuficiencia y frío de Hígado   08-305

Insuficiencia y frío en Sanjiao   08-391

Insuficiencia y frío en Vejiga   08-385

Insuficiencia; Vacío   08-030

Insuficiente   21-055

Integración de la medicina china y la medicina occidental   01-055

Interacción de Agua y Fuego   03-210

Interacción entre Corazón y Riñón   03-209

Interior y exterior, ambos en exceso; Doble exceso de exterior e interior   08-052

Interrelación entre las cinco Entrañas   03-215

Intersticios y fascias   04-004

Intestino Delgado   03-147

Intestino Grueso   03-150

Intranquilidad de qi de Corazón   08-241

Intranquilidad fetal   16-069

Introducción de fuego en ventosas   11-686

Invasión hacia el interior   10-140

Invasión interna de la sequedad; La sequedad invade el interior   10-143

Invasión interna del fuego; El fuego invade el interior   10-142

Inversión ascendente de qi fetal   16-080

Inversión de sangre   08-170

Inversión del agua   10-379

Inversión del fuego   08-225

Inversión del qi   08-153, 14-303

Inversión del qi de Hígado   08-333

Inyección   13-050, 13-058

Iris   04-104, 04-105, 04-106

Irregularidades menstruales 16-012

J

Jaqueca; Migraña 14-318, 14-320, 14-321
Jarabe del jade precioso 13-548
Jarabe; Sirope 13-089
Jiao inferior 03-158
Jiao inferior es como un desaguadero 03-164
Jiao inferior rige la salida 03-161
Jiao medio 03-157
Jiao medio es como un macerador 03-163
Jiao medio rige la transformación 03-160
Jiao superior 03-156
Jiao superior es como niebla espesa 03-162
Jiao superior rige la absorción 03-159
Jiazi; ciclo de sesenta años 21-033
Jingluo; Meridianos y colaterales 06-001
Jinye; Fluidos corporales (líquidos y humores) 05-032

L

La afección inferior afecta a lo superior 08-478
La afección superior afecta a lo inferior 08-477
La alegría vence a la preocupación 07-092
La base de la vida radica en el yin yang 02-027
La cabeza es la mansión principal de las esencias brillantes 03-173
La calidez perversa se contrae en lo alto y asalta primeramente el Pulmón 08-020
La canícula penetra en el yangming 08-449
La canícula penetra fácilmente en el Corazón 07-046
La canícula viene necesariamente acompañada de Humedad 07-045
La cintura es la mansión del Riñón; La cintura aloja al Riñón 04-040
La clave del yin y yang está en la solidez del yang 02-029
La cólera daña al Hígado 07-086
La cólera repentina daña a yin, la alegría repentina daña a yang 07-088
La cólera vence la reflexión excesiva 07-093
La complexión revela los cambios del qi de las cinco Vísceras 09-031
La constancia de yang es plenitud, la constancia de yin insuficiencia 02-026
La defensa sale desde el jiao inferior 05-021
La diaforesis está contraindicada en caso de pérdida de sangre 11-005
La enfermedad interna sale a la superficie 08-476
La enfermedad se desarrolla en yang 08-017
La enfermedad se desarrolla en yin 08-018
La enfermedad yang penetra en yin 08-471
La enfermedad yin sale al yang 08-472
La espalda es la mansión pectoral; La espalda alberga los órganos del tórax 04-039
La extenuación lleva a la consunción del qi 08-139
La flema turbia obstruye el Pulmón 08-278
La forma predomina sobre el qi 09-046
La función de las seis Entrañas es comunicar

03-133

La humedad daña al yang de Bazo   08-206

La humedad daña al yin de Bazo   08-207

La humedad se transforma en taiyin   08-459

La humedad y el viento se disputan entre sí
08-236

La insuficiencia de Bazo genera Viento
08-290

La insuficiencia de sangre genera viento
08-196

La insuficiencia de yin genera calor interno
08-081

La ira daña al Hígado   07-087

La laringe rige el qi del Cielo, la faringe el
qi de la Tierra   04-146

La Madera es invicta por la Tierra   02-077

La Madera es vencida por el Metal
02-072

La Madera insulta al Metal   02-064

La madera reprimida se transforma en
fuego   08-324

La Madera somete la Tierra   02-056

La Madera tiende a proliferar y extenderse;
La madera se regocija al ramificarse y
crecer libremente   02-084

La madre enferma afecta al hijo   08-437

La materialidad del Hígado es yin, su
función es yang   03-096

La nutrición está en el interior de los vasos,
la defensa en su exterior   05-019

La nutrición sale desde el jiao medio
05-022

La pena vence la ira   02-082

La plenitud abdominal se purgará desde el
interior   11-452

La preocupación daña al Pulmón   07-083

La represión del qi se transforma en fuego

08-146

La rodilla es la mansión de los tendones
04-041

La sangre de Corazón se estanca y se obstruye
08-254

La sangre es la madre del qi   05-054

La sangre rige la humectación y la nutrición
05-031

La sangre se invierte con el qi   08-184

La sangría está contraindicada en caso de
hiperhidrosis   11-004

La sequedad daña desde lo alto   08-216

La sequedad de sangre genera viento
08-194

La sequedad deseca los orificios puros; La
sequedad deseca los orificios claros
08-218

La sequedad se transforma en yangming
08-214

La Tierra es invicta por el Agua   02-079

La Tierra es vencida por la Madera
02-074

La Tierra genera todas las cosas   02-088

La Tierra insulta a la Madera   02-066

La Tierra somete el Agua   02-058

Labio leporino   17-076

Labio, labios   04-132

Labios menores   03-186

Labios vaginales   04-163

Labios y boca   04-133

Laceración   19-152

Ladrón patógeno; Clima anormal   07-029

Lágrima   04-090, 04-107

Lagrimeo caliente   18-019

Lagrimeo frío   18-018

Laringe   04-130

Laringenfraxis aguda   18-195, 18-196

Las cinco emociones se transforman en calor   07-081

Las Entrañas llevan la esencia a las Vísceras   03-206

Las Entrañas llevan qi a las Vísceras   03-208

Las esencias son la base del cuerpo; Las esencias son la base de la constitución física   05-040

Las esencias y la sangre tienen una fuente común   05-058

Las Vísceras mueven el qi hasta las Entrañas   03-207

Laserpuntura   11-530

Lavar   12-028

Laxación   11-154

Legaña   04-125, 04-126, 04-127

Lengua   04-128

Lengua acortada   09-151

Lengua adormecida; Lengua con parestesias   09-394

Lengua azul-verdosa   09-131

Lengua con marcas dentales   09-136

Lengua con petequias   09-139

Lengua de espejo   09-173

Lengua de madera   17-137

Lengua desviada   09-146

Lengua enrollada y testículos retraídos   09-152

Lengua espiculada; Lengua espinosa   09-140

Lengua fina   09-138

Lengua fisurada; Grietas en la lengua   09-141

Lengua fláccida   09-143

Lengua gruesa   09-135

Lengua hinchada   09-137, 17-135

Lengua oscilante   09-150

Lengua pálida   09-127

Lengua paralizada; Glosoplejía   09-155

Lengua púrpura   09-130

Lengua retraída   09-154

Lengua rígida   09-144, 09-145

Lengua roja   09-128

Lengua rosada (coloración normal de la lengua)   09-126

Lengua saliente   09-149

Lengua saliente y oscilante; Sacar y mover la lengua   09-148

Lengua temblorosa   09-147

Lengua violácea   09-129

Lepra   07-063, 15-093

Lesión articular sacroilíaca   19-140

Lesión canicular   14-074

Lesión de los vasos chong y ren   08-436

Lesión de nervio ciático   19-148

Lesión de nervio cubital   19-144

Lesión de nervio mediano   19-145

Lesión de nervio peroneo   19-146

Lesión de nervio radial   19-143

Lesión de nervio tibial   19-147

Lesión de plexo braquial   19-142

Lesión del cerebro y de la médula   08-395

Lesión del ligamento cruzado de la rodilla   19-129

Lesión del manguito rotador del hombro   19-113

Lesión del menisco   19-128

Lesión por humedad   14-017

Lesión por viento   14-009

Lesión tendinosa   19-107

Lesiones internas   07-076

Lesiones por parto   16-121

Leucorragias   05-033

Leucorrea   05-033, 09-423

Leucorrea (como enfermedad)   16-058

Levantar el qi del centro   11-259

Levantar, presionar, agarrar, y espichar   11-736

LF2 1ª línea lateral de la frente   20-430

LF3 2ª línea lateral de la frente   20-431

LF4 3ª línea lateral de la frente   20-432

Liberar el exterior, transformar la humedad   11-366

Liberar la estranguria y eliminar los cálculos   11-425

Liberar la superficie con sustancias picante-calientes   11-070

Liberar la superficie mediante diaforesis   11-054

Liberar las fosas nasales   11-729

Liberar los músculos   11-064

Liberar los orificios   11-730

Libros o textos antiguos   01-046

Licor espeso y licor dulce   13-076

Licor medicinal de Shi Guogong   13-533

Ligadura de hemorroides internas   11-503

Ligamento   04-009

Ligera anudación yang   14-194

Limpiar el Tan   11-433

Limpiar el Tan y extinguir el viento   11-450

Limpiar la humedad y eliminar la estasis   11-437

Limpieza bucal del neonato   21-024

Linfadenitis mamaria   15-052

Linfadenitis mamaria en niños   15-052

Linfadenitis purulenta aguda poplítea   15-028

Linfangitis aguda   15-018

Lingshu; Eje milagroso; Bisagra milagrosa; Pivote espiritual   01-050

Linimento   13-052

Líquido medicinal destilado   13-080

Líquidos   05-034

Líquidos retenidos   07-106

Llaga   15-003

Llaga grasienta; Tiña favosa   15-088

Llaga inflamada   15-004

Llaga por congelación   15-136

Llaga por viento-calor; Pitiriasis rosea o rosada   15-107

Llaga roja por viento; Dermatitis palpebral   18-006

Llaga umbilical   17-132

Llaga y úlcera   15-001

Llagas genitales   16-171

Llanto nocturno   17-070

Llanto nocturno por calor   17-074

Llanto nocturno por frío   17-073

Llanto nocturno por susto   17-072

LO 1; Dientes   20-526

LO 2; Lengua   20-527

LO 3; Mandíbula   20-528

LO 4; Lóbulo anterior de la aurícula   20-529

LO 5, 6i; Mejilla   20-532

LO 5; Ojo   20-530

LO 6; Oído interno   20-531

LO 7, 8, 9; Amígdala   20-533

Lo amargo y picante moviliza y desciende los estancamientos   11-188

Lo aromático abre los orificios e induce la resucitación   11-316

Lo claro es nutrición, lo turbio es protección   05-018

Lo dulce y frío genera fluidos   11-140

Lo dulce-frío nutre y humedece   11-139

Lo patógeno de la superficie penetra en el interior   08-474

Lo patógeno de la superficie se derrumba hacia el interior 08-473

Lo patógeno se aloja en Sanjiao 08-392

Lo pesado permite expulsar la cobardía 11-307

Lo picante abre, lo amargo desciende 11-190

Lo picante-caliente abre los orificios e induce la resucitación 11-317

Lo que el análisis establece sobre las cosas se llama sabiduría 05-052

Lo que entra y sale conjuntamente con las esencias se le llama alma terrenal 05-047

Lo que mantiene la idea es la voluntad 05-049

Lo que recuerda el Corazón/mente es la idea 05-048

Lo que se medita tendida y largamente se llama análisis 05-051

Lo que viene y va siguiendo al espíritu se le llama alma viajera 05-046

Lóbulo (LO) 20-449

Localización de la enfermedad; Foco patológico 08-003

Localización de los puntos por cun corporal 11-624

Localización de los puntos por cun digital 11-622

Localización de los puntos por división proporcional de los huesos en cun 11-621

Localización de los puntos por referencias corporales naturales 11-629

Localización de los puntos según las medidas óseas 11-620

Localización de puntos según las referencias anatómicas en la superficie del cuerpo 11-619

Localización del punto acupuntural 06-012

Loción 13-064

Locura; Manía 14-150

Loquiorragia; Loquiorrea 16-131, 16-132, 16-133

Loquios 16-130

Loquiostasis 16-129

Loquiostasis arremete contra el Corazón 16-146

Loquiostasis arremete contra el Estómago 16-148

Loquiostasis arremete contra el Pulmón 16-147

Los cambios que la memoria guarda son el pensamiento 05-050

Los cinco palacios yin son dañados por los cinco sabores 07-097

Los cinco procesos se aprovechan los unos de los otros 02-061

Los cinco procesos se generan entre sí 02-048

Los cinco procesos se insultan entre sí; Los cinco procesos se insubordinan entre sí 02-063

Los cinco procesos se someten los unos a los otros; Subyugación mutua de los cinco procesos 02-055

Los colaterales del Pulmón están dañados 08-277

Los diecinueve artículos sobre el mecanismo patológico 08-508

Los dos yang consumen los líquidos 08-234

Los huesos son la mansión de las médulas 04-016

Los humores desertan   08-176

Los líquidos del Pulmón no se distribuyen   08-276

Los líquidos menguan y la sangre se estanca   08-189

Los líquidos se agotan y la sangre se seca   08-187

Los líquidos se agotan y lo patógeno se retiene   08-188

Los líquidos y la sangre tienen una fuente común   05-057

Los ocho meridianos extraordinarios; Los ocho meridianos extra   06-066

Los ocho métodos de la tortuga sagrada   11-641

Los síndromes yang se parecen a los yin   08-103

Los vasos capilares reúnen la esencia   05-055

Los vasos son la mansión de la sangre; Los vasos albergan la sangre   03-177

Lugar de toma del pulso carotídeo   09-468

Lumbalgia; Dolor en la cintura   09-292

Luo del Pericardio   03-014

Lupus eritematoso   15-115

Luxación   19-052

Luxación acromioclavicular   19-055

Luxación carpometacarpiana del pulgar   19-060

Luxación congénita de cadera   19-077

Luxación de cadera   19-064

Luxación de codo   19-057

Luxación de hombro   19-056

Luxación de rótula   19-066

Luxación del astrágalo   19-067

Luxación del semilunar   19-059

Luxación esternoclavicular   19-054

Luxación interfalángica (dedos de la mano)   19-063

Luxación interfalángica (dedos del pie)   19-070

Luxación mandibular   19-053

Luxación metacarpofalángica   19-061

Luxación metacarpofalángica del pulgar   19-062

Luxación metatarsofalángica del dedo gordo del pie   19-069

Luxación ósea   19-158

Luxación rodilla   19-065

Luxación tarsometatarsiana   19-068

Luxación torácica (vértebra)   19-133

LV10 3ª línea lateral del vértex   20-438

LV8 1ª línea lateral del vértex   20-436

LV9 2ª línea lateral del vértex   20-437

M

Maceración   11-489

Macrocefalia infecciosa   17-107

Mácula   09-091

Mácula yang   09-093

Mácula yin   09-094

Máculas y pápulas   09-090

Madera   02-041

Madera genera Fuego   02-049

Madera reprimida se transforma en viento   08-332

Madera se doblega y se endereza   02-083

Madurar y moderarse   21-008

Majar   12-020, 12-023

Majar hasta convertir en polvo   12-024

Malaria   14-039, 14-040

Malaria cálida   14-042

Malaria canicular   14-049

Malaria común   14-041

Malaria con esplenomegalia   14-045

Malaria con fiebres cuaternarias   14-047

Malaria con fiebres terciarias   14-046

Malaria fría   14-043

Malaria humedad   14-050

Malaria miásmica   14-048

Malaria miásmica por calor   14-051

Malaria miásmica por frío   14-052

Malaria por extenuación   14-044

Malaria por frío   14-053

Maléolo interno   04-034

Malignidad cervical con caquexia   15-071

Malnutrición afectando a los ojos;
   Queratomalacia   18-125, 18-126

Malposición fetal   16-098

Manifestación tardía   08-025

Manifestaciones verdaderas o falsas de
   insuficiencia y exceso   08-037

Manifestaciones, causas y qi central
   21-064

Manipulación de carga dorsal   11-802

Manipulación de la aguja   11-590

Manipulación de oscilación circular
   11-784

Manipulación de rodillo   11-783

Manipulación de rodillo para relajar los
   tendones   11-800

Manipulación de rotación   11-754

Manipulación para acelerar la llegada del
   qi   11-596

Manipulaciones de agujas de tres filos
   11-507

Manipulaciones de agujas dérmicas   11-508

Manipulaciones óseas   01-009

Manipulaciones para la rectificación ósea
   11-731

Manipulaciones terapéuticas en Tuina
   (Estudio de)   01-022

Mano que presiona   11-540

Mano que punza   11-539

Manopuntura   11-518

Manos y pies fríos por inversión
   09-539, 09-540

Mansión del espíritu original; Mansión del
   shen original   03-174

Manubrio del esternón   04-030

Mareo arriba debido a inversión del qi
   abajo   08-055

Mareo durante el embarazo   16-089

Mareo posparto por hemorragia   16-122

Margen entre los dos yin   21-059

Martillo de siete estrellas   11-521

Masa (patológica)   09-320

Masa abdominal   16-161

Masa abdominal fija   16-162

Masa abdominal móvil   16-163

Masa uterina callosa   16-164

Masaje a lo largo del curso del meridiano
   11-601

Masajear   11-785

Masajista en tuina   01-060

Masas abdominales debido a la ingesta de
   alcohol   07-011

Masas abdominales; Acumulaciones y
   aglomeraciones   14-288

Masas en el bajo vientre en mujeres; Quiste
   en el ovario   16-167

Mascar   12-056

Mastalgia   09-295

Mastitis aguda   15-045

Mastitis de gestante   15-046

Mastitis flemonosa   15-048

Mastitis posparto   15-047

Matar parásitos   11-470

Materia médica   01-031, 12-083

Materia médica (Estudio de)   01-032

Materia médica antihelmíntica   12-389

Materia médica antitusiva y antidisneica   12-501

Materia médica asistente   13-032

Materia médica astringente   12-635

Materia médica astringente y hemostática   12-410

Materia médica cicatrizante y regeneradora tisular   12-687

Materia médica contra la estranguria   12-302

Materia médica desinfectante y cicatrizante   12-683

Materia médica emética   12-662

Materia médica eupéptica   12-380, 12-684

Materia médica guía   13-033

Materia médica hemostática   12-393

Materia médica ministra   13-031

Materia médica nutritiva   12-555

Materia médica para abrir los orificios   12-546

Materia médica para alimentar el Corazón y tranquilizar el espíritu   12-521

Materia médica para alimentar el yin   12-613

Materia médica para asentar, calmar y tranquilizar fuertemente el espíritu   12-516

Materia médica para astringir y consolidar   12-636

Materia médica para calentar el interior   12-328

Materia médica para calentar la menstruación

y detener la hemorragia   12-416

Materia médica para calmar la convulsión y pacificar el espíritu   12-515

Materia medicinal para calmar el feto   12-692

Materia médica para cercar   12-685

Materia médica para consolidar la esencia, retener la orina y detener la leucorrea   12-652

Materia médica para consolidar la superficie y detener la transpiración   12-637

Materia médica para depurar el calor por insuficiencia   12-209

Materia médica para disipar el viento frío   12-084

Materia médica para disipar viento calor   12-104

Materia médica para disolver la estasis y detener la hemorragia   12-404

Materia médica para eliminar calor   12-121

Materia médica para eliminar calor y purgar el fuego   12-122

Materia médica para eliminar calor y refrescar la sangre   12-203

Materia médica para eliminar el calor y la toxicidad   12-149

Materia médica para eliminar el calor y secar la humedad   12-137

Materia médica para eliminar poderosamente el viento y la humedad de tendones y huesos   12-275

Materia médica para eliminar toxinas, antihelmíntica, secante y antipruriginosa   12-667

Materia médica para enfriar la sangre y detener la hemorragia   12-394

Materia médica para evacuar el agua y combatir la ictericia   12-323

Materia médica para evacuar el agua y eliminar la humedad   12-289

Materia médica para evacuar la humedad   12-290

Materia médica para evacuar la orina y resolver la estranguria   12-301

Materia médica para expulsar el viento y la humedad   12-240

Materia médica para expulsar el viento y la humedad y eliminar el calor   12-263

Materia médica para expulsar el viento y la humedad y para dispersar el frío   12-241

Materia médica para liberar la superficie   12-082

Materia médica para nutrir el yin   12-612

Materia médica para nutrir la sangre   12-572

Materia médica para pacificar el espíritu   12-513

Materia médica para purgación drástica   12-218

Materia médica para purgación tibia   12-217

Materia médica para regular el Hígado   12-528

Materia médica para regular el Hígado y extinguir el viento   12-527

Materia médica para regular las mucosas   12-688

Materia médica para restringir el Pulmón y astringir los intestinos   12-640

Materia médica para restringir el sudor y consolidar la superficie   12-638

Materia médica para romper la sangre y reducir masas   12-458

Materia médica para sacar el pus y eliminar lo corrompido   12-686

Materia médica para calmar y pacificar el espíritu   12-514

Materia médica para tonificar el qi   12-557

Materia médica para tonificar el yang   12-583

Materia médica para tonificar el yin   12-584, 12-611

Materia médica para tonificar el yin y la sangre del Hígado   12-573

Materia médica para tonificar la insuficiencia   12-554

Materia médica para tonificar la sangre   12-571

Materia médica para transformar el Tan   12-468

Materia médica para transformar la humedad   12-280

Materia médica para vigorizar la sangre y curar las heridas   12-448

Materia médica para vigorizar la sangre y detener el dolor   12-422

Materia médica para vigorizar la sangre y eliminar la estasis   12-420

Materia médica para vigorizar la sangre y movilizar el qi   12-421

Materia médica para vigorizar la sangre y regular la menstruación   12-434

Materia médica picante y caliente para liberar la superficie   12-085

Materia médica picante y fresca para liberar la superficie   12-105

Materia médica purgante   12-216, 12-219

Materia médica purgante drástica   12-230

Materia médica purgante y humectante

12-224

Materia médica reforzante   12-556

Materia médica reguladora del qi   12-343

Materia médica soberana   13-030

Materia medicinal china   12-002

Materia medicinal genuina y autóctona
   12-003

Materias medicinales chinas (Estudio de)
   01-030

Materias medicinales genuinas y autóctonas
   12-009

Meato urinario masculino   04-160

Mecanismos del qi   05-005

Medianoche   05-020

Medicamento tonificante del yang   11-239

Medicina china   01-056

Medicina china (Estudio de)   01-001

Medicina externa en medicina china
   01-005

Medicina interna en medicina china
   01-004

Medicina para los ojos de semillas   13-231

Medicina, medicamento; Materia médica;
   Materias medicinales   12-001

Medicinas para evacuar el agua y reducir
   el edema   12-291

Médico de enfermedades ulcerativas/llagas
   y úlceras   01-064

Médico de medicina integral (china y
   occidental)   01-061

Médico en medicina china   01-057

Medida con cuatro dedos   11-628

Medida de cun corporal con el dedo
   medio   11-625

Medida de cun corporal con el dedo
   pulgar   11-626

Medida de cun corporal con la anchura del

dedo   11-627

Medida ósea   04-012

Membrana   04-038

Membrana blanca   18-034

Membrana blanca invadiendo el ojo
   18-048

Membrana blanca invadiendo el ojo
   18-049

Membrana del vaso   04-036

Membrana roja   18-033

Membrana/espacio entre interior y exterior
   del cuerpo   04-037

Menostaxis   16-029

Menstruación   03-189, 03-190, 03-191

Menstruación adelantada   16-014, 16-016

Menstruación anticipada   16-015

Menstruación anual   16-002

Menstruación bimensual   16-006

Menstruación durante el embarazo
   16-009, 16-010, 16-011

Menstruación estacional   16-003

Menstruación inversa   16-005, 16-007

Menstruación oscura   03-193

Menstruación trimestral   16-004

Menstruo; Flujo menstrual   03-192

Meridiano de Intestino Grueso yangming
   del brazo   06-055

Meridiano de la Vejiga taiyang de la
   pierna   06-060, 20-007

Meridiano de la Vesícula Biliar shaoyang
   de la pierna   06-064, 20-011

Meridiano del Bazo taiyin de la pierna
   06-057, 20-004

Meridiano del Corazón shaoyin del
   brazo   06-058, 20-005

Meridiano del Estómago yangming de la
   pierna   06-056, 20-003

Meridiano del Hígado jueyin de la pierna   06-065, 20-012

Meridiano del Intestino Delgado taiyang del brazo   06-059, 20-006

Meridiano del Intestino Grueso yangming del brazo   20-002

Meridiano del Pericardio jueyin del brazo   06-062, 20-009

Meridiano del Pulmón taiyin del brazo   06-054, 20-001

Meridiano del Riñón shaoyin de la pierna   06-061, 20-008

Meridiano del Sanjiao shaoyang del brazo   06-063, 20-010

Meridiano final de la transmisión   08-488

Meridianos colaterales; Venas superficiales   06-086

Meridianos divergentes   06-079

Meridianos extraordinarios; Meridianos extra   06-067

Meridianos regulares   06-049

Meridianos tendinosos; Meridianos musculotendinosos   06-081

Meridianos y colaterales (Estudio de)   01-016

Metal   02-044

Metal es el agente del cambio   02-089

Metal genera Agua   02-052

Metamorfosis pupilar   18-087, 18-088

Metatarso   04-048

Método de armonización   11-180, 11-181

Método de astringir las úlceras y generar tejido   11-721

Método de calentamiento   11-195

Método de calentar el interior   11-193

Método de calentar y liberar en caso de úlceras   11-715

Método de comunicar el interior en casos de úlceras   11-713

Método de decocción   13-096

Método de depuración   11-087

Método de depurar el calor del qi   11-089

Método de diagnóstico   09-001

Método de eliminación de la toxina fetal   11-120

Método de eliminar el calor   11-086

Método de eliminar el calor en casos de úlceras   11-714

Método de eliminar la flema en caso de úlceras   11-716

Método de inyección en puntos de acupuntura   11-511

Método de liberación de la superficie   11-052

Método de liberar la superficie en casos de úlceras   11-712

Método de purgación   11-151

Método de regular la sangre   11-346

Método de toma de pulsos radiales   09-462

Método de tonificación   11-216

Método de tonificación beneficioso para úlceras   11-711

Método de tonificación para úlceras   11-710

Método de tonificar la madre y dispersar al hijo   11-050

Método de tratar las úlceras armonizando lo nutricio   11-719

Método de tratar las úlceras drenando el pus   11-720

Método de tratar las úlceras moviendo el qi   11-718

Método de un punto diario   11-652

Método diaforético   11-053

Método emético   11-465, 11-466

Método purgativo   11-152

Método reductivo   11-451

Método terapéutico basado en la diferenciación de síndromes   11-048

Métodos de extracción de la aguja 11-618

Metrorragia   16-033

Metrorragia posparto   16-123

Metrorragia y metrostaxis   16-031, 16-034

Metrostaxis   16-032

MF1 Línea frontal media   20-429

Micción goteante   09-420

Mieloma   19-105

Miliaria alba   15-116

Miliaria cristalina   15-117

Miliaria seca   15-118

Mingmen   03-104

Mingmen; Puerta de la vida; 2) Punto DU 4   03-103

Miopía   18-116, 18-117, 18-118

Mirada mortecina   09-367

Misma enfermedad en superficie que en interior   08-469

Modelarse en el yin y en el yang   21-010

Mola hidatiforme   16-079

Moler   12-021

Molusco contagioso   15-080

Momentos de cruce de los períodos dominantes   21-060

Morderse la lengua   09-072

Mortinato   16-119

Mover el hueso para reducir la fractura 11-738

Mover el qi   11-318

Mover el qi detiene el dolor   11-319

Mover el qi y reconducir la retención 11-455

Movilidad lingual   09-142

Movilización   11-801

Movilización de la aguja   11-591

Movilizar intestinos, drenar el calor   11-167

Movilizar las heces mediante purgación 11-161

Movimiento huésped   21-038

Movimiento incesante de los dedos de las manos   09-083, 09-084

Movimiento ocular desordenado   09-367

Movimiento principal; movimiento gobernante 21-035

Moxibustión   11-654

Moxibustión cálida   11-669

Moxibustión cicatrizante   11-662

Moxibustión circundante   11-671

Moxibustión con aceite de mecha de lámpara   11-682

Moxibustión con cánula para moxa 11-683

Moxibustión con conos de moxa   11-655

Moxibustión con junco incandescente 11-677, 11-684

Moxibustión de aguja caliente   11-675

Moxibustión de contacto dérmico   11-658

Moxibustión directa   11-656, 11-657

Moxibustión en picoteo de gorrión 11-670

Moxibustión indirecta   11-663, 11-664, 11-665

Moxibustión medicinal   11-679, 11-681

Moxibustión natural   11-678

Moxibustión no supurativa   11-660

Moxibustión presionante   11-672

Moxibustión sin cicatriz   11-659

Moxibustión supurativa   11-661

Moxibustión suspendida   11-668

Moxibustión vesicular; Moxibustión produciendo vesículas   11-680

Muela del juicio   04-137, 04-139

Muerte fetal en útero   16-118

Mugre canicular   14-078

Muñeca, barrera, brazo   09-465

Murmullo; Murmullo inconsciente 09-196

Músculo ocular (sing. y pl.); Músculo orbital (sing. y pl.)   04-116, 04-117

Músculo prominente   04-008

Músculo; Tejidos blandos (excluyendo órganos)   04-007

Mutua asistencia   12-076

Mutua destrucción   12-074

Mutua inhibición   12-073

Mutua restricción   12-075

Mutuo arraigo entre yin yang   02-013

Mutuo refuerzo   12-077

MV5 Línea medial del vértex   20-433

N

Nariz congestionada   18-159

Nasofaringe   04-143

Nasopuntura   11-516

Naturaleza de la enfermedad   08-004

Náusea   09-347

Náuseas   09-216

Náuseas del embarazo   16-060

Náuseas matinales   16-061

Nébula   18-055

Nébula antigua; Cicatriz corneal   18-063

Nébula reciente   18-067

Nébula tipo qi; Queratitis intersticial 18-062

Necrosis isquémica de la cabeza femoral 19-098

Negro del ojo; Pupila; Córnea, iris y humor acuoso   04-096, 04-097, 04-098, 04-099

Neijing; Clásico Interno   01-051

Neumonía con disnea y tos   17-002

Neumonía por sarampión   17-078, 17-079

Neurodermatitis   15-104

Neurodermatitis cervical   15-105

Nictación frecuente   18-011

Nido del ojo; Órbita ocular; Órbita y párpados   04-077

Niebla moviéndose ante el ojo; Opacidad del vítreo   18-099

Nieve púrpura   13-431

No contrariar nunca las relaciones de estación y tiempo: este es el mejor principio terapéutico   11-046

No hay transmisión   08-489

Nódulo de flema   15-069

Nódulo mamario   15-050

Nódulo subcutáneo   09-103

Nódulo subcutáneo; Nódulo de Tan 09-102

Nueva afección   14-058

Nueva afección febril por calor   14-059

Nueva decocción de Radix Bupleuri y Radix Coptidis   13-226

Nueva decocción del dragón amarillo 13-262

Nueve agujas   11-531

Nueve formas de punción   11-549

Nueve mediciones (del pulso)   09-467

Nueve orificios; Conjunto de los siete orificios superiores más los dos excretores (ano y uretra) inferiores; Todos los orificios del cuerpo   04-056

Nutrición y defensa   05-017

Nutrir el Agua para humedecer la Madera   11-289

Nutrir el feto   21-020, 21-021

Nutrir el feto siguiendo los meses del embarazo; cuidados del feto durante el embarazo   21-023

Nutrir el Riñón y favorecer al yin   11-284

Nutrir el yang en primavera y verano, y nutrir el yin en otoño e invierno   21-009

Nutrir el yin y alimentar la sangre   11-235

Nutrir el yin y depurar el fuego   11-148

Nutrir el yin, alimentar el Corazón   11-248

Nutrir el yin, favorecer al Estómago   11-267

Nutrir el yin, humedecer el Pulmón   11-251

Nutrir y alimentar Hígado y Riñón   11-277

Nutrir y reforzar el yin de Riñón   11-282

Nutrir yin, esconder yang   11-233

Nutritivo sin ser grasiento   12-060

O

Obesidad   14-307

Observación de los cinco órganos de los sentidos   04-053

Observar el exterior para conocer el interior   09-005

Obstaculización de la defensa yang   08-447

Obstrucción de humedad   14-016

Obstrucción de humedad por insuficiencia de Bazo   08-291

Obstrucción de la placenta   16-064

Obstrucción de la saliva   08-258

Obstrucción de la Tierra y represión de Madera   08-432

Obstrucción de la visión   18-053

Obstrucción entre yin y yang   08-063

Obstrucción laríngea aguda   18-195, 18-196

Obstrucción nasal   18-159

Obstrucción visual interna   18-080

Obstrucción visual interna en vista de gorrión por viento de las alturas; Retinopatía pigmentaria   18-105

Obstrucción visual por viento de las alturas; Retinopatía pigmentaria   18-104, 18-107

Obtener qi   11-592, 21-066

Ocho direcciones; ocho periodos solares   21-057

Ocho estrategias   13-028

Ocho métodos   11-051

Ocho periodos solares   21-058

Ocho principios   10-010

Ocho puntos de reunión   06-036

Ocho técnicas de manipulación de aguja   11-543

Ocho técnicas de rectificación ósea   11-732

Oftalmalgia; Oftalmodinia   09-357

Oftalmía eléctrica   18-112

Oftalmología en medicina china   01-010

Oftalmopatía externa   18-054

Oír y oler (Diagnóstico)   09-188

Ojo   04-057

Ojos de tamaño desigual   18-113

Olor a cadáver en la sala de hospital   09-227

Olor bucal   09-224

Onfalitis (Carbunclo umbilical)   15-026

Oposición entre yin yang   02-012

Opresión de la actividad vital   08-257

Órbita   04-118

Órbita de agua; Rueda de agua; Pupila

04-067

Órbita de carne; Órbita de músculo; Rueda de carne; Rueda de músculo; Párpados, superior e inferior   04-063

Órbita de qi; Rueda de qi; Esclerótica   04-065

Órbita de sangre; Rueda de sangre; Ángulos oculares, externo e interno   04-064

Órbita de viento; Rueda de viento; Iris   04-066

Oreja   04-156

Órganos anexos   03-165

Orificio lacrimal   04-087

Orificio vaginal   04-162, 04-163

Orificio vaginal; Vulva   03-186

Orificio vaginal; Puerta del parto   03-188

Orificios del Corazón; Conexiones del Corazón con el exterior   03-015

Orificios puros; Conjunto de órganos sensoriales superiores: ojos, oídos, narinas y boca   04-049

Orificios sensoriales; Conjunto de nariz, boca, lengua (labios) y oídos   04-051

Orina colérica; Orina amarillo-rojiza   09-414

Orina turbia   09-418, 09-419, 14-243, 14-244

Orzuelo   18-001

Oscilación del mango de la aguja   11-605

Oscilación entre consciencia y letargo   09-027

Osteoartritis   19-089

Osteoclastoma; Tumor óseo de células gigantes   19-104

Osteocondroma   19-103

Osteogénesis imperfecta; Osteogenia imperfecta; Huesos de cristal   19-071

Osteomielitis alrededor de Huantiao

15-034

Osteomielitis esclerosante   19-085

Osteomielitis maxilar   18-218, 18-219, 18-220, 18-221

Osteomielitis supurativa   15-033, 15-035

Osteomielitis supurativa aguda; Osteomielitis piogénica; Osteomielitis de Garré   19-083

Osteomielitis supurativa crónica   19-084

Osteopatía china   11-780

Osteoporosis   19-100

Osteosarcoma   19-102

Otopiorrea con vértigo   18-144

Otopiorrea; Otitis media supurante   18-135, 18-136

Otorrinolaringología en medicina china   01-011

P

P 1; Corazón en la superficie dorsal   20-534

P 2; Pulmón en la superficie dorsal   20-535

P 3; Bazo en la superficie dorsal   20-536

P 4; Hígado en la superficie posterior   20-537

P 5; Riñón en la superficie posterior   20-538

P 1   20-363

P 10   20-343

P 11   20-214

P 2   20-348

P 3   20-254

P 4   20-291

P 5   20-038

P 6   20-140

P 7   20-150

P 8   20-133

P 9   20-248

Pabellón auricular   04-157

Paciente propenso a padecer de humedad

07-006

Paciente y enfermedad son la raíz, diagnóstico y tratamiento las ramas 11-039

Pacificar el espíritu con sedantes pesados 11-305

Padecimiento propio del meridiano 08-482

Palacio del hijo   03-182

Paladar hendido   17-075

Palpación de la piel del antebrazo   09-535

Palpación de puntos de acupuntura 09-546

Palpación del ápex cardiaco   09-536

Palpitación   09-322, 09-359

Palpitación por el susto   09-323

Palpitación severa   09-325

Palpitaciones severas   14-121

Panadizo   15-015

Panadizo; Absceso en la mano   15-012

Pannus descendente; Pannus tracomatoso 18-075, 18-076, 18-077

Pannus queratoso   18-072, 18-073

Papiloma del meato auditivo externo 18-150

Papiloma o pólipo del conducto auditivo 18-150

Pápula   09-096

Parafasia   09-199

Parálisis cerebral   19-095

Parálisis estrábica   18-115

Parálisis facial otogénica   18-138

Parálisis fláccida   09-057

Parálisis infantil   17-112

Parálisis postconvulsiva   17-051

Paraplejía traumática   19-050

Parche de presión   11-758

Parche duro   13-073

Pared posterior de la laringe   04-144

Paritorio   03-198

Paroniquia   15-014

Parotiditis por toxina estacional   17-104

Parotiditis supurativa   15-039

Parotiditis; paperas   17-103, 17-106, 17-114

Párpado   04-078, 04-079, 04-080, 04-081, 04-121

Parto   03-121, 03-122

Parto; Ponerse de parto   03-197

Paso de Qi   09-117

Paso de un meridiano a otro   08-487

Paso de vida   09-116

Paso de viento   09-118

Paso por los portales hacia la uña   09-119

Pasta del dragón de jade para restaurar el yang   13-576

Pasta fina   13-079

Pasta roja de jade para generar tejidos 13-500

Pasta, pomada   13-043

Pastilla   13-053

Patógeno atacando meridianos yang   07-022

Patógeno atacando meridianos yin   07-023

Patógeno de la malaria   07-066

Patógeno débil   07-025

Patógeno en exceso   07-024

Patógeno en insuficiencia   07-027

Patógeno en insuficiencia y vientos ladrones 07-028

Patógeno en la superficie   07-030

Patógeno epidémico estacional   07-070

Patógeno estacional   07-069

Patógeno intruso   07-036

Patógeno latente   07-072

Patógeno procedente del proceso hijo

07-024

Patógeno procedente del proceso madre
07-027

Patógeno yang; Patógeno atacando meridianos
yang   07-022

Patógeno yin; Patógeno atacando meridianos
yin   07-023

Patógenos combinados   07-035

Patología cervical   19-132

Patomecanismo; Mecanismo de la enfermedad
08-001

PC 1   20-250

PC 2   20-257

PC 3   20-190

PC 4   20-290

PC 5   20-119

PC 6   20-164

PC 7   20-051

PC 8   20-144

PC 9   20-359

Pediatría en medicina china   01-007

Pelo seco y tez desvitalizada   09-087

Pene   04-010

Penetración interna por insuficiencia; La
insuficiencia invade el interior   10-141

Penuria   14-002

Pequeña prescripción   13-009

Pequeño canto; Canto externo del ojo
04-074

Pequeño patógeno   07-021

Percibir (el pulso) con los dedos   09-473

Percusión cóncava   11-798

Percusión digitodorsal   11-799

Percutir   11-797

Pérdida de esencias   14-251

Pérdida de la voz; Afonía   09-192

Pérdida de vitalidad   09-013

Pérdida de vitalidad, pronóstico desfavorable
09-017

Pérdida del Qi Primordial   08-142

Perforación corneal con iridoptosis
18-064, 18-065, 18-066

Pericondritis piogénica auricular   18-131

Pericoronitis de la muela del juicio
18-209

Perla mayor para apaciguar el viento
13-541

Persona robusta; Persona gruesa   07-007

Persona sana   09-008

Persona yang   07-002

Persona yin   07-003

Perspiración chorreante   14-271

Perversidad turbia   07-053

Pesadez corporal   09-340

Pesadez de cabeza   09-314

Pesadez renal   14-343

Pesadez y disminución de la movilidad de
los miembros   09-056

Pestaña   04-085

Peste   07-063

Pestilencia   07-063, 14-065, 14-067

Pestilencia por calor   14-066

Pestilencia; Peste   07-062

Pezón agrietado   15-054

Picante sin ser muy secante   12-062

Picante y dulce transforma el yang   11-214

Picoteo superficial   11-571

Pie zambo; Pie equinovarus congénito
19-082

Piedra para punción   11-533

Piel descamada   09-089

Piel y vello   04-003

Píldora   13-045, 13-059

Píldora (preparación)   13-039

Píldora activadora de los colaterales
13-516

Píldora bermellón   13-093

Píldora blanca de Qingzhou   13-592

Píldora calentadora del útero con Folium
Artemisiae y Rhizoma Cyperi   13-308

Píldora combinada de seis materias para
estabilizar el centro   13-553

Píldora con Calculus Bovis para disolver en
la boca   13-183

Píldora concentrada   13-072, 13-087

Píldora de agua   13-083, 13-084

Píldora de Calculus Bovis pacificadora del
palacio   13-432

Píldora de Calculus Bovis para depurar el
Corazón   13-430

Píldora de Caparax Trionycis cocido   13-487

Píldora de Cervus completo   13-401

Píldora de Cielo, Tierra y Hombre   13-399

Píldora de Cielo, Tierra y Hombre para
retener la médula   13-398

Píldora de cinco semillas   13-258

Píldora de cinco semillas para la procreación
13-397

Píldora de Concha Margaritifera Usta
13-542

Píldora de Cornus Rhinoceris y Calculus
Bovis   13-170

Píldora de cuatro ingredientes frescos
13-508

Píldora de cuatro partes de Os Sepiae seu
Sepiellae a una parte de Radix Rubiae
13-501

Píldora de diez ingredientes aromáticos
para detener el dolor   13-454

Píldora de dragón y tigre (Os Draconis y Os
Tigris)   13-532

Píldora de estaño negro   13-393

Píldora de flor de ciruelo para eliminar aftas
linguales   13-190

Píldora de Fructus Aurantii Immaturus para
eliminar estancamientos   13-453

Píldora de Fructus Pruni Mume   13-625

Píldora con cinabrio Wuji   13-238

Píldora de gota   13-086

Píldora de gran tonificación interna con
Cornu Cervi Parvum   13-389

Píldora de hígado de carnero   13-204

Píldora de la apariencia del jade   13-529

Píldora de la cerradura de oro para consolidar
el semen   13-415

Píldora de la damisela   13-392

Píldora de la gallina negra   13-348

Píldora de la sonrisa súbita   13-460

Píldora de los dos inmortales del agua y la
tierra   13-414

Píldora de los dos supremos   13-390

Píldora de los ocho inmortales para la
longevidad   13-383

Píldora de los tres amarillos   13-177

Píldora de los tres riñones   13-402

Píldora de Masa Medicata Fermentata
13-423

Píldora de miel   13-085

Píldora de nueve con Radix et Rhizoma
Rhei   13-220

Píldora de ocho perlas con Herba Leonouri
13-341

Píldora de pasta de harina y agua   13-082

Píldora de Placenta Hominis   13-344

Píldora de Radix Angelicae Sinensis, Radix
Gentianae Scabrae y Herba Aloe
13-200

Píldora de Radix Dioscoreae Quinquelobae

13-186

Píldora de Radix et Rhizoma Rhei y Eupolyphaga seu Opisthoplatiae 13-502

Píldora de Radix Ginseng 13-324

Píldora de Radix Saussureae y Semen Arecae Catechu 13-451

Píldora de Radix Stephaniae Tetrandrae, Pericarpium Zanthoxylii, Semen Lepidii y Radix et Rhizoma Rhei 13-265

Píldora de Ramulus Cinnamomi y Sclerotium Poriae 13-485

Píldora de resistencia y aguante 13-488

Pildora de Rhizoma Alpinia Officinarum y Rhizoma Cyperi 13-292

Píldora de Rhizoma Coptidis para purificar la parte superior 13-185

Píldora de Rhizoma Gastrodiae 13-528

Píldora de seis ingredientes con Radix Rehmanniae 13-356

Píldora de Semen Cannabis 13-261

Píldora de siete tesoros para embellecer la barba 13-400

Píldora de Styrax 13-435

Píldora de tres ingredientes para urgencias 13-256

Píldora de un ideograma dorado 13-174

Píldora del barco y del carro 13-266

Píldora del Emperador Celestial para tonificar el Corazón 13-365

Píldora del gorrión rojo 13-425

Píldora del grano dorado 13-493

Píldora del metal izquierdo 13-201

Píldora del niño obeso 13-623

Píldora del quinto y sexto troncos celestes 13-276

Píldora del resplandor lunar 13-363

Píldora del tesoro supremo 13-136, 13-433

Píldora del tigre escondido 13-379

Píldora del viejo esclavo 13-395

Píldora dorada de las mujeres 13-495

Píldora eficaz para activar los colaterales 13-486

Píldora encerada 13-081

Píldora especial del rocío dulce para eliminar toxicidad 13-563

Píldora mayor de Radix Saussureae y Radix Coptidis 13-211

Píldora mayor de tonificación del yin 13-360

Píldora mayor tonificante 13-364

Píldora milagrosa de Cornus Rhinoceris 13-172

Píldora milagrosa de seis ingredientes 13-171

Píldora minúscula 13-088

Píldora ocho dos 13-180

Píldora para abrir los pasos 13-605

Píldora para activar fuertemente los colaterales 13-515

Píldora para calmar la epilepsia 13-610

Píldora para consolidar el feto 13-417

Píldora para consolidar el semen 13-416

Píldora para consolidar la menstruación 13-418

Píldora para controlar la flemamucosidad 13-264

Píldora para defecar 13-253

Píldora para depurar el qi y transformar la flema 13-594

Píldora para drenar el Hígado 13-199

Píldora para drenar el verde-azulado 13-199

Píldora para el qi de Riñón   13-384

Píldora para el qi de Riñón suplementada
   13-385

Píldora para escapar de la constricción
   13-438

Píldora para estabilizar la mente   13-394

Píldora para generar médula y promover la
   reproducción   13-403

Píldora para la sordera benévola para el
   riñón izquierdo   13-380

Píldora para los nueve dolores   13-288

Píldora para restaurar la derecha   13-387

Píldora para restaurar lo izquierdo   13-357

Píldora para restaurar y renovar   13-611

Píldora para sibilancias por frío   13-608

Píldora para tranquilizar la mente   13-426

Píldora preciosa para proteger el feto
   13-336

Píldora que estabiliza la mente y tranquiliza
   el espíritu   13-424

Píldora que transforma la sangre   13-496

Píldora regeneradora de Radix Ginseng
   13-524

Píldora reguladora del centro   13-290

Píldora reguladora del centro con Radix
   Aconiti Lateralis Praeparata   13-291

Píldora resucitadora de emergencia   13-300

Píldora sustituta de resistencia y aguante
   13-490

Píldora tonificante del Bazo   13-319

Píldoras con Radix Ginseng para consolidar
   la raíz   13-367

Píldoras de Alumen y Rhizoma Curcumae
   13-597

Píldoras de Calculus Bovis para calmar el
   susto   13-615

Píldoras de Calculus Bovis para depurar la

parte superior del cuerpo   13-168

Píldoras de Calculus Bovis para eliminar
   toxinas   13-165

Píldoras de cuatro maravillas   13-568

Píldoras de los cuatro espíritus   13-410

Píldoras de nueve ingredientes procesados
   con Rhizoma Cyperi   13-499

Píldoras de Rhizoma Cyperi procesado
   siete veces   13-447

Píldoras de tres inmortales   13-307

Píldoras para consolidar el intestino   13-411

Píldoras para expulsar la flema   13-596

Píldoras para preservar la armonía   13-620

Píldoras para preservar la armonía y
   resolver la depresión   13-621

Píldoras para reducir la orina   13-412

Pildoras que abrazan el dragón   13-601

Pinguécula; Mancha palpebral   18-032

Pinzar y rodar   11-793

Pinzar y rodar la espalda   11-794

Pisando con los pies y aguantando con las
   rodillas   11-744

Placenta   03-180, 03-194, 03-195, 03-196

Planta   04-022

Plenitud superficial; Plenitud en la superficie
   05-026

Polaquiuria   09-415

Poliartralgia   14-329

Polihidramnios   16-082, 16-083

Pólipo   09-099

Pólipo auricular; Papiloma o pólipo del
   conducto auditivo   18-151

Pólipo nasal   18-167, 18-168

Pólipo rectal   15-129

Polvo   13-044

Polvo antitusígeno   13-133

Polvo armonizador del Estómago con Radix

Ginseng y Sclerotium Poriae 13-321

Polvo ascendente y descendente 13-224

Polvo blanco 13-606

Polvo blanco de cloruro de mercurio 13-189

Polvo con dos ingredientes para remover toxinas 13-173

Polvo con Herba Dendrobii para depurar el Estómago 13-216

Polvo con Radix Astragali para sostener el interior 13-328

Polvo con Radix Astragali para sostener el interior 13-352

Polvo con Radix Bupleuri para que fluya el Hígado 13-437

Polvo con sedimento de orina humana 13-184

Polvo crudo 12-058

Polvo de Borneol y Borax 13-188

Polvo de cinco ingredientes con Sclerotium Poriae 13-579

Polvo de cinco ingredientes contra la estranguria 13-560

Polvo de Concha Haliotidis 13-229

Polvo de Concha Ostrae 13-407

Polvo de Cortex Cinnamomi, Sclerotium Poriae y Radix Glycyrrhizae Praeparata 13-562

Polvo de cuatro ingredientes con Sclerotium Poriae 13-580

Polvo de diez cenizas 13-506

Polvo de dos ingredientes maravillosos 13-570

Polvo de efecto inmediato 13-230

Polvo de emergencia para el babeo 13-628

Polvo de Flos Lonicerae y Fructus Forsythiae 13-140

Polvo de Flos Sophorae 13-509

Polvo de Fructus Meliae Toosendan 13-202

Polvo de Herba Agastaches para regularizar el qi 13-550

Polvo de Herba Artemisia Capillaris y cinco ingredientes con Poria 13-581

Polvo de la apariencia del jade 13-530

Polvo de la cubierta 13-131

Polvo de la montaña Tai para consolidar el feto 13-342

Polvo de la pantalla de jade 13-322

Polvo de la sonrisa repentina 13-491

Polvo de las cinco acumulaciones 13-457

Polvo de las cuatro rebeldías 13-440

Polvo de las mil piezas de oro 13-612

Polvo de los cinco diafragmas 13-458

Polvo de los nueve inmortales 13-408

Polvo de los tres sabios 13-613

Polvo de maravillas con Fructus Gardeniae 13-535

Polvo de nueve fen 13-498

Polvo de Ootheca Mantidis 13-413

Polvo de Periostratum Cicadae y Flos Chrysanthemi 13-534

Polvo de Radix Angelicae y Radix Paeoniae 13-332

Polvo de Radix Gentianae Macrophyllae y Carapax Trionycis 13-382

Polvo de Radix Ginseng para eliminar la toxicidad 13-519

Polvo de Radix Ginseng, Sclerotium Poriae y Radix Atractylodes Macrocephalae 13-320

Polvo de Radix Ledebouriellae de los sabios 13-283

Polvo de Radix Linderae de la plataforma celeste 13-463

Polvo de Radix Saussureae para normalizar

el qi   13-449

Polvo de Radix Saussureae y Semen Arecae Catechu   13-452

Polvo de Rhizoma Chuanxiong con té verde   13-512

Polvo de seis a uno   13-237

Polvo de Semen Arecae Catechu y Pericarpium Arecae Catechu   13-178

Polvo de Semen Coicis, Radix Aconiti Carmichaeli Praeparata y Herba Patriniae 13-169

Polvo de Semen Pruni Armeniacae y Folium Perillae Frutescentis   13-545

Polvo de siete milésimas de tael   13-482

Polvo del caminante despreocupado 13-275

Polvo del caminante despreocupado con materias añadidas   13-439

Polvo del jade verdadero   13-614

Polvo depurador del Bazo   13-217

Polvo depurador del Estómago   13-219

Polvo infantil de Calculus Bovis   13-600

Polvo medicinal   13-063

Polvo para aspersión   13-095

Polvo para depurar los huesos   13-239

Polvo para detener las lágrimas y tonificar el Hígado   13-337

Polvo para drenar lo blanco   13-205

Polvo para drenar pus   13-181

Polvo para eliminar la piel necrosada y regenerar tejido   13-182

Polvo para equilibrar el estómago   13-552

Polvo para extinguir el viento   13-518

Polvo para generar el pulso   13-326

Polvo para gingivitis ulcerativa   13-222

Polvo para purgar lo amarillo   13-221

Polvo para refrescar el diafragma   13-163

Polvo para remover el enrojecimiento 13-196

Polvo para resolver acumulaciones 13-622

Polvo para restablecer la simetría   13-526

Polvo para soplar en la garganta   13-187

Polvo para sostener el interior y generar tejidos   13-351

Polvo para tratar ojos rojos   13-233

Polvo para una gestación sin preocupaciones 13-349

Polvo regenerador   13-521

Polvo regulador de ocho ingredientes 13-559

Polvo sin precio para regular el qi   13-551

Polvo sobre un cuarto de moneda   12-081

Polvo sobre una moneda   12-080

Pomada   13-065

Pomada medicinal   11-499, 13-066

Ponerse de parto   16-112

Poro   04-005, 04-006

POVT7 Línea parieto temporal oblicua posterior   20-435

Precintado para humectación   12-053

Precipitación   12-051

Predominancia alternante del yin y del yang   08-061

Preferencia por uno de los cinco sabores 07-096

Preferencias alimentarias   17-005

Preguntar sobre el sudor   09-256

Preguntar, inquirir   09-230

Prensar y tracción fuerte   11-751

Preparación de la materia médica en medicina china (Estudio de)   01-040

Preparación medicinal con vino   13-061

Preparación para aspiración nasal   13-062

Preparación para compresa caliente 13-057

Preparación, preparado 13-036

Preparados medicinales en medicina china (Estudio de) 01-035

Prescripción 13-007

Prescripción (Estudio de); Formulación (Estudio de) 01-033

Prescripción antihelmíntica 13-624

Prescripción armonizadora 13-268

Prescripción astringente 13-023

Prescripción astringente 13-406

Prescripción benéfica y tonificante 13-310

Prescripción clásica 13-002

Prescripción cohesionante 13-405

Prescripción compuesta 13-014

Prescripción con efecto drenante 13-018

Prescripción con ingredientes impares 13-012

Prescripción con ingredientes pares 13-013

Prescripción de emergencia 13-632

Prescripción digestiva y evacuante 13-618

Prescripción digestiva; Prescripción eupéptica 13-617

Prescripción dispersante 13-017

Prescripción dispersante de viento 13-511

Prescripción drástica 13-011, 13-246

Prescripción emética 13-626

Prescripción humectante 13-026

Prescripción laxante hidratante 13-257

Prescripción lubricante 13-024

Prescripción para aclarar la visión 13-631

Prescripción para beneficiar el qi del centro 13-313

Prescripción para curar el viento 13-510

Prescripción para decocción 13-003

Prescripción para depurar el calor estival 13-234

Prescripción para el lavado y fumigado 13-054

Prescripción para el tratamiento de abscesos y úlceras 13-630

Prescripción para la menstruación y el parto 13-629

Prescripción para purgar fuego 13-153

Prescripción para regular el qi 13-436

Prescripción para remover la obstrucción 13-018

Prescripción pesada 13-022

Prescripción picantefresca y drástica 13-139

Prescripción picantefresca y moderada 13-138

Prescripción picantefresca y suave 13-137

Prescripción purgante 13-020, 13-243

Prescripción purgante caliente 13-254

Prescripción purgante drástica 13-244

Prescripción purgante fría 13-247

Prescripción que alivia el exterior 13-128

Prescripción que ataca en el interior 13-245

Prescripción para eliminar el calor 13-152

Prescripción que expulsa Tan 13-587

Prescripción que libera el exterior 13-127

Prescripción secante 13-025

Prescripción según el método terapéutico 11-049

Prescripción suave 13-010, 13-015, 13-021

Prescripción tonificante 13-019, 13-311

Prescripción tranquilizante/sedante 13-421

Prescripción; Fórmula 13-001

Prescripciones para dispersar el calor estival 13-235

Prescripciones para regular la sangre 13-472

Prescripciones que eliminan Tan 13-588

Presencia de la vitalidad 09-011

Presionar 11-791

Presionar la punta de la fractura y girar en el sentido contrario 11-739

Presionar y frotar (masaje) 11-779

Prevención antes de la aparición de la enfermedad 11-007

Prevenir la malaria 11-186

Primer año de vida 08-504

Principio-método-fórmulamaterias médicas 13-006

Priorizar el pulso sobre los síntomas 09-461

Priorizar los síntomas sobre el pulso 09-460

Procesamiento 12-043

Procesamiento de las materias medicinales chinas 12-011

Proceso mastoideo; Apófisis mastoidea del temporal 04-018

Proctología en medicina china 01-013

Producir fluidos con picante- frío 11-093

Prolapso del disco intervertebral 19-135

Prolapso rectal 15-128

Prolapso uterino 16-156, 16-157, 16-158, 16-159, 16-160

Promover la erupción 11-062

Promover la lactación 11-472

Promover la micción 11-424

Promover la supuración 11-464

Propenso a la tez amarillenta 07-009

Propenso a tener pérdidas seminales 07-008

Propiedades de las materias medicinales 12-059

Propiedades y acciones de la materia medicinal china 12-004

Prosperar y florecer 21-007

Protuberancia auricular 18-153

Protusión súbita del ojo ocular; Exoftalmia súbita 18-122, 18-123

Prurito en el orificio vaginal 16-168, 16-169

Prurito generalizado 09-341

Prurito ocular 09-353

Prurito por viento; Prurito cutáneo 15-106

Prurito vulvar 09-344

Pseudoartrosis congénita de tibia 19-078

Pseudociesis 16-078

Pseudociesis por qi 16-111

Pseudociesis por sangre 16-110

Pseudopterigión 18-028

Pseudoquiste en pabellón auricular 18-130

Psicosis depresiva 14-146

Pterigión 18-025, 18-026, 18-027

Puente nasal 04-151, 04-152, 04-153, 04-154

Puerperal 21-022

Puerta de la faringe 04-142

Puerta de la respiración; Pasaje de la respiración 03-031

Puerta del dragón; Orificio vaginal de nulípara o no virgen 04-165

Puerta del jade; Orificio vaginal de mujer virgen 04-164

Puerta del qi 04-006

Puerta recta; Labios 04-134

Pulmón 03-029

Pulmón en exceso 08-264

Pulmón y Riñón se generan mutuamente 03-214

Pulmón y Riñón tienen la misma fuente 03-213

Pulsación del vaso   09-505

Pulsación emergente en el pulso   09-453

Pulsación hipogástrica; Pulsación bajo el ombligo   09-337

Pulso   03-176

Pulso acelerado   09-495

Pulso agitado   09-505

Pulso anudado; Pulso intermitente con intervalos irregulares   09-512

Pulso apresurado; Pulso rápido e irregular 09-514

Pulso ausente   09-515

Pulso calmado   09-439

Pulso confinado   09-491

Pulso corto   09-499

Pulso cun en la mano izquierda   09-468

Pulso de burbujas aflorando   09-532

Pulso de cebolleta; Pulso hueco   09-488

Pulso de chispa de pedernal   09-527

Pulso de cuerda   09-507

Pulso de cuerda que se deshace   09-528

Pulso de filo de cuchillo   09-526

Pulso de gamba nadando   09-531

Pulso de guisantes rodando   09-525

Pulso de picoteo de gorrión   09-533

Pulso de restricción   09-517

Pulso de restricción inversa   09-518

Pulso de salto de gamba   09-530

Pulso de tambor; Pulso timpánico   09-509

Pulso de techo goteante   09-529

Pulso de velocidad anormal   09-523

Pulso débil   09-500

Pulso descompensado; Pulso intermitente con intervalos regulares   09-513

Pulso disperso   09-487

Pulso distal, medio y proximal   09-465

Pulso en el dorso de la muñeca   09-470

Pulso equilibrado; Pulso normal   09-437

Pulso escondido   09-490

Pulso extraño   09-519

Pulso filiforme   09-497

Pulso filiforme, débil y flotante; Pulso de hilo flotando   09-510

Pulso flojo; Pulso sin fuerza   09-501

Pulso flotante; Pulso superficial   09-486

Pulso imperceptible   09-502

Pulso imperceptible en yang y de cuerda en yin   09-516

Pulso intermitente   09-511

Pulso irregular y rápido   09-524

Pulso irregular; Pulso arrítmico   09-455

Pulso largo   09-498

Pulso lento   09-492

Pulso lleno   09-503

Pulso lleno de acuerdo al verano   09-481

Pulso moderado   09-493

Pulso nivelado de acuerdo con el otoño 09-484

Pulso normal y correcto   09-480

Pulso oblicuo   09-471

Pulso profundo de acuerdo con el invierno 09-483

Pulso rápido   09-494

Pulso real de las Vísceras   09-522

Pulso rebosante   09-496

Pulso resbaladizo   09-504

Pulso rugoso   09-506

Pulso sin qi de Estómago   09-444

Pulso suave de acuerdo con la primavera 09-482

Pulso sumergido; Pulso profundo   09-489

Pulso tenso   09-508

Pulso tibial anterior   09-469

Pulsos débiles en seis posiciones   09-534

Pulsos enfermizos   09-452

Pulverizar a través del agua   12-033

Punción adosada   11-570

Punción articular   11-547

Punción central y en forma de cuadrado
    11-565

Punción con punzón de piedra   11-576

Punción Contralateral   11-558

Punción corta   11-567

Punción cruzada   11-575

Punción de gran drenaje   11-556

Punción de los puntos transporte   11-550

Punción del colateral   11-553

Punción del meridiano   11-552

Punción dérmica   11-557

Punción desgarrante   11-573

Punción digital en puntos de acupuntura;
    Digitopresión   11-792

Punción diseminada   11-574

Punción distal   11-551

Punción emparejada   11-561

Punción en manchas de leopardo   11-546

Punción en puntilleo sucesivo   11-562

Punción incandescente   11-559

Punción lateral   11-563

Punción media   11-545

Punción perpendicular   11-585

Punción por capas   11-555

Punción por puntos   11-572

Punción superficial   11-568

Punción transversa   11-586, 11-587

Punción tridireccional   11-548

Punción triple   11-564

Punción vertical directa   11-566

Punción yin   11-569

Punta de la nariz   04-147, 04-149, 04-150

Punto acupuntural   06-011, 06-013

Punto acupuntural doloroso a la presión
    09-545

Punto de los meridanos   06-018

Punto extra de tórax y abdomen (T.A.)
    14-153

Punto he mar inferior; Puntos convergentes
    inferiores   06-030

Punto he; Punto mar; Punto desembocadura
    06-019

Punto jing   06-018

Punto jing; Punto pozo   06-015

Punto lacrimal   04-089

Punto luo; Punto enlace   06-031

Punto mu ventral del abdomen; Puntos
    alarma abdominales   06-035

Punto mu ventral; Puntos alarma   06-034

Punto río   06-018

Punto shu; Punto arroyo   06-017

Punto ying; Punto manantial   06-016

Punto yuan; Punto fuente   06-032

Puntos ashi; Puntos dolorosos   06-038

Puntos auriculares   06-044

Puntos de acupuntura (Estudio de)   01-017

Puntos de cruce   06-037

Puntos de cruce de los ocho vasos
    extraordinarios   06-029

Puntos de inicio y final de un meridiano
    06-045

Puntos de la espalda o dorso; Puntos
    dorsales   20-017

Puntos de las extremidades inferiores
    20-019

Puntos de las extremidades superiores
    20-018

Puntos de los catorce meridianos   06-025

Puntos del cuello y de la cabeza   20-015

Puntos del tórax y del abdomen   20-016

Puntos específicos   06-033

Puntos extra fuera de los meridianos; Puntos extraordinarios fuera de los meridianos   06-040

Puntos extras; Puntos extraordinarios   06-041

Puntos he inferiores; Puntos mar inferiores de las seis Entrañas   06-022

Puntos no fijos   06-042

Puntos que resuenan con el cielo; Puntos ashi   06-043

Puntos shu dorsales; Puntos transporte dorsales   06-026

Puntos shu; Puntos de transporte   06-027

Puntos xi; Puntos hendidura   06-021

Punzón de piedra   11-534

Pupila   04-100, 04-101, 04-102, 04-103

Pupila contraída; Iridociclitis   18-083, 18-084, 18-085, 18-086

Pura anudación yin   14-196

Purgación   11-153

Purgación drástica   11-156, 11-158

Purgación fría   11-164

Purgación humectante   11-159

Purgación suave   11-155, 11-157

Purgación tibia   11-170

Purgación urgente guardando el yin   11-168

Purgar el calor, movilizar el estancamiento   11-165

Purgar el fuego, eliminar toxinas   11-119

Purgar el Sur, reforzar el Norte   11-137

Purgar lo defensivo para eliminar calor   11-076

Purgar y drenar el calor hacia abajo   11-166

Purificar la Vesícula Biliar   11-428

Puro de artemisia   11-666

Puro estreñimiento yin   14-196

Puro medicamentoso   13-041

Púrpura   09-095, 17-115

Pústula   15-085

Pústula lingual   15-010

Putrefacción de la garganta por viento; Faringitis ulcerosa   17-090

Q

Qi acuoso   14-222

Qi Ancestral; Qi Pectoral   05-012

Qi anfitrión y qi huésped; Qi dominante y qi alterno   21-046

Qi asciende apresuradamente hacia el Corazón   09-333

Qi asciende arrebatadamente hacia el pecho   09-334

Qi canicular   21-030

Qi Central; Funciones digestivas   05-013

Qi de Bazo   03-062

Qi de circuito normal   21-053

Qi de Corazón   03-016

Qi de Estómago   03-081

Qi de Fuente   05-010

Qi de Hígado   03-085

Qi de la Vesícula Biliar   03-135

Qi de los jingluo   05-023

Qi de los líquidos   05-035

Qi de los meridianos   06-006

Qi de los zang-fu   05-024

Qi de Pulmón   03-033

Qi de Riñón   03-107

Qi Defensivo   05-014

Qi del hijo   02-093

Qi del vaso   09-438

Qi del viento   07-039

Qi dominante; Qi anfitrión   21-039

Qi epidémico estacional   07-071

Qi Esencial   05-039

Qi estacional; Epidemia estacional
14-007

Qi filial   02-093

Qi huésped   21-040

Qi húmedo en el pie; Tiña en el pie
15-090

Qi impulsor entre los riñones   03-111

Qi intermedio   21-043

Qi intruso de viento patógeno   07-040

Qi latente   07-067, 14-061

Qi latente en enfermedades febriles por
calor   14-060

Qi Maligno   07-031

Qi materno; Qi de la madre   02-092

Qi Nutritivo; Qi Reconstructivo   05-016

Qi Original; Qi Primordial; Qi Primigenio
05-011

Qi Patógeno; Qi Perverso; Factor patógeno
07-015

Qi perverso hospedado   21-040

Qi pestilente   07-064

Qi Recto y Qi Patógeno luchan entre sí
08-006, 08-007

Qi Recto; Qi Correcto   05-008

Qi Reprimido, Qi Deprimido, Qi Comprimido
08-145

Qi seco   21-031

Qi superior   09-209

Qi Verdadero de las Vísceras; Qi Verdadero
de los zang   03-005

Qi; Vapores; aliento; vitalidad; temperamento;
Funcionalidad   05-003

Quelitis exfoliante   18-217

Quemador para moxa   11-676

Queratitis fascicular   18-074

Queratitis intersticial   18-060, 18-061

Queratitis por herpes simple
18-056, 18-057

Queratitis purulenta   18-058

Queratitis ulcerosa   18-059, 18-068

Queratoconjuntivitis epidémica
18-040, 18-041, 18-042

Química en la materia medicinal china
(Estudio de)   01-037

Quince meridianos colaterales   06-084

Quince puntos luo; Quince puntos colaterales
06-023

Quiste gingival neonatal   17-139, 17-140

Quiste poplíteo; Quiste de Baker   19-125

Quiste sebáceo   15-065

Quiste sinovial; Ganglión   19-122

Quiste sublingual   18-222

R

R 1; Raíz superior de la aurícula   20-540

R 2; Raíz del vago auricular   20-541

R 3; Raíz inferior de la aurícula   20-542

R 1   20-341

R 10   20-330

R 11   20-100

R 12   20-048

R 13   20-176

R 14   20-242

R 15   20-371

R 16   20-107

R 17   20-203

R 18   20-227

R 19   20-329

R 2   20-193

R 20   20-085

R 21　20-342

R 22　20-027

R 23　20-220

R 24　20-153

R 25　20-218

R 26　20-346

R 27　20-231

R 3　20-246

R 4　20-053

R 5　20-237

R 6　20-350

R 7　20-084

R 8　20-125

R 9　20-374

Rágade　15-137, 15-138

Raíz auricular (R)　20-451

Raíz de la nariz　04-151

Raíz del granero; Base de la nutrición
　03-060

Raíz y vitalidad del Estómago　09-440

Rascadura del mango de la aguja　11-602

Rascar　12-018

Reacción tóxica　12-064

Rebelión del qi de Estómago; Ascenso a
　contracorriente del qi de Estómago
　08-362

Recepción superior　08-019

Receptividad entre yin yang　02-011

Receta de la almohada del sabio confuciano
　13-428

Receta para decocción　13-004

Receta para la diarrea dolorosa　13-274

Rechazo de frío y calor entre materias
　médicas y síntomas　13-035

Rechinar de dientes; bruxismo　18-226

Reconducir la retención y liberar los
　intestinos　11-456

Reconvertir lo putrefacto　11-724

Rectificación tendinosa o ligamentosa
　11-750

Recto y patógeno; Correcto y patógeno
　07-019

Red infraocular　04-123, 04-124

Red supraocular　04-122

Reducción anatómica　11-740

Reducción angular de la columna cervical
　11-748

Reducción funcional　11-741

Reducción por rotación　11-746

Reducción por rotación de la columna
　vertebral por un manipulador　11-749

Reducir el Tan　11-431

Reducir el Tan y ablandar las durezas
　11-462

Reducir el Tan y calmar la disnea　11-435

Reducir las masas y transformar las
　acumulaciones　11-459

Reforzar el Bazo para digerir la comida
　11-265

Reforzar el Bazo y ayudar al yang　11-261

Reforzar el Bazo, armonizar el Estómago
　11-266

Reforzar el Bazo, eliminar humedad　11-262

Reforzar el Bazo, secar la humedad　11-263

Reforzar el Pulmón, consolidar lo defensivo
　11-080

Reforzar la sangre, alimentar el Hígado
　11-276

Reforzar lo recto, liberar el exterior　11-079

Reforzar lo saludable y eliminar patógenos
　11-179

Reforzar y alimentar el qi de Corazón
　11-246

Refrescar la sangre　11-111

Refrescar y soltar la sangre   11-112

Refuerzo dentro de la exteriorización
11-085

Regular el qi para detener el dolor   11-322

Regular el qi para liberar la represión
11-323

Regular el qi y armonizar el Estómago
11-335

Regular el qi y descender lo turbio para
facilitar la evacuación   11-320

Regular el qi, ampliar el centro   11-321

Regular el qi, reforzar el Bazo   11-324

Regurgitación   14-164, 14-165

Regurgitación ácida   09-388

Regurgitación de leche materna   17-141,
17-142

Rehabilitación en medicina china (Estudio
de)   01-025

Relación interior-exterior entre Hígado y
Vesícula Biliar   03-204

Relajar el Hígado   11-325

Relajar el Hígado para liberar la represión
11-326

Relajar el Hígado, favorecer la Vesícula
Biliar   11-329

Relajar el Hígado, regular el qi   11-327

Relajar los tendones, vitalizar los colaterales
11-352

Relampaguear con la ventosa   11-701

Remojar   12-030

Ren mai; Vaso concepción   06-069, 20-014

REN 1   20-109

REN 10   20-297

REN 11   20-124

REN 12   20-369

REN 13   20-209

REN 14   20-138

REN 15   20-134

REN 16   20-368

REN 17   20-058

REN 18   20-344

REN 19   20-375

REN 2   20-187

REN 20   20-103

REN 21   20-306

REN 22   20-260

REN 23   20-147

REN 24   20-032

REN 3   20-364

REN 4   20-093

REN 5   20-228

REN 6   20-173

REN 7   20-331

REN 8   20-222

REN 9   20-235

Repetidos abortos inducidos   16-072

Repleción gástrica   09-329

Repleción gástrica y reflujo esofágico
09-331

Repleción y agobio en pecho e hipocondrios
09-321

Represión y anudación del qi de Hígado
08-315

Represión y obstrucción del Qi Defensivo
08-448

Represión y retención de la reconstrucción
yin   08-441

Repulsión de yang   08-093

Repulsión de yin   08-100

Repulsión directa con amargo y frío
11-088

Repulsión por frío   10-043

Resfriado común   14-004, 14-009

Resfriado común con convulsiones

14-013

Resfriado común con estancamiento alimentario 14-011

Resfriado común con flema 14-010

Resfriado común con retención alimentaria 14-012

Resfriado común por extenuación 14-014

Resolver la depresión, drenando el calor 11-133

Respiración acelerada 09-205

Respiración alzando los hombros 09-074

Respiración corta 09-207

Respiración profunda y dificultosa; Disnea 09-206

Responsable de la transmisión 03-151

Restaurar el yang 11-208

Restaurar el yang para detener el colapso 11-215

Restaurar el yang para rescatar del colapso 11-209

Restos de alimentos en las heces (lientería) 09-406

Restricción del crecimiento uterino 16-108

Restricción del qi de Hígado 08-316

Restricción entre la enfermedad y la tez 09-043

Restricción excesiva 08-480

Restricción inversa 09-518

Retención 14-289

Retención de feto muerto 16-074, 16-075

Retención de fluxiones; Retención de yin (Tan yin) 10-208

Retención de líquidos 14-222

Retención de orina e incontinencia urinaria 14-245

Retención de orina posparto 16-134

Retención de qi y estasis sanguínea 08-179

Retención placentaria 16-116, 16-117

Retener la aguja 11-617

Retener la aguja y aplicar una ventosa 11-702

Retener la ventosa 11-697

Retina 04-113

Retirar la leña de debajo del caldero 11-169

Retoñar y crecer 21-006

Retraso menstrual 16-017, 16-018, 16-019

Rhizoma Polygonati 04-108

Riesgo de aborto 16-069

Rinitis alérgica 18-161, 18-162

Rinitis atrófica 18-160

Riñón 03-102

Robar el fuego 11-063

Rodillo acupuntural 11-524

Rollo de artemisia 11-667

Romper el Qi, dispersar masas 11-328

Romper la estasis (sanguínea) 11-350

Romper la sangre 11-349

Romper la sangre, dispersar masas 11-358

Romper la sangre, expulsar la estasis 11-348

Roncha 09-097

Ronquera 09-191, 18-192

Ronquera aguda 18-193

Ronquera crónica 18-200

Ronquido, roncar 09-193

Rosácea 15-111

Rotación, flexión y extensión 11-735

Rotar (Técnica) 11-600

Rubéola 17-083, 17-084, 17-085, 17-086

Rubéola infantil 17-080, 17-081

Ruptura 19-151

Ruptura prematura de aguas   16-104, 16-105

Ruptura prematura de la membrana fetal
16-115

Ruptura prematura de membranas   16-103

Ruptura tendinosa   19-108

S

Saburra   09-157

Saburra amarilla   09-181

Saburra áspera   09-163

Saburra blanca   09-179

Saburra blanca y arenosa   09-180

Saburra con raíz   09-176

Saburra cubriendo toda o parte de la lengua
09-174

Saburra en pétalos   09-165

Saburra exfoliada   09-171

Saburra fina   09-160

Saburra geográfica; Lengua geográfica
09-172

Saburra grasienta   09-167

Saburra grasienta y pegajosa   09-169

Saburra gris   09-182

Saburra gruesa   09-159

Saburra húmeda   09-161

Saburra medicamentosa; Saburra teñida por
medicamentos   09-187

Saburra negra   09-183

Saburra pelada   09-170

Saburra podrida y enmohecida   09-185

Saburra putrefacta   09-168

Saburra resbaladiza   09-166

Saburra seca   09-162

Saburra seca y agrietada   09-164

Saburra sin raíz   09-175

Saburra teñida   09-186

Saburra verde   09-184

Sacudida del mango de la aguja   11-603

Sacudir   11-790

Sala del semen   03-104

Sala lacrimal   04-088

Saliva   05-034

Salpicar   12-029

Sangrado durante el embarazo
16-066, 16-067, 16-068

Sangrado gingival   14-269

Sangrado intermenstrual   16-030

Sangrado umbilical   17-134

Sangrar y aplicar una ventosa   11-703

Sangre   05-027

Sangre de Corazón   03-017

Sangre de Hígado   03-086

Sangre nutritiva; Capacidad nutritiva de la
sangre   05-028

Sanjiao   03-155

Sarampión   17-077

Sarna   15-094

Sarpullido; Erupción   09-092

Se le atribuyen al fuego todas regurgitaciones
ácidas, las diarreas y las evacuaciones
urgentes   08-519

Se le atribuyen a la humedad todos los
espasmos y rigideces de la nuca
08-527

Se le atribuyen a la sequedad todas las
diferentes desecaciones de la piel
08-528

Se le atribuyen a lo alto todas las atrofias,
los resuellos y los vómitos   08-514

Se le atribuyen a lo bajo todos los fríos
terminales, el estreñimiento y las diarreas
08-515

Se le atribuyen al Bazo todo tipo de
humedad, hichazón y llenura   08-511

Se le atribuyen al calor los espasmos, los opistótonos y la orina turbia 08-525

Se le atribuyen al calor todas las enfermedades con distensión abdominal y borborigmos 08-523

Se le atribuyen al Corazón todos los dolores, los picores, y las úlceras 08-513

Se le atribuyen al frío todas las enfermedades con descargas claras, acuosas y frías 08-526

Se le atribuyen al fuego todas las agitaciones y manías 08-520

Se le atribuyen al fuego todas las alteraciones de la conciencia y las convulsiones 08-516

Se le atribuyen al fuego todas las enfermedades con hinchazón y dolor del empeine, y las tensiones mentales 08-524

Se le atribuyen al fuego todas las inversiones impetuosas ascendentes 08-518

Se le atribuyen al fuego todos los trismos con escalofríos y delirio 08-522

Se le atribuyen al Hígado todos los espasmos violentos y rigideces musculares 08-521

Se le atribuyen al Hígado todos los vientos, las sacudidas y los mareos 08-517

Se le atribuyen al Pulmón las represiones y compresiones del qi 08-510

Se le atribuyen al Riñón todas las contracciones por frío 08-512

Se transmite inversamente al Pericardio 08-468

Secar la humedad 11-398

Secar la humedad con sustancias amargas y cálidas 11-417

Secar la humedad y fortalecer el Bazo 11-412

Secar la humedad y transformar el Tan 11-439

Secciones dérmicas 06-083

Secreta y separa lo claro de lo turbio 03-149

Secuelas de la poliomielitis 19-094

Sed 09-372

Sed consuntiva 14-272

Sed sin deseo de beber 09-373

Seis aspectos de la apariencia bucal 04-054

Seis cambios 09-447

Seis direcciones 06-005

Seis estancamientos 14-264

Seis excesos 07-034

Seis factores climáticos 21-045

Seis fu; Seis Entrañas 03-132

Seis orígenes 21-045

Seis perversos 21-045

Seis pulsos 09-449

Seis pulsos yang 09-451

Seis pulsos yin 09-450

Seis qi 21-027

Seis uniones de los meridianos 06-005

Seis vasos yang 09-451

Seis vasos yin 09-450

Selección 12-014, 12-015

Selección de puntos distales 11-631, 11-632

Selección de puntos por identificación de síndromes 11-635

Selección de puntos proximales 11-630

Selección de puntos según el día 11-639

Selección de puntos según la hora 11-640

Selección de puntos según las ramas terrestres 11-638

Selección de puntos según los trigramas de los meridianos extraordinarios 11-642

Selección de puntos según los troncos celestes   11-637

Selección de puntos según síndrome 11-633, 11-634

Sensación acupuntural   11-593

Sensación anormal a lo largo de los meridianos 06-010

Sensación de adormecimiento cutáneo y subcutáneo   09-342, 09-343

Sensación de agobio   09-326

Sensación de calor durante la regla 16-042

Sensación de frío en el hipogastrio 09-339

Sensación de obstrucción epigástrica 09-330

Separación epifiseal   19-008

Separar lo claro, drenar lo turbio   11-291

Sequedad   21-028

Sequedad de la Tierra por agotamiento del Agua   08-419

Sequedad en el centro provoca sed   08-389

Sequedad en lo alto provoca tos   08-388

Sequedad en lo bajo provoca estreñimiento 08-390

Sequedad externa   07-057

Sequedad fresca   14-093

Sequedad interna   08-211

Sequedad otoñal   14-091

Sequedad tibia   14-092

Sequedad tóxica   07-058

Ser invicto por; Es victorioso ante   02-071

Ser vencido por   02-070

Si el Bazo es poderoso no admite lo perverso 03-077

Si el yin está nivelado y el yang compactado, las esencias espirituales (jingshen) estarán ordenadas   02-030

Si hay invasión de lo patógeno, indica que el qi está forzosamente en insuficiencia 08-010

Sibilancia   14-105, 14-107

Sibilancia por calor   14-108

Sibilancia por frío   14-109, 14-110

Siete compatibilidades medicinales   07-079

Siete impedimentos y ocho beneficios 21-018

Siete lesiones   07-078

Siete orificios; Conjunto de ojos, oídos, narinas y boca   04-055

Siete puertas impetuosas; Siete puertas del sistema digestivo: labios, dientes, epiglotis, cardias, píloro, válvula ileocecal, ano   04-050

Siete pulsos extraños   09-521

Siete sentimientos   07-079

Siete signos (temibles)   10-138

Sífilis ósea y articular   19-087

Signo   09-004

Signo celestial; Correspondencia celestial 21-048

Simultaneidad de la enfermedad del taiyang y del yangming   08-492, 08-493

Simultaneidad de la enfermedad en los dos yang   08-495

Síncope   14-291

Síncope abrasante   14-293

Síncope alimenticio   14-306

Síncope arriba por agotamiento abajo 08-056

Síncope brusco   09-020

Síncope convulsivo   09-055

Síncope emocional   14-294

Síncope mayor   14-292

Síncope operatorio   15-146

Síncope visceral   14-295

Síncope, desmayo   09-023

Síndrome adverso; Síndrome desfavorable   10-005

Síndrome bi con predominio de humedad y pesadez; Artralgia pesante por predominio de humedad   10-114

Síndrome bi doloroso por predominio de frío   10-103

Síndrome bi migratorio por predominio de viento; Altralgia migratoria por predominio de viento   10-088

Síndrome bi por obstrucción de calor patógeno; Artralgia por obstrucción de calor patógeno   10-125

Síndrome canicular   10-105

Síndrome canicular dañando al qi de los líquidos   10-112

Síndrome canicular restringiendo los mecanismos del qi   10-106

Síndrome de abrasamiento de las encías por calor en Estómago   10-271

Síndrome de abrasamiento de las encías por fuego en insuficiencia   10-345

Síndrome de abrasamiento y exuberancia de fuego de Hígado   10-302

Síndrome de acoso al Corazón y al espíritu por el fuego   10-223

Síndrome de acumulación alimentaria   10-147

Síndrome de acumulación de calor en el Útero   10-334

Síndrome de acumulación de calor humedad y toxinas   10-135

Síndrome de acumulación de parásitos   10-148

Síndrome de acumulación de parásitos en las vías intestinales   10-276

Síndrome de afección externa por insuficiencia de yang   10-060

Síndrome de afección externa por insuficiencia de yin   10-067

Síndrome de afección externa por insuficiencia del qi   10-161

Síndrome de agitación de la sangre por exuberancia de calor   10-426

Síndrome de agitación de viento por calor extremo   10-299

Síndrome de agitación de viento por debilidad de Bazo   10-261

Síndrome de agitación de viento por Tan calor   10-203

Síndrome de agitación del viento por exuberancia de calor   10-427

Síndrome de agitación interna de viento de Hígado   10-293

Síndrome de agitación sanguínea por insuficiencia de yin   10-065

Síndrome de agotamiento de yin con deserción de yang   10-079

Síndrome de agua y frío disparándose al Pulmón   10-360

Síndrome de alojamiento y anudación de nódulos de Tan   10-202

Síndrome de ataque de la superficie por el viento y la humedad   10-021

Síndrome de ataque de la superficie por humedad canicular   10-020

Síndrome de Bazo que no contiene la sangre   10-266

Síndrome de calor   10-038

Síndrome de calor abrasante y exuberante en Estómago   10-270

Síndrome de calor agitando al viento 10-107

Síndrome de calor arriba y frío abajo 10-042

Síndrome de calor canicular 10-108

Síndrome de calor desplazado por el Corazón hacia el Intestino Delgado 10-231

Síndrome de calor en demasía que no se ha depurado 10-428

Síndrome de calor en exceso 10-124

Síndrome de calor en la superficie 10-014

Síndrome de calor en la superficie y frío en el interior 10-031

Síndrome de calor en sangre 10-185

Síndrome de calor fuego 10-123

Síndrome de calor humedad acumulados en el Bazo 10-264

Síndrome de calor humedad con insuficiencia de yin 10-068

Síndrome de calor humedad en el jiao inferior 10-436

Síndrome de calor humedad en el jiao medio 10-434

Síndrome de calor humedad en el jiao superior 10-431

Síndrome de calor humedad en el meridiano del Hígado 10-307

Síndrome de calor humedad en el Útero 10-333

Síndrome de calor humedad en Hígado y Vesícula Biliar 10-311

Síndrome de calor humedad en la capa del qi 10-414

Síndrome de calor humedad en la órbita de la carne (del músculo) 10-288

Síndrome de calor humedad en la órbita del qi 10-253

Síndrome de calor humedad en la órbita del viento 10-314

Síndrome de calor humedad en la Vejiga 10-327

Síndrome de calor humedad en las vías intestinales 10-278

Síndrome de calor humedad en Sanjiao 10-430

Síndrome de calor humedad invadiendo el oído 10-119

Síndrome de calor humedad reprimiendo los mecanismos del qi 10-418

Síndrome de calor humedad retenidos y obstruyendo los testículos 10-335

Síndrome de calor humedad vaporeando a la boca 10-118

Síndrome de calor humedad vaporeando a la lengua 10-117

Síndrome de calor humedad vaporeando a los dientes 10-272

Síndrome de calor interno 10-024

Síndrome de calor interno por insuficiencia de yin 10-064

Síndrome de calor intestinal y exceso en las Entrañas 10-277

Síndrome de calor penetrando el Pericardio 10-424

Síndrome de calor penetrando en el Útero 10-397

Síndrome de calor penetrando en la capa de reconstrucción y de la sangre 10-423

Síndrome de calor pletórico en la órbita del agua 10-338

Síndrome de calor por exceso en la órbita de la sangre 10-230

Síndrome de calor por insuficiencia en la órbita de la sangre 10-229

Síndrome de calor seco en Bazo   14-273

Síndrome de calor terminal en el jueyin   10-405

Síndrome de calor tóxico atacando a la garganta   10-133

Síndrome de calor tóxico atacando a la lengua   10-132

Síndrome de calor tóxico en la órbita del viento   10-315

Síndrome de calor tóxico encerrando al Pulmón   10-249

Síndrome de calor verdadero y frío falso   10-040

Síndrome de calor viento y toxina epidémica   10-126

Síndrome de canícula dañando a los colaterales del Pulmón   10-248

Síndrome de canícula húmeda obstruyendo el jiao medio   10-111

Síndrome de cierre interno por Tan calor   10-204

Síndrome de colapso de qi   14-296

Síndrome de colapso de yang   10-075

Síndrome de colapso de yin   10-074

Síndrome de colapso del espíritu por encierro del qi   10-227

Síndrome de colapso por calor   14-297

Síndrome de condensación de Tan por insuficiencia de yang   10-058

Síndrome de congelación por frío e insuficiencia de sangre   10-176

Síndrome de congestión de Tan   10-195

Síndrome de congestión de Tan en la garganta por retención del qi   10-173

Síndrome de constricción de Hígado y retención del qi   10-305

Síndrome de constricción del Bazo por frío humedad   10-265

Síndrome de constricción del Hígado y estasis sanguínea   10-306

Síndrome de fuego de Hígado abrasando el oído   10-304

Síndrome de derrumbamiento del qi   10-157

Síndrome de derrumbamiento del qi por debilidad de Bazo   10-259

Síndrome de desacuerdo entre los vasos chong y ren   10-329

Síndrome de desarmonía entre Bazo y Estómago   10-274

Síndrome de desarmonía entre Hígado y Estómago   10-358

Síndrome de desencuentro entre Riñón y Corazón   10-351

Síndrome de deserción de los humores   10-191

Síndrome de deserción del qi   10-158

Síndrome de deserción del qi por la sangre   10-168

Síndrome de deserción externa por encierro interno   10-155

Síndrome de deserción por golpe de viento   14-134

Síndrome de deserción por insuficiencia de yang de Corazón   10-216

Síndrome de deserción sanguínea   10-178

Síndrome de detención de fluxiones en el Pericardio   10-228

Síndrome de detención de las aguas   10-210

Síndrome de detención de las aguas por retención del qi   10-190

Síndrome de detención de líquidos por insuficiencia de yin   10-070

Síndrome de detención del agua por insuficiencia del qi   10-162

Síndrome de disminución de las esencias e impedimento de los colaterales en la órbita del agua   10-344

Síndrome de disminución de líquidos por insuficiencia de yin   10-066

Síndrome de disminución de yin en la órbita del agua   10-341

Síndrome de doble abrasamiento del qi y de la reconstrucción   10-416

Síndrome de doble abrasamiento del qi y de la sangre   10-415

Síndrome de doble calor en superficie e interior   10-035

Síndrome de doble exceso en superficie e interior   10-033

Síndrome de doble frío en superficie y en interior   10-034

Síndrome de doble insuficiencia de qi y de sangre   10-154

Síndrome de doble insuficiencia de qi y de sangre de Corazón   10-219

Síndrome de doble insuficiencia de yin y de yang   10-073

Síndrome de doble insuficiencia en superficie e interior   10-032

Síndrome de edema por debilidad de Bazo   10-262

Síndrome de edema por insuficiencia de Riñón   10-321

Síndrome de encierro del qi; Síndrome de restricción del qi   10-170

Síndrome de encubrimiento del Corazón y del espíritu por Tan   10-224

Síndrome de enfermedad común en defensa y qi   10-412

Síndrome de estasis de sangre por retención de qi   10-172

Síndrome de estasis obstruida en el Útero   10-330

Síndrome de estasis obstruyendo los colaterales del cerebro   10-226

Síndrome de estasis obstruyendo los colaterales del Estómago   10-273

Síndrome de estasis sanguínea   10-179

Síndrome de estasis sanguínea en la órbita de la carne (del músculo)   10-286

Síndrome de estasis sanguínea en la órbita del qi   10-254

Síndrome de estasis sanguínea invadiendo a la cabeza   10-181

Síndrome de estasis sanguínea por frío congelante   10-104

Síndrome de estasis sanguínea por insuficiencia de qi   10-159

Síndrome de estasis sanguínea por insuficiencia de yin   10-071

Síndrome de estasis sanguínea sublingual   10-180

Síndrome de estasis sanguínea y detención de las aguas   10-183

Síndrome de estasis sanguínea y viento sequedad   10-182

Síndrome de estasis y retención por traumatismo   10-184

Síndrome de exceso   10-047

Síndrome de exceso de frío   10-101

Síndrome de exceso en la superficie   10-016

Síndrome de exceso en la superficie y insuficiencia en el interior   10-028

Síndrome de exceso interno   10-026

Síndrome de exceso verdadero e insuficiencia

falsa 10-049

Síndrome de falta de cohesión de la sangre
por el qi 10-167

Síndrome de falta de cohesión del qi de
Bazo 10-258

Síndrome de falta de lubricación de la
garganta por insuficiencia de yin 10-237

Síndrome de flameo ascendente de fuego
de Corazón 10-221

Síndrome de fluxión 10-207

Síndrome de fluxiones detenidas en pecho
y costillas 10-246

Síndrome de frío 10-037

Síndrome de frío abajo y calor arriba
10-041

Síndrome de frío congelando el Útero
10-332

Síndrome de frío en el centro 10-102

Síndrome de frío en la superficie 10-013

Síndrome del shaoyin con frío en la superficie
10-400

Síndrome de frío en la superficie y calor en
el interior 10-030

Síndrome de frío en la superficie y calor en
el interior 10-081

Síndrome de frío en sangre 10-186

Síndrome de frío helante por insuficiencia
de yang 10-059

Síndrome de frío humedad acompañado de
canícula 10-110

Síndrome de frío humedad en el meridiano
del Riñón 10-324

Síndrome de frío humedad obstruyendo el
interior 10-115

Síndrome de frío interno 10-023

Síndrome de frío por insuficiencia en el
Útero 10-331

Síndrome de frío por insuficiencia en la
Vejiga 10-326

Síndrome de frío terminal en el jueyin
10-404

Síndrome de frío verdadero y calor falso
10-039

Síndrome de fuego abrasante y exuberante
en Pulmón 10-240

Síndrome de fuego de Hígado abrasando el
oído 10-304

Síndrome de fuego de Hígado flameando
hacia arriba 10-301

Síndrome de fuego de Hígado invadiendo
la cabeza 10-303

Síndrome de fuego humedad acosando al
espíritu 10-225

Síndrome de fuego poderoso por
insuficiencia de yin de Riñón 10-323

Síndrome de fuego tóxico 10-129

Síndrome de fuego tóxico atacando a los
labios 10-131

Síndrome de fuego tóxico penetrando hacia
el interior 10-144

Síndrome de generación de viento por
insuficiencia sanguínea 10-298

Síndrome de golpe de viento a los jingluo
10-087

Síndrome de golpe de viento al taiyang
10-374

Síndrome de golpe de viento al taiyin
10-399

Síndrome del gran anudamiento pectoral
10-382

Síndrome de gusanos acosando las
dependencias de la Vesícula Biliar 10-310

Síndrome de humedad 10-113

Síndrome de humedad canicular 10-109

Síndrome de humedad Tan invadiendo el oído 10-200

Síndrome de ictericia por calor humedad 10-120

Síndrome de incontinencia de chong y ren 10-328

Síndrome de incontinencia del qi de Riñón 10-319

Síndrome de inhibición de Bazo 10-398

Síndrome de inseguridad de la defensa en superficie 10-235

Síndrome de insuficiencia 10-046

Síndrome de insuficiencia de Bazo y constricción de Hígado 10-357

Síndrome de insuficiencia de esencias del Riñón 10-317

Síndrome de insuficiencia de las esencias 10-050

Síndrome de insuficiencia de los líquidos 10-211

Síndrome de insuficiencia de qi 10-156

Síndrome de insuficiencia de qi de Corazón 10-217

Síndrome de insuficiencia de qi de Estómago 10-267

Síndrome de insuficiencia de qi de Pulmón 10-234

Síndrome de insuficiencia de qi de Pulmón y de Bazo 10-354

Síndrome de insuficiencia de qi de Pulmón y de Corazón 10-347

Síndrome de insuficiencia de qi de Riñón 10-318

Síndrome de insuficiencia de qi de Riñón y de Pulmón 10-352

Síndrome de insuficiencia de qi en la órbita de la carne (del músculo) 10-284

Síndrome de insuficiencia de qi en la órbita del agua 10-337

Síndrome de insuficiencia de qi y de yin 10-160

Síndrome de insuficiencia de qi y estasis sanguínea en la órbita del agua 10-342

Síndrome de insuficiencia de sangre 10-174

Síndrome de insuficiencia de sangre acompañado de estasis 10-177

Síndrome de insuficiencia de sangre de Corazón 10-218

Síndrome de insuficiencia de sangre de Hígado 10-297

Síndrome de insuficiencia de sangre de Hígado y de Corazón 10-349

Síndrome de insuficiencia de sangre en la órbita de la carne (del músculo) 10-285

Síndrome de insuficiencia de yang 10-054

Síndrome de insuficiencia de yang de Bazo 10-263

Síndrome de insuficiencia de yang de Bazo y de Estómago 10-356

Síndrome de insuficiencia de yang de Corazón 10-215

Síndrome de insuficiencia de yang de Estómago 10-269

Síndrome de insuficiencia de yang de Hígado 10-296

Síndrome de insuficiencia de yang de Pulmón 10-238

Síndrome de insuficiencia de yang de Riñón 10-320

Síndrome de insuficiencia de yang de Riñón y de Bazo 10-355

Síndrome de insuficiencia de yang de Riñón y de Corazón 10-350

Síndrome de insuficiencia de yin 10-061

Síndrome de insuficiencia de yin de Bazo y Estómago 10-275

Síndrome de insuficiencia de yin de Corazón 10-214

Síndrome de insuficiencia de yin de Estómago 10-268

Síndrome de insuficiencia de yin de Hígado 10-290

Síndrome de insuficiencia de yin de Hígado y Riñón 10-359

Síndrome de insuficiencia de yin de Pulmón 10-236

Síndrome de insuficiencia de yin de Riñón y de Pulmón 10-353

Síndrome de insuficiencia de yin en la órbita del qi 10-251

Síndrome de insuficiencia de yin en la órbita del viento 10-312

Síndrome de insuficiencia de yin en Riñón 10-322

Síndrome de insuficiencia del qi de Bazo 10-257

Síndrome de insuficiencia del qi y de los líquidos 10-189

Síndrome de insuficiencia del taiyang en superficie 10-373

Síndrome de insuficiencia doble de Bazo y de Corazón 10-348

Síndrome de insuficiencia en la superficie 10-015

Síndrome de insuficiencia en la superficie y exceso en el interior 10-029

Síndrome de insuficiencia interna 10-025

Síndrome de insuficiencia verdadera y exceso falso 10-048

Síndrome de insuficiencia y disminución de la sangre yin 10-072

Síndrome de invasión de la superficie por viento y calor 10-019

Síndrome de inversión por calor 14-299

Síndrome de inversión por frío 14-300

Síndrome de inversión por viento 14-304

Síndrome de la apófisis transversa de la tercera vértebra lumbar 19-137

Síndrome de la capa de la reconstrucción 10-422

Síndrome de la capa de la sangre 10-425

Síndrome de la capa defensiva 10-408

Síndrome de la capa del qi 10-413

Síndrome de la defensa del Pulmón 10-410

Síndrome de la depositaría del yangming 10-389

Síndrome de la enfermedad del jiao inferior 10-437

Síndrome de la Entraña del shaoyang 10-396

Síndrome de la Entraña del taiyang 10-375

Síndrome de la superficie defensiva 10-409

Síndrome de lesión al taiyang por frío 10-372

Síndrome de lesión de los líquidos 10-188

Síndrome de lesión de tendones y huesos 10-152

Síndrome de lesión externa de los colaterales oculares 10-151

Síndrome de los tres apresuramientos del shaoyin 10-403

Síndrome de malnutrición por acumulación de parásitos 10-149

Síndrome de más calor que humedad 10-419

Síndrome de más humedad que calor
10-420

Síndrome de obstrucción de humedad por
insuficiencia de qi   10-163

Síndrome de obstrucción de humedad por
insuficiencia de yang   10-056

Síndrome de obstrucción de la defensa
yang por la humedad   10-411

Síndrome de obstrucción de los testículos
por Tan   10-336

Síndrome de obstrucción de los vasos
sanguíneos en la órbita del agua
10-343

Síndrome de obstrucción del jiao superior
por toxinas   10-433

Síndrome de obstrucción dolorosa de los
vasos del Corazón   10-222

Síndrome de obstrucción por piedras
10-150

Síndrome de patógeno latente en la membrana
10-421

Síndrome del pequeño anudamiento pectoral
10-383

Síndrome de pérdida auditiva por insuficiencia
de qi   10-166

Síndrome de pérdida de lubricación de
los orificios nasales por insuficiencia de
yin   10-069

Síndrome de pérdida del olfato por
insuficiencia de qi   10-165

Síndrome de plenitud   14-155

Síndrome de plenitud por calor   14-159

Síndrome de plenitud por exceso   14-157

Síndrome de plenitud por insuficiencia
14-156

Síndrome de plenitud por mezcla de calor
y frío   14-160

Síndrome de plenitud por qi   14-158

Síndrome de qi invertido   10-171

Síndrome de qi y agua atacando al
Corazón   10-361

Síndrome de reducción de yang que afecta
a yin   10-078

Síndrome de reducción de yin que afecta a
yang   10-077

Síndrome de represión de la Vesícula Biliar
y acoso de Tan   10-309

Síndrome de repulsión de yang por
exuberancia de yin   10-076

Síndrome de retención de agua   10-378

Síndrome de retención de fluxiones en
Estómago e Intestinos   10-281

Síndrome de retención de frío en Estómago
e Intestinos   10-283

Síndrome de retención de frío en los vasos
del Hígado   10-308

Síndrome de retención de líquidos por
insuficiencia de yang   10-057

Síndrome de retención de qi por insuficiencia
de yang   10-055

Síndrome de retención de sangre   10-381

Síndrome de retención de sangre en el
taiyang   10-380

Síndrome de retención de sangre en el
yangming   10-394

Síndrome de retención del agua en el
taiyang   10-376

Síndrome de retención del agua por lesión
por frío   10-377

Síndrome de retención del qi   10-169

Síndrome de retención del qi en Estómago
e Intestinos   10-282

Síndrome de sequedad en el exterior
10-121

Síndrome de sequedad en Pulmón y obstrucción intestinal (estreñimiento) 10-250

Síndrome de sequedad interna   10-122

Síndrome de sequedad intestinal por insuficiencia de sangre   10-279

Síndrome de sequedad intestinal y disminución de los líquidos   10-280

Síndrome de sequedad perversa atacando al Pulmón   10-244

Síndrome de síncope por ascáride en el jueyin   10-406

Síndrome de síncope por calor   14-299

Síndrome de síncope por calor canicular 14-305

Síndrome de síncope por flema   14-301

Síndrome de síncope por flema calor 14-298

Síndrome de síncope por frío   14-300

Síndrome de síncope por qi   14-303

Síndrome de síncope por viento   14-304

Síndrome de síncope sanguíneo   14-302

Síndrome de sublevación de yang de Hígado   10-291

Síndrome de sublevación de yang por insuficiencia de yin   10-062

Síndrome de sublevación y exuberancia de fuego de Corazón   10-220

Síndrome de sumersión de calor humedad 10-417

Síndrome de Tan   10-192

Síndrome de Tan calor   10-197

Síndrome de Tan calor acosando al interior 10-205

Síndrome de Tan calor en la órbita del agua 10-339

Síndrome de Tan calor obstruyendo al Pulmón   10-245

Síndrome de Tan frío   10-198

Síndrome de Tan frío obstruyendo al Pulmón 10-243

Síndrome de Tan humedad   10-193

Síndrome de Tan humedad en la órbita del agua   10-340

Síndrome de Tan purulento   10-194

Síndrome de Tan sequedad   10-196

Síndrome de Tan turbio invadiendo la cabeza   10-201

Síndrome de Tan viento   10-199

Síndrome de Tan y de Qi anudándose entre sí   10-206

Síndrome de toxina pestilente vertiéndose hacia abajo   10-134

Síndrome de toxina yin   10-130

Síndrome de toxinas viento fuego y calor 10-136

Síndrome de transformación en calor en el shaoyin   10-401

Síndrome de transformación en frío en el shaoyin   10-402

Síndrome de transformación en fuego de la constricción del Hígado   10-300

Síndrome de transformación en viento por yang de Hígado   10-292

Síndrome de veneno de serpiente atacando el interior   10-145

Síndrome de viento calor atacando a la cabeza   10-096

Síndrome de viento calor atacando a la garganta   10-093

Síndrome de viento calor atacando a la nariz   10-094

Síndrome de viento calor atacando al oído   10-095

Síndrome de viento calor atacando al Pulmón 10-242

Síndrome de viento calor en la órbita de la carne (del músculo) 10-287

Síndrome de viento calor en la órbita del qi 10-252

Síndrome de viento calor en la órbita del viento 10-313

Síndrome de viento externo 10-085

Síndrome de viento frío atacando al Pulmón 10-241

Síndrome de viento frío en la superficie en insuficiencia 10-018

Síndrome de viento frío invadiendo a la cabeza 10-091

Síndrome de viento frío invadiendo a la garganta 10-089

Síndrome de viento frío invadiendo a la nariz 10-090

Síndrome de viento frío invadiendo a los colaterales 10-092

Síndrome de viento fuego atacando a la vista 10-097

Síndrome de viento humedad atacando a la cabeza 10-099

Síndrome de viento humedad atacando a la vista 10-098

Síndrome de viento interno 10-294

Síndrome de viento 10-295

Síndrome de viento sequedad e insuficiencia de sangre 10-175

Síndrome de viento tóxico 10-128

Síndrome de viento y agua luchando entre sí 10-247

Síndrome de viento y frío en la superficie pletórica 10-017

Síndrome de yang flotante 08-098

Síndrome de yang poderoso por insuficiencia de yin 10-063

Síndrome de yang puro que no asciende 10-260

Síndrome del desfiladero torácico; Síndrome del estrecho torácico 19-134

Síndrome del meridiano del shaoyang 10-395

Síndrome del meridiano del yangming 10-386

Síndrome del meridiano del taiyang 10-370

Síndrome del piriforme; Síndrome del piramidal de la pelvis 19-123

Síndrome del pronador redondo 19-112

Síndrome del supinador 19-114

Síndrome del taiyang de exceso en la superficie 10-371

Síndrome del túnel carpiano 19-119

Síndrome depresivo 14-263

Síndrome disnéico 14-111

Síndrome e indicios 10-002

Síndrome externo de la enfermedad del yangming 10-390

Síndrome favorable 10-004

Síndrome febricular por insuficiencia de qi 10-164

Síndrome gan; Malnutrición infantil 17-007

Síndrome gan acumulativo; Malnutrición infantil con acumulación 17-009

Síndrome gan aftoso; Malnutrición infantil aftosa 17-017

Síndrome gan consuntivo; Malnutrición infantil consuntiva 17-010

Síndrome gan de tipo qi; Malnutrición infantil leve 17-008

Síndrome gan de tipo sanguíneo; Malnutrición

infantil implicando a la sangre 17-019

Síndrome gan del Fuego; Escleritis 18-045

Síndrome gan del lactante; Malnutrición infantil del lactante 17-014

Síndrome gan del lactante; Malnutrición infantil del lactante 17-016

Síndrome gan del Metal; Conjuntivitis flictenular 18-043

Síndrome gan edematoso; Edema por malnutrición infantil 17-011

Síndrome gan en clavo; Malnutrición infantil de tipo clavo 17-012

Síndrome gan graso; Malnutrición infantil grasa 17-013

Síndrome gan implicando a los ojos; Malnutrición infantil implicando a los ojos; Afección ocular por Síndrome gan 17-029

Síndrome gan implicando al qi; Malnutrición infantil implicando al qi 17-018

Síndrome gan involucrando al Bazo; Malnutrición infantil implicando al Bazo 17-022

Síndrome gan involucrando al Corazón; Malnutrición infantil implicando al Corazón 17-020

Síndrome gan involucrando al Corazón; Malnutrición infantil implicando al Corazón 17-027

Síndrome gan involucrando al Hígado; Malnutrición infantil implicando al Hígado 17-023

Síndrome gan involucrando al Pulmón; Malnutrición infantil implicando al Pulmón 17-021

Síndrome gan involucrando al Riñón; Malnutrición infantil implicando al Riñón 17-024

Síndrome gan involucrando los tendones; Malnutrición infantil implicando a los tendones 17-026

Síndrome gan óseo; Malnutrición infantil implicando a los huesos 17-025

Síndrome gan por alimentación (inadecuada); Malnutrición infantil por alimentación (inadecuada) 17-028

Síndrome gan por parásitos; Malnutrición infantil por parásitos 17-030

Síndrome gan seco; Malnutrición infantil seca 17-015

Síndrome hemorrágico 14-265

Síndrome interno 10-022

Síndrome medio superficial medio interior 10-027

Síndrome oclusivo por golpe de viento 14-133

Síndrome paraconvulsivo 17-048

Síndrome por toxina 10-127

Síndrome purulento 10-146

Síndrome sanguíneo; Síndrome hemorrágico 14-265

Síndrome superficial 10-012

Síndrome transpiratorio 14-270

Síndrome variable 10-385

Síndrome xerótico blanco 18-050

Síndrome yang 10-053

Síndrome yin 10-052

Síndrome; Cuadro 10-001

Síndromes perimenopáusicos; Climaterio 16-055

Sinequia posterior 18-088, 18-089

Sínfisis púbica 04-026

Sinopsis del cofre dorado 01-052

Sinovitis traumática de rodilla 19-127

Síntoma   09-003

Sinusitis   18-163, 18-164, 18-165, 18-166

Sistemas funcionales; Sistemas zang-fu; Órganos zang-fu   03-001

SJ 1   20-091

SJ 10   20-255

SJ 11   20-181

SJ 12   20-299

SJ 13   20-162

SJ 14   20-118

SJ 15   20-256

SJ 16   20-262

SJ 17   20-326

SJ 18   20-039

SJ 19   20-155

SJ 2   20-324

SJ 20   20-126

SJ 21   20-066

SJ 22   20-065

SJ 23   20-239

SJ 3   20-370

SJ 4   20-314

SJ 5   20-274

SJ 6   20-353

SJ 7   20-110

SJ 8   20-200

SJ 9   20-241

SLO13 Línea supero lateral del occipucio   20-441

SMO12 Línea supero medial del occipucio   20-440

Soberano, ministro, asistente y guía   13-029

Sofocar   12-050

Solapamiento de síndromes e indicios   10-082

Solicitar el yang dentro del yin   11-040

Solicitar el yin dentro del yang   11-041

Soliloquio   09-198

Soltar la superficie mediante picante-frío   11-073

Soltar la superficie y humedecer la sequedad   11-370

Soltar la superficie, dispersar el frío   11-071

Solución   13-074

Sombra de ala de mosca; Opacidad del vítreo   18-101

Sombra de mosca volante; Opacidad del vítreo   18-100

Somnolencia   09-368, 09-369

Sonambulismo   09-371

Sordera   09-351, 18-134

Sordera progresiva   18-142

Sordera súbita   18-141

SP; Surco en la superficie dorsal   20-539

Suavizar lo duro   11-016

Sublevación del yang de Hígado   08-310

Sublevación perjudicial y sostenimiento inhibitorio   02-069

Subluxación de la cabeza del radio en niños   19-058

Subyugar el yang y extinguir el viento   11-373

Sudor frío   09-271, 09-280

Sudor oleoso   09-269

Sudor en palmas y plantas   09-279

Sudor en pecho, palmas y plantas   09-278

Sudoración amarillenta   14-314

Sudoración profusa en goteo   09-262

Sudoración profusa posparto   09-264

Sueños (de relaciones) sexuales   09-426

Superficie e interior, ambos están en insuficiencia; Doble insuficiencia de superficie e interior   08-049

Superficie posterior de la aurícula (P)
20-450

Suplementar la debilidad 11-001

Suplementar la esencia para beneficiar la
médula 11-278

Supositorio 13-051, 13-091

Suspender la lactación 11-474

Suspiro, suspirar 09-223

Sustancias atesoradas en las cinco Vísceras;
Sustancias almacenadas en las cinco
Vísceras 03-012

Susto infantil 17-071

Sutura (o ligadura) con hilo 11-501

Sutura de puntos de acupuntura
11-504, 11-513

Sutura; Ligadura 11-490, 11-502

Suwen; Preguntas esenciales; Preguntas
sencillas 01-049

T

Tableta púrpura y dorada 13-434

Tabletas efervescentes 13-094

Taiyang 02-035

Talalgia 09-293

Tamizar 12-017

Tan; Flema; Esputo; Mucosidad 07-104

Tartamudeo 09-197

Té del mediodía 13-135

Té medicinal, infusión 13-049

Técnica de aplicación de ventosa con
alcohol 11-480

Técnica de espolvorear medicamentos
11-481

Técnica de incendiar la montaña con fuego
11-614

Técnica de incisión con gancho 11-727

Técnica de infiltración en hemorroides

internas 11-476

Técnica de ligadura de hemorroides
internas con banda elástica 11-478

Técnica de penetrar el cielo con frescor
11-615

Técnica de punción y rascado 11-498

Técnica de recuperación de úlceras
11-708

Técnica de recuperación de úlceras 11-709

Técnica de reducción con apoyo en las
rodillas 11-745

Técnica de reducción de úlceras 11-707

Técnica digital 09-472

Técnica esclerosante de hemorroides
internas 11-477

Técnicas de inserción de aguja 11-577

Técnicas de punción y moxibustión (Estudio
de) 01-018

Técnicas de retención de agujas subcutáneas
11-510

Telorragia; Sangrado del pezón 15-055

Temblor 09-082

Temor al frío 09-237

Tendencia a la exuberancia de yin o de
yang 08-065

Tendencia al debilitamiento de yin o de
yang 08-072

Tendencia patológica; Dinámica de la
enfermedad 08-002

Tendinitis y tendosinovitis del músculo
extensor radial largo del carpo 19-118

Tendón 04-009

Tendón ancestral 04-010

Tenesmo 09-411

Teoría básica de la medicina china 01-002

Teoría de las esencias; Teoría del qi esencial
05-002

Teoría de los cinco procesos   02-046

Teoría de los jingluo   06-002

Teoría del yin yang   02-004

Teoría sobre el patomecanismo   08-005

Teoría sobre las tres etiologías   07-017

Teorías de las escuelas médicas en medicina china (Estudio de)   01-045

Terapia a base de gotas oculares   11-500

Terapia a base de parches adhesivos   11-486

Terapia a base de vendajes funcionales   11-491

Terapia circundante   11-487

Terapia con compresas medicinales calientes   11-484

Terapia con punzón de piedra   11-497

Terapia incisiva   11-483

Terapia/Técnica de pomada medicinal   11-499

Test de embarazo   16-102

Testalgia por frío   14-161

Testículo, testículos   04-161

Tétanos   15-139

Tétanos del 4º al 6º día; Tétanos neonatal   17-128

Textura de la lengua   09-133

Textura de la saburra   09-158

Tez   09-029

Tez amarillenta y cetrina   14-206

Tez cambiada   09-034

Tez del individuo   09-033

Tez desfavorable   09-037

Tez enfermiza   09-035

Tez favorable   09-036

Tez negruzca   09-041

Tez normal   09-032

TG 1, 2i; Nariz externa   20-492

TG 1; Trago superior   20-488

TG 1p; Ápex del trago   20-491

TG 1u; Oído externo   20-490

TG 2; Trago inferior   20-489

TG 21; Muesca intertragal anterior   20-496

TG 2p; Glándula adrenal   20-493

TG 3; Faringe laringe   20-494

TG 4; Nariz interna   20-495

Tibia   04-013

Tiempo de recuperación   08-496

Tierra   02-043

Tierra conlleva la siembra y la cosecha   02-087

Tierra genera Metal   02-051

Tierra no controla Agua   08-418

Tiña   15-086

Tiña alba   15-087

Tiña en la mano   15-089

Tiña redonda; Tiña cicinata   15-091

Tinea versicolor   15-092

Tinnitus; Acúfenos   09-350

Tintura   13-060

Tipo de síndrome   10-003

Tira de tres ingredientes   13-176

Tisis veraniega   14-077

Tocar, apretar y buscar   09-475

Todas las cinco Vísceras y las seis Entrañas producen tos en las personas   08-440

Todas las cosas poseen ascenso, descenso, salida y entrada   05-007

Todas las enfermedades se generan desde el qi   08-132

Todo aquello ácido y amargo que brota y drena es yin   02-038

Todo aquello acre y dulce que emite y disipa es yang   02-037

Todo aquello de sabor suave que se filtra y purga es yang   02-039

Todos los vasos tienen el mismo origen 03-046

Toma medicinal 21-004

Tomar agua en la boca sin deseo de tragarla 09-374

Tomar al alba 13-116

Tomar como infusión 13-105

Tomar como té 13-111

Tomar el pulso con tres dedos 09-478

Tomar el pulso con un dedo 09-477

Tomar el punto doloroso como punto de transporte 06-039

Tonificación drástica 11-220

Tonificación suave 11-219

Tonificación y dispersión mediante rotación 11-612

Tonificación y dispersión por inhalación o exhalación 11-611

Tonificación y dispersión por inserción y extracción de la aguja 11-608

Tonificación y dispersión por manipulación lenta o rápida de la aguja 11-609

Tonificación y dispersión por orientación de la aguja 11-610

Tonificación y dispersión por rotación de la aguja 11-607

Tonificar el centro, ayudar al qi 11-260

Tonificar el fuego, ayudar al yang 11-243

Tonificar el qi 11-222

Tonificar el qi, alimentar la sangre 11-345

Tonificar el qi, reforzar el Bazo 11-264

Tonificar el yin de Hígado 11-271

Tonificar la deficiencia y consolidar 11-292

Tonificar la sangre 11-229

Tonificar la sangre, alimentar el Corazón 11-230

Tonificar Pulmón, beneficiar al qi 11-252

Tonificar qi y generar sangre 11-226

Tonificar y alimentar qi y sangre 11-231

Tonificar y beneficiar a Corazón y a Bazo 11-249

Tonificar yin y sangre del Hígado 11-275

Tórax de pollo 17-059

Tórax de tortuga 17-060

Torpeza y retención en la absorción del Estómago 08-372

Torrefacción 12-044

Tortícolis congénita 19-073

Tos 09-211

Tos antes de las cinco; Tos antes de amanecer 09-214

Tos de Bazo 14-096

Tos de Corazón 14-094

Tos de Estómago 14-099

Tos de Hígado 14-095

Tos de Intestino Delgado 14-100

Tos de Intestino Grueso 14-101

Tos de Pulmón 14-097

Tos de Riñón 14-098

Tos de Sanjiao 14-103

Tos de Vejiga 14-104

Tos de Vesícula Biliar 14-102

Tos durante el embarazo 16-092, 16-093

Tos en ladrido 09-213

Tos ferina 17-096, 17-097, 17-108

Tos ferina 17-109

Tos neonatal 17-001

Tos por ascenso de qi; Tos y disnea 09-210

Tos seca 09-212

Tos y disnea en posición reclinada 09-053

Toxicidad interna 08-227

Toxicidad medicamentosa 15-101

Toxicidades estacionales 07-068

Toxina cálida   14-054

Toxina del sarampión   07-074

Toxina epidémica   07-065

Toxina estacional   14-063

Toxina fetal   07-109

Toxina miasmática   07-075

Toxina parasitaria   14-220

Toxina Yang   14-089

Toxina Yin   14-088

Toxinas yin y yang   14-087

TP11 Línea temporal posterior   20-439

Tracción a través de un tejido envuelto
   11-772

Tracción calcánea   11-770

Tracción con extensión posterior   11-804

Tracción craneal   11-766

Tracción de la articulación maxilotemporal
   por uso de vendaje   11-773

Tracción de la parrilla costal   11-771

Tracción de la pelvis con eslinga   11-774

Tracción de la pelvis con vendaje   11-775

Tracción dérmica   11-764

Tracción desde el olécranon   11-767

Tracción desde la parte distal del fémur
   11-768

Tracción desde la tuberosidad tibial   11-769

Tracción oblicua   11-805

Tracción ósea   11-765

Tracción y extensión   11-734

Tracción y rotación lateral de la columna
   cervical   11-747

Traccionar   11-803

Tracciones (Terapia)   11-763

Tracoma   18-004

Trance   09-359

Tranquilizar la mente y vaciar los pensamientos
   21-005

Transformación a calor   08-502

Transformación a frío   08-501

Transformación de fluidos por las cinco
   Vísceras   03-011

Transformación del qi   05-004

Transformación húmeda   21-061

Transformaciones del qi de Vejiga   03-154

Transformar el qi y evacuar las aguas
   11-427

Transformar el qi y movilizar las aguas
   11-426

Transformar el qi, drenar la humedad
   11-400

Transformar el Tan   11-432

Transformar el Tan y calmar la disnea
   11-434

Transformar el Tan, abrir los orificios
   11-312

Transformar la humedad   11-410

Transformar la humedad con sustancias
   aromáticas   11-407

Transformar la humedad y descender la
   turbidez   11-413

Transformar la humedad y detener la
   tos   11-436

Transformar la humedad y dispersar las
   anudaciones   11-463

Transformar la humedad y movilizar el
   qi   11-411

Transformar las acumulaciones   11-460

Transmisión al meridiano siguiente   08-486

Transmisión de la sensación a lo largo de
   los meridianos   06-009

Transmisión entre yin y yang   14-261

Transmisión invertida   08-467

Transmisión latente   11-598

Transmisión por meridianos alternos

08-485

Transmisión secuencial   08-466

Transmisión secuencial por los meridianos   08-484

Transmisión y transformación   08-464

Transmisión y variación   08-463

Transmisión y variación entre las cinco Vísceras y las seis Entrañas   08-481

Transpiración agónica   09-267

Transpiración axilar   09-277

Transpiración con escalofríos   09-272

Transpiración con sudor oleoso   09-270

Transpiración en colapso   09-268

Transpiración en zona genital   09-280

Transpiración espontánea; Perspiración   09-259

Transpiración goteante   09-265

Transpiración goteante por insuficiencia de yang   09-266

Transpiración hemilateral   09-274

Transpiración precordial   09-276

Transpiración profusa, abundante   09-263

Transversal   08-479

Transformación según constitución   08-465

Trastorno de la articulación temporomandibular   19-157

Trastornos del embarazo   16-059

Trastornos menstruales   16-001

Tratado de enfermedades por *shang han*; Tratado sobre el daño por frío   01-053

Tratamiento contrario   11-032

Tratamiento de las materias médicas con agua y fuego   12-047

Tratamiento de las materias médicas con agua y fuego   12-047

Tratamiento de las materias médicas mediante el fuego   12-034

Tratamiento de las materias medicinales chinas   12-012, 12-013

Tratamiento mediante tonificación y eliminación   11-160

Tratamiento quirúrgico   11-806

Tratamiento regular   11-033

Tratamiento simultáneo de Pulmón y Riñón   11-256

Tratamiento tópico   11-475

Tratamientos con acupuntura y moxibustión (Estudio de)   01-019

Tratar calor con calor   11-028

Tratar el calor con frío   11-013

Tratar el espasmo mediante relajación   11-022

Tratar el estancamiento mediante movilización   11-025

Tratar el exceso en la sangre mediante eliminación   11-359

Tratar el exceso mediante purgación   11-018

Tratar el frío con calor   11-014

Tratar el interior antes que la superficie   11-035

Tratar el qi en caso de sequedad en el Jiao superior   11-387

Tratar el susto calmando   11-026

Tratar enfermedad yang con método yin   11-043

Tratar enfermedad yin con método yang   11-042

Tratar frío con frío   11-029

Tratar la acumulación patógena mediante disipación   11-019

Tratar la debilidad física calentando para alimentar el qi   11-227

Tratar la deficiencia mediante tonificación

11-012

Tratar la deficiencia tonificando   11-221

Tratar la dispersión mediante astringencia   11-023

Tratar la enfermedad antes de su aparición   11-006

Tratar la fatiga atemperando   11-027

Tratar la flaccidez usando solo el yangming   11-010

Tratar la incapacidad mediante calor   11-024

Tratar la incontinencia mediante drenaje   11-030

Tratar la obstrucción con tónicos   11-031

Tratar la retención mediante purgación   11-011

Tratar la sangre en caso de sequedad en el Jiao inferior   11-386

Tratar la sequedad mediante la humectación   11-021

Tratar la superficie antes que el interior   11-034

Tratar las úlceras eliminando humedad   11-717

Tratar lo caído levantando   11-223

Tratar lo hundido levantando   11-224

Tratar los síntomas en caso de dificultades urinaria y fecal   11-038

Tratar simultáneamente raíz y síntomas en un caso leve   11-037

Tratar un caso severo concentrándose en una sola cosa   11-036

Tratar un síndrome leve mediante acción contraria   11-015

Tratar Vísceras en enfermedades de Entrañas   11-045

Traumatología (y ortopedia) en medicina china   01-008

Trece puntos fantasmas; Trece cuevas de las larvas   06-024

Trece ramas médicas   01-029

Treinta pulsos   09-436

Tres contraindicaciones posparto   11-003

Tres crisis posparto   16-143, 16-145

Tres enfermedades posparto   16-142

Tres etiologías   07-032

Tres meridianos yang de la pierna   06-052

Tres meridianos yang del brazo   06-050

Tres meridianos yin de la pierna   06-053

Tres meridianos yin del brazo   06-051

Tres pasos   09-115

Tres portales del índice   09-120

Tres posiciones del pulso radial   09-465

Tres posiciones y nueve mediciones (del pulso)   09-466

Tres revisiones posparto   16-144

Tres tesoros   05-001

Trismo   17-126, 17-127

Trocear con una cuchilla   12-026

Tromboflebitis aguda   15-142

Tromboflebitis femoral   15-143

Troncos y ramas   21-032

Tropismo   12-006

Tuberculosis del epididimo   15-132

Tuberculosis mamaria   15-049

Tuberculosis ósea y tendinosa   15-044

Tuberculosis osteoarticular   19-088

Tuberculosis pulmonar   14-117, 14-118

Tuina (Estudio de)   01-021

Tumor   15-061

Tumor de qi; Neurofibroma subcutáneo   15-062

Tumor en la garganta   18-204
Tumor óseo   19-101
Turbidez sucia   07-073

U

Úlcera   09-100, 15-002
Úlcera crónica tibial   15-140
Úlcera en la oreja   18-127
Úlcera lingual   18-214, 18-215
Úlcera por presión   15-141
Un ciclo de día y noche   13-122
Un día completo   08-504
Una enfermedad fría donde el frío aumenta
    tras usar medicinas calientes debe
    tratarse mediante el yang   11-044
Ungüento   13-067, 13-071
Urgencias en medicina china   01-014
Urticaria   15-102, 15-103
Urticaria durante la menstruación
    16-054, 16-057
Uso de corrector   13-034
Útero   03-179, 03-180, 03-181, 03-182,
    03-183, 03-184, 06-071
Úvula   04-145

V

V 1   20-132
V 10   20-263
V 11   20-054
V 12   20-073
V 13   20-069
V 14   20-139
V 15   20-302
V 16   20-062
V 17   20-089
V 18   20-086
V 19   20-057

V 2   20-043
V 20   20-167
V 21   20-283
V 22   20-199
V 23   20-225
V 24   20-174
V 25   20-045
V 26   20-094
V 27   20-300
V 28   20-166
V 29   20-366
V 3   20-157
V 30   20-020
V 31   20-208
V 32   20-042
V 33   20-365
V 34   20-296
V 35   20-108
V 36   20-030
V 37   20-334
V 38   20-079
V 39   20-280
V 4   20-185
V 40   20-281
V 41   20-082
V 42   20-169
V 43   20-087
V 44   20-223
V 45   20-325
V 46   20-088
V 47   20-111
V 48   20-316
V 49   20-327
V 5   20-286
V 50   20-282
V 51   20-106
V 52   20-356

V 53   20-022

V 54   20-355

V 55   20-099

V 56   20-033

V 57   20-037

V 58   20-068

V 59   20-075

V 6   20-031

V 60   20-143

V 61   20-170

V 62   20-216

V 63   20-128

V 64   20-130

V 65   20-232

V 66   20-379

V 67   20-358

V 7   20-269

V 8   20-156

V 9   20-345

Vagina   03-187

Vaivén del mango de la aguja   11-604

Varicela   17-094, 17-098, 17-100, 17-101, 17-102

Varicela roja   17-099

Variz; varicosidad   15-064

Vaso   03-176, 04-035

Vaso almacenando el espíritu   09-485

Vasos; Jingmai   06-004

VB 1   20-270

VB 10   20-076

VB 11   20-272

VB 12   20-277

VB 13   20-023

VB 14   20-313

VB 15   20-271

VB 16   20-159

VB 17   20-352

VB 18   20-034

VB 19   20-161

VB 2   20-267

VB 20   20-070

VB 21   20-117

VB 22   20-347

VB 23   20-351

VB 24   20-195

VB 25   20-131

VB 26   20-056

VB 27   20-287

VB 28   20-279

VB 29   20-135

VB 3   20-205

VB 30   20-105

VB 31   20-074

VB 32   20-361

VB 33   20-289

VB 34   20-319

VB 35   20-318

VB 36   20-276

VB 37   20-095

VB 38   20-315

VB 39   20-310

VB 4   20-097

VB 40   20-183

VB 41   20-376

VB 42   20-061

VB 43   20-292

VB 44   20-377

VB 5   20-308

VB 6   20-307

VB 7   20-184

VB 8   20-233

VB 9   20-251

Veinticuatro pulsos   09-434

Veintiocho pulsos   09-435

Vejiga   03-153

Vena sublingual   09-156

Venda   11-757

Vendar   11-782

Ventilar el Pulmón   11-067

Ventilar el Pulmón y transformar el Tan
    11-369

Ventilar el Pulmón, detener la tos
    11-068

Ventilar el Pulmón, detener tos y disnea
    11-069

Ventilar el Qi del Pulmón con ligereza
    11-074

Ventosa de bambú   11-689

Ventosa de cerámica   11-687

Ventosa de fuego   11-690, 11-692

Ventosa de succión   11-688

Ventosa medicinal   11-705

Ventosa medicinal de bambú   11-706

Ventosa sobre soporte con fuego   11-691

Ventosas por succión de aire   11-696

Ventosear   09-229

Ventosidad; Flatulencia   09-228

Veracidad y falsedad de síndromes e indicios
    10-083

Verruga   15-078

Verruga filiforme   15-083

Verruga plana   15-082

Verruga plantar   15-081

Verruga vulgar   15-079

Vértebra cervical   04-027

Vértebra lumbar   04-032

Vértigo   09-359, 09-360, 14-126

Vértigo durante el embarazo   16-088

Vértigo durante la menstruación   16-044

Vértigo vestibular   18-143

Vesícula   15-074

Vesícula Biliar   03-134, 03-178

Vestibulitis nasal   18-156, 18-157, 18-158

Vibración del mango de la aguja   11-606

Viento   07-037

Viento agudo en la garganta   18-195

Viento cálido   14-069

Viento de Hígado   08-327

Viento en la cabeza   10-100

Viento en la garganta; Trastornos faríngeos
    agudos   18-194

Viento Tan en Pulmón con disnea   10-239

Viento enredando la garganta   18-198

Viento externo   07-038

Viento frío   07-044

Viento fulminante y fiebre invasora   18-035

Viento humedad   07-056

Viento interno   08-193

Viento intestinal   14-268

Viento migratorio rojo y blanco; Edema
    angioneurótico   15-041

Viento neonatal; Convulsión tetánica
    neonatal   17-125

Viento patógeno   07-020

Viento pestilente; Lepra   15-121

Viento seco; Viento sequedad   07-059

Viento Tan; Viento flema   07-105

Viento y calor canicular   14-351

Vigorizar la sangre, disolver la estasis
    11-347

Vino medicinal   13-077, 13-078

Viruela   17-094, 17-095

Víscera del fuego y del agua   03-105

Víscera del viento y de la Madera
    03-083

Vísceras; Sistemas zang; Órganos zang
    03-002

Visión borrosa   09-358, 09-362, 09-363,

09-364, 09-366, 18-108

Visión de gorrión por viento de las alturas; Degeneración pigmentaria de la retina 18-106

Vitalidad   05-043

Vitalidad de la lengua   09-124

Vitalidad presente, pronóstico favorable 09-016

Vomitar en la mañana lo ingerido en la tarde 09-217

Vomitar en la tarde lo ingerido en la mañana 09-218

Vomitar; Emesis   09-215

Vómito postprandial   09-219

Vómitos del embarazo   16-062

Voz débil y baja   09-189

Voz profunda y ronca   09-190

Vulva   03-186

X

Xeroftalmia; Sequedad ocular   09-365

Y

Yang   02-002

Yang canicular   14-079

Yang de Bazo   03-064

Yang de Corazón   03-018

Yang de Estómago   03-138

Yang de Hígado   03-088

Yang de Pulmón   03-035

Yang de Riñón   03-109

Yang dentro de yang   02-010

Yang dentro de yin   02-008

Yang deserta   08-113

Yang es aroma, yin sabor   02-036

Yang está frecuentemente en demasía, yin en insuficiencia   08-068

Yang huérfano no da vida, yin solitario no crece   02-016

Yang huérfano sale por arriba   08-082

Yang qi   02-005

Yang se genera desde yin   02-014

Yangqiao mai   06-075

Yinwei mai   06-076

Yin   02-001

Yin canicular   14-080

Yin de Bazo   03-063

Yin de Corazón   03-019

Yin de Estómago   03-139

Yin de Hígado   03-087

Yin de Pulmón   03-034

Yin de Riñón   03-108

Yin dentro de yang   02-009

Yin dentro de yin   02-007

Yin es tranquilidad, yang agitación 02-025

Yin inmaduro y yang inmaduro   07-005

Yin mengua por delante   08-083

Yin qi   02-006

Yin se agota abajo, yang se invierte hacia arriba   08-062

Yin se derrumba hacia abajo   08-057

Yin se genera desde yang   02-015

Yin yang   02-003

Yin yang , ambos en insuficiencia   08-085

Yin yang crecen y menguan; Crecimiento y decrecimiento del yin yang   02-017

Yin yang de las cuatro estaciones y las cinco Vísceras   03-008

Yin yang equilibrados; Equilibrio dinámico entre yin yang   02-021

Yin yang se reajustan   02-023

Yinqiao mai   06-074

Yangwei mai   06-077

Z

Zona de la concha (CO)　20-448

Zona de la escafa;zona de la fosa escafoides
(FE)　20-444

Zona de la fosa triangular (FT)　20-446

Zona del antehélix (AH)　20-445

Zona del antitrago (AT)　20-447

Zona del hélix (HX)　20-443

图书在版编目（CIP）数据

中医基本名词术语中西对照国际标准/李振吉总编.
—北京：人民卫生出版社，2011.11
ISBN 978-7-117-14719-4

Ⅰ.①中…　Ⅱ.①李…　Ⅲ.①中国医药学-名词
术语-汉、西　Ⅳ.①R2-61

中国版本图书馆 CIP 数据核字（2011）第 158087 号

门户网：www.pmph.com	出版物查询、网上书店
卫人网：www.ipmph.com	护士、医师、药师、中医
	师、卫生资格考试培训

中医基本名词术语中西对照国际标准
（西班牙版）

总　　编：李振吉
出版发行：人民卫生出版社（中继线＋8610-5978-7399）
地　　址：中国北京市朝阳区潘家园南里 19 号
　　　　　世界医药图书大厦 B 座
邮　　编：100021
网　　址：http://www.pmph.com
E - mail：pmph @ pmph.com
发　　行：pmphsales @ gmail.com
购书热线：＋8610-5978 7399 / 5978 7338（电话及传真）
开　　本：710×1000　1/16
版　　次：2011 年 11 月第 1 版　2011 年 11 月第 1 版第 1 次印刷
标准书号：ISBN 978-7-117-14719-4/R · 14720